Orthopaedic Knowledge Update
Foot and Ankle

足踝外科新进展

原 著　Loretta B. Chou
主 译　武 勇
译 者　（按姓氏笔画排序）
　　　　王 岩　邢添威　孙 宁
　　　　李 莹　杨 磊　何琦非
　　　　武 勇　龚晓峰　赖良鹏

第 5 版

人民卫生出版社

图书在版编目（CIP）数据

足踝外科新进展 /（美）洛蕾塔 B. 周（Loretta B. Chou）著；武勇译. —北京：人民卫生出版社，2018

ISBN 978-7-117-26387-0

Ⅰ. ①足… Ⅱ. ①洛…②武… Ⅲ. ①足－骨疾病－诊疗②踝关节－关节疾病－诊疗 Ⅳ. ①R658.3

中国版本图书馆 CIP 数据核字（2018）第 059734 号

人卫智网	www.ipmph.com	医学教育、学术、考试、健康，购书智慧智能综合服务平台
人卫官网	www.pmph.com	人卫官方资讯发布平台

版权所有，侵权必究！

足踝外科新进展

主　　译：武　勇

出版发行：人民卫生出版社（中继线 010-59780011）

地　　址：北京市朝阳区潘家园南里 19 号

邮　　编：100021

E - mail：pmph @ pmph.com

购书热线：010-59787592　010-59787584　010-65264830

印　　刷：三河市潮河印业有限公司

经　　销：新华书店

开　　本：889×1194　1/16　印张：22　插页：8

字　　数：712 千字

版　　次：2018 年 4 月第 1 版　2018 年 4 月第 1 版第 1 次印刷

标准书号：ISBN 978-7-117-26387-0/R · 26388

定　　价：198.00 元

打击盗版举报电话：010-59787491　E-mail：WQ @ pmph.com

（凡属印装质量问题请与本社市场营销中心联系退换）

作者名单

Joseph Benevenia, MD
Professor and Chair
Department of Orthopaedics
Rutgers New Jersey Medical School
Newark, New Jersey

Mark J. Berkowitz, MD
Associate Staff Orthopaedic Surgeon
Orthopaedic and Rheumatologic Institute
Cleveland Clinic
Cleveland, Ohio

Gregory C. Berlet, MD
Attending
Orthopedic Foot and Ankle Center
Westerville, Ohio

Eric M. Bluman, MD, PhD
Assistant Professor
Department of Orthopaedic Surgery
Harvard Medical School
Boston, Massachusetts

Jae-Wook Byun, MD
Professor
Department of Orthopaedic Surgery
Chonnam National University Hospital
Donggu, Gwangju, Republic of Korea

Wen Chao, MD
Orthopaedic Attending
Penn Orthopaedics
University of Pennsylvania
Philadelphia, Pennsylvania

Michael J. Coughlin, MD
Director, Saint Alphonsus Foot and Ankle
  Clinic
Saint Alphonsus Regional Medical Center
Boise, Idaho

Richard J. de Asla, MD
Private Practice
Excel Orthopaedics
Harvard Medical School
Woburn, Massachusetts

Russell Dedini, MD
Surgical Fellow
Foot and Ankle Surgery
Department of Orthopaedic Surgery
University of Pennsylvania
Philadelphia, Pennsylvania

Jesse F. Doty, MD
Clinical Instructor
Department of Orthopaedic Surgery
University of Tennessee College of Medicine
Chattanooga, Tennessee

Tobin T. Eckel, MD
Staff Orthopaedic Foot and Ankle Surgeon
Walter Reed National Military Medical Center
Bethesda, Maryland

J. Kent Ellington, MS, MD
Orthopaedic Surgeon
OrthoCarolina Foot and Ankle Institute
Charlotte, North Carolina

Adolph Samuel Flemister Jr, MD
Professor
Department of Orthopaedic Surgery
University of Rochester
Rochester, New York

Erik Freeland, DO
Fellow
Department of Orthopaedic Surgery
University of Pennsylvania
Philadelphia, Pennsylvania

Michael J. Gardner, MD
Associate Professor
Department of Orthopaedic Surgery
Washington University School of Medicine
St. Louis, Missouri

David N. Garras, MD
Assistant Professor
Midwest Orthopaedics at Rush
Department of Orthopaedic Surgery
Rush University Medical Center
Chicago, Illinois

John S. Gould, MD
Professor of Surgery/Orthopaedic
Department of Orthopaedic Surgery
University of Alabama at Birmingham
Birmingham, Alabama

David J. Hak, MD, MBA, FACS
Associate Director of Orthopaedic Surgery
Denver Health Medical Center
Denver Health/University of Colorado
Denver, Colorado

Kenneth J. Hunt, MD
Assistant Professor
Department of Orthopaedics
Stanford University
Redwood City, California

Mark J. Jo, MD
Orthopaedic Surgeon
Huntington Memorial Hospital
Pasadena, California

A. Holly Johnson, MD
Orthopaedic Surgeon, Foot and Ankle
  Specialist
Massachusetts General Hospital
Department of Orthopaedics
Harvard Medical School
Boston, Massachusetts

Anish Raj Kadakia, MD
Associate Professor
Department of Orthopaedic Surgery
Northwestern University
Chicago, Illinois

Derek M. Kelly, MD
Assistant Professor
Department of Orthopaedic Surgery and
  Biomedical Engineering
University of Tennessee-Campbell Clinic
Memphis, Tennessee

David Hakbum Kim, MD
Chief, Orthopaedic Surgery
Colorado Permanente Medical Group
Lone Tree, Colorado

Todd S. Kim, MD
Assistant Clinical Professor
Department of Orthopaedic Surgery
University of California, San Francisco
San Francisco, California

John Y. Kwon, MD
Department of Orthopaedic Surgery
Massachusetts General Hospital
Boston, Massachusetts

Edward Lansang, MD, FRCSC
Clinical Assistant
Division of Orthopaedic Surgery
Toronto Western Hospital
Toronto, Ontario, Canada

Perla Lansang, MD, FRCPC
Assistant Professor
Department of Medicine
Division of Dermatology
University of Toronto
Toronto, Ontario, Canada

Johnny Lau, MD, MSc, FRCSC
Assistant Professor
Department of Surgery
University Health Network – Toronto Western
  Division
Toronto, Ontario, Canada

Keun-Bae Lee, MD, PhD
Professor
Department of Orthopaedic Surgery
Chonnam National University Medical School
  and Hospital
Donggu, Gwangju, Republic of Korea

Simon Lee, MD
Assistant Professor
Midwest Orthopaedics at Rush
Rush University Medical Center
Chicago, Illinois

Thomas H. Lee, MD
Attending
Orthopedic Foot and Ankle Center
Westerville, Ohio

J. C. Neilson, MD
Assistant Professor
Department of Orthopaedic Surgery
Medical College of Wisconsin
Milwaukee, Wisconsin

Thomas Padanilam, MD
Orthopaedic Surgeon
Toledo Orthopaedic Surgeons
Toledo, Ohio

David I. Pedowitz, MS, MD
Assistant Professor
Department of Orthopaedic Surgery
Rothman Institute
Thomas Jefferson University
Philadelphia, Pennsylvania

Terrence M. Philbin, DO
Attending
Orthopedic Foot and Ankle Center
Westerville, Ohio

Steven M. Raikin, MD
Director, Foot and Ankle Service
Professor, Orthopaedic Surgery
Rothman Institute
Thomas Jefferson University Hospital
Philadelphia, Pennsylvania

Jeffrey R. Sawyer, MD
Associate Professor
Department of Orthopaedic Surgery and
  Biomedical Engineering
University of Tennessee-Campbell Clinic
Memphis, Tennessee

Vinayak M. Sathe, MD
Assistant Professor
Department of Orthopaedic Surgery
University of Connecticut Health Center
Farmington, Connecticut

Scott B. Shawen, MD
Program Director
Department of Orthopaedic Surgery
Walter Reed National Military Medical Center
Bethesda, Maryland

G. Alexander Simpson, DO
Fellow
Orthopedic Foot and Ankle Center
Westerville, Ohio

Jeremy T. Smith, MD
Brigham Foot and Ankle Center
Brigham and Women's Hospital
Boston, Massachusetts

W. Bret Smith, DO
Attending
Moore Center for Orthopedics
Columbia, South Carolina

André Spiguel, MD
Clinical Assistant Professor
Department of Orthopaedics and
  Rehabilitation
University of Florida
Gainesville, Florida

Ruth L. Thomas, MD
Professor
Department of Orthopaedic Surgery
University of Arkansas College of Medicine
Little Rock, Arkansas

Andrea Veljkovic, MD, BComm, FRCSC
Clinical Lecturer, Staff Surgeon
Department of Orthopaedics
University of Toronto
Toronto, Ontario, Canada

Kathryn L. Williams, MD
Assistant Professor
Department of Orthopaedics and
  Rehabilitation
University of Wisconsin
Madison, Wisconsin

Brian S. Winters, MD
Orthopaedic Foot and Ankle Surgeon
Assistant Professor
Rothman Institute
Thomas Jefferson University
Egg Harbor Township, New Jersey

致 谢

序

如何在众多纷杂的专业著作中挑选出精品来阅读和学习是十分重要的。近年来，随着人民生活水平和健康要求的日益提高及医疗水平的进步，医生对足踝外科的专业知识有了更高的要求，因此推荐并翻译国外最新的、有价值的专业书籍成了当务之急。积水潭医院创伤骨科足踝外科组的同事们在这方面做了很多工作，他们在不断提高自身足踝部创伤与非创伤疾患治疗水平的同时，精选了一批国外知名足踝专家撰写的图书，并将其翻成中文，以飨读者。

足踝外科在发达国家已经是很成熟的专业，而在我国还处于起步阶段。这本《足踝外科新进展》一书是美国足踝外科协会出版的不断更新的很实用的专著，该书英文原版一直作为美国骨科医师协会（AAOS）系列教育用书，是足踝外科专科医生和立志于足踝外科的骨科医生的热门推荐书目。该书作者均由美国骨科医师协会长期从事足踝外科诊疗的医师组成，内容紧扣足踝学科的前沿进展，旁征博引，图文并茂，论述精辟，同时偏重临床治疗，实用性强。在积水潭医院成立足踝外科专业之际翻译出版很有意义。我希望这本书对足踝外科医生更新和提高专业知识有所帮助，同时也希望积水潭医院足踝外科专业的同事们努力工作，为提高我国足踝外科水平做更多实实在在的事。

吴新宝
北京积水潭医院

译者前言

近年来，足踝外科的迅猛发展大家有目共睹，其原因首先归于人民生活水平的不断提高，对足踝健康的要求不断提高，我们国家有 14 亿人口，相信对足踝健康的需求是巨大的。其次是在足踝专业教育的推动下，医生对专业知识的认识有了很大提高，从前不熟悉的足踝疾患现在理解并能正确地给予治疗。再有就是理念更新和技术的提高，包括手术器械和内固定物的发展，使对足踝疾患的认识和治疗上更加专业和精准。

在西方国家，足踝外科已经是很成熟的专业。我国还在起步阶段，有很大的发展空间。越来越多的骨科医生愿意从事足踝外科的工作，他们对专业知识有很强的需求。但面对众多纷杂的书籍，挑选高质量的专业图书存在困难。近年来我们团队已经精选翻译了一批很专业的专著，包括《功能性重建足踝外科》《足踝外科手术图谱》《足踝部骨折》《足与踝关节重建外科》《运动医学足踝外科》，努力为医生提高专业知识做些实实在在的工作。同时，我们在翻译过程中专业知识也获得巩固和提高。在积水潭医院成立足踝外科专业之际，我们翻译了这本《足踝外科新进展》，一来做为纪念，二来满足足踝外科医生对专业知识的更新和提高。由于时间仓促，翻译中难免有不足，还望大家提出宝贵意见以求共同进步。

武 勇
北京积水潭医院

原书前言

当我还是住院医的时候，就对足踝外科里那些有待完善的理论原则很感兴趣。那时，手术决策的制定通常是根据上级专家们的观点。而这本书的出版见证了我们的进步。本书中的很多观点都是基于各国临床科学家同仁的合理的科学研究。从第4版的《足踝外科新进展》出版到现在，又有大量各方面的文献在不断更新。足踝外科也越来越受关注，针对足踝外科的投稿数量，也从2007年的400篇增长到了2014年的800多篇，而且证据等级为Ⅰ级和Ⅱ级的文章也如雨后春笋般不断涌现出来，影响因子也都在不断提高。

衷心感谢参与本书的编者，每个章节的作者都查阅了目前很多关于足踝外科诊疗和手术的文献，并进行了全面的总结和深入的评价。普通的足踝外科医生会发现本书对于跟踪业内最新进展很有帮助，可以为他们诊治病患提供更多参考。我想在此特别感谢美国骨科医师协会出版部的书籍项目高级主管Lisa Claxton Moore和责任编辑Rachel Winokur。最后感谢本书第4版的主编Michael S. Pinzur博士，他在本书出版过程中给了我很多指导。

我衷心的希望本书的每位读者都能像编写此书的我一样，从这本书中有所收获。

Loretta B. Chou

雷洛塔 .B. 周博士

主编

目　录

第一部分

概　　述

Christopher P. Chiodo, MD

第1章
足踝部的生物力学

Richard J. de Asla, MD

简介

人体的足部是一处非常精妙的机械结构。特殊的解剖结构和生物力学使得足部起到几种看似冲突的作用，在推进期，足踝部相当于一个结实的杠杆臂以提供有效的推力；在站立时，对人体平衡而言它是一个稳定的平台。另外，在崎岖地面行走时，足部也发挥着其缓震功能。在人一生中，一个人平均要走超过一亿步，因此足是非常耐用的。

随着影像技术的发展，足踝部生物力学也取得了极大进展[1-5]。这提高了我们对于足部工作原理的理解，也加深了对于足踝部疾病的认识，因为这些疾病发生的基础都是生物力学机制。

为了确保患者得到正确的治疗和先进手术技术的发展，对于足踝部生物力学和功能解剖的深入理解是必需的。

解剖结构

足部被划分为三个部分：前足、中足和后足。跖跗关节（Lisfranc关节复合体）分隔中足和前足，而距舟关节和跟骰关节（跗横关节或Chopart关节）分隔中足和后足。

前足有特殊的跖骨，它们是人体中唯一一处通过垂直于长轴的作用来承重的长骨。大部分人的第一跖骨比第二跖骨短，而从第二跖骨到第五跖骨则逐渐变短，这样形成的跖骨形态能让足部在推进时呈旋后状态。在矢状面，所有跖骨都有一定程度的倾斜，第一跖骨倾斜角最大（约15°～25°），其余的跖骨从内侧到外侧倾斜角逐渐减小。跖骨的长度和位置的微妙之处影响着足部的负重形式，从而影响足部对线，可能会造成痛性胼胝、趾骨痛和跖趾关节病变。

第一、第四和第五跖骨在矢状面可以活动，第二、第三跖骨则相对处于固定位置，第二到第五跖骨基底通过一系列跖骨基底韧带相联系，而第一和第二跖骨基底却没有这样的联系。因此，第一跖骨在

横截面上存在一定的活动度，其余跖骨均没有，这样的解剖特点也解释了蹬外翻的发生机制。

前足通过Lisfranc关节复合体与中足相连接，在此处，横断面呈楔形的楔骨和跖骨基底形成一个跨越中足的横弓，加强了冠状面的稳定性（图1-1）。另外，第二跖骨基底位于内侧和外侧楔状骨形成的凹陷内，也提供了水平面的稳定性。与此同时，一些牢固的足底跖跗韧带也能增强稳定性，其中之一的足底韧带从第二跖骨基底的足底面斜行止于内侧楔骨的足底面，这个韧带通常被称为Lisfranc韧带。中足复合体的损伤会导致第二跖骨基底的撕脱骨折，撕脱的骨片仍然贴附在Lisfranc韧带上，平片上可以看到骨片在第一和第二跖骨基底间，也就是所谓的"斑点征"。

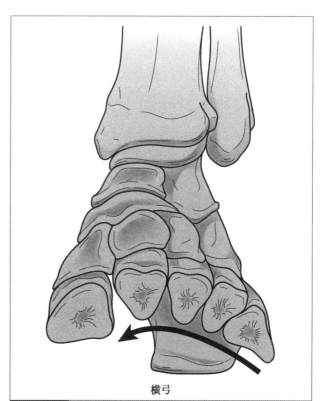

横弓

图1-1　第二、第三和第四跖骨的楔状基底和中央、外侧楔状骨共同起到"拱顶石"效果，稳定冠状面足弓

中足包括足舟骨、骰骨和三块楔骨，这五块骨头相对于彼此是稳定的，在后足和活动度更高的中足之间形成一种机械连接。中足具有神经血管和肌腱的安全通路，因为这些结构从腿部走行至足部。足舟骨呈盘状，前面凸出，后面凹陷，前后面都覆盖关节软骨。足背动脉的小血管分支从背侧进入足舟骨，胫后动脉的分支则从内侧进入，舟骨中央部分的血供相对较少，某些足部类型会增加舟骨中央部分的剪切力[6]。足舟骨也是胫后肌腱最主要的止点。综合以上这些特点，舟骨相对容易出现应力性骨折，而且骨折不容易愈合。

中足和后足通过距舟、跟骰关节分隔开来，也被称作跗横关节或 Chopart 关节。距舟关节是一种球窝状关节，距骨头位于凹面内，关节窝由以下结构进一步加深：距骨前关节面、中关节面、跟舟分歧韧带、跟舟前内侧和下方韧带（弹簧韧）。弹簧韧的前内侧部分作用是撑起距骨头，类似于一个解剖吊带。"足臼"结构可在横断面、矢状面和纵断面上运动，因此在足部的生物力学机制中发挥重要作用（图 1-2）。距舟关节或距下关节的任何运动都会影响跟骰关节的运动，当后足内翻、前足旋后时，跟骰关节才能达到最大契合度，这是足处于推进期时的位置。

后足由跟骨和距骨组成，它们的衔接形成了距下关节，即距骨位于"横座马鞍"——跟骨前内侧面。距下关节由三个独立的关节面组成，超过 90% 的跗骨联合出现在前关节面（跟舟联合）或中间关节面（距跟联合）。为简单起见，距下关节的运动常被描

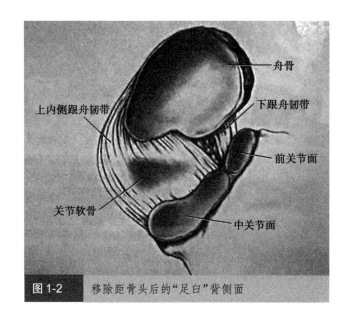

述为斜行衔接铰链的内翻和外翻运动，实际上其运动相当复杂，还包括在多个平面上的旋转和平移，这些都难以测量。距下关节由三角韧带、骨间韧带、颈韧带以及多个外侧韧带和结构共同稳定，这些外侧稳定结构包括跟腓韧带、外侧距跟韧带和伸肌下支持带，因为伸肌下支持带的稳定作用，所以经常被用在 Broström 法外踝韧带修复术中[7-9]（图 1-3）。

距骨体位于远端腓骨和胫骨关节面所形成的骨性踝穴中，踝穴由胫骨穹顶和内外踝组成。距骨、胫骨远端和腓骨远端构成了踝关节，因此踝关节包括三个关节：胫腓、胫距和距腓关节。下胫腓联合代表着下肢韧带复合体的延伸，下胫腓韧带复合体由四

图示标注（图 1-2）：舟骨、下跟舟韧带、前关节面、中关节面、关节软骨、上内侧跟舟韧带

图 1-2　移除距骨头后的"足臼"背侧面

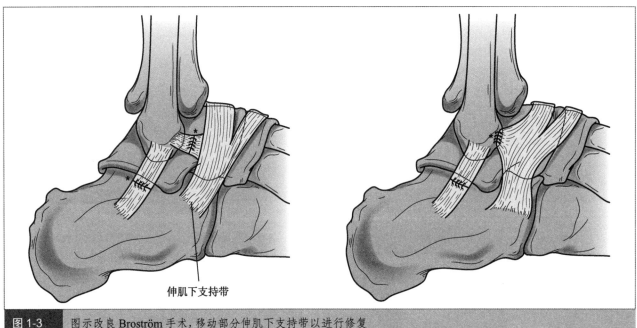

伸肌下支持带

图 1-3　图示改良 Broström 手术，移动部分伸肌下支持带以进行修复

个韧带所稳定:下胫腓前韧带(AITFL)、下胫腓后韧带、下胫腓横韧带(TTFL)和骨间韧带(IOTFL)。偶尔下胫腓前韧带的增厚附属分支会止于腓骨更远端,当其冲击距骨圆顶的前外侧面时会导致患者出现一些症状。下胫腓横韧带起自腓骨后侧面,走行至内踝后缘,在这之间,形成后唇,更好地加深了胫距关节。背伸时,距骨体更宽的前部进入踝穴,下胫腓复合体使腓骨可以旋转和向近端移位,这也使腓骨承受通过踝关节传导的约16%轴向负荷[10-12]。

踝关节由固有的踝穴骨性结构和内外侧韧带复合体所稳定[13],有学者把距骨关节面比作一个去顶圆锥体,内侧面朝向尖部,外侧面朝向底部,因此,这个圆锥体内侧半径较小,而外侧半径较大[14](图1-4)。距骨关节面呈前宽后窄,当足背伸时,较宽的距骨前部更契合地占据踝穴,骨性结构稳定性相对更高,而在跖屈时,骨关节稳定性降低,周围的韧带则提供了更好的稳定性。三角韧带复合体稳定内踝,其顶点与"距骨圆锥"相接触,三角韧带从解剖上被分为两层:浅层和深层。浅层为扇形,没有独立的束,被划分为五个部分。深层更短、更粗,解剖结构分为两条单独的韧带:胫距前韧带和胫距后韧带。三角韧带两层的主要功能是阻止距骨外翻倾斜,同时辅助限制距骨向前移位,深层还有限制距骨外旋的作用。

带中,距腓前韧带只需最低的负荷就会损伤,但却能提供最大的张力,损伤之前其会被拉伸至最长。足跖屈时,距腓前韧带的方向平行于小腿,提供外侧对于内翻的限制。跟腓韧带是一条独立的关节外韧带,呈带状,跨越踝关节和距下关节,其方向一般是垂直的,能够稳定距下关节。但是在足跖屈时,跟腓韧带相对于胫距关节则呈水平位,此时不发挥稳定作用。在足背伸时,距腓前韧带和跟腓韧带的作用则相反[15, 16]。

临床生物力学

究其本质,足部可以被看作一个三脚架,重量被集中分布在第一跖骨头、后跟和其余四个距骨头之间,对线不良和生物力学机制的改变会打断这种平衡,导致疼痛症(图1-5)。例如,高弓足往往会增加第一跖骨头和足外侧的负重;跖骨骨折的患者出现背伸畸形愈合后,也会增加其他跖骨头下痛性胼胝的风险。此外,足的畸形和位置会从根本上影响近端关节,这种改变可在外翻扁平足畸形中发现,平足导致的旋转力会使得三角韧带作用减弱,距骨外翻脱位。当足踝外科医生试图矫正畸形时,必须要牢记足三脚架的概念。

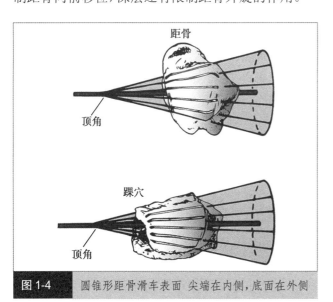

图1-4　圆锥形距骨滑车表面 尖端在内侧,底面在外侧

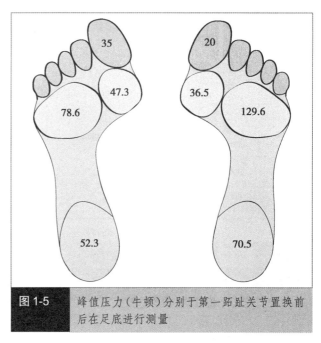

图1-5　峰值压力(牛顿)分别于第一跖趾关节置换前后在足底进行测量

外踝韧带复合体的结构范围更广,因此关节旋转的半径和弧度也更大。外侧韧带复合体由距腓前韧带(ATFL)、跟腓韧带(CFL)和距腓后韧带(PTFL)组成,外踝稳定性取决于这些韧带的纤维走向,其随着踝关节位置的改变而发生变化。距腓前韧带实际是前外侧踝关节关节囊的增厚结构,在所有外侧韧

胫距关节真正的旋转轴由一连串旋转中心组成,这发生在足背伸和跖屈时距骨在水平面移动的过程中,不过在大多数情况下,此轴线都可以用一条通过内外踝远端的直线来预估,这条轴线相对于冠

状面外旋 20°～30°，与胫骨轴线呈大约 82°（图 1-6）。当足部不负重、腿部固定位置时，斜行的踝关节轴线使得足在背伸时外旋，跖屈时内旋（图 1-7）。与此相反，足部负重时，当身体重心越过该足，胫距关节轴会向腿部施加内旋作用力，同时该足背伸；而当足蹬离地面时，踝关节跖屈会使腿部外旋。胫骨的旋转伴随着距下关节的内翻或外翻，有研究表明，关节炎导致胫距关节活动明显减少时，相伴随的关节活动也会受到限制[17]。

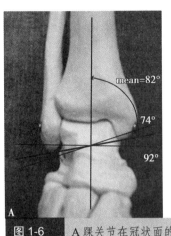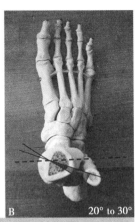

| 图 1-6 | A 踝关节在冠状面的旋转轴线　B 踝关节在水平面的旋转轴线 |

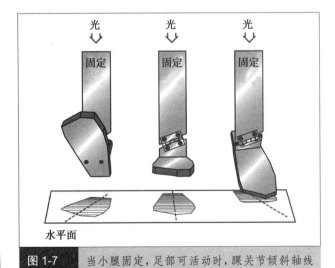

| 图 1-7 | 当小腿固定，足部可活动时，踝关节倾斜轴线使得足部在背伸时外旋，跖屈时内旋 |

距下关节的活动可以被看作一个斜接的铰链，其轴线方向为跖外侧至背内侧，与水平面呈约 41°夹角，与矢状面呈约 23°夹角[14, 18]。距下关节的旋转轴线在不同患者中变异较大。使用图 1-8 的模型更为直观，旋转轴线越接近水平，随着纵向组件每旋转一度，水平组件则有更大的旋转度，若旋转轴线越接近

纵向则与之相反。临床上，平足（轴线更接近水平）的距下关节活动度更大，而高弓足患者（轴线更接近纵向）往往活动度较小。

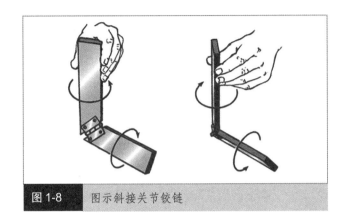

| 图 1-8 | 图示斜接关节铰链 |

当前足维持跖行足时，跗横关节允许后足运动，"足臼"起到了一定的作用，后跟内翻触及地面后再快速外翻。从解剖学角度来讲，后足外翻使得跟骰关节的旋转轴平行于距舟关节的旋转轴，从而促进了跨越跗横关节的运动，帮助足部适应崎岖地面，缓冲撞击力。当身体重心向前越过一侧足时，胫骨外旋，通过耦合运动而使后足内翻。后足位置的改变导致跗横关节的轴线相会聚，即"锁定"了跗横关节，将足部从一个维持站位的可调节平面转变成一个提供有效推进力的刚性杠杆臂。

距下关节的运动和跗横关节的运动（也称为三关节复合体）是密不可分的，其中距舟关节起到重要作用，当距舟关节行关节融合术后，三关节复合体中其余关节的运动实际上也不存在[19]。足踝部骨性结构连接处的运动由许多动态和静态的软组织结构所稳定，在足跟着地时，胫前肌腱向一侧收缩来控制足部下降，从而分散受力，防止足部拍击地面。胫后肌腱跨越跗横关节，在足部跖屈、后足内翻时发挥重要作用，其牵拉使得舟骨相对于距骨头内收，从而促进跟骨内翻，随后骰骨也内翻。足后跟能否抬起依赖于胫后肌腱能否在内收时固定跗横关节。当后跟抬起时，小腿三头肌牵拉跟腱，成为后足内翻最主要的作用力，这也确保了足尖抬起时中足处于锁定状态。

当疾病损伤胫后肌腱时，跗横关节的中足锁定机制也会受累，若中足无法锁定，内侧纵弓的稳定性则只依赖于跖侧软组织的静态稳定结构。一旦失去了跗横关节的稳定作用和骨性保护，这些稳定结构的作用会逐渐减弱，最终无法承受张力，导致内侧纵弓的逐渐塌陷和后足不能内翻。结果，为了确保中足锁定不会发生，跟腱将会牵拉外翻的后足，在这种情况

下，跟腱提供的变形作用力会使得畸形进一步加重。

　　内侧纵弓是动力结构，帮助足部在足跟着地及站立相中期减震和适应地形，紧接着在足背伸时提供有效的推进力。目前建立了两种模型来阐述内侧纵弓的生物力学机制[20]。在一种模型中，内侧纵弓被看作为弯曲的分节段横梁，其由跟骨、距骨、足舟骨、楔状骨及内侧三根跖骨，这几部分由跖侧的韧带联系所稳定。负重位时，在横梁背侧面为压力，而在跖侧面为张力，纵弓的骨性结构能够对抗背侧压力，跖侧韧带则能够对抗张力（图 1-9）。

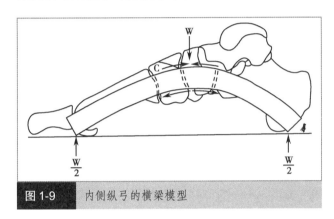

| 图 1-9 | 内侧纵弓的横梁模型 |

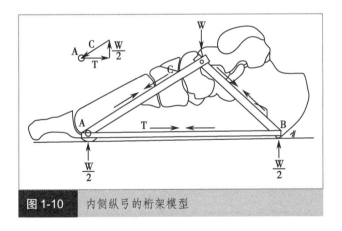

| 图 1-10 | 内侧纵弓的桁架模型 |

　　内侧纵弓的横梁模型并没有考虑到跖筋膜的作用，而桁架模型包含了跖筋膜（图 1-10）。在桁架模型中，足纵弓被具体化为一个三角结构，由两条斜行横梁连接在背侧支点，跖侧由一个横向拉杆所连接。在解剖学上，跖筋膜的功能相当于横拉杆，起自跟骨后结节，止于籽骨和第二到五近节趾骨基底部，负重时，跖筋膜抵抗跖侧产生的张力[21]。完全或部分跖筋膜松弛会降低足内侧纵弓的高度[22]。

　　在站立中期和足趾离地时，姆趾和其余四趾背伸，使跖筋膜紧张，从而增加中足稳定性，这种机制可以被比作为一种绞盘装置（图 1-11），绞盘通常被用来运输或垂直抬起重物。绞盘机制利用连接在缆绳（跖筋膜）上的杠杆臂（姆趾和其余四趾）发挥作用，而缆绳包绕在作为支点的圆柱面（跖趾关节）上。

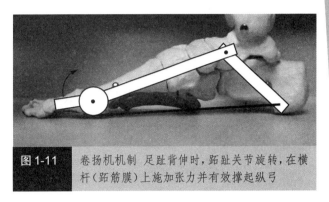

| 图 1-11 | 卷扬机机制　足趾背伸时，跖趾关节旋转，在横杆（跖筋膜）上施加张力并有效撑起纵弓 |

步态

　　人类步态被定义为通过下肢向前移动的过程，许多生物力学过程呈现在步态周期中，其发生简单而快速，以至于无法进行临床评估。在生物力学领域许多技术得以发展，从而能够定量评估人体的分阶段运动和受力，但是这些技术通常都需要一个正常步态实验室和专业的团队，技术包括：步态视频分析、测力平板、荧光成像、软件三维重建、肌电图以及众多其他技术。尽管准确性有待研究，临床相关性还存在争议，但是一些步态分析技术已经在临床上得到广泛应用，将步态分析作为骨科检查的常规部分已经被列入了相关标准流程[23, 24]。

　　人体的正常步态能够非常高效地消耗能量和氧气，步态周期是一个预定义的循环过程，可以按照"步伐"来分析。单次步伐从一侧足跟着地开始，到同一足跟再次着地结束，步幅被定义为连续两次足跟着地之间的距离，步长则是一侧足跟着地与对侧足跟着地之间的距离，步频被定义为在有限时间内发生的步数。在行走时，单次步伐可划分为两相：站立相和摆动相。站立相开始于一侧足跟着地，直至同侧足趾离开地面，约占步态周期的 60%。摆动相为步态周期的其余 40%，从脚趾离地到同侧足跟着地。

　　站立相又可以进一步划分为三个时期，第一阶段自足跟着地至全足完全着地，这部分的特点为足部承受全身重量，在胫前肌群的离心收缩下快速跖屈。第二阶段自全足着地至对侧足跟着地，在此阶段身体重心向前越过承重足底，对侧足跟着地时重心下降停止。第三阶段自第二阶段末至足趾离地，该阶段包括快速足跖屈及一系列生物力学过程，使得足部变为刚性状态并获得有效的推进力。

肌电图测量能够帮助我们观察步态分析时的肌肉功能。足跟着地时，胫前肌群能够控制足部下降从而避免拍击地面的动作。该离心收缩动作也能够吸收地面的反作用力。伸肌群的活动大部分能够被屈肌群所代替，屈肌活动随着胫后肌腱控制足跟着地而开始。在单侧肢体支撑时，腓骨肌腱在足背伸、踝关节旋转过程中提供内翻稳定性。小腿三头肌收缩时，足趾屈曲，促使足跟抬起及快速足跖屈，最终脚趾离地。在摆动相早期，跖侧肌肉松弛，伸肌再次发挥背伸足部的作用，为下一次足跟着地做准备。在一侧足部触地到足趾离地的过程中，身体重心从足跟中央前移通过跗趾。

跑步以几种重要方式改变步态周期。跑步时增加了两个腾空期。步行时，一侧足部总是接触地面，而在腾空期，双足均离开地面。另外，跑步时没有双下肢站立相，地面的反作用力会有所增加，肌肉的周期性活动随之改变，而且下肢关节的移动范围也会增加。

正常步态的改变会导致步态功能异常，总体来说，异常步态模式会造成能量和氧气消耗增加。疼痛有可能是最常见的步态紊乱的原因。一项研究表明，踝关节炎的患者进行关节置换或关节融合术后可恢复正常的步态模式[25]。在另一项研究中，关节融合术后的患者步幅明显减少[26]。在截肢患者中，截肢部位越接近近端，步态周期中所需要的能量消耗就越高[27]。

许多足踝部疾病会导致易识别、特征性的步态模式。减痛步态由疼痛造成，定义为患肢站立相缩短。跨阈步态则是由于足下垂或胫前肌群无力造成，特点为摆动相时患肢抬得更高，便于足部完全离开地面。足跟步态特点为足跟负重增加，由胫后肌群无力或麻痹所致。蹒跚步态是近端肌肉病变的结果，特点为站立相时骨盆向腿部下垂，摆动相时骨盆抬起。该步态与 Trendelenburg 步态是相反的。Trendelenburg 步态是由臀部外展肌无力造成的，导致躯干在站立相向患侧代偿性倾斜。

总结

随着过去几十年中新工艺和技术的出现，我们测量足踝部生物力学机制的能力已获得实质性进展。如果外科医生想要为患者创建和优化全新的治疗方案，那么知识库必须要不断扩展更新。

（武勇 杨磊 译）

参考文献

1. Arndt A, Westblad P, Winson I, Hashimoto T, Lundberg A: Ankle and subtalar kinematics measured with intra-cortical pins during the stance phase of walking. *Foot Ankle Int* 2004;25(5):357-364.

2. de Asla RJ, Wan L, Rubash HE, Li G: Six DOF in vivo kinematics of the ankle joint complex: Application of a combined dual-orthogonal fluoroscopic and magnetic resonance imaging technique. *J Orthop Res* 2006;24(5):1019-1027.

3. Fassbind MJ, Rohr ES, Hu Y, et al: Evaluating foot kinematics using magnetic resonance imaging: From maximum plantar flexion, inversion, and internal rotation to maximum dorsiflexion, eversion, and external rotation. *J Biomech Eng* 2011;133(10):104502.

   In this study the authors describe a method for quantifying foot bone motion from maximum plantar flexion, inversion, and internal rotation to maximum dorsiflexion, eversion, and external rotation using a foot plate with an electromagnetic sensor, a custom-built MRI-compatible device to hold patient's foot during scanning, and three-dimensional rendering software.

4. Kitaoka HB, Crevoisier XM, Hansen D, Katajarvi B, Harbst K, Kaufman KR: Foot and ankle kinematics and ground reaction forces during ambulation. *Foot Ankle Int* 2006;27(10):808-813.

5. Lundberg A: Kinematics of the ankle and foot. In vivo roentgen stereophotogrammetry. *Acta Orthop Scand Suppl* 1989;233:1-24.

6. Torg JS, Pavlov H, Cooley LH, et al: Stress fractures of the tarsal navicular. A retrospective review of twenty-one cases. *J Bone Joint Surg Am* 1982;64(5):700-712.

7. Harper MC: The lateral ligamentous support of the subtalar joint. *Foot Ankle* 1991;11(6):354-358.

8. Ringleb SI, Dhakal A, Anderson CD, Bawab S, Paranjape R: Effects of lateral ligament sectioning on the stability of the ankle and subtalar joint. *J Orthop Res* 2011;29(10):1459-1464.

   The authors used a six-degree-of-freedom loading device to collect kinematic data from sensors attached to the calcaneus, talus, and tibia by keeping all the ligaments intact and by serially sectioning the ATFL, CFL, cervical ligament, and talocalcaneal interosseus ligament. They found the ATFL and CFL contributed to tibiotalar stability. The interosseous ligament was found to contribute most to subtalar joint stability. The authors concluded that diagnosing subtalar joint instability by physical examination is difficult.

9. Heilman AE, Braly WG, Bishop JO, Noble PC, Tullos HS: An anatomic study of subtalar instability. *Foot Ankle* 1990;10(4):224-228.

10. Beumer A, van Hemert WL, Swierstra BA, Jasper LE, Belkoff SM: A biomechanical evaluation of the tibiofibular and tibiotalar ligaments of the ankle. *Foot Ankle Int* 2003;24(5):426-429.

11. Hoefnagels EM, Waites MD, Wing ID, Belkoff SM, Swierstra BA: Biomechanical comparison of the interosseous tibiofibular ligament and the anterior tibiofibular ligament. *Foot Ankle Int* 2007;28(5):602-604.

12. Nester CJ, Findlow AF, Bowker P, Bowden PD: Transverse plane motion at the ankle joint. *Foot Ankle Int* 2003;24(2):164-168.

13. Tochigi Y, Rudert MJ, Saltzman CL, Amendola A, Brown TD: Contribution of articular surface geometry to ankle stabilization. *J Bone Joint Surg Am* 2006;88(12):2704-2713.

14. Inman VT: *The Joints of the Ankle.* Baltimore, MD, Williams & Wilkins, 1976.

15. Fujii T, Kitaoka HB, Luo ZP, Kura H, An KN: Analysis of ankle-hindfoot stability in multiple planes: An in vitro study. *Foot Ankle Int* 2005;26(8):633-637.

16. Ozeki S, Kitaoka H, Uchiyama E, Luo ZP, Kaufman K, An KN: Ankle ligament tensile forces at the end points of passive circumferential rotating motion of the ankle and subtalar joint complex. *Foot Ankle Int* 2006;27(11):965-969.

17. Kozanek M, Rubash HE, Li G, de Asla RJ: Effect of post-traumatic tibiotalar osteoarthritis on kinematics of the ankle joint complex. *Foot Ankle Int* 2009;30(8):734-740.

    In this in vivo study, the authors use a combined dual orthogonal fluoroscopic and MRI technique to measure six-degree-of-freedom kinematics of the arthritic tibiotalar joint and its effect on the kinematics of the subtalar joint. The study suggests that subtalar joint motion in the sagittal, coronal, and transverse rotational planes tends to occur in opposite directions in patients with tibiotalar arthritis when compared with ankle control. These findings demonstrate a breakdown in the normal motion coupling seen in healthy ankle joints.

18. Inman VT: *Human Walking.* Baltimore, MD, Williams & Wilkins, 1981.

19. Astion DJ, Deland JT, Otis JC, Kenneally S: Motion of the hindfoot after simulated arthrodesis. *J Bone Joint Surg Am* 1997;79(2):241-246.

20. Sarrafian SK: Functional anatomy of the foot and ankle, in Sarafian SK, ed: *Anatomy of the Foot and Ankle: Descriptive, Topographic, Functional,* ed 2. Philadelphia, PA, Lippincott-Williams & Wilkins, 1993.

21. Hicks JH: The mechanics of the foot. II. The plantar aponeurosis and the arch. *J Anat* 1954;88(1):25-30.

22. Cheung JT, An KN, Zhang M: Consequences of partial and total plantar fascia release: A finite element study. *Foot Ankle Int* 2006;27(2):125-132.

23. Brand RA: Can biomechanics contribute to clinical orthopaedic assessments? *Iowa Orthop J* 1989;9:61-64.

24. Brand RA, Crowninshield RD: Comment on criteria for patient evaluation tools. *J Biomech* 1981;14(9):655.

25. Flavin R, Coleman SC, Tenenbaum S, Brodsky JW: Comparison of gait after total ankle arthroplasty and ankle arthrodesis. *Foot Ankle Int* 2013;34(10):1340-1348.

    The authors prospectively studied gait kinematics in three dimensions using a 12-camera digital motion capture system in patients who had undergone either ankle arthrodesis or ankle arthroplasty. Analysis was performed both preoperatively and postoperatively with findings compared with those of a volunteer control group. The authors concluded that patients in both the arthrodesis and arthroplasty groups had substantial improvements in various parameters of gait when compared with their own preoperative function. Neither group functioned as well as the control group. Total ankle arthroplasty produced a more symmetric vertical ground reaction force curve, which was closer to that of the control group than was the curve of the ankle arthrodesis group. Level of evidence: II.

26. Thomas R, Daniels TR, Parker K: Gait analysis and functional outcomes following ankle arthrodesis for isolated ankle arthritis. *J Bone Joint Surg Am* 2006;88(3):526-535.

27. Waters RL, Perry J, Antonelli D, Hislop H: Energy cost of walking of amputees: The influence of level of amputation. *J Bone Joint Surg Am* 1976;58(1):42-46.

第
一
部
分　概　述

第2章
鞋和足部矫形器

Jesse F. Doty, MD   Michael J. Coughlin, MD

简介

　　患者和许多康复专业人员都希望骨科医生对于鞋子穿着、支具生物力学以及下肢病理状态能够非常熟悉。成功的足踝部支具制作经验是不断进展并衍生出最终产品的结果。理想情况下，在制作支具的过程中，有经验的支具矫形师要定期见到患者，在观察的基础上进行调整。本章讨论鞋、足部矫形器和支具，提出了可以应用在许多足踝部疾病方面的基本知识和进展。这些知识能够帮助医生有效地与矫形师进行交流，从而更好地达到矫形器具的临床效果。矫形师在个人经验和患者反馈的基础上将会经常给予建议并做出调整。

鞋

　　过去几十年中，随着市场需求推动更加特殊化的鞋子穿着的发展，鞋的设计已经发生了极大改变。首先，合适的鞋能够保护足部免受环境的侵袭，但是如今的选择和变化使得在特殊环境下可以有所调整。刚性鞋头的硬底鞋能够保护工人在车间工作，反之，软底的缓震鞋能够防止糖尿病患者出现溃疡。随着技术提高，运动员的鞋已经变为私人定制，被设计为运动专用。最近一项关于青少年越野赛运动员的调查显示，73%的人在选择鞋子时将足弓类型与鞋子的匹配度作为最重要的考虑因素。另外一项调查显示，在更换一双跑鞋之前，74%的人不知道他们已经跑过的距离[1]。

　　跑步运动已经广泛流行起来，由于相关的研究和开发工作，专业系列和"赤足型"跑鞋随之出现（图2-1）。这些概念中的一部分被市场需求所推动发展，但是却没有相关证据表明它们的安全性和有效性。至于"赤足奔跑"，必须要有设计合理的研究，来证明这种极简主义形式对于足踝部的健康究竟是有益还是有害。一些研究表明，如果跑步者从穿鞋跑步的典型步态——后跟着地，改变为赤足跑步的典型步态——前足着地，地面的最大作用力就会减少[2]。2011年的一项研究[3]分别评估了赤足跑步、穿着极简跑鞋和缓震跑鞋跑步的人群，结果表明，无论是在静态斜面上还是在动态跑步机上，跑步者通过极简跑鞋可以更准确地预估支持面的方向和幅度，而在使用极简跑鞋模型和赤足跑步者之间并没有本质上的区别。作者指出，相比于结构简化的跑鞋或赤足，缓震跑鞋实质上会减弱足部的位置感知。除此之外，极简跑鞋还有增加协调性和肌肉力量的优点，作者认为这只是以观念和实例证据为基础，缺少相关

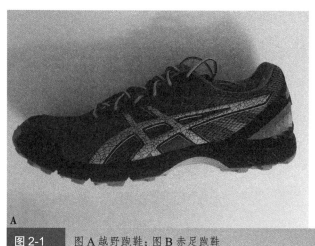

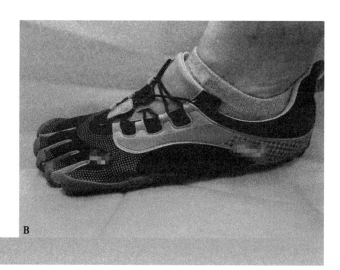

图2-1　　图A越野跑鞋；图B赤足跑鞋

的临床证据 [4]。

由于在专业运动中损伤预防和运动场地地面类型是主要关注点，许多组织对运动鞋研究和发展提供了大量的资金支持，尤其是在运动员表现和保护方面 [5, 6]。一项 2011 年的研究 [7] 指出，较厚的鞋底能够从腓骨肌引起更强的保护性外翻反应，来对抗在足突然内翻时踝 - 距下关节复合体上增加的瞬间力臂。此项研究的作者提出，腓骨肌腱保护性反应过大时，较厚的鞋底有可能会增加踝关节外侧韧带损伤的风险。

时装鞋对于足踝部生物力学机制和病理解剖的影响一直以来都是被关注的课题。一项 2013 年的研究 [8] 发现，相比于穿平底鞋的人，习惯穿着时装鞋的人背伸活动会减少，此研究作者推荐习惯穿高跟鞋的人要加强踝部拉伸锻炼。2013 年的另一项研究中 [9]，该团队对高跟鞋穿着者的不同肌群进行肌电图检查，发现高跟鞋对肌肉控制产生不利影响，会减轻股四头肌和脊柱肌群的负荷。这些作者提出，增加足部进入鞋子的接触面能够提高舒适度和稳定性。即使鞋业制造技术不断发展，但是鞋子的许多基本组成部件仍然是相同的（表 2-1）。

表 2-1	
鞋的基本组成部分	
鞋面	在内底之上包绕足背侧面的部分，包括鞋头、鞋头面和鞋帮
鞋底	在足底面的部分，包括内底、中底和外底
鞋头	鞋面的远端部分，容纳脚趾
鞋头面	鞋面的中间部分，覆盖中足背侧面
鞋帮	覆盖后足后侧和外侧的鞋面后部，可以有一个加固部分，叫做后跟稳定带
内底	直接接触足底面的鞋底部分，通常是可拆卸的
中底	内底和外底之间的衬垫部分，用来缓震
外底	接触地面的鞋底部分，提供抓地力

鞋子修正

直到最近，现成鞋的设计一般没有考虑病理学。由鞋业推动的研究和发展导致对鞋子的多重选择。对于病情不是特别严重患者可通过战略性来选择鞋子实现疼痛缓解。那些轻微前脚不正的人可更大地选择那些脚趾比较宽的鞋子以减轻脚步前足畸形压力。许多运动鞋制造商的市场风格有不同程度拱形鞋来支持容纳扁平足与高弓足的跑步者。这些鞋

子增加舒适感，特别是对于那些有轻微的扁平或高弓的运动患者，一般被认为是正常脚。患有糖尿病的患者现在可以更容易地使用软鞋面和软垫鞋垫的深度鞋并在骨突起处缓解疼痛。在深度上，可很容易修改让鞋子深度增加 0.25～0.375 英寸（0.635～0.953cm），去除工厂镶嵌和插入脚矫形器而不影响整体舒适感 [10]。

在现成鞋类中，虽然其广泛可用，骨科专家咨询的此类患者可受益于定制鞋类（表 2-2）。可以修正脚以增加行走效率；恢复因疼痛、疼痛、关节炎或畸形的运动；增加高压下减重区稳定性。改变可延缓久坐不动患者进行外科手术的需要，也可能为那些手术困难的患者提供时间上的安慰。标准鞋上部可以拉伸以适应畸形；例如，一个"球环架"可以放在一只鞋上，以软化鞋面材料，并腾出空间，如跨趾外翻畸形或锤状趾骨突出等。骨突出修正也可制成鞋底。一个工厂鞋垫可补充或淘汰以取代柜台鞋垫或定制鞋垫。当添加距骨垫到一个横向鞋底且接近距骨顶部时，则减轻步态负重。

表 2-2	
鞋型和修改	
深度鞋	额外 0.635～0.953cm 的深度，以适应非正常状态下的脚形；通常可以很容易的制造出可更换的工厂鞋垫
定制鞋	可以提供最好的容纳空间和保护，因为他们是从模具或 CT 扫描的模型而制作出来的
重铸	这是指定制一个现成的鞋，以适应畸形，但仍然保持美观。外底被拆除，并切割剩余鞋底。将材料加入到切口中以填补缺口，并扩大鞋并使用一个新的外底
底部展开	坚固材料条，作为一个支腿提供更广泛支撑以在鞋面上增加稳定性
小腿	钢或碳复合材料嵌入在鞋底，使其从脚趾到脚跟变硬，用于减少鞋的弯曲
圆弧鞋底	额外材料通常添加在中底创造圆弧鞋底，以允许从脚跟滚动到脚趾减少弯曲。存在多种类型，但一般来说，圆弧顶端位于需要减压的近端区域

生产了多个尺寸的距骨垫，患者可以根据疼痛位置添加距骨垫之前改变垫形状。

垫子也可放置在鞋垫上，用作"楔子"或"柱子"，用来处理内翻或外翻畸形或前脚后脚压力。足底内侧楔为后足提供一个内翻力矩，可减少外侧撞击力，或帮助平足患者纠正后脚外翻。扁平足跑步者提到，

当在他们的软鞋垫上增加了一个内侧后跟楔形物时，减少了脚和膝盖的疼痛[11]。外侧足跟楔为后足提供外翻力矩，可使腓骨肌腱张力减轻或减少侧向不稳定性。前足也可改变后足位置，内翻足内侧可减少内翻时转移到后足的内翻。外翻前足可使内翻力矩减少[12]（图2-2）。

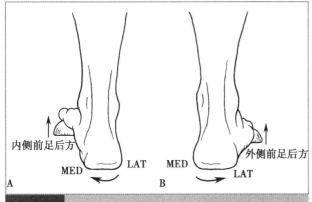

图2-2　A，扁平足畸形垫高前足内侧，使得内侧序列背伸，适应前足内翻，而前足内翻导致后足外翻；B，高弓足畸形垫高前足外侧，使得内侧序列跖屈，适应前足外翻，而前足外翻导致后足内翻

用厚胶、泡沫或气垫鞋垫更换一个薄而标准的鞋垫，有助于缓解跖痛、足跟痛或全足部不适。通过在鞋垫上添加一个碳纤维板足底，保留缓冲鞋垫和减少鞋子灵活性，可有益于患者行走。这种策略是用来消除弯曲压力。增加碳纤维板可以使鞋变硬，从而减轻踇趾僵硬、跖痛和中足关节炎的疼痛，减少关节的疼痛（图2-3）。

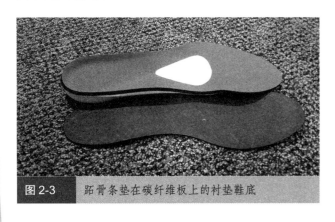

图2-3　跖骨条垫在碳纤维板上的衬垫鞋底

鞋匠可以在鞋底上加一个圆弧，其中一些鞋子制造为组合圆弧底部。底部通过添加材料，通常放置在鞋跟和脚趾之间中底区域。这种材料滚动患者双脚，从而减少脚对地面的反应力和弯曲力。由于关节炎、跖痛或其他疾病，圆弧鞋底对关节偏移疼痛

有用。同样的，在关节融合术后，圆弧鞋底可以改善患者步态[13]。在最近的一项研究中，评估了圆弧脚底的步态运动。作者报告说，圆弧鞋底十分有效，减少了"绞盘效应"，并可能是有用的治疗足部筋膜炎方法[14]。

我们临床的目标是选择患者合适的鞋子。鞋必须是正确的形状深度，至少长于最长脚趾的0.375英寸（0.953cm），以适应其他设备，如矫正器[10]。

矫形器

矫形器是一种矫形装置，用于支持、校准、预防或矫正畸形或改善身体运动功能。存在着许多不同类型的矫形器。临床应用矫形器必须在力学上做到精确，从而使其恰当地工作。对矫形器的了解和临床应用使临床医生能够精确地指导矫形器制作商准确造出合适患者的矫形器。有矫形器经验的人经常把患者的病史材料融入基于临床医师诊断的矫形器上。

临床医师必须首先确定使用矫形器要完成的目的。矫形器通常被规定为改变足部和踝关节的生物力学，或通过将某些区域的重量转移到较宽表面积来达到舒适和保护目的。临床医师应确定矫形器是否可调节、支持或矫正。一种调节性矫形器是由柔软材料制成，其形状类似于患者本身解剖，在足部的足底表面分布重量，用于缓冲和减轻压力。一个支持性矫形器可以用来帮助稳定可纠正畸形，如柔软扁平足，可用拱形支具治疗。矫正矫形器的制造是为了在一定程度上改变校准患者解剖、力学上的异常。模拟的热塑性塑料通常被矫形器用来提供和保持矫形器形状。当为矫形器写处方时，它也有助于临床医生指定矫形器长度。全长矫形器延伸到脚趾顶端，沟长度矫形器延伸到脚趾底部，和三分之一长度矫正器末端近端的距骨。踝关节和后脚病理通常可以用三分之一长度的矫形器治疗。然而，当前足需要垫起，全长或沟状长度矫形器可以更好地完成治疗目标。

足部矫形器从脚跟延伸到前脚区，而足踝矫形器（AFO）则在踝关节上方。即使病理学主要局限于中脚或后足，也可以通过伸展矫形器或支撑踝关节来进行有效的治疗。这可以在不需要用一个的AFO来进行脚踝运动而完成，其允许患者对跖屈和背屈踝关节，同时减少后脚和脚踝的内翻和外翻压力。铰接式AFO可用于治疗肌腱病理，如胫后肌腱功能

不全或腓骨肌腱功能不全[15]。

非活动的或固定踝关节的 AFO 能更完全固定的踝关节，可用于踝关节炎治疗。中足背侧的绑带可以被用于 AFO 足部部分，以增加旋转控制，更多中脚和后脚内翻或外翻稳定性将会更有益于治疗。一种连接 AFO 与中脚背部绑带可以大幅减少距下或中足踝关节炎疼痛患者的旋转应激反应，同时允许他们保持足部行动（图 2-4）。其他潜在的 AFO 在表 2-3 中列出。虽然 AFO 可以定制，非定制的设备在商业上可用，并且有效且能够降低成本。

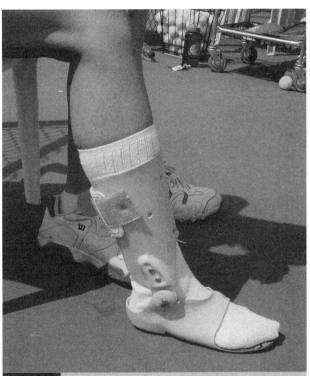

| 图 2-4 | 带有前足垫的连接式踝足矫形器（Richard Alvarez，MD，Chattanooga，TN） |

很多的研究评估了矫形器的有效性。在对 11 项随机对照试验的回顾中，有报道称，定制的足部矫形垫可以在选定患者中产生 16 种临床重要改善。定制足矫形器在幼年特发性关节炎（JIA）、风湿性关节炎、高弓足和踇外翻畸形中至少有轻微益处。然而手术治疗对拇外翻畸形更加有利，且预制矫形器同样为 JIA[16, 17]。一项荟萃分析和随机对照试验有效，使用足底矫形器治疗足底筋膜炎，报告说，定制和预制的矫形器作用相同，能有效减少疼痛，但没有完全解决症状[18, 19]。在另一项研究中，作者发现，当一个足底矫形器与一个圆弧鞋底有效结合时[20]，在治疗跖腱膜炎疼痛方面的研究表明，的前矫形器定位在中性点对睡眠更舒适，比背侧矫形器更有效地减少疼痛[21]。

表 2-3

足踝矫形器的类型和修正

固定踝关节 AFO	三线完全封闭踝关节，大幅度减少足部和踝关节复杂的活动
半固定踝关节 AFO	三线包围后软组织，但不沿着踝关节向前突出；允许有限的踝关节运动与负重，但抑制地面反应力
后钢板弹簧 AFO	三线通常后方狭窄，并且灵活性强，以允许正常的负重运动；保持足够形状记忆以协助在摆动穿过时期的足背屈
连接的 AFO	分开的脚和腿的部分通过与踝关节轴对齐的连接机制连接，允许控制背屈和距屈。连接机制可以调整或修正以限制或协助某些动作
包裹的 AFO	完全包住脚、脚踝和小腿；最大限度地将皮肤接触区域包裹在 AFO 周围，并可更有效地保持所需的对齐
双直立的 AFO	经常附着在患者鞋外；避免皮肤接触，对于不同水肿程度或皮肤皲裂患者这可能更可取
碳纤维 AFO	包含多种同样功能和设计的塑料 AFOs；碳纤维 AFO 矫形器不那么笨重，并提供后座能量储存向患者返回力量
固模	在前足内侧或外侧的步态楔中用于最大承载以固定内翻或外翻，或在后足内侧或侧面用以倾斜足跟
切除	切除，恢复，休息，或抑郁，可用于前足，中脚，或后足卸下一个特定区域
提升	一般用来作为一个中性跟楔，以放松跟腱
缓冲	泡沫或其他软材料用于前足，中足以减轻疼痛部位的足底压力
凸缘	使脚尖伸直，以减少伸直中足和前足凸缘半刚性轮缘的弯曲力，矫正矫形器上的凸缘，以帮助支撑。或建立一个特定区域，如一个塌陷圆弧垫放置在距骨顶部，以减轻在远端距骨条区的足底压力

AFO = 足踝矫形器

文献回顾足部矫形器和踝关节不稳定所得出结论是，足部矫形器对长期不稳定踝关节有积极影响，因为它可能影响多个层次躯体感觉反馈和神经肌肉控制[22]。另一个关于踝部不稳定性的研究发现，高弓足矫形器包括在第一距骨头凹处和外侧前足斜坡通过减少前足驱动的后足内翻[12]，在减少踝关节的不稳定性方面有效。使用矫形器减慢跖外翻畸形的进展,在 12 个月的随访中 [23],作者发现在使用矫形器时(内翻不使用矫形器)在畸形进展中没有差异。2007 年 [24] 作者介绍了一种用于儿童双侧柔软性重度扁平足的足部矫形器及其使用的研究。作者随机在 160 名 7～11 岁的儿童中对照组、定制矫形器组和预制矫形器治疗组。在 3～12 个月的随访中,作者评估了运动能力、自我感觉、运动效率和疼痛,发现没有证据证明在这种情况下使用鞋垫合理。在 2007 年的一项对下肢矫形器综合分析中 [25],研究人员发现,在定制与预制矫形器时,无论哪种类型都可以预防损伤。虽然矫形器似乎有助于预防下肢过度活动情况发生,但很少有证据支持或反驳这种干预的有效性,因为过度活动的条件已经出现过。

在 2008 年的一项研究中 [26],研究人员观察了 25 英尺(7.62m)和踝关节的夏科关节病,试图确认替代品代替夏科限制矫形器步行者并全接触式石膏。他们报道说,一个装配有定制鞋垫的装配式气动可拆卸式支具(空气式铸造)可以成功地用于针对夏科关节病以治疗脚和踝关节。支具在愈合过程中固定足部和踝部有效,并与高满意度和安全性相关。

一项前瞻性研究评估了一个新的支具对治疗 II 期胫后肌腱功能障碍 [27]。患者使用一种定制的成型足部矫形器,称为"壳支具",延伸至踝部以增加支持 [27]。作者报告说,在大多数患者中具有保持后足灵活性,功能更高的结果。患者的满意度评分高于平均评分(图 2-5)。

高能肢体创伤是常见于战伤中,自由军事行动和伊拉克自由行动战争特点是以高能爆炸伤为主,主要影响四肢。这些损伤的发生率很高,曾鼓励研究人员开发外科手术和康复计划,以进行肢体抢救,解决曾经被认为无法挽救的创伤。为提高保肢伤员的功能能力,并在已知的高强度康复计划中使用,建立了特殊的骨骼矫形器 [28]。IDEO 是定制的能量储存 AFO,其中一个近端矫形袖口有助于负载的四肢和脚板限制踝关节运动。IDEO 的跖屈弯曲形状和碳纤维材料储存和传递能量这模拟了跖屈能力 [29](图 2-6),研究者将 IDEO 的功能性能与标准碳纤维 AFO(后叶弹簧 AFO)进行了比较,在 18 例下肢融合或无力患者中均无支具 [30]。在这些患者中 13 例最初考虑进行截肢。可以在功能测试看到大量改进,如在崎岖地面行走、40 米疾行和楼梯爬坡速度 [30]。在完成返回临床路径后,13 例曾考虑截肢的患者中,8 例选择了保肢,2 例未确定,3 例选择了截肢 [30]。

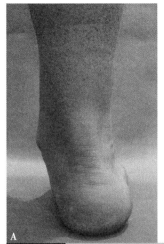
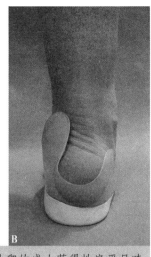

图 2-5　图 A,严重后足外翻的成人获得性扁平足畸形;图 B,使用壳支具矫正胫骨后肌腱功能障碍

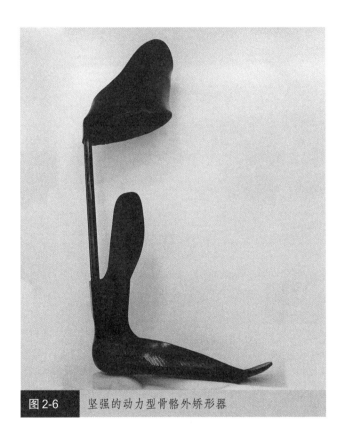

图 2-6　坚强的动力型骨骼外矫形器

最近开发的支具,即 Toad 医疗的反重力(TAG)脚支具,使用人工悬浮技术,包括一个 3mm 硅胶衬垫,以保护皮肤并允许负重通过胫骨进行分布,因此足部免负重。TAG 支具的拥护者争辩说,它的设计是为了正常截肢,而不加重脚和脚踝负担。通过模块化设计,在整个治疗周期中,下肢压力可以慢慢增加。临床研究正在进行中,但尚未在这个反重力支具中发表(图 2-7)。

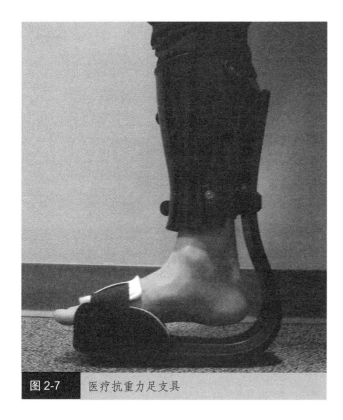

图 2-7　医疗抗重力足支具

总结

　　长期使用支具许多患者可能感到麻烦、尴尬、无法忍受,也可能会选择外科手术来治疗。AFO 会改变被支撑腿的步行速度、步幅和节奏而导致两腿不对称[31]。然而对于轻微症状准备做手术的患者,矫形器、支具或鞋子修正可能是一种有效的治疗方式。支具基础知识使矫形外科医师能够准确地将指导方针传达给一个能制造出合适装置达到预期临床目标矫正器修配者。最近下肢支具的发展为民众和军事人员康复提供了很有希望的新选择。

（武勇　杨磊　译）

参考文献

1. Enke RC, Laskowski ER, Thomsen KM: Running shoe selection criteria among adolescent cross-country runners. *PM R* 2009;1(9):816-819.

   Among survey participants, 73% identified arch-type compatibility with shoe design as the most important factor in choosing a running shoe. However, only 57% reported knowing their arch type. Among respondents, 74% did not know how many miles they had accrued in a single pair of running shoes before replacement. Level of evidence: V.

2. Lieberman DE, Venkadesan M, Werbel WA, et al: Foot strike patterns and collision forces in habitually barefoot versus shod runners. *Nature* 2010;463(7280):531-535.

   Barefoot endurance runners often land on their forefoot (forefoot strike) before bringing down their heel. Shod runners mostly rearfoot strike, facilitated by the elevated and cushioned heel. Analyses show that even on hard surfaces, barefoot runners who forefoot strike generate smaller collision forces than shod rearfoot strikers. This difference primarily is caused by more plantar flexion at landing and more ankle compliance during impact. Level of evidence: V.

3. Squadrone R, Gallozzi C: Effect of a five-toed minimal protection shoe on static and dynamic ankle position sense. *J Sports Med Phys Fitness* 2011;51(3):401-408.

   Static ankle joint position sense was assessed in the sagittal and frontal planes by asking runners to estimate the perceived direction and amplitude of a support slope surface board placed under their foot. Dynamic measures were performed with the subjects running on a treadmill and then evaluating the treadmill slope. A minimalist shoe, a cushioned protective running shoe, and a barefoot condition were compared. The static trials had significantly more angle error underestimation ($P < 0.05$) with the running shoe, while no significant differences were found between minimalist-shoe and barefoot conditions. The treadmill surface slope was more accurately estimated with use of a minimalist shoe than in the other two conditions ($P < 0.05$).

4. Hsu AR: Topical review: Barefoot running. *Foot Ankle Int* 2012;33(9):787-794.

   The literature appears to support changes in gait pattern from hindfoot to forefoot strike with a reduction in peak forces when altering form to barefoot running style. Level of evidence: V.

5. Hennig EM: The influence of soccer shoe design on player performance and injuries. *Res Sports Med* 2011;19(3):186-201.

   Soccer shoe design can influence shooting speed and accuracy. Future research on soccer shoe optimization must address injury prevention and improved performance. Level of evidence: V.

6. Smeets K, Jacobs P, Hertogs R, et al: Torsional injuries of the lower limb: An analysis of the frictional torque between different types of football turf and the shoe outsole. *Br J Sports Med* 2012;46(15):1078-1083.

   Peak torque generated during a controlled rotation of the foot was measured in this study. Six parameters that could influence frictional forces were considered: the sports surface, shoe outsole cleat design, weather conditions, weight, presence of an impact, and direction of rotation. Football turf without infill demonstrated substantially lower frictional torques than natural grass, whereas football turf with sand/rubber infill produced higher torques.

7. Ramanathan AK, Parish EJ, Arnold GP, Drew TS, Wang W, Abboud RJ: The influence of shoe sole's varying thickness on lower limb muscle activity. *Foot Ankle Surg* 2011;17(4):218-223.

   Electromyographic recordings of peroneus longus muscle activity following unanticipated inversion of the foot in a tilting platform were collected. Test conditions included barefoot activity and activity in standard shoes and shoes with 2.5-cm and 5.0-cm sole adaptation. Compared to the barefoot condition, there was an increase in the magnitude of muscle contraction when wearing shoes (which further increases with thickening shoe soles). The peroneus longus was responding earlier in the shod conditions when compared to barefoot, although the results were variable within the three shod conditions.

8. Kim Y, Lim JM, Yoon B: Changes in ankle range of motion and muscle strength in habitual wearers of high-heeled shoes. *Foot Ankle Int* 2013;34(3):414-419.

Habitual wearers of high-heeled shoes and flat shoes were recruited. Range of motion, maximal voluntary isometric force, and concentric ankle contraction power were measured. Wearers of high-heeled shoes showed more ankle range of motion on plantar flexion and inversion than flat-shoe wearers ($P < 0.05$) but displayed decreased dorsiflexion and eversion. Concentric contraction power in ankle eversion was also two times higher in wearers of high-heeled shoes ($P < 0.05$).

9. Hong WH, Lee YH, Lin YH, Tang SF, Chen HC: Effect of shoe heel height and total-contact insert on muscle loading and foot stability while walking. *Foot Ankle Int* 2013;34(2):273-281.

High-heel wearers walked under six conditions formed by the cross-matching of shoe insert and heel height. Measures of interest were rearfoot kinematics, muscle activities as assessed by electromyography, and subjective comfort rating as assessed by the visual analogue scale. Elevated heel height substantially increased plantar flexion and inversion at heel strike, prolonged tibialis anterior co-contraction, and the quadriceps activation period.

10. Janisse DJ, Janisse E: Shoe modification and the use of orthoses in the treatment of foot and ankle pathology. *J Am Acad Orthop Surg* 2008;16(3):152-158.

Shoe modification and foot orthoses can play an important role in the management of foot and ankle pathology. Therapeutic footwear may be used to treat patients with diabetes, arthritis, neurologic conditions, traumatic injuries, congenital deformities, and sports-related injuries. These modalities may improve patient gait and increase level of ambulation. Level of evidence: V.

11. Shih YF, Wen YK, Chen WY: Application of wedged foot orthosis effectively reduces pain in runners with pronated foot: A randomized clinical study. *Clin Rehabil* 2011;25(10):913-923.

In this study, a rearfoot medially wedged insole was a useful intervention to prevent or reduce painful knee or foot symptoms during running in athletes with pronated foot. Immediately after wearing the foot orthosis, pain incidence reduced in the treatment group but not in the control group ($P = 0.04$). The pain intensity score decreased significantly after orthosis application. Level of evidence: II.

12. LoPiccolo M, Chilvers M, Graham B, Manoli A II: Effectiveness of the cavus foot orthosis. *J Surg Orthop Adv* 2010;19(3):166-169.

This study reveals an average precavus foot orthosis pain score of 7.22 and average postcavus foot orthosis pain score of 2.41 ($P < 0.0005$). Among patients reporting ankle instability, 92% experienced a decrease in the frequency of instability events postcavus foot orthosis. Level of evidence: IV.

13. Arazpour M, Hutchins SW, Ghomshe FT, Shaky F, Karami MV, Aksenov AY: Effects of the heel-to-toe rocker sole

on walking in able-bodied persons. *Prosthet Orthot Int* 2013;37(6):429-435.

Gait analysis was performed under two conditions: walking with either a baseline shoe with a flat sole or a modified shoe adapted with a heel-to-toe rocker sole. Substantial differences were observed between rocker sole conditions during initial double-limb support and second double-limb support in the stance phase. In frontal plane movement, substantial differences were observed between the rocker sole conditions, but only during the second double-limb support phase. The heel-to-toe rocker sole may be useful for conditions including ankle arthrodesis and for use with solid ankle-foot orthoses but may not be suitable for patients with reduced balance or unstable posture.

14. Lin SC, Chen CP, Tang SF, Wong AM, Hsieh JH, Chen WP: Changes in windlass effect in response to different shoe and insole designs during walking. *Gait Posture* 2013;37(2):235-241.

The authors performed a biomechanical study of 10 healthy volunteers evaluating shoe and insole combinations. Rocker-sole shoes are effective in reducing the windlass effect regardless of the type of insole inserted.

15. Kulig K, Reischl SF, Pomrantz AB, et al: Nonsurgical management of posterior tibial tendon dysfunction with orthoses and resistive exercise: A randomized controlled trial. *Phys Ther* 2009;89(1):26-37.

Participants were randomly assigned to one of three groups to complete a 12-week program of orthotic wear and stretching (the O group); orthotic wear, stretching, and concentric progressive resistive exercise; or orthotic wear, stretching, and eccentric progressive resistive exercise (the OE group). Foot Functional Index scores (total, pain, and disability) decreased in all groups after the intervention. The OE group demonstrated the most improvement in each subcategory, and the O group demonstrated the least improvement. Pain immediately after the 5-minute walk test was substantially reduced across all groups after the intervention. Level of evidence: II.

16. Hawke F, Burns J, Radford JA, du Toit V: Custom-made foot orthoses for the treatment of foot pain. *Cochrane Database Syst Rev* 2008;3:CD006801.

Eleven trials involving 1,332 participants were included in this review: five trials evaluated custom-made foot orthoses for plantar fasciitis; three trials evaluated foot pain in rheumatoid arthritis; and one trial each was conducted for foot pain in pes cavus, hallux valgus, and JIA. Comparisons to custom-made foot orthoses involved sham orthoses; no intervention; standardized interventions given to all participants; noncustom (prefabricated) foot orthoses; combined manipulation, mobilization or stretching; night splints; and surgery. Follow-up durations ranged between 1 week and 3 years. Custom-made foot orthoses were effective for painful pes cavus, rearfoot pain in rheumatoid arthritis, foot pain in JIA, and painful hallux valgus. However, surgery was even more effective for hallux valgus and noncustom foot orthoses appeared as effective as custom for JIA. Level of evidence: I.

17. Hawke F, Burns J: Brief report: Custom foot orthoses for foot pain: What does the evidence say? *Foot Ankle Int* 2012;33(12):1161-1163.

The evidence base for prescription custom foot orthoses is limited, with many types of foot pain yet to be tested in randomized controlled trials.

18. Anderson J, Stanek J: Effect of foot orthoses as treatment for plantar fasciitis or heel pain. *J Sport Rehabil* 2013;22(2):130-136.

This meta-analysis reviewed four studies on the effectiveness of a foot orthosis to treat plantar fasciitis: a randomized controlled trial, retrospective cohort study, prospective repeated measures study, and prospective cohort study are included in the analysis. Level of evidence: III.

19. Baldassin V, Gomes CR, Beraldo PS: Effectiveness of prefabricated and customized foot orthoses made from low-cost foam for noncomplicated plantar fasciitis: A randomized controlled trial. *Arch Phys Med Rehabil* 2009;90(4):701-706.

When participants returned to at least one follow-up evaluation, there was a significant improvement in both study groups (*P* < 0.05) but no difference in modified Foot Function Index pain at 4 and 8 weeks. Level of evidence: II.

20. Fong DT, Pang KY, Chung MM, Hung AS, Chan KM: Evaluation of combined prescription of rocker sole shoes and custom-made foot orthoses for the treatment of plantar fasciitis. *Clin Biomech (Bristol, Avon)* 2012;27(10):1072-1077.

Subjects performed walking trials that consisted of one unshod condition and four shod conditions while wearing baseline shoes, rocker-sole shoes, baseline shoes with foot orthotics, and rocker-sole shoes with foot orthotics. A combination of rocker-sole shoes and foot orthoses produced a substantially lower visual analog scale pain score than rocker-sole shoes (30.9 mm) and foot orthoses. With regard to baseline shoes, this combination also substantially reduced the most medial heel peak pressure (–34%) without overloading other plantar regions when compared to rocker-sole shoes (–8%) and foot orthoses (–29%). The findings suggest that a combined prescription of a rocker-sole shoe and a custom-made foot orthoses had more immediate therapeutic effects compared to when each treatment was individually prescribed.

21. Attard J, Singh D: A comparison of two night ankle-foot orthoses used in the treatment of inferior heel pain: A preliminary investigation. *Foot Ankle Surg* 2012;18(2):108-110.

Each participant was given a questionnaire with which to evaluate their satisfaction with their orthosis regarding comfort, ease of use, and appearance and describe if their foot pain was reduced and at what stage the pain had decreased. Two-thirds of all participants confirmed that morning pain and stiffness was less severe after wearing an AFO; both orthosis types were relatively easy to don and doff, but the posterior orthosis was more uncomfortable and disrupted sleep. On average, the anterior AFO reduced heel pain more substantially than the posterior orthosis. Level of evidence: V.

22. Richie DH Jr: Effects of foot orthoses on patients with chronic ankle instability. *J Am Podiatr Med Assoc* 2007;97(1):19-30.

23. Reina M, Lafuente G, Munuera PV: Effect of custom-made foot orthoses in female hallux valgus after one-year follow-up. *Prosthet Orthot Int* 2013;37(2):113-119.

Women with mild to moderate hallux valgus were divided into two groups: the experimental group used custom-made foot orthoses and the control group had no treatment. First intermetatarsal and hallux abductus angles were measured at the beginning of the study and after 12 months of follow-up. There were no significant intra-group differences in the initial and follow-up angles. Level of evidence: III.

24. Whitford D, Esterman A: A randomized controlled trial of two types of in-shoe orthoses in children with flexible excess pronation of the feet. *Foot Ankle Int* 2007;28(6):715-723.

25. Collins N, Bisset L, McPoil T, Vicenzino B: Foot orthoses in lower limb overuse conditions: A systematic review and meta-analysis. *Foot Ankle Int* 2007;28(3):396-412.

26. Verity S, Sochocki M, Embil JM, Trepman E: Treatment of Charcot foot and ankle with a prefabricated removable walker brace and custom insole. *Foot Ankle Surg* 2008;14(1):26-31.

Twenty-five ankles with Charcot arthropathy were treated with a prefabricated pneumatic removable walker brace fitted with a custom orthotic insole. Follow-up data were collected from patient interview, examination, and radiography. At follow-up, 17 (68%) feet and ankles had consolidation (Stage III) of Charcot arthropathy (average duration of brace use was 29 weeks) and patients were subsequently treated with rocker-sole shoes, insoles, and ankle-foot orthoses; 8 (32%) feet and ankles received ongoing brace treatment. Three feet developed a new deformity during brace treatment, but average radiographic parameters of hindfoot to forefoot alignment had minimal change between initial and final radiographs an average of 36 weeks after initial radiographic evaluation. Level of evidence: IV.

27. Krause F, Bosshard A, Lehmann O, Weber M: Shell brace for stage II posterior tibial tendon insufficiency. *Foot Ankle Int* 2008;29(11):1095-1100.

This is a prospective case series of 18 patients with flexible Stage II tibialis posterior tendon dysfunction who were fitted with a new custom-molded foot orthosis. At a mean follow-up of 61.4 months, functional results were assessed with the American Orthopaedic Foot and Ankle Society ankle hindfoot score and clinical or radiographic progression. Scores improved substantially from a mean of 56 points to a mean of 82 points. Three patients (16%) had clinical progression to a fixed deformity (Stage III) and a radiographic increase of their deformity. All the other patients were satisfied with the brace's comfort and noted improvement in their mobility. Level of evidence: IV.

28. Patzkowski JC, Blanck RV, Owens JG, Wilken JM, Blair JA, Hsu JR: Can an ankle-foot orthosis change hearts and minds? *J Surg Orthop Adv* 2011;20(1):8-18.

The Intrepid Dynamic Exoskeletal Orthosis device has substantially improved the functional capabilities of the limb-salvage wounded warrior population when combined with a high-intensity rehabilitation program. Clinical and biomechanical research is currently underway to fully identify potential benefits all of the devices.

29. Hsu JR, Bosse MJ: Challenges in severe lower limb injury rehabilitation. *J Am Acad Orthop Surg* 2012;20(suppl 1):S39-S41.

The Return to Run clinical pathway, an integrated orthotic and rehabilitation initiative, is an example of goal-oriented rehabilitation with periodic assessment to restore wounded warriors to high-level performance following severe lower extremity trauma. Level of evidence: V.

30. Patzkowski JC, Blanck RV, Owens JG, et al; Skeletal Trauma Research Consortium: Comparative effect of orthosis design on functional performance. *J Bone Joint Surg Am* 2012;94(6):507-515.

Eighteen subjects with unilateral dorsiflexion and/or plantar flexion weakness were evaluated with six functional tests while they were wearing the IDEO, rocker brace, posterior leaf spring, or no brace. Tests included a four-square step test, a sit-to-stand five times test, tests of self-selected walking velocity over level and rocky terrain, and a timed stair ascent. Subjects also completed one trial of a 40-yard (37-meter) dash, completed a satisfaction questionnaire, and indicated whether they had ever considered amputation (and, if so, if they still intended to proceed with it). Level of evidence: IV.

31. Guillebastre B, Calmels P, Rougier P: Effects of rigid and dynamic ankle-foot orthoses on normal gait. *Foot Ankle Int* 2009;30(1):51-56.

Two AFO models with different mechanical concepts (a rigid-AFO [R-AFO] and dynamic-AFO [D-AFO]) were worn by subjects. Velocity, step time, and step length were assessed for each of the five conditions during which subjects walked barefoot and wore an R-AFO or a D-AFO.

第3章
足踝部影像学

Steven M. Raikin, MD   Brian S. Winters, MD

简介

影像学是足踝部疾病患者临床评估的一部分，在完成详细病史采集和体格检查之后，影像资料的采集通常是决定诊疗计划的下一步。每一种影像采集方法都有其相应的适用之处。

X线平片

平片是大多数足踝部影像诊断方法的基础，骨骼解剖形态、完整性、对线以及关节匹配程度都可以通过常规X线来进行评估，而且常在初次就诊时获得，必要时进行负重位平片拍摄。尽管急性创伤的患者只能忍受非负重位摄片，用来评估解剖结构，并排除骨折，但是这些X线平片无法显示处于生理位置时的足踝，因此也难以发现对线不良及其他病理情况。

近几年来，数字化摄片的兴起逐渐替代了传统摄片，放射学影像通过两种方式以数字化形式获取[1]。计算机断层扫描是一种影像质量极佳的方式，而且使用了现有的X线成像系统。真正的数字化X线成像比传统X线摄片和计算机修正需要更昂贵的技术，但是也提高了效率和影像质量，且放射剂量更低。通过这种方式，X线影像可以保存在图片归档和通信系统中，而不是在截屏胶片上。最常用的格式是医学数字影像和通讯（DI-COM），以此可以更安全地查看和分析高质量X线平片。数字化X线成像还可通过电脑辅助测量供医生使用的距离和角度，以帮助诊断足踝部疾病。

足部

足部常规摄片包括前后位、侧位和斜位，内斜位也是常规摄片的一部分，可以更好地显示外侧距跗关节和可能存在的跟舟联合，外斜位在需要显示舟骨周围关节或副舟骨时才进行拍摄。

在特殊情况下，其余X线平片视角可以获取更多的骨性解剖结构信息。籽骨轴位可以显示籽骨-距骨关节炎、骨折和籽骨坏死，以及籽骨相对于第一跖骨头跖侧籽骨嵴的位置。跟骨轴位（Harris-Beath位）时从足底向头侧倾斜45°照射，可以显示距下关节的后、中关节面，发现关节炎或跗骨联合。Broden位是一系列成角度的摄片，X射线穿过跗骨窦中心，并向头侧分别倾斜10°～40°拍摄，在跟骨骨折和距下关节融合术中可以显示后关节面。距骨颈位是真正的距骨颈正位片，能够非常清楚地显示距骨颈骨折，X射线以距骨颈为中心，在足内旋15°、指向头侧并与地面垂线成15°角照射。

踝关节

踝关节的常规摄片建议拍摄三个负重位平片，包括正位、侧位和踝穴位。在正位片上，踝穴相对于矢状面有接近20°外旋。而在真正的踝穴位时，X射线束是垂直于内踝轴线的，因此需要在小腿内旋时照射，可以更好地评估踝穴匹配程度和距骨圆顶。

几种特殊的X线平片也被用来评估踝关节，外旋50°位片对于检查后踝骨折块是最佳的，拍摄后足力线片时，患者站立于台阶上，X线束与水平成20°从后方投照于足跟后面，底片与X线束方向垂直。

应力位片用来评估踝关节不稳定，在拍摄侧位片时，同时做前抽屉试验（检查者的手部戴铅手套或用机械夹具保护），当距骨向前移位10mm（或比未受累踝关节在应力状态下大于5mm）时，表明外侧韧带受损。类似地，内翻或外翻应力位片用来评估外侧韧带复合体或三角韧带的完整性。对比患侧和健侧下肢，若距骨倾斜存在10°差异，考虑存在病变。但是，由于正常踝关节和健康人群中的试验结果存在广泛差异，试验者施加至踝关节的应力差异，以及患者对抗应力的差异，应力试验的可靠性和再现性是存在争议的。因此，仅仅有应力试验的结果是无法判定踝关节不稳定的。

X线透视检查是评估关节或骨骼对线、术中放置内固定物的重要手段，技术发展促使X线片图像质量不断提高，机器更小，也更容易操作。小型C臂被许多足踝外科医生所使用，对外科团队和患者的放射量降到最低（处于直接 X 线束之外）[2]。

影像学测量

许多影像测量用来评估足踝部力线，其中几种测量尤其重要。数字化摄片的电脑辅助测量使得准确性明显提高，而智能手机的角度测量程序在测量某些角度时也非常精准[3]。如果在负重位片上测量，所有测量数值都会更加准确。

蹬外翻角和第一、二跖骨间角是评估蹬外翻畸形严重程度的主要测量值，使用标准方法后，这两项值在观察者自身和观察者间可靠度都较高。第一、二跖骨轴线分别在近端和远端关节面处 2cm 处连接骨干中点，趾骨轴线在其两端关节面 0.5cm 处连接骨干中点。蹬外翻趾骨间角为蹬趾近端趾骨和远端趾骨轴线的夹角。跖骨远端关节角为第一跖骨长轴垂线和经第一跖骨远端关节面直线的夹角。相比于蹬外翻角和一、二跖骨间角，跖骨远端关节角在判断关节匹配程度上可靠性和再现性都更低[4]。这些角度可以通过电脑测量更精确化，但通常是不必要的。

距骨——第一跖骨角，也被叫做 Meary 角，为侧位片上距骨长轴和第一跖骨轴线的夹角，用来评估足弓高度，最近发现在判断成人平足畸形时较可靠[5]。距舟覆盖角用来评估舟骨相对于距骨头向外侧半脱位或距骨头脱出的程度，以及在扁平足畸形中评估前足内收程度。在足负重正位片上，在距骨头关节面内外侧画一条直线，再在舟骨关节面内外侧画一条直线，这两条直线垂线的夹角即为距舟覆盖角，正常值小于 7°。

肌腱造影

X 线平片可以用来观察肌腱功能异常引起的继发性改变，但是却无法评估肌腱本身。肌腱造影将造影剂注射进腱鞘，并在 X 射线下显影，通常还需要类固醇注射。通过这种方法，腱鞘炎、狭窄性腱鞘炎和肌腱撕裂或断裂都可看到。肌腱造影在创伤后患者中非常有用，在这些患者中其他诊断方法由于解剖畸形或相关内固定物而受到限制（例如，跟骨骨折后的腓骨撞击）[6]。在无肌腱撕裂时，鞘内类固醇注射后肌腱造影能够缓解足踝部周围腱鞘炎患者的症状[7]。虽然其很有效，但属于有创技术，存在较小的跟腱断裂风险。肌腱造影在 MRI 广泛应用后很少被用作诊断目的。

超声诊断

足踝部肌腱的超声诊断评估相比其他方法有很多优点，超声诊断划算、安全、无创、无放射。组织结构可以即刻评估。肌腱功能的动态评估则需要在直视下，例如腓骨肌腱滑脱或脱位。超声传感器要被控制以避免踝部金属植入的干扰，这对在足踝部放置内固定物后评估肌腱损伤非常有用，因为在 MRI 中会产生干扰。超声诊断也能避免在 MRI 上所谓的"魔角效应"（当肌腱与磁场轴成 54.7° 时可看到的人为现象），此效应会产生肌腱内病变的假象，在诊断胫后肌腱病变时，超声诊断敏感性要低于 MRI。但是一项最近的研究发现，这些差异并不会导致临床治疗的改变[8]。超声诊断在检测腓骨肌腱撕裂方面有更高的敏感性和特异性，对腓骨肌腱滑脱有 100% 的阳性预测值，这与术中发现相关[9]。

对外踝韧带撕裂，超声诊断比 MRI 的敏感性和特异性更高。在临床评估无法明确时，Morton 神经瘤、复发性趾间神经瘤和其他软组织病变占位或囊肿可以通过超声来诊断。

大多数现代超声设备可以评估局部血流状况，血细胞在血管内的运动会造成回声的频率改变，即多普勒效应。电脑将多普勒超声转变成彩色信号，从而呈现在肌肉骨骼超声影像上。局部炎症所致的充血在超声上的显示，能够证实超声诊断结果与病理情况或症状是一致的。

超声影像最主要的优点是依赖于技术人员，许多医学中心缺乏受过训练和有经验的放射科医生，他们能够解释超声影像研究中的结果。超声影像对于骨骼的诊断是不够的。因为需要直接接触皮肤并使用凝胶，超声在石膏或夹板上无法使用。

近年来技术的进展使得超声设备的质量、便携性和降低成本方面都有所提高，诊室超声诊断现在是可行的。为了完成临床检查和标准放射学评估，足踝外科医生初诊患者时即可进行诊断性超声检查。超声检查在作出精确诊断和治疗方案时尤其有用，例如，诊断患者为第二趾间隙的 Morton 神经瘤，而不是早期跖板功能异常，就能避免可的松注射，否则会引起跖趾关节不稳定[10]。诊室超声也可以用来鉴别肌腱炎（即足踝部周围的肌腱损伤）、病变占位或肿瘤以及可透过射线的异物，比如木头碎屑。超声影像可以用来提高足踝部诊断性注射的准确性，指导某些病变的注射治疗，如 Morton 神经瘤或跖筋膜炎，也能引导囊肿的穿刺抽吸。超声的使用明显提高了注射治疗的准确性和结果，从而减少了额外手术的必要性[11]。

计算机断层扫描

CT 提供了一种研究足踝部的高分辨率薄层显像方法，多排环绕技术的发展使得骨性结构的影像有所提高。在轴位、冠状位和矢状位获得的图像能够建立骨骼解剖学的三维图像，从而用于诊疗计划。较新的电脑软件可以合成多平面重建图像，而不用增加患者的放射暴露，例如，冠状位图像可以通过轴向图像来建立，三维重建模型也可以由原始影像合成（图 3-1）。在足踝部周围，推荐使用 3mm 或更薄层的影像扫描。足在扫描仪的位置非常重要，因为原始图像平面是在与足部骨性结构平行的平面上成像的，而在每个平面都使用层析定位图像。石膏或夹板的存在并不会影响在相应区域的 CT 成像，但是会造成无法把足放在适当位置。多排螺旋系统的出现使得快速获取图像和高质量三维重建成为可能，并且放射剂量更少。

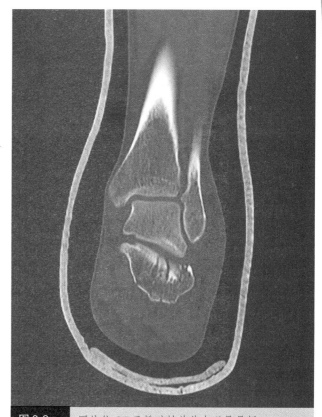

图 3-2　冠状位 CT 示粉碎性关节内跟骨骨折

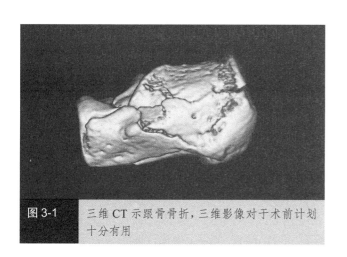

图 3-1　三维 CT 示跟骨骨折，三维影像对于术前计划十分有用

在足踝部，CT 应用最为广泛，常用来评估骨骼异常，尤其在显示平片无法获得的骨性结构细节方面非常有用。骨折、感染、骨软骨损伤（需要骨骼解剖和病变大小的精确评估）、关节炎、骨坏死以及骨肿瘤或先天性畸形都可以通过 CT 来进行诊断，在怀疑隐性骨折、关节分离或平片无法诊断的关节不匹配时更为重要，例如 Lisfranc 损伤、下胫腓韧带损伤和胫骨穹顶骨折。另外，CT 可以用来评估跟骨或胫骨穹顶骨折时关节粉碎的程度，帮助制订术前计划（图 3-2）。

CT 诊断骨折不愈合的准确性和敏感性更高，同时在评估关节融合术后的不愈合程度方面比系列 X 线平片更可靠[12]（图 3-3）。显微 CT 和纳米 CT 的使用更进一步增加了这种方式的准确性。内固定物的金属伪影会对术后 CT 判读产生不利影响，而较新的内植物则采用了无金属技术，从而减少这种效应，提高研究的准确性。

现有的 CT 扫描仪使用螺旋结构，一个狭窄的扇形 X 射线束和探头围绕患者旋转，并快速获取多个图像部分。虽然需要在生理负荷下评估下肢力线和畸形，但这种技术在患者负重站立位时无法进行。患者仰卧时，可以在关节施加轴向负荷以形成负重，然而研究结果的准确性是可疑的。近年来发展的锥形束 CT 技术使用金字塔形 X 射线束和大面积探头，通过多个投射和单次围绕患者的旋转来获取体积数据，而患者应处于标准负重位[13]。图像重建的技术类似于螺旋 CT 应用技术。从锥形束 CT 获取的三维数据明显提高了许多疾病的定量分析，相比于螺旋 CT，此种技术的其他优点包括：图像获取速度更快、图像质量更好和更低的放射剂量（接近 9mGy 对比 27～40mGy）。锥形束 CT 更便携的设计也使得工作和存储都更便利。从临床和经济方面来讲，这种技术在肢体肌肉骨骼系统成像方面有着巨大潜力。

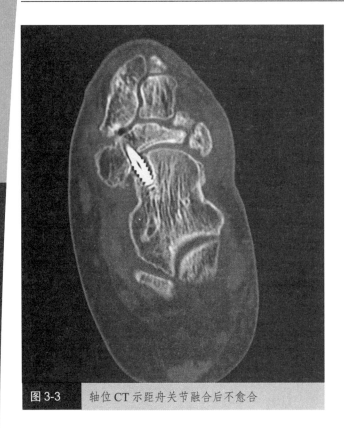

图 3-3　轴位 CT 示距舟关节融合后不愈合

核医学

核医学研究通过静脉内注射具有放射活性的示踪剂，使用 γ 相机成像，并检测示踪剂在局部的浓集程度。肌肉骨骼系统的核医学研究通常使用 Tc-99m 标记的亚甲基二磷酸盐，在骨形成时，它能和羟基磷灰石结晶所结合。由隐性骨折、应力性骨折、肿瘤、感染和代谢性疾病所导致的骨转换可以通过此种方式检测。扫描完成总共为三相，第一相即血流相，在示踪剂给药后 1 分钟内完成，可以鉴别由炎症引起的血流增加；第二相在示踪剂给药 5 分钟时完成，检测血流汇集；第三相即延迟相，在示踪剂给药后 4 小时获得，检测骨转换。人体全身都可以被扫描，特定区域也可以限定在针孔视角来成像。骨扫描敏感性较高而特异性较低，因为血流和骨转换受许多因素影响。在一些情况下，例如交感神经介导的复杂性局部痛综合征，受累区域的示踪剂浓集增加可能出现所有三相中。需要注意的是，骨扫描结果在骨折后至少 6 个月才会恢复正常，甚至 10% 的简单骨折在损伤 2 年后局部示踪剂浓集仍然增加[14]。

放射性核素标记白细胞可以增加骨扫描针对感染的特异性，在进行扫描数小时之前，抽出一部分外周血并用放射性示踪剂标记白细胞。应用最普遍的

标记物包括 Tc-99m 六甲基丙烯胺氧化物和铟 -111 标记的肟。Tc-99m 六甲基丙烯胺氧化物或 Tc-99m 依沙美肟的优点在于放射剂量更小，扫描前间隔时间更短，相比于铟 -111（4 小时和 24 小时）。延迟扫描能够显示白细胞摄取增加，说明有炎症或者感染，在白细胞标记法和标准三相骨扫描相同区域的同步摄取，表明感染导致的骨代谢活性。为了确定骨髓感染，Tc-99m 硫胶体扫描常被使用，同时白细胞标记法的使用能够增加其特异性。

正电子发射断层扫描（PET）是一种较新的技术，通常使用静脉内氟脱氧葡萄糖（FDG）注射，1 小时后扫描正电子放射衰变。在一项 Charcot 足患者的研究中，发现 FDG-PET 可以排除足溃疡患者中骨或软组织感染的情况，可达 100% 的敏感性和 93.8% 的准确性[15]。另外，FDG-PET 在诊断活动性慢性骨髓炎时比铟 -111 标记扫描也更加准确。

核医学影像通过动脉分支灌注来进行评估，需要特别注意的是，存在血管钙化时可能会呈现假性升高的踝肱指数。铊 -210 扫描能否检测肌肉灌注储备的不足和无症状糖尿病患者的灌注异常，尽管在临床上灌注是正常的[16]。FDG-PET 能够准确评估糖尿病患者的肢体动脉硬化程度[17]。

单光子发射 CT 和 CT 的结合（SPECT-CT）也是一种相对较新的成像方法，其使用 γ 相机进行三相放射性核素骨扫描，从而通过精准 CT 进行功能性信息的分析[18]。SPECT-CT 还没有得到广泛应用，但是在足部周围关节炎诊断方面，尤其是在中足关节附近，已经有所进展。另外，针对临床无法确定的撞击综合征，其他放射学方法排除了不愈合或关节炎的情况以及临床定位多病灶疾病，SPECT-CT 有潜在诊断价值。尽管一些研究已经支持 SPECT-CT 的广泛应用，但许多数据并没有证明其常规使用的合理性[18-20]。

磁共振成像

除了常规放射学方法外，磁共振成像（MRI）在足踝部影像是最常应用的方法。使用标准的无对比剂平扫，MRI 能够评估足踝部的骨骼、韧带、肌腱和肌肉损伤。在 MRI 上发现的异常信号模式，能够说明沿着某个特定生物轴造成损伤的应力，而损伤也会表现出各种特点。相比于其他影像学方法，MRI 固有的优势在于多平面扫描，骨和软组织对于水肿的高敏感性，以及使用磁场产生图像而无电离辐射

暴露，缺点在于其费用较高且扫描时间相对较长。一些体内植入铁磁性材料的患者是无法进行 MRI 检查的，如心脏起搏器、自动除颤器、生物刺激器、内置的输血输液装置、脑动脉瘤夹、内置助听器及眼眶金属异物等。但是，近年来的许多植入医学设备和内固定材料都是非铁磁性的，因此 MRI 也变得可以兼容。尽管过去几十年中 MRI 在足踝部的应用明显增加，但还不是作为一线诊断方法。最普遍的是，当 X 线平片和 CT 影像发现不确定或与临床症状不一致时，MRI 才会被使用，此外还包括，原发软组织病变，例如怀疑肌腱或韧带功能异常，治疗期间出现持续非典型疼痛。

足踝部 MRI 检查应该包括液体敏感相（T2 加权相）和解剖特异相（T1 加权相）两个序列，最理想的是，检查至少包括两个脂肪压缩序列，从而最大化液体敏感性。踝关节 MRI 研究应该和足部的 MRI 有所区别。踝关节 MRI 从近端开始扫描，向胫距关节进行，直至中足位置，包括胫后肌腱和腓骨短肌附着点。相反地，足 MRI 从距骨头位置开始，直至脚趾。所有足或踝部的 MRI 扫描都应包含三个解剖平面。在踝关节，推荐 MRI 检查使用两个矢状面序列和两个轴向序列扫描，包括一个液体敏感的脂肪压缩相和一个解剖特异相（T1 加权相）。冠状面的液体敏感相在有必要时应进行，帮助评估胫距关节潜在的骨软骨损伤。这五个序列在大多数系统中约 20 分钟即可获得。对于足部 MRI 检查，理想的平面选择较为困难，因为其术语定义总是变化的，如冠状面和轴向平面。正因如此，足部平面的定义术语推荐为：短轴、长轴和矢状位平面。为了显示距骨和距骨间病变，短轴平面序列（即所谓的面包片序列）的液体敏感相和解剖特异相是需要的。反转恢复序列能够提供最均匀的矢状位脂肪压缩相，同时，长轴平面的液体敏感相也应沿着距骨扫描，从而帮助放射学前后位片进行诊断。

静脉内钆对比剂在足踝部 MRI 偶尔应用，对比剂前后的影像序列用来评估软组织肿物或骨髓炎。对于足踝部 MRI 检查中静脉内对比剂的使用，其他的相对适应证包括炎症性关节病变、狭窄性腱鞘炎、术后瘢痕及距骨间神经瘤。重度肾功能不全是使用钆对比剂等药物的相对禁忌证，由于怀疑和肾源性系统性纤维化的进展有关。在一些特殊情况下，关节内对比剂注射证明 MRI 关节成像是有用的，例如为了评估踝关节外侧韧带的完整性或骨软骨损伤的稳定性[21]。圆环接收线圈设计的使用，对于足踝部

形成充足的信号非常有效，例如头部或肢体线圈。

足踝部大面积影像学检查的获取是不推荐的，除非存在某些特殊的适应证，如反射性交感神经营养不良。病史和临床检查应能帮助医生决定是否需要进行足踝部 MRI 检查。如果踝关节和前足损伤都被怀疑，那么两个独立的 MRI 检查是被推荐的。

许多 MRI 系统设计和磁场强度是可用的，但是在一些特殊患者中还存在限制，如幽闭恐惧症或体型较大的患者。这些因素在足踝部影像中通常不需要考虑。MRI 应该在标准或高场强（1.5 特斯拉或更高）进行，以便获得下肢远端韧带、肌腱和关节面更高分辨率的影像。对于无法忍受标准密闭 1.5 特斯拉 MRI 单元的少数患者，应使用高场强下肢影像系统，而不是低场强开放系统。

超高强度 MRI 的发展使得诊断准确性进一步提高，3 特斯拉单元和高场强系统及肢体特异性线圈都能形成较高质量的图像[22]。肌肉骨骼结构在 1.5 特斯拉下显示出低信噪比，但是在 3 特斯拉场强下信噪比翻倍。新技术的应用，例如并行采集，提高了分辨率和获取时间，成像时间的缩短接近四倍。三维序列的采集使用低场强扫描器，特点是不太理想的信噪比和对比较差的图像，通常由于人为现象会有所降低。与 1.5 特斯拉相比，3 特斯拉成像产生更高的空间分辨率、更薄层的图像扫描和较高的对比噪声比，从而进一步提高图像的解剖细节。

更高场强的 MRI 缺点是能量吸收更大，这将导致大量假象，最有问题的地方在于化学位移和金属伪影。化学位移假象在水和脂肪交界面最明显，尤其是在骨和软骨交界处，若出现这种情况说明存在异常软骨增厚。金属伪影在 3 特斯拉下比 1.5 特斯拉更明显，而且会显著降低图像质量。尽管有一些技术可以抵消伪影效应，例如缩短回声时间、用收发特定关节的多频线圈并行采集成像以及增加接收器带宽，但是有内植入固定物的患者还是应该进行 1.5 特斯拉磁场的 MRI 检查。

一些医学中心现在提供 7 特斯拉的 MRI，能够进一步提高信噪比和对比噪声比，因此增加了踝关节 MRI 评估的准确性[23]。但是还没有被广泛应用在临床。需要记住得是，无论场强大小，MRI 都会被接收线圈的质特性和效率所限制。为了足踝部 MRI 准确成像，下肢或踝关节专用线圈的使用会更合理。

骨性损伤

移位骨折普遍可以通过 X 线平片和 CT 来诊断，

相反地，足踝部无移位骨折和骨挫伤通过 MRI 可以进行很好的鉴别。此两种骨折类型在液体敏感、脂肪压缩相都呈现出 T2 高信号。相比于骨挫伤，T2 高信号在骨折时更具局灶性且密度更高，呈现出线性形态。T1 加权序列的骨折异常信号更具特征性，帮助鉴别骨折和骨挫伤。在已知创伤的患者中，T2 上呈高密度的区域，T1 呈线性低密度信号确定无疑可以诊断为骨折。骨软骨压缩损伤呈现为特征性的 T2 高信号和 T1 低信号，从关节面处呈喷射状。骨软骨压缩损伤这个词相对缺乏特异性，因为在急性创伤患者中，单独的骨软骨损伤很难与软骨挫伤相鉴别。

MRI 常规用于骨软骨损伤或缺陷的诊断，典型的特征性信号包括软骨下骨 T1 新月状低信号（或 T2 高信号），说明液体进入了骨折块间隙，意味着骨性结构的不完整（图 3-4）。距骨顶骨软骨损伤在内侧（在前后面的中央）的发生概率为外侧两倍 [24]。相比于外侧，内侧距骨顶损伤涉及更大的关节面，且往往有更深的头尾向范围。足踝部骨软骨损伤相对较少累及距骨头、胫骨穿顶、跟骰关节或跖骨头，这些部位可以通过 MRI 有效诊断。

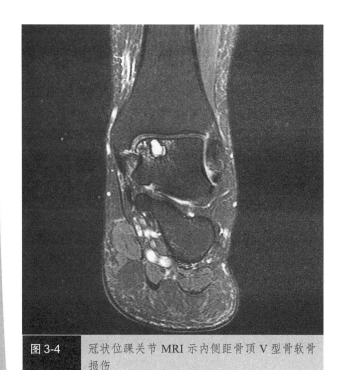

图 3-4 冠状位踝关节 MRI 示内侧距骨顶 V 型骨软骨损伤

创伤性踝关节和足部损伤的特殊机制在 MRI 上通常表现为特征性的骨挫伤，通过分析可以对损伤机制和相关软组织损伤的诊断有更深入的理解。在内翻型踝关节损伤时，T2 高密度骨挫伤的部位通常在腓骨尖、整个内踝、跟骨前突和前外侧体部、距骨颈及前内侧距骨，可延伸至距下关节中关节面和跟骰关节的近端骰骨。在外翻型损伤时，造成跟骰关节的骰骨近端和踝关节骨挫伤。远端腓骨的骨髓水肿往往会变得弥散和不确定，而内踝的骨髓水肿则局限在内踝尖，说明是一种撕脱性损伤。

足部 MRI 在评估细微骨损伤时非常有用，这时仅用放射学检查往往很难发现。骨挫伤和骨软骨损伤累及楔状骨远端关节面和跖骨近端关节面时，高度提示 Lisfranc 韧带损伤可能。MRI 对于跖骨急性无移位骨折或应力性骨折非常敏感，通过扫描前足短轴序列即可鉴别，影像上将呈现弥漫性异常的骨髓 T2 高信号。跖板损伤可以通过 MRI 诊断，在跖骨头内呈 T2 高信号，并在每一个跖骨头跖侧出现软组织结构断裂的表现。第一跖趾关节籽骨的骨性损伤也可通过 MRI 来鉴别，表现为骨折、挫伤或骨坏死。

韧带损伤

正常韧带结构在所有 MRI 序列上都呈低信号或暗区。在急性扭伤时，由于韧带周围的液体信号，韧带显示的清晰度较差。弥漫性扩大、衰减或完全断裂说明是亚急性或慢性的高度损伤。仅仅依据 MRI 很难进行单独的韧带扭伤的临床评估。

下胫腓韧带的急性损伤在 MRI 轴向序列上表现为韧带结构的局灶性扩大和水肿。尽管下胫腓前下韧带常常是断裂的，但下胫腓后韧带在非负重位影像上很少受累。损伤之后，下胫腓韧带结构随着时间骨化，在轴向 MRI 上表现为弥漫性暗区、增厚和非均质。

MRI 能够帮助诊断踝关节外侧韧带损伤。由于内翻型损伤和随后的创伤较为普遍，下距腓前韧带在 MRI 上往往正常。急性或亚急性距腓前韧带扭伤的诊断建立需要不明确或肿大的韧带结构，伴随骨挫伤或外侧软组织内水肿。慢性距腓前韧带损伤可以出现在伴有瘢痕组织的弥漫性韧带松弛患者中，可表现为前外侧撞击或韧带完全缺失，说明外侧不稳定。相比于距腓前韧带，跟腓韧带在 MRI 上较少受累。跟腓韧带在 MRI 上呈现为薄而低密度的线性结构，走行于腓骨下端区域的腓骨肌腱深面。此韧带在一系列冠状位序列上可以很好地评估，在所有踝关节 MRI 上，其在外侧跟骨的正常附着点都应被记录。急性损伤通常表现为跟骨骨膜处的韧带断裂，伴有周围软组织水肿；慢性损伤表现为弥漫性韧带肿大。尽管 MRI 对于诊断内侧三角韧带损伤敏感性不是最理想的，但骨挫伤能说明外翻型损伤，其往往和三角韧带扭伤相关联。在重度三角韧带损伤中，冠状位 MRI 可以看到韧带从内踝起点处完全断裂。

MRI 对于诊断足部韧带扭伤非常有用，尤其是细微的或临床怀疑的扭伤。如果怀疑有 Lisfranc 韧带损伤，Lisfranc 韧带平面[内侧楔骨——二、三跖骨（C1-M2M3）]的长轴序列应该进行扫描，从而进行形态学和信号模式的评估[25]。Lisfranc 韧带可以通过这些序列直接判断韧带内水肿、部分撕裂或完全断裂。Lisfranc 复合体的跖侧 C1-M2M3 韧带的断裂通过 MRI 进行检查，发现和 Lisfranc 不稳定性相关联，可以通过作为金标准的麻醉下应力位片进行确认[26]。在前足，第一跖趾关节的跖板扭伤或撕裂（脚趾过度伸展）可由 T2 加权相序列进行诊断。MRI 既可以区别韧带和骨性结构损伤，也可以区别完全撕裂和部分扭伤。

肌腱损伤

MRI 是评估足踝部肌腱的理想方法，在横断的轴向或冠状位扫描可以显示肌腱结构，正常应呈现为低密度均匀信号和平滑的轮廓。腱鞘炎表现为肌腱周围高密度信号，和液体信号一致。异常肌腱呈现不均匀信号，肌腱内为中等密度，同时会出现异常形态，如肿大、增厚、明显变薄或完全断裂。MRI 可以帮助确诊肌腱病变并量化疾病严重程度。

踝关节 MRI 检查可以用来评估退行性胫后肌腱病变[27]。常规非负重 MRI 在冠状位距下关节中关节面水平会显示后足力线外翻畸形，矢状位 MRI 序列会表现为中足下垂，类似于 Meary 角异常的情况，轴向序列表现为舟骨覆盖距骨头不足。胫后肌腱功能异常可通过此对线不良的三联征进行诊断。MRI 在胫后肌腱病变早期对于退行性变敏感性较低，在轴向 MRI 序列，远端止点呈现为倒置的 Hershey's kiss candy 征。胫后肌腱在舟骨的附着点混合了弹簧韧带分支，使得足底部更宽。在近端，弹簧韧带在内侧固定。胫后肌腱向远端快速变细，并形成一卵圆形结构，形状略大于邻近的姆长屈肌腱。此结构的缺乏和舟骨近端更宽的结构（所谓的 Tootsie Roll 结构）可能是诊断胫后肌腱止点病变的依据，胫后肌腱病变可逐渐向近端发展至内踝后方。肌腱肿大、肌腱内不均质和踝关节皮质下骨髓水肿都是进行性肌腱退变的标志。胫后肌腱病变常常可表现为肌腱肿大或明显萎缩，较为少见的是，肌腱完全断裂，在鞘内无法找到。

在外踝，许多腓骨肌腱病变的诊断可使用 MRI（图 3-5）。在腓骨后或腓骨下区域，腓骨短肌撕裂可出现轴向序列的叉骨形肌腱或撕裂成两束肌腱。在外踝水平，当腓骨肌上支持带出现松弛或撕裂，或支持带剥离外踝骨膜，或邻近外踝的腓骨长肌腱脱位时，可发现腓骨不稳定。随着腓骨肌腱出现退行性病变，肌腱可能出现弥漫性肿大（见于肌腱变性），也可能在纵向 T2 加权序列出现肌腱内高信号（见于间质撕裂）。远端腓骨长肌腱撕裂可出现类似于其他跖侧软组织损伤的表现，在诊断背伸损伤时，观察跟骰关节下的腓骨长肌腱及其在第一跖骨跖侧的中足附着点非常重要。

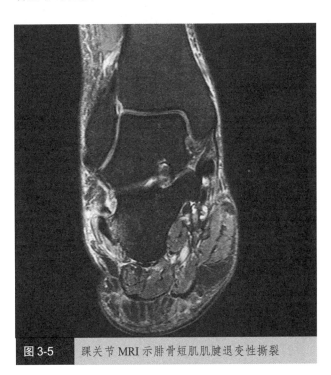

图 3-5　踝关节 MRI 示腓骨短肌肌腱退变性撕裂

足踝部的副骨非常容易损伤，在平片检查有时无法识别。距后三角骨损伤时，MRI 在 T2 加权相会显示积液或软骨联合处密度增高。类似地，痛性腓籽骨综合征可以通过 MRI 上腓籽骨内信号密度改变畸形诊断，其位于跟骰关节处腓骨长肌腱内。信号密度改变说明有炎性改变、应力性骨折或小骨骨坏死。

踝关节 MRI 对于累及跟腱或胫前肌腱的创伤性或退行性病变是较为准确的诊断方法（图 3-6）。跟腱损伤常发生在临界区或跟腱止点处，或导致起止点病变，包括：跟腱后滑囊炎、与 Haglund 畸形相关的跟骨背侧骨髓水肿及嵌入性骨刺，所有这些病变都可在 MRI 上诊断和鉴别。肌腱变性在 MRI 可以表现为肌腱增厚、肌腱内信号改变或肌腱内线性劈裂，说明存在退行性撕裂。除辅助诊断外，MRI 可以指导跟腱止点病变的治疗，跟腱断裂通常可以通过临床评估进行诊断，但是 MRI 对于确认断裂和测量断端的间隙是有帮助的。

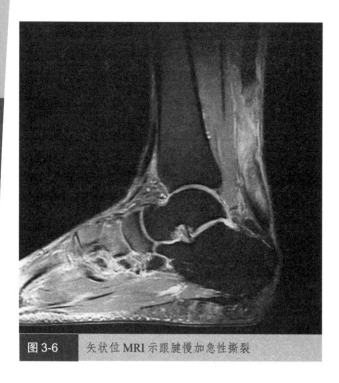

图 3-6　矢状位 MRI 示跟腱慢加急性撕裂

软骨损伤

　　MRI 是评估关节软骨完整性的影像学研究手段之一，标准 MRI 研究并不评估软骨本身，但是能发现减小的关节间隙（关节软骨变薄）或关节周围骨髓水肿。水肿说明邻近软骨存在生物学异常，正如在骨软骨损伤或关节炎中出现的。

　　常规 MRI 无法进行早期退行性变的诊断，但是近些年，T2 序列图谱技术已经用来评估一些足踝部病变的踝关节软骨。在膝关节，T2 图谱能够定量测量软骨的水含量和胶原纤维含量[28]。

　　T2 图是能够量化 T2 加权序列弛豫曲线的颜色编码方法。T2 弛豫是一种指数式衰减，反映了在干扰性高频脉冲发生后，激活的原子核位移过程中快速发生的信号丢失。此信号被胶原的结构各向异性所影响，在激活的氢原子和磁场长轴之间存在明确的关系。当外磁场和胶原内旋转的氢原子角度达到接近 55° 时，会出现预期的 T2 弛豫时间延长，临床上表现为相应的软骨结构的崩解，包括胶原纤维完整性的丧失、水含量变化和继发的骨性关节炎。

　　缓慢衰减的组织可以在标准 MRI 上呈现出信号。相反地，一些物质衰减很快，从而 T2 弛豫时间也非常短，导致其阻碍了标准 MRI 序列上的测量。

为了获得较短的信号，正如肌腱、韧带、半月板和软骨内的胶原纤维，特殊脉冲序列的使用是必要的，此超短回声时间可以通过使用 3 特斯拉或更高场强的核磁技术来获得[29]。

其他指征

　　MRI 可以用来鉴别与软组织结构撞击相关的踝关节疼痛的来源，包括跗骨窦病变、跗管内肿物造成神经压迫和踝关节内前外侧或前内侧撞击。MRI 可以鉴别非创伤性骨性病变，包括距后三角骨综合征、与生物力学改变或应力性反应相关的骨髓水肿。MRI 在诊断有症状的中足或后足联合是必要的，因为能够显示骨性结构形态学和所导致的异常负重分布的结果。

　　足部 MRI 对于软组织或骨性病变的急性损伤或退行性变的患者是非常有用的方法，在评估难治性跖筋膜炎上很有帮助，因为其能够鉴别筋膜撕裂和跟骨跖侧反应性骨髓水肿。MRI 也是许多足部软组织病变的影像学评估手段，包括跖侧纤维瘤病、跖骨间神经瘤、肌腱或关节囊的腱鞘囊肿及踝关节滑膜性软骨瘤病。在炎症性关节病变时，MRI 能够显示骨性结构的侵蚀和关节周围滑膜炎的程度。最后，MRI 已经逐步成为足部感染的影像学检查方法，如骨髓炎，因为其能够准确鉴别骨性结构受累和软组织脓肿或蜂窝织炎的存在和病变程度。

总结

　　合适的足踝部影像学检查是必要的，能帮助骨科医生诊断和指导治疗许多下肢病变，对于可用的影像学方法和其优缺点的理解也能帮助足踝部疾病患者获得理想的结果。

（武勇　杨磊译）

参考文献

1. Gallet J, Titus H: CR/DR systems: What each technology offers today; what is expected for the future. *Radiol Manage* 2005;27(6):30-36.

2. Giordano BD, Baumhauer JF, Morgan TL, Rechtine GR II: Patient and surgeon radiation exposure: Comparison of standard and mini-C-arm fluoroscopy. *J Bone Joint Surg Am* 2009;91(2):297-304.

   The safety of mini-C-arm radiographic imaging in the operating room was compared with that of standard imaging. The conclusion was that whenever possible, mini-C-arm imaging should be used to lower the radiation exposure of the surgical team and patient.

3. Ege T, Kose O, Koca K, Demiralp B, Basbozkurt M: Use of the iPhone for radiographic evaluation of hallux valgus. *Skeletal Radiol* 2013;42(2):269-273.

Radiographs of 32 patients with hallux valgus deformity were assessed. Angular deformity was measured by computer-assisted techniques and through a smartphone application. The maximum mean difference between the two techniques was 1.25° (SD, ±1.02°) for the hallux varus angle, 0.92° (±0.92°) for the first-second intermetatarsal angle, and 1.10° (±0.82°) for the distal metatarsal articular angle, with excellent intraobserver and interobserver reliability.

4. Chi TD, Davitt J, Younger A, Holt S, Sangeorzan BJ: Intra- and inter-observer reliability of the distal metatarsal articular angle in adult hallux valgus. *Foot Ankle Int* 2002;23(8):722-726.

5. Sensiba PR, Coffey MJ, Williams NE, Mariscalco M, Laughlin RT: Inter- and intraobserver reliability in the radiographic evaluation of adult flatfoot deformity. *Foot Ankle Int* 2010;31(2):141-145.

The talus–first metatarsal angle is an accurate radiographic identifier of adult symptomatic flatfoot deformity, although the medial cuneiform–fifth metatarsal distance and the calcaneal pitch angle were found to have the highest interobserver reliability.

6. Chen W, Li X, Su Y, et al: Peroneal tenography to evaluate lateral hindfoot pain after calcaneal fracture. *Foot Ankle Int* 2011;32(8):789-795.

Seventy-four patients with hindfoot pain after healing of a calcaneus fracture underwent peroneal tenography, and 51 (69%) were found to have peroneal impingement. The severity of lateral hindfoot pain was directly correlated with tendon sheath impingement and indirectly related to calcaneal widening.

7. Schreibman KL: Ankle tenography: What, how, and why. *Semin Roentgenol* 2004;39(1):95-113.

8. Jain NB, Omar I, Kelikian AS, van Holsbeeck L, Grant TH: Prevalence of and factors associated with posterior tibial tendon pathology on sonographic assessment. *PM R* 2011;3(11):998-1004.

In ultrasonographic evaluation of 217 patients with tibialis posterior tendon pathology, 80% of grade 2 tears were seen in the supramalleolar or retromalleolar area.

9. Neustadter J, Raikin SM, Nazarian LN: Dynamic sonographic evaluation of peroneal tendon subluxation. *AJR Am J Roentgenol* 2004;183(4):985-988.

10. Carlson RM, Dux K, Stuck RM: Ultrasound imaging for diagnosis of plantar plate ruptures of the lesser metatarsophalangeal joints: A retrospective case series. *J Foot Ankle Surg* 2013;52(6):786-788.

The sensitivity and specificity of ultrasonographic examination for plantar plate tears of the lesser metatarsophalangeal joint were 100% and 60%, respectively, with a positive predictive value of 60%. These results were comparable to those of MRI, but the cost of the examination was considerably lower.

11. Reach JS, Easley ME, Chuckpaiwong B, Nunley JA II: Accuracy of ultrasound guided injections in the foot and ankle. *Foot Ankle Int* 2009;30(3):239-242.

In a cadaver study, ultrasonographic guidance was used during injection of methylene blue to the metatarsophalangeal, subtalar, and ankle joints; peritendinous injections around the Achilles, tibialis posterior, and flexor hallucis longus tendons also were administered. All injections were 100% accurate except that the subtalar injection was 90% accurate.

12. Coughlin MJ, Grimes JS, Traughber PD, Jones CP: Comparison of radiographs and CT scans in the prospective evaluation of the fusion of hindfoot arthrodesis. *Foot Ankle Int* 2006;27(10):780-787.

13. Tuominen EK, Kankare J, Koskinen SK, Mattila KT: Weight-bearing CT imaging of the lower extremity. *AJR Am J Roentgenol* 2013;200(1):146-148.

Cone-beam CT technology allows both supine and weight-bearing imaging of the lower extremities, with a reasonable radiation dosage and excellent image quality. Weight-bearing CT can provide important new clinical information.

14. Frater C, Emmett L, van Gaal W, Sungaran J, Devakumar D, Van der Wall H: A critical appraisal of pinhole scintigraphy of the ankle and foot. *Clin Nucl Med* 2002;27(10):707-710.

15. Basu S, Chryssikos T, Houseni M, et al: Potential role of FDG PET in the setting of diabetic neuro-osteoarthropathy: Can it differentiate uncomplicated Charcot's neuroarthropathy from osteomyelitis and soft-tissue infection? *Nucl Med Commun* 2007;28(6):465-472.

16. Lin CC, Ding HJ, Chen YW, Huang WT, Kao A: Usefulness of thallium-201 muscle perfusion scan to investigate perfusion reserve in the lower limbs of Type 2 diabetic patients. *J Diabetes Complications* 2004;18(4):233-236.

17. Basu S, Zhuang H, Alavi A: Imaging of lower extremity artery atherosclerosis in diabetic foot: FDG-PET imaging and histopathological correlates. *Clin Nucl Med* 2007;32(7):567-568.

18. Singh VK, Javed S, Parthipun A, Sott AH: The diagnostic value of single photon-emission computed tomography bone scans combined with CT (SPECT-CT) in diseases of the foot and ankle. *Foot Ankle Surg* 2013;19(2):80-83.

Fifty patients with an unclear clinical diagnosis were evaluated using SPECT-CT. In 39 patients (78%) the findings were not exactly correlated with the initial clinical diagnosis, and a change in the treatment plan was required. Accuracy, sensitivity, specificity, and positive predictive value were 94%, 95.5%, 83.3%, and 97.6%, respectively.

19. Claassen L, Uden T, Ettinger M, Daniilidis K, Stukenborg-Colsman C, Plaass C: Influence on therapeutic decision making of SPECT-CT for different regions of the foot and ankle. *Biomed Res Int* 2014;2014:927576.

Eighty-six patients underwent SPECT-CT scans of the foot and ankle. In at least 65% of cases, the result of the SPECT-CT had a direct effect on the clinical treatment decision. There was a greater influence on scans of the Chopart and Lisfranc joints than on the subtalar and ankle joints.

20. Chicklore S, Gnanasegaran G, Vijayanathan S, Fogelman

I: Potential role of multislice SPECT/CT in impingement syndrome and soft-tissue pathology of the ankle and foot. *Nucl Med Commun* 2013;34(2):130-139.

Of 209 patients undergoing SPECT-CT scans, 43 (21%) were found to have soft-tissue impingement. Only 24 of these 43 cases (56%) had a prior suspected clinical diagnosis of impingement prior to their SPECT-CT study. The diagnosis was made in 12 cases (28%) using standard technetium bone scans, which were performed to evaluate for bony impingement. The study concluded that SPECT-CT was useful in localizing and characterizing soft-tissue impingement syndrome around the ankle region in patients with pain of unknown etiology.

21. Cerezal L, Abascal F, García-Valtuille R, Canga A: Ankle MR arthrography: How, why, when. *Radiol Clin North Am* 2005;43(4):693-707, viii.

22. Collins MS, Felmlee JP: 3T magnetic resonance imaging of ankle and hindfoot tendon pathology. *Top Magn Reson Imaging* 2009;20(3):175-188.

Relatively new 3-Tesla MRI units allow optimal fast spin-echo imaging with lower echo spacing for longer echo train lengths and minimal image blurring.

23. Juras V, Welsch G, Bär P, Kronnerwetter C, Fujita H, Trattnig S: Comparison of 3T and 7T MRI clinical sequences for ankle imaging. *Eur J Radiol* 2012;81(8):1846-1850.

Ten volunteers underwent MRI evaluation using 3- and 7-Tesla magnets. A substantial benefit was found to using ultrahigh-field 7-Tesla MRI with routine clinical sequences. Scanners with high signal-to-noise and contrast-to-noise ratios may be useful for ankle imaging in clinical practice. However, careful protocols and dedicated extremity coils are necessary for obtaining optimal results.

24. Elias I, Zoga AC, Morrison WB, Besser MP, Schweitzer ME, Raikin SM: Osteochondral lesions of the talus: Localization and morphologic data from 424 patients using a novel anatomical grid scheme. *Foot Ankle Int* 2007;28(2):154-161.

25. Potter HG, Deland JT, Gusmer PB, Carson E, Warren RF: Magnetic resonance imaging of the Lisfranc ligament of the foot. *Foot Ankle Int* 1998;19(7):438-446.

26. Raikin SM, Elias I, Dheer S, Besser MP, Morrison WB, Zoga AC: Prediction of midfoot instability in the subtle Lisfranc injury: Comparison of magnetic resonance imaging with intraoperative findings. *J Bone Joint Surg Am* 2009;91(4):892-899.

MRI examination of 21 feet was followed by stress radiography under anesthesia to assess for Lisfranc instability after a suspected ligamentous injury. Disruption of the plantar C1-M2M3 ligament was the greatest predictor of instability. Sensitivity, specificity, and positive predictive value were 94%, 75%, and 94%, respectively. MRI allowed correct classification of the Lisfranc joint complex in 19 (90%) of the 21 patients.

27. Lim PS, Schweitzer ME, Deely DM, et al: Posterior tibial tendon dysfunction: Secondary MR signs. *Foot Ankle Int* 1997;18(10):658-663.

28. Potter HG, Black BR, Chong R: New techniques in articular cartilage imaging. *Clin Sports Med* 2009;28(1):77-94.

Three-dimensional modeling techniques allow the semi-automated creation of models of the joint surface and thickness for use in templating before joint resurfacing or focal cartilage repair. Quantitative MRI techniques provide noninvasively obtained information about cartilage and repair tissue biochemistry.

29. Marik W, Apprich S, Welsch GH, Mamisch TC, Trattnig S: Biochemical evaluation of articular cartilage in patients with osteochondrosis dissecans by means of quantitative T2- and T2-mapping at 3T MRI: A feasibility study. *Eur J Radiol* 2012;81(5):923-927.

Ten patients with grade 1 or 2 osteochondral lesions of the talus were evaluated using T2 mapping, which can be useful in assessing the microstructural composition of cartilage overlying osteochondral lesions.

第4章
儿童和青少年足踝疾病

Jeffrey R. Sawyer, MD   Derek M. Kelly, MD

简介

大多数青少年的足踝疾病具有自限性，并且可以通过矫形术、活动锻炼和物理治疗成功治愈。副舟状骨、跗骨联合和扁平足畸形的治疗中，手术不是必需的，但是对于少数症状持续的患者可采用手术缓解症状和恢复功能。在制订合适的治疗方案之前，需要了解症状出现的原因。

副舟状骨

无症状人群中约 10%～14% 有副舟状骨[1]。目前，副舟状骨分为三类（图 4-1）。第一类，副舟状骨为小圆形骨，与舟骨分离，且位于胫后肌腱与舟骨的结合处内；第二类体积较大，并且通过软骨与舟骨结节相连接。第二类副舟状骨构成胫后肌腱较大的一部分。第三类与第二类表现上相似，但与舟骨之间没有软骨连接，副舟状骨与舟骨完全融合[2]。

概述

副舟状骨常发现于早期青少年，患者常有进行性中足内侧疼痛。有时首发症状为足踝部扭伤，疼痛可由运动或鞋不合脚加重。50% 的症状性副舟状骨患者为柔软性扁平足畸形[3]。患者常有足内侧压痛。疼痛可在胫后肌腱对抗性收缩时加重。患者和家长可能对足弓内侧的凸起十分关注（图 4-2）。

影像学评估

标准的前后位、内斜和外侧片通常可清楚地发现副舟状骨（图 4-3）。发现副舟状骨相关的其他异常十分重要，如扁平足和跟舟融合。足的外斜位片也用于副舟状骨的诊断。通常不需要进一步的影像学检查，如 CT、MRI 和核医学显像等。对有症状的患者，骨扫描常可发现第二类副舟状骨表现为高信号。MRI 可清楚地展现胫骨后肌腱插入部位和软骨连接的软组织解剖结构。对于有症状的、原因不明的踝部疼痛的副舟状骨患者有时可通过 MRI 检查来进一步寻找病因[4]。有症状的副舟状骨患者 MRI 上常可见软骨连接部位及周围骨性结构水肿[5]。

非手术治疗

对于隐匿起病的患者可通过避免超负荷压力、商店出售的软矫形器和 NSAIDS 药物改善症状。刚性的足弓支持矫形器可压迫副舟状骨带来疼痛。对于合并扁平足、腓肠肌或跟腱挛缩的患者可进行拉伸训练。当其他的治疗无效时可尝试使用一段时间的行走管型石膏或靴子进行足踝固定。大多数患者可通过非手术治疗成功控制疾病[1, 6]。

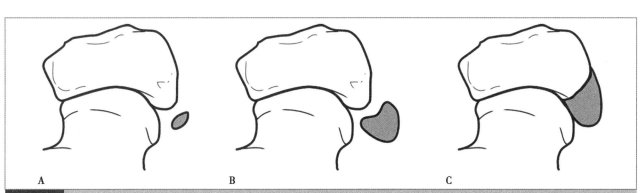

图 4-1　图示三种不同的副舟状骨。图 A，第一类，小、圆形骨与舟骨完全分离；图 B，第二类，较大的副舟状骨通过软骨与舟骨连接；图 C，第三类，与第二类相似，但两者之间没有软骨连接

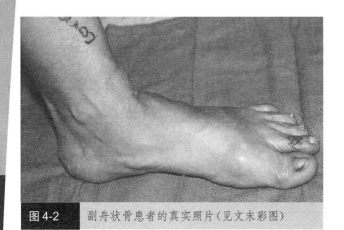

图 4-2　副舟状骨患者的真实照片（见文末彩图）

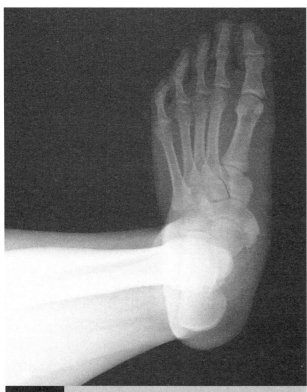

图 4-3　前后位片上的足副舟状骨。外斜位片常可帮助发现或更清楚地展现副舟状骨

手术治疗

当非手术治疗无法缓解症状时则需要进行手术治疗。传统的 Kidner 术式包括将副舟状骨切除以及将胫骨后肌腱前移至楔骨内侧 [7]。目前，大多数专家倾向于使用改良的 Kidner 术式，即将副舟状骨切除并进行胫骨后肌腱的侧 - 侧修复 [8-10]。

第一类副舟状骨可纵向将胫骨后肌腱切开后切除。第二或第三类畸形则需要将胫骨后肌腱的附着部位进行骨膜下切除。手术中需要避免损伤距舟关

节囊。胫骨后肌腱可进行侧 - 侧修复。切除第二或第三类副舟状骨后可能需要胫骨后肌腱附着部位近完全离断来达到足够的骨减压。离断后的肌腱可通过缝合锚重新将其与残余的舟骨进行连接（图 4-4）。两项最近的研究发现，简单副舟状骨切除后伴或不伴胫骨后肌腱前移两者手术结局和并发症发生上没有显著差异 [11, 12]。

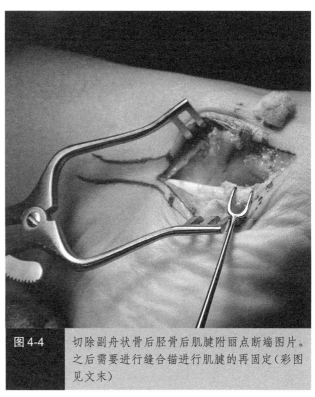

图 4-4　切除副舟状骨后胫骨后肌腱附丽点断端图片。之后需要进行缝合锚进行肌腱的再固定（彩图见文末）

将较大的小骨与舟骨通过螺钉进行关节固定可以避免胫后肌腱插入部位的撕裂 [13-15]。尽管一项研究报道骨折不愈合发生的概率为 20%，患者的手术满意度总体较高 [15]。目前人们需要大规模的长期随访研究来确定关节融合在治疗副舟状骨中的作用。

是否应该在切除副舟状骨的同时进行扁平足畸形和跟腱挛缩的治疗目前还存在争议 [11, 16]。腓肠肌挛缩可引起相关的表现。扁平足可通过内侧移位跟骨截骨术、外侧延长术或距下关节固定术进行治疗。这些附加的手术是否能够提高患者的结局目前仍不明确。

跗骨联合

跗骨联合是后足与中足之间异常的连接，通常由间充质细胞分离失败导致。跗骨之间的连接可以是纤维性的、软骨性的或者为骨性的，并且跗骨联合

可以作为单一的症状也可为一些遗传综合征的表现之一[17, 18]。纤维性连接到软骨连接最后形成骨性连接，反映了骨化成熟的过程并且与患者病情相一致。这一过程也解释了为什么青少年中症状性跗骨联合发生少见。有研究揭示了强直性扁平足与跗骨联合之间的关系，一些经典的研究也发现了腓骨肌痉挛型平足与距跟骨融合之间存在一定的关联[19]。跟舟融合、距跟融合，尤其是内侧面融合最为常见。其他跗骨之间的联合发生率则相对较低[20-23]。50%的融合为双侧的。多发融合较罕见，但是在手术之前需要考虑到这种情况[24]。据报道，跗骨联合为常染色体显性遗传，外显率可发生变异[19]。跗骨联合的准确的患病率目前仍不清楚，因为许多联合时无症状性的，但是据估计可达11%[20]。

概述

跟舟联合通常发生于8～12岁的儿童青少年，首发症状常为由于距下不稳定造成的畸形踝部扭伤。患者常有后足外侧疼痛和跗骨窦压痛，并且可出现继发于疼痛的腓骨肌肉痉挛。后足的活动通常受限，尤其是出现骨性融合的患者。典型的患者常有扁平足并常有相关的跟腱或腓肠肌挛缩。单足后跟抬离试验中，患足常有内侧弓固定较差，后足常持续外翻。

距跟融合常发生于12～16岁的儿童青少年。患者常在踝部扭伤后或其他轻微创伤后就医。与跟舟联合的患儿相比距跟联合者后足活动度通常受限更明显，后足外翻也更严重。患者很少有高弓内翻足畸形。典型的腓骨肌肉痉挛表现在距跟融合中最常见。其他可造成腓骨肌肉痉挛扁平足的原因也应该考虑在内，如：距骨的骨软骨损伤、炎症性关节炎、感染、骨折和肿瘤。

影像学评估

最开始的影像学评估包括足部负重的前后位、外侧位、45°内斜、轴位（Harris）图像。位于距舟关节的距骨喙突（背侧的骨性凸起）常见于距跟联合或距舟联合并且和真性距舟关节炎并不相关。跟舟关节关节融合最容易在内斜45°的图像上发现。外侧位图像上可展现跟骨向前朝舟骨突出（食蚁兽鼻征，图4-5）。距跟联合最容易在轴位上观察到，影像学上常表现为不规则的倾斜的中间距下关节面。通常由于距下关节外翻，距跟联合在外侧位图像上显示不连续。

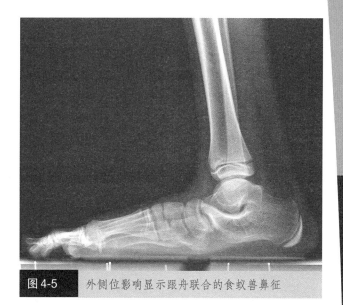

图4-5　外侧位影响显示跟舟联合的食蚁兽鼻征

单纯依靠平片诊断跗骨联合，尤其是距跟联合比较困难，因此CT和MRI在跗骨联合中的应用增多。CT有确定骨融合病变的存在，确定病变的严重程度，鉴别纤维连接和骨性连接和确定关节炎或其他部位融合的作用（图4-6）。CT也可用于评估足踝部其他的难以在平片上发现的结构性病变，如骨副前突或跟腓融合，这些病变常伴有距跟联合[25, 26]。MRI是用于评估年轻患者足踝部情况的常用方法，由于钙化不全年轻患者常表现为纤维性连接。并且对于年轻患者需要减少射线的暴露[27]。

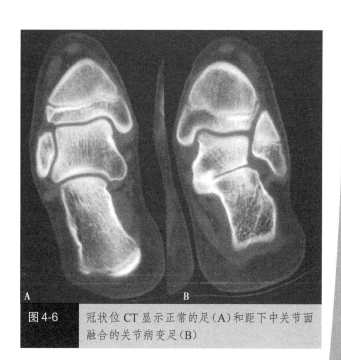

图4-6　冠状位CT显示正常的足（A）和距下中关节面融合的关节病变足（B）

非手术治疗

对于跗骨联合的患者最开始都推荐使用非手术治疗。治疗方法包括休息、活动纠正和一段时间在石膏管型、靴或支撑物中的制动固定。症状控制后，患者可进一步接受常规的矫形治疗并缓慢恢复运动锻炼。对于腓肠肌 - 比目鱼肌复合体挛缩的患者可进行跟腱和腓肠肌的拉伸训练。接下来的治疗可用到加州大学生物力学实验室的矫形器。虽然与商店中购买的矫形器相比该器械对于控制后足外翻的效果更佳，但同时对于活动较多的青少年来说达到更好的依从性也更难。

手术治疗

跟舟联合可经跗骨窦纵行切开分离。充分的分离切开需要临床和影像学上双重评估，手术应保证患者后足可达到正常活动度。手术中应避免损伤距舟关节和距骨头。趾短伸肌的肌腹和筋膜可被嵌入手术切开的部位。脂肪移植成功用于该手术中，并可避免皮肤不美观和趾短伸肌嵌入的问题[28]。然而，脂肪移植后的长期效果并不理想。25% 的患者需要进行二次手术，美国足踝外科学会（American Orthopaedic Foot and Ankle Society, AOFAS）结果评分显示该手术评分刚达标，疼痛、行走距离和活动度评分也刚达标[29]。相关的腓肠肌 - 比目鱼肌复合体挛缩需要在手术切开时进行治疗。单纯腓肠肌挛缩可通过腓肠肌松解治疗，合并比目鱼肌挛缩则可通过经皮肌腱延长术治疗。

距跟联合的手术治疗包括关节融合术，融合部位切除术和切开术。跗骨联合是否应进行手术治疗的标准包括：联合面小于后关节面的 30%～50%，后足外翻 16°～21°，距下关节后关节面几乎没有狭窄或退行性改变[30-32]。疼痛的部位和外翻畸形的严重程度与融合的面积一样重要性不大[33]。对于痛性距跟联合和进展的后足外翻，跟骨延长截骨术的治疗效果优于关节融合术[22]（图 4-7）。

距跟关节联合切除应用内侧切口，从屈趾长肌和屈踇长肌腱之间进行切开分离。手术中需要避免损伤内侧血管神经束。保证融合部位从前至后完全分离十分重要。检查前后距下关节面十分重要。大多数外科医生采用骨蜡或局部脂肪进行融合部位切除后的填充，一些其他的填充物，如肌腱、去上皮化皮肤也可用于填充。局部脂肪可以从跟腱前获取[34]。最近的一项大样本研究显示，切除后局部脂肪填充

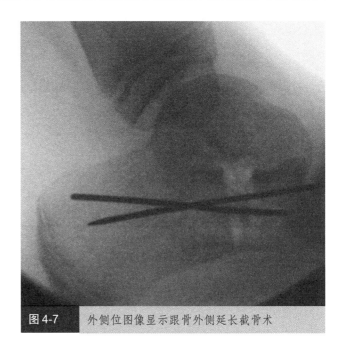

图 4-7　外侧位图像显示跟骨外侧延长截骨术

可得到较好的畸形矫正，并达到较好的 AOFAS 踝部和后足评分，34% 的患者需要纠正对线[35]。踇屈肌作为填充物进行手术短期内能达到类似的治疗效果。大多数专家推荐单纯联合切除及扁平足矫正术而不是关节融合术作为中重度跗骨联合的治疗方案[33, 36]。跟腓撞击常出现在距跟联合的患者中，撞击与患者症状之间是否存在相关性则需要进一步的研究。距跟关节联合也可进行关节镜下治疗，但其安全性和有效性与成熟的开放性手术相比需要进一步的研究[37, 38]。

虽然跗骨联合的手术治疗常可达到缓解疼痛和恢复功能的作用，许多研究都发现手术后患者的动力学和影像学参数均没有完全恢复[29, 39, 40]。跟距关节联合切除术中，中间关节面切除得越多手术效果越差[31, 32, 41]。一项研究发现距跟关节联合面积和后足外翻的角度与患者的长期功能预后没有相关性[42]。这些研究结果在前、后关节面融合的情况中可能并不适用。距下关节融合或三关节融合的关节重建手术可用于出现关节炎改变、后足僵硬和严重的扁平足外翻的患者中。虽然三关节融合术是一种可靠的补救手术，但对于成年人来说为了避免足踝部的传递和退行性关节炎的发生也可使用单纯的后足融合[33]。三关节融合术只在 Chopart 关节炎患者中推荐使用[33]（图 4-8）。

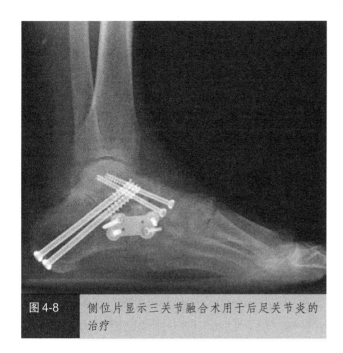

图 4-8　侧位片显示三关节融合术用于后足关节炎的治疗

小儿柔软性扁平足

约 80% 的儿童为柔软性扁平足畸形，但是随着年龄的增长，其患病率下降，成人年扁平足患病率为 10%～20%[43]。肥胖的儿童出现疼痛和畸形病变加重的风险增加[44-46]。柔软性扁平足儿童尤其是伴有疼痛症状的患者，常伴有跟腱或腓肠肌挛缩[47]。肌肉活动对柔软性扁平足畸形的发生发展没有什么影响[48]。

概述

大多数柔软性扁平足的儿童没有症状。家长常出于对儿童足底的外观前来就诊。扁平足畸形伴有的其他特征包括足内侧纵行足弓的消失和后足的外翻。距骨头常由于舟骨的暴露可在内侧触及。在检查过程中，畸形可轻松地进行复原。提升足跟，足弓可复原后足可内翻归位。足弓也可在 Jack 趾抬高试验和第一跖趾关节被动背伸的情况下复原。有症状的患者距舟关节或沿着内侧足弓的跖筋膜可出现压痛。由于距骨头的暴露，皮肤的相应部位可出现硬结。患者夜间可出现腿内侧、腓肠肌 - 比目鱼肌和足底疼痛[46]。对于畸形较为严重的患者由于跟腓之间的连接可出现跗骨窦疼痛。临床上对于评估患者是否有整个下肢的旋转性排列错乱十分重要。

影像学评估

虽然儿童柔软性扁平足的影像学表现存在差异，

没有证据表明对于无症状的患者需要常规进行放射影像学检查。当需要进行影像学检查时，检查内容包括负重的前后位、45°内斜位和外侧位摄片。负重的前后位踝部和后足检查有时也用于评估是否存在其他的导致足外翻的原因。在外侧位图像上可见扁平外翻足患者的距骨倾斜度增加和下凸 Meary 角（距骨 - 第一跖骨）增加。承重的前后位图像上可见距骨头暴露和外侧距舟关节半脱位。跟腱或腓肠肌挛缩的患者其跟骨倾斜角减少。观察者间和观察者本身在进行影像学评估上的误差与需要完成检查的步数呈正比[49]。距骨头被覆盖的程度是唯一基于有无临床症状的相关测量[50]。

非手术治疗

对于柔软性扁平足这一良性疾病，宣教是医生对患者及家长最常见的反应。目前仍没有高水平的证据表明对无症状患者需要进行任何形式的非手术干预[51, 52]。对于合并跟腱或腓肠肌挛缩的患者，拉伸训练对于缓解症状可能有效，但是这种训练是否使患者远期获益目前仍不明确。医用矫形器或舟骨衬垫都可用于矫正，但是目前没有长期的随访研究证明某种特定的矫形器可以带来远期获益。目前矫形器、支具和矫正鞋均无法纠正无症状患者的畸形或阻止其进展。

手术治疗

对于有症状患者经过非手术治疗后症状仍不缓解则应该考虑手术治疗。关节固定术（将某移植物插入跗骨窦）取得了一定的效果。由于跗骨窦的多聚硅胶移植物可造成异物反应，研发金属材质的移植物很有必要。影像学参数的设定提高了一些新型移植物的使用率，目前患者的满意度在 79%～100%[53]。然而，并发症的发生率和意外再次手术率较高[53, 54]。据报道关节制动器合并腓肠肌退缩术的手术效果优于前者[55]。距下关节制动术失败后，患者可以考虑在移除移植物的同时或后期进行足外侧跟骨延长截骨术。距舟融合术曾经被认为是治疗柔软性扁平足的一种方法，但是现在只用于出现神经肌肉疼痛的扁平足患者的治疗中[56]。

经过非手术治疗失败后，许多患者可以考虑进行足外侧延长截骨术[57]。在分离外侧跟骨的时候需要注意保护腓神经和腓侧肌腱。在进行从 Gissane 角开始的由外向内截骨术和距下关节前 - 中关节面内侧成角时可在荧光镜下使用骨锯和骨凿。手术可保证跟骨内侧的完整性。撑开器可用于截骨的分离，在分离截骨的同时可预防性固定跟骰关节防止其半脱位。手术需要 8～10mm 的自体移植物或同种异体移植物进行填充。移植物放置的位置和足的固定姿势对于中足的外展后旋的矫正十分重要。根据患者骨的大小和硬度可选用加压螺钉、外侧钢板和螺纹克氏针进行手术固定。在跗骨窦内背侧移植物填充可减少对骨和关节的冲击。目前，与同种异体移植物相比自体移植物的治疗效果并没有显著优势。

一项随访研究的中期结果发现跟骨延长截骨术和跟骨 - 骰骨 - 楔骨联合截骨术均取得较好的临床和影像学结果[57]。经足外侧延长的患者术后距骨头的包裹更完整，但是并发症的发生率也轻度升高。手术后附加距舟关节囊切除、跟舟足底韧带修复和蹈长屈肌移位术均可改善对骨骼成熟、畸形严重、足部力量差的患者的畸形矫正和足部力量提高。

骨突炎

Sever 病

Sever 病（跟骨骨突炎）最早在 1912 年于 5 个儿童身上被发现，当时被认为是跟骨骨突炎[58]。本病常见于 9～12 岁的儿童。患者常有跟骨的跟腱插入部位、跟骨骨突或跖筋膜起始部位疼痛的主诉。患者症状可在剧烈运动后或平地走路时加剧。患者常伴有跟腱或腓肠肌挛缩，但腓肠肌 - 比目鱼肌复合体长期的高张力作用可能也是导致骨突炎的原因之一。极谱法参数分析发现高跟底张力和马蹄足与患者的跟骨骨突炎症状存在相关性，但是两者之间是否存在因果关系并不明确[59]。与 Osgood-Schlatter 病不同，Sever 病没有典型的影像学表现。本病主要依靠临床进行诊断[60]。有时影像学检查在排除其他导致儿童足跟疼痛，如应力性骨折和良性骨损伤的疾病中也起到一定的作用。一项研究发现出现足跟痛的儿童中只有 1.4% 有异常的影像学表现，因此认为常规的影像学检查在跟骨骨突炎的诊断中并不必要[61]。另外一项类似的研究发现该比例为 5%，并推荐出现足跟痛的儿童进行单纯外侧位摄片检查[61, 62]。

跟骨骨突封闭后症状可消失。通常很少需要进行手术治疗。治疗的方案包括活动修正、足跟硅胶楔入、互动后冰敷、NSAIDS 和腓肠肌 - 比目鱼肌拉伸训练。如果以上的治疗均无法缓解症状则可尝试短期的石膏管型或靴子制动治疗。上蜡和制动的治疗不能完全保证成功率，患者和家属可能感到失望，但是他们应该向医生提供完整病史并自主选择治疗方案。当儿童骨骼发育成熟后应及时复诊。

Iselin 病

Iselin 病是另外一种骨突炎，最早在 1912 年被发现，具有第五跖骨粗隆疼痛和相应部位影像学表现，首个病例为一个 13 岁的女孩[63]。第五跖骨粗隆的基底部常可见小的骨片，本病常见于 12 岁以上的男孩和 10 岁以上的女孩[64]（图 4-9）。慢性期症状可由过度使用导致，而足部翻转可导致急性期表现。虽然疼痛定位于第五跖骨，但是可向足外侧放射。体格检查可发现第五跖骨基底部腓骨短肌腱附着点骨突压痛。疼痛可在足外翻并受到阻力时出现。影像学检查需要除外第五跖骨近端干骺端骨折。第五跖骨基底部骨突通常与撕脱性骨折难以鉴别，尤其是在急性损伤后出现的疼痛。当怀疑双侧骨突撕脱性骨折时，可进行双侧足部摄片检查。

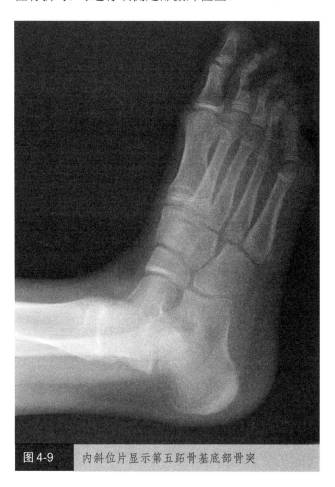

图 4-9　内斜位片显示第五跖骨基底部骨突

Iselin 病的治疗包括休息（常需要短期的足部制动）、冰敷和 NSAIDs 药物。很少需要进行手术治疗，但是对于症状持续不缓解的患者可以考虑。

骨软骨病

在儿童、青少年时期足部的任何骨均可出现坏死和疼痛的症状[65, 66]。导致血供不足和骨软骨病的原因至今不明。儿童青少年骨软骨病常见于舟骨和距骨头这两个部位。

Köhler 病

儿童舟骨骨软骨病早在 1908 年被描述[67]。患者常出现中足内侧疼痛，有时可出现舟骨肿胀伴有跛行。男孩的患病率比女孩高。患者的症状和影像学异常表现常在 6 个月至 1 年中自发缓解[68]（图 4-10）。治疗常需要根据患者的症状严重程度进行选择。症状较轻的患者可采用限制活动和 NSAIDs 药物进行治疗。而疼痛较重的患者可能需要管型石膏进行制动缓解症状。

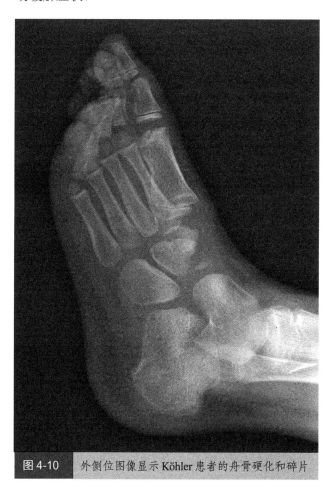

图 4-10　外侧位图像显示 Köhler 患者的舟骨硬化和碎片

Freiberg 骨折

1914 年第二跖骨头的骨坏死首次通过影像学描述[69]。第二跖骨头最常受累，但其他的跖骨也可出现坏死。与 Köhler 病不同，Freiberg 骨折更常见于青少年女性尤其是在运动员中多见，而 Köhler 则多见于年龄更小的男孩。患者常出现受累的跖趾关节疼痛或肿胀，跖面的跖骨头在负重可出现压痛点。影像学检查可发现跖骨硬化、跖骨头扁平和跖骨骨骺增大。Freiberg 骨折的病因并不明确，但是可能与重复的轻微创伤造成跖骨骨骺血供减少有关。大多数患者在限制活动、服用 NSAIDs 药物、换更软的鞋后症状可缓解。症状较为严重或经过以上方案治疗症状仍不缓解的患者可尝试进行一段时期的制动治疗。一般 2 年后 Freiberg 骨折的症状和影像学异常可自动消失。当患者进入修复期后仍有残余症状或由于跖骨头畸形和产生游离体受到外力后产生症状时可进行手术治疗。手术治疗包括将游离体移除、局部滑膜切除和对坏死骨进行清创术[70]。跖骨颈背侧的楔形切除可用于将正常的跖侧软骨上扬而与近端趾骨关节对位正常[71]。骨软骨的自体移植填充可用于对坏死的跖骨头关节软骨进行替代[72, 73]。跖骨头切除术目前并不推荐，因为该手术方式可导致持续的疼痛、转移性跖骨痛和关节不稳定。

总结

儿童青少年的足踝部疾病常可通过观察、纠正不良的运动习惯、物理治疗和更换鞋得到治疗和改善。进行手术治疗后患者的预后一般较好。熟知该阶段患者尚未成熟的骨解剖结构、进行正确的诊断是制订合适的治疗方案的关键。

（武勇　杨磊 译）

参考文献

1. Grogan DP, Gasser SI, Ogden JA: The painful accessory navicular: A clinical and histopathological study. *Foot Ankle* 1989;10(3):164-169.

2. Sella EJ, Lawson JP, Ogden JA: The accessory navicular synchondrosis. *Clin Orthop Relat Res* 1986;209:280-285.

3. Sullivan JA, Miller WA: The relationship of the accessory navicular to the development of the flat foot. *Clin Orthop Relat Res* 1979;144:233-237.

4. Issever AS, Minden K, Eshed I, Hermann KG: Accessory navicular bone: When ankle pain does not originate from the ankle. *Clin Rheumatol* 2007;26(12):2143-2144.

5. Sizensky JA, Marks RM: Imaging of the navicular. *Foot Ankle Clin* 2004;9(1):181-209.

6. Smith TR: Management of dancers with symptomatic accessory navicular: 2 case reports. *J Orthop Sports Phys Ther* 2012;42(5):465-473.

Two adolescent female dancers with a symptomatic accessory navicular were successfully treated. One patient underwent surgical excision, and the other was treated with a graduated physical therapy program and orthoses. Level of evidence: V.

7. Kidner FC: The pre-hallux (accessory scaphoid) and its relation to flat-foot. *J Bone Joint Surg* 1929;11:831-837.

8. Lee KT, Kim KC, Park YU, Park SM, Lee YK, Deland JT: Midterm outcome of modified Kidner procedure. *Foot Ankle Int* 2012;33(2):122-127.

Fifty patients had pain relief and a high satisfaction rate 7 years after undergoing a modified Kidner procedure. Level of evidence: IV.

9. Micheli LJ, Nielson JH, Ascani C, Matanky BK, Gerbino PG: Treatment of painful accessory navicular: A modification to simple excision. *Foot Ankle Spec* 2008;1(4):214-217.

Eleven of 13 patients had an excellent result at long-term follow-up after a modified Kidner procedure. Level of evidence: IV.

10. Jasiewicz B, Potaczek T, Kacki W, Tesiorowski M, Lipik E: Results of simple excision technique in the surgical treatment of symptomatic accessory navicular bones. *Foot Ankle Surg* 2008;14(2):57-61.

Twenty of 21 patients treated with simple excision of a symptomatic accessory navicular had total or complete pain relief at 5-year follow-up. Level of evidence: IV.

11. Cha SM, Shin HD, Kim KC, Lee JK: Simple excision vs the Kidner procedure for type 2 accessory navicular associated with flatfoot in pediatric population. *Foot Ankle Int* 2013;34(2):167-172.

Fifty patients with flatfoot and an accessory navicular did well with simple excision or modified Kidner procedure without concomitant flatfoot surgery. Level of evidence: IV.

12. Pretell-Mazzini J, Murphy RF, Sawyer JR, et al: Surgical treatment of symptomatic accessory navicular in children and adolescents. *Am J Orthop (Belle Mead NJ)* 2014;43(3):110-113.

A comparison of 14 feet treated with isolated excision and 18 feet with excision plus tendon advancement found no substantial difference in outcomes. However, there was a trend toward more complications and more reoperations after tendon advancement. Level of evidence: III.

13. Chung JW, Chu IT: Outcome of fusion of a painful accessory navicular to the primary navicular. *Foot Ankle Int* 2009;30(2):106-109.

Union was obtained in 28 (82%) of 34 feet, but 6 feet required excision of the accessory navicular after screw loosening resulted in nonunion. Functional outcomes were excellent in 22 feet, good in 5, fair in 1, and poor in 6. Level of evidence: IV.

14. Malicky ES, Levine DS, Sangeorzan BJ: Modification of the Kidner procedure with fusion of the primary and accessory navicular bones. *Foot Ankle Int* 1999;20(1):53-54.

15. Scott AT, Sabesan VJ, Saluta JR, Wilson MA, Easley ME: Fusion versus excision of the symptomatic Type II accessory navicular: A prospective study. *Foot Ankle Int* 2009;30(1):10-15.

A comparison of 10 patients who underwent arthrodesis with 10 patients who underwent the modified Kidner procedure found similar improvement in AOFAS scores. After arthrodesis, there were two nonunions and one painful implant. After the Kidner procedure, three patients had persistent midfoot pain and progressive loss of the longitudinal arch. Level of evidence: II.

16. Garras DN, Hansen PL, Miller AG, Raikin SM: Outcome of modified Kidner procedure with subtalar arthroereisis for painful accessory navicular associated with plano-valgus deformity. *Foot Ankle Int* 2012;33(11):934-939.

Substantial improvements in pain and function were obtained with the modified Kidner procedure and subtalar arthroereisis in 10 patients with an accessory navicular and flatfoot deformity. Level of evidence: IV.

17. Agochukwu NB, Solomon BD, Benson LJ, Muenke M: Talocalcaneal coalition in Muenke syndrome: Report of a patient, review of the literature in FGFR-related craniosynostoses, and consideration of mechanism. *Am J Med Genet* 2013;161(3):453-460.

A 7-year-old girl with Muenke syndrome and bilateral symptomatic talocalcaneal coalitions was successfully treated with resection of the coalitions. Although tarsal coalitions are a distinct feature of Muenke syndrome, most are asymptomatic. Level of evidence: V.

18. Ellington JK, Myerson MS: Surgical correction of the ball and socket ankle joint in the adult associated with a talonavicular tarsal coalition. *Foot Ankle Int* 2013;34(10):1381-1388.

In a study of 13 patients with a talonavicular tarsal coalition, 4 patients were treated with arthrodesis and 9 with supramalleolar osteotomy. Nine patients had a good result (four after arthrodesis, five after osteotomy). Four patients had a fair result after osteotomy. The mean AOFAS score improved from 30 to 78 after osteotomy and from 24 to 60 after arthrodesis. Level of evidence: III.

19. Leonard MA: The inheritance of tarsal coalition and its relationship to spastic flat foot. *J Bone Joint Surg Br* 1974;56(3):520-526.

20. Nalaboff KM, Schweitzer ME: MRI of tarsal coalition: Frequency, distribution, and innovative signs. *Bull NYU Hosp Jt Dis* 2008;66(1):14-21.

A review of MRI of 574 ankles found tarsal coalitions in 66 patients. Most of the coalitions (71%) were calcaneonavicular; 56% of these were cartilaginous, and 44% were fibrous. Level of evidence: III.

21. Ross JR, Dobbs MB: Isolated navicular-medial cuneiform tarsal coalition revisited: A case report. *J Pediatr Orthop* 2011;31(8):e85-e88.

Isolated navicular–medial cuneiform tarsal coalition in a patient was described. The 9-year-old girl was treated with resection and free-fat interposition rather than arthrodesis. At 2-year follow-up, she was pain free with a full range of motion. Level of evidence: V.

22. Staser J, Karmazyn B, Lubicky J: Radiographic diagnosis of posterior facet talocalcaneal coalition. *Pediatr Radiol* 2007;37(1):79-81.

23. Sarage AL, Gambardella GV, Fullem B, Saxena A, Caminear DS: Cuboid-navicular tarsal coalition: Report of a small case series with description of a surgical approach for resection. *J Foot Ankle Surg* 2012;51(6):783-786.

Three of four patients with a cuboid-navicular coalition had a history of ankle sprains. After coalition resection and fat-graft interposition, all were pain free and able to return to earlier levels of activity. Level of evidence: IV.

24. Masquijo JJ, Jarvis J: Associated talocalcaneal and calcaneonavicular coalitions in the same foot. *J Pediatr Orthop B* 2010;19(6):507-510.

Three patients with concurrent talocalcaneal and calcaneonavicular coalitions were treated with coalition resection and extensor digitorum brevis interposition. The incidence of multiple tarsal bars and the importance of CT in preoperative planning were described. Level of evidence: IV.

25. Martus JE, Femino JE, Caird MS, Hughes RE, Browne RH, Farley FA: Accessory anterolateral facet of the pediatric talus: An anatomic study. *J Bone Joint Surg Am* 2008;90(11):2452-2459.

A survey of 79 osteologic specimens found an accessory anterolateral talar facet in 34%. The presence of the facet was associated with increased age (17 versus 11 years), male sex, and a smaller Gissane angle.

26. Kernbach KJ, Blitz NM: The presence of calcaneal fibular remodeling associated with middle facet talocalcaneal coalition: A retrospective CT review of 35 feet. Investigations involving middle facet coalitions: Part II. *J Foot Ankle Surg* 2008;47(4):288-294.

Calcaneal fibular remodeling, a pathologic component of middle facet talocalcaneal coalition, was found in 19 of 35 feet (54%). Calcaneal fibular remodeling is believed to contribute to the symptoms of painful middle facet talocalcaneal coalition and may require surgical procedures in addition to resection. Level of evidence: IV.

27. Guignand D, Journeau P, Mainard-Simard L, Popkov D, Haumont T, Lascombes P: Child calcaneonavicular coalitions: MRI diagnostic value in a 19-case series. *Orthop Traumatol Surg Res* 2011;97(1):67-72.

Radiographs were normal in 10 of 19 feet with pediatric calcaneonavicular coalition. Four of seven bone scans were considered normal. CT resulted in a correct diagnosis in seven patients, but the coalition was missed in four patients. All MRIs resulted in a positive diagnosis of tarsal coalition. Level of evidence: III.

28. Mubarak SJ, Patel PN, Upasani VV, Moor MA, Wenger DR: Calcaneonavicular coalition: Treatment by excision and fat graft. *J Pediatr Orthop* 2009;29(5):418-426.

At 1-year follow-up after resection of 96 feet, 87% of patients had returned to sports or other earlier activities; 5% had symptomatic regrowth that required repeat resection. A cadaver study found that the extensor digitorum brevis was able to fill only 65% of the resection gap. Level of evidence: IV.

29. Skwara A, Zounta V, Tibesku CO, Fuchs-Winkelmann S, Rosenbaum D: Plantar contact stress and gait analysis after resection of tarsal coalition. *Acta Orthop Belg* 2009;75(5):654-660.

Surgical treatment of tarsal coalition achieved a fair clinical and radiographic result in 15 feet but did not restore physiologic gait and foot loading. Level of evidence: IV.

30. Comfort TK, Johnson LO: Resection for symptomatic talocalcaneal coalition. *J Pediatr Orthop* 1998;18(3):283-288.

31. Luhmann SJ, Schoenecker PL: Symptomatic talocalcaneal coalition resection: Indications and results. *J Pediatr Orthop* 1998;18(6):748-754.

32. Wilde PH, Torode IP, Dickens DR, Cole WG: Resection for symptomatic talocalcaneal coalition. *J Bone Joint Surg Br* 1994;76(5):797-801.

33. Mosca VS, Bevan WP: Talocalcaneal tarsal coalitions and the calcaneal lengthening osteotomy: The role of deformity correction. *J Bone Joint Surg Am* 2012;94(17):1584-1594.

Calcaneal lengthening osteotomy combined with gastrocnemius or Achilles tendon lengthening fully corrected valgus deformity and provided short- to intermediate-term pain relief in nine feet with an unresectable coalition. Level of evidence: IV.

34. Sperl M, Saraph V, Zwick EB, Kraus T, Spendel S, Linhart WE: Preliminary report: Resection and interposition of a deepithelialized skin flap graft in tarsal coalition in children. *J Pediatr Orthop B* 2010;19(2):171-176.

De-epithelialized skin flap interposition was effective in treating six tarsal coalitions. AOFAS scores were excellent in two patients and good in four. Preservation of surrounding muscles and tendons is an advantage of the technique, but the need for a large skin incision is a disadvantage. Level of evidence: IV.

35. Gantsoudes GD, Roocroft JH, Mubarak SJ: Treatment of talocalcaneal coalitions. *J Pediatr Orthop* 2012;32(3):301-307.

Excision and fat graft interposition resulted in a good to excellent result in 42 of 49 feet (85%) with a talocalcaneal coalition. At average 43-month follow-up, 1 patient had a recurrence requiring repeat excision, and 11 had required surgery to correct alignment. Level of evidence: IV.

36. Lisella JM, Bellapianta JM, Manoli A II: Tarsal coalition resection with pes planovalgus hindfoot reconstruction. *J Surg Orthop Adv* 2011;20(2):102-105.

In eight feet with a talocalcaneal coalition, hindfoot reconstruction in addition to coalition resection increased motion, corrected malalignment, and decreased pain. Hindfoot reconstruction with resection was recommended for patients with a coalition and painful planovalgus hindfoot deformity. Level of evidence: IV.

37. Knörr J, Accadbled F, Abid A, et al: Arthroscopic treatment of calcaneonavicular coalition in children. *Orthop Traumatol Surg Res* 2011;97(5):565-568.

At 12-month follow-up of children with a calcaneonavicular coalition, the mean AOFAS score had improved from 58 to 91, and there were no recurrences. The suggested advantages of arthroscopic resection included more rapid recovery and a better cosmetic result. Level of evidence: IV.

38. Singh AK, Parsons SW: Arthroscopic resection of calcaneonavicular coalition/malunion via a modified sinus

tarsi approach: An early case series. *Foot Ankle Surg* 2012;18(4):266-269.

At approximately 6-month follow-up of four patients treated with arthroscopic resection for a calcaneonavicular coalition or malunion, complete excision was confirmed, there were no recurrences, and symptoms had improved. Level of evidence: IV.

39. Hetsroni I, Ayalon M, Mann G, Meyer G, Nyska M: Walking and running plantar pressure analysis before and after resection of tarsal coalition. *Foot Ankle Int* 2007;28(5):575-580.

40. Hetsroni I, Nyska M, Mann G, Rozenfeld G, Ayalon M: Subtalar kinematics following resection of tarsal coalition. *Foot Ankle Int* 2008;29(11):1088-1094.

    Patients who were awaiting tarsal coalition resection or who had undergone bar resection 2 to 4 years earlier were compared with control subjects. Passive subtalar motion and AOFAS scores improved after surgery, but normal foot kinematics were not restored. Level of evidence: III.

41. Scranton PE Jr: Treatment of symptomatic talocalcaneal coalition. *J Bone Joint Surg Am* 1987;69(4):533-539.

42. Khoshbin A, Law PW, Caspi L, Wright JG: Long-term functional outcomes of resected tarsal coalitions. *Foot Ankle Int* 2013;34(10):1370-1375.

    Follow-up 13 to 15 years after resection of a talocalcaneal or calcaneonavicular coalition in 32 feet found no association between the size of the talocalcaneal coalition or hindfoot valgus angle and the long-term functional outcome. Level of evidence: IV.

43. Staheli LT, Chew DE, Corbett M: The longitudinal arch: A survey of eight hundred and eighty-two feet in normal children and adults. *J Bone Joint Surg Am* 1987;69(3):426-428.

44. Chen KC, Tung LC, Yeh CJ, Yang JF, Kuo JF, Wang CH: Change in flatfoot of preschool-aged children: A 1-year follow-up study. *Eur J Pediatr* 2013;172(2):255-260.

    At 1-year follow-up, flatfoot had improved to normal in 38% of 580 children, but 10% of children with originally normal feet had developed flatfoot. The risk factors for flatfoot development were relatively young age, male sex, obesity, and excessive joint laxity. Level of evidence: III.

45. Chen KC, Yeh CJ, Tung LC, Yang JF, Yang SF, Wang CH: Relevant factors influencing flatfoot in preschool-aged children. *Eur J Pediatr* 2011;170(7):931-936.

    In 1,598 children, the prevalence of bilateral flatfoot decreased substantially with age from 54% of 3-year-olds to 21% of 6-year-olds. A substantial association was found between bilateral flatfoot and age, sex, obesity, joint laxity, and a W-sitting position. Level of evidence: III.

46. Benedetti MG, Ceccarelli F, Berti L, et al: Diagnosis of flexible flatfoot in children: A systematic clinical approach. *Orthopedics* 2011;34(2):94.

    Evaluation of 53 children with flexible flatfoot found foot symptoms in 65% and functional limitations in 68%. Body mass index was positively correlated with the presence of symptoms and their severity. Functional assessment by specific tests was recommended. Level of evidence: III.

47. Mosca VS: Flexible flatfoot in children and adolescents. *J Child Orthop* 2010;4(2):107-121.

    Comprehensive review of flexible flatfoot, including epidemiology, clinical and radiographic features, and treatment. Level of evidence: V.

48. Basmajian JV, Stecko G: The role of muscles in arch supports of the foot. *J Bone Joint Surg Am* 1963;45:1184-1190.

49. Metcalfe SA, Bowling FL, Baltzopoulos V, Maganaris C, Reeves ND: The reliability of measurements taken from radiographs in the assessment of paediatric flat foot deformity. *Foot (Edinb)* 2012;22(3):156-162.

    An assessment of the interrater and intrarater reliability of 10 key radiographic measures found wide variation, with a strong negative correlation between reliability and the number of steps required for the measurement. Level of evidence: III.

50. Moraleda L, Mubarak SJ: Flexible flatfoot: Differences in the relative alignment of each segment of the foot between symptomatic and asymptomatic patients. *J Pediatr Orthop* 2011;31(4):421-428.

    A review of 135 patients with flexible flatfoot found no differences between symptomatic and asymptomatic feet in alignment of the hindfoot, longitudinal arch, lateral column length, or pronation-supination of the forefoot. Lateral displacement of the navicular appeared to be related to onset of symptoms. Level of evidence: III.

51. Jane MacKenzie A, Rome K, Evans AM: The efficacy of nonsurgical interventions for pediatric flexible flat foot: A critical review. *J Pediatr Orthop* 2012;32(8):830-834.

    A systematic literature review found only limited evidence for the efficacy of nonsurgical interventions. This lack of good-quality evidence should be considered in decision making for the management of pediatric flatfoot. Level of evidence: IV.

52. Rome K, Ashford RL, Evans A: Non-surgical interventions for paediatric pes planus. *Cochrane Database Syst Rev* 2010;7:CD006311.

    A review determined that evidence from randomized controlled studies is too limited for drawing conclusions about the use of nonsurgical interventions for pediatric flatfoot. Level of evidence: I.

53. Metcalfe SA, Bowling FL, Reeves ND: Subtalar joint arthroereisis in the management of pediatric flexible flatfoot: A critical review of the literature. *Foot Ankle Int* 2011;32(12):1127-1139.

    In a literature review, eight of nine radiographic parameters showed substantial improvement after subtalar arthroereisis in pediatric patients with flexible flatfoot. Static arch height and joint congruency were increased. Rates of patient satisfaction ranged from 79% to 100%. The complications included sinus tarsi pain, device extrusion, and undercorrection. Complication rates ranged from 5% to 19%, and unplanned removal rates from 7% to 19%. Level of evidence: IV.

54. Scharer BM, Black BE, Sockrider N: Treatment of painful pediatric flatfoot with Maxwell-Brancheau subtalar arthroereisis implant: A retrospective radiographic review. *Foot Ankle Spec* 2010;3(2):67-72.

Of 68 feet with a Maxwell-Brancheau subtalar arthroereisis implant, 10 feet (15%) had a complication requiring reoperation. The implant was exchanged in 9 feet because of implant migration, undercorrection, or overcorrection. Radiographic evaluation revealed improvement in talonavicular joint coverage and lateral and anterior-posterior talocalcaneal angles. Level of evidence: IV.

55. Jay RM, Din N: Correcting pediatric flatfoot with subtalar arthroereisis and gastrocnemius recession: A retrospective study. *Foot Ankle Spec* 2013;6(2):101-107.

Treatment of equinus deformity with gastrocnemius recession and arthroereisis in 20 children (34 feet) reduced pain and improved function in all 34 feet. The AOFAS score increased an average of 21 points after surgery. Level of evidence: IV.

56. de Coulon G, Turcot K, Canavese F, Dayer R, Kaelin A, Ceroni D: Talonavicular arthrodesis for the treatment of neurological flat foot deformity in pediatric patients: Clinical and radiographic evaluation of 29 feet. *J Pediatr Orthop* 2011;31(5):557-563.

Talonavicular arthrodesis led to satisfactory results in 28 of 29 feet with neurologic flatfoot deformity. At an average 3-year follow-up, improvements in radiographic measurement angles were maintained. Level of evidence: IV.

57. Moraleda L, Salcedo M, Bastrom TP, Wenger DR, Albiñana J, Mubarak SJ: Comparison of the calcaneo-cuboid-cuneiform osteotomies and the calcaneal lengthening osteotomy in the surgical treatment of symptomatic flexible flatfoot. *J Pediatr Orthop* 2012;32(8):821-829.

Comparison of calcaneal-cuboid-cuneiform osteotomies and the calcaneal lengthening osteotomy found that calcaneal lengthening osteotomy attained greater improvement in the relationship of the navicular to the head of the talus but was associated with more frequent and more severe complications. Level of evidence: III.

58. Sever JW: Apophysitis of the os calcis. *NY Med J* 1912;95:1025.

59. Becerro de Bengoa Vallejo R, Losa Iglesias ME, Rodríguez Sanz D, Prados Frutos JC, Salvadores Fuentes P, Chicharro JL: Plantar pressures in children with and without Sever's disease. *J Am Podiatr Med Assoc* 2011;101(1):17-24.

A comparison of 22 boys with symptoms of calcaneal apophysitis and 24 control subjects used clinical examination and pedobarographic analysis. A relationship was found among hindfoot equinus, high plantar foot pressures, and heel pain. Level of evidence: III.

60. Kose O, Celiktas M, Yigit S, Kisin B: Can we make a diagnosis with radiographic examination alone in calcaneal apophysitis (Sever's disease)? *J Pediatr Orthop B* 2010;19(5):396-398.

Eighty feet (50 with and 30 without Sever disease) were radiographically assessed. Without clinical information, the ability to make a true diagnosis, as well as interobserver and intraobserver reliability, was fair at best. Level of evidence: III.

61. Kose O: Do we really need radiographic assessment for the diagnosis of non-specific heel pain (calcaneal apophysitis) in children? *Skeletal Radiol* 2010;39(4):359-361.

A benign calcaneal cyst was identified in one of 71 radiographs obtained in patients with a diagnosis of calcaneal apophysitis. Level of evidence: IV.

62. Rachel JN, Williams JB, Sawyer JR, Warner WC, Kelly DM: Is radiographic evaluation necessary in children with a clinical diagnosis of calcaneal apophysitis (Sever disease)? *J Pediatr Orthop* 2011;31(5):548-550.

Radiographic abnormalities were found in 5 of 96 patients (5%) with heel pain. Abnormal findings resulted in more aggressive treatment of these patients, including immobilization and radiographic follow-up. Level of evidence: IV.

63. Iselin H: Wachstumbeschwerden zur Zeit der Knocheren Entwicklung der Tuberositas metatarsi quinti. [In German] *Deut Z Chi* 1912;117:529.

64. Canale ST, Williams KD: Iselin's disease. *J Pediatr Orthop* 1992;12(1):90-93.

65. Atbasi Z, Ege T, Kose O, Egerci OF, Demiralp B: Osteochondrosis of the medial cuneiform bone in a child: A case report and review of 18 published cases. *Foot Ankle Spec* 2013;6(2):154-158.

A 6-year-old boy with medial foot pain and radiographic evidence of bilateral medial cuneiform osteochondrosis was successfully treated with activity modification and analgesia. Level of evidence: V.

66. Klein R, Burgkart R, Woertler K, Gradinger R, Vogt S: Osteochondrosis juvenilis of the medial malleolar epiphysis. *J Bone Joint Surg Br* 2008;90(6):810-812.

A 12-year-old boy with bilateral pes planus and osteochondrosis of the medial malleoli was successfully treated nonsurgically. Level of evidence: V.

67. Köhler A: Ueber eine haufige bisher anscheinend unbekannte Erkrankung einzelner Kinklicherkernochen. [In German] *Muchen Med Wochnschr* 1908;55:1923.

68. Ippolito E, Ricciardi Pollini PT, Falez' F: Köhler's disease of the tarsal navicular: Long-term follow-up of 12 cases. *J Pediatr Orthop* 1984;4(4):416-417.

69. Freiberg AH: Infraction of the second metatarsal bone: A typical injury. *Surg Gynecol Obstet* 1914;19:191-193.

70. Cerrato RA: Freiberg's disease. *Foot Ankle Clin* 2011;16(4):647-658.

A review of Freiberg disease included the proposed etiologies, diagnosis, and surgical and nonsurgical treatment options. Level of evidence: V.

71. Chao KH, Lee CH, Lin LC: Surgery for symptomatic Freiberg's disease: Extraarticular dorsal closing-wedge osteotomy in 13 patients followed for 2-4 years. *Acta Orthop Scand* 1999;70(5):483-486.

72. Miyamoto W, Takao M, Uchio Y, Kono T, Ochi M: Late-stage Freiberg disease treated by osteochondral plug transplantation: A case series. *Foot Ankle Int* 2008;29(9):950-955.

Four girls (average age, 12 years) were treated with osteochondral plug transplantation from the ipsilateral knee to the damaged metatarsal head. At 1-year follow-up, radiographic and arthroscopic examination results were satisfactory. Level of evidence: IV.

73. Tsuda E, Ishibashi Y, Yamamoto Y, Maeda S, Kimura Y, Sato H: Osteochondral autograft transplantation for advanced stage Freiberg disease in adolescent athletes: A report of 3 cases and surgical procedures. *Am J Sports Med* 2011;39(11):2470-2475.

The surgical techniques for osteochondral autograft plug transplantation in three patients with advanced collapse were described in detail. At 2-year follow-up, all three patients had a good clinical result. Level of evidence: V.

第二部分

神经肌肉类疾病

Ruth L. Thomas, MD

简介

高弓内翻足畸形包括前足、中足和后足畸形的一系列复杂组合。内侧纵弓的抬高是由第一跖列过度跖屈（前足马蹄足）和跟骨的相对背伸（跟骨高弓）所导致的。后足内翻，前足旋前。随着病情进展，出现爪状趾，并且跖侧跖骨脂肪垫向远端移行。这些特征性的畸形是由继发于神经病变、创伤及其他原因的肌力不平衡所导致的，足踝部生物力学的改变和由此引起的异常步态进一步导致了许多问题，包括外侧不稳定、骨骼负荷过量和应力性骨折、活动度减少及下肢关节炎。治疗则根据足部相对屈伸度和畸形严重程度进行。

病因

高弓内翻足畸形由许多病因造成，在过去，约三分之一发病患者被划分为特发性原因，但是诊断方法的提高使得很多这样的患者可归因于神经病变[1]。Charcot-Marie-Tooth（CMT）病是高弓足最常见的原因，但是也发现了其他病因[2,3]（表5-1）。

引起高弓足最常见的神经疾病是遗传性运动感觉神经病变，后者也是CMT病和其他一些相对少见的综合征和疾病的病因。CMT病包含几种基因学不同的综合征，但是却有着类似的临床表现。Jean-Martin Charcot是一位法国神经病学家和解剖学家，和Pierre Marie在1886年描述了这个疾病。同年，英国医生Howard Tooth将相同疾病描述为腓骨肌萎缩[4]。

CMT病变是由影响施万细胞和神经元的40个基因之一发生突变而导致的，该病包含脱髓鞘（CMT1和CMT4）、轴突（CMT2和CMT4）及中间型（CMTX，CMT2E和CMT）[5-7]。最常见的表型为CMT1，起病原因为外周髓鞘蛋白基因（PMP22）的异常，特点为轴突脱髓鞘，导致远端感觉消失、无力和骨骼畸形[5]。典型的CMT患者在20岁之前即可发病，10岁之前较为常见。外周神经病变导致远端肌肉无力，内在

肌肉变性，随着时间变化选择性向近端大肌群进展，导致足踝部肌力不平衡和高弓内翻畸形[8]。

神经病变包括其他和CMT病相关的遗传性运动感觉病变、肌萎缩侧索硬化症、亨廷顿舞蹈症、脑瘫、脊髓病变及其他可导致高弓足的脑损伤[3]。在高弓足小儿患者中，临床医生必须要考虑脊髓异常，尤其当病变在单侧时[9]。高弓足的先天性原因可在出生时就发现，如先天性马蹄内翻足和关节挛缩。典型的关节挛缩导致早期僵硬性畸形，但是在青少年或青年时期，一些其他原因导致的高弓足通过儿童期有效治疗可以治愈[10]。在过去，脊髓灰质炎是足踝部畸形的常见原因，其累及脊髓前角细胞。

下肢创伤可以导致高弓足畸形，距骨颈骨折畸形愈合导致内侧柱的短缩以及距舟关节和后足的固定内翻畸形，跟骨骨折不治疗会发生内翻畸形愈

表 5-1
高弓足的病因
先天性
关节挛缩
马蹄内翻足（畸形足）
特发性
神经病变性
脑瘫
脑血管意外（卒中）
Charcot-Marie-Tooth病（遗传性运动感觉神经病变）
遗传性共济失调
脊髓灰质炎
脊髓病变（如脊髓脊膜突出，脊髓空洞症，肿瘤）
脊髓型肌肉萎缩症
创伤性
烧伤
筋膜室综合征
挤压伤
腓神经损伤
腓骨肌腱无力，严重的慢性踝关节不稳定
距骨骨折不愈合

合。腓浅神经损伤可以导致足下垂和胫后肌腱过度牵拉。任何单独的肌腱损伤都可以导致拮抗肌腱作用相对增强，逐渐出现畸形。烧伤或骨筋膜室综合征会导致肌肉紧张，而神经损伤也会导致高弓畸形。一部分高弓足畸形无明显病因，可能是至今仍未发现的外周神经病变。但是，畸形和肌力不平衡的治疗现在仍是不确定的。

解剖和病理机制

高弓足可以有很多病因，都表现为足部内在肌群和外在肌群的不平衡[11]，畸形的形式多种多样，取决于受累肌群和疾病病因。许多畸形随着时间不断进展。

足部的正常功能由几组相互拮抗的肌群维持，这些互相拮抗的肌肉使得足部达到平衡状态。如果一块肌肉异常，则拮抗肌相对过度牵拉，导致畸形发展。对于肌群正常解剖和功能的认识是理解病理性高弓足的基础（表 5-2）。

胫前肌止于舟骨和内侧楔骨，作为踝关节主要的背伸肌群和次要的内翻肌群。胫前肌的拮抗肌是腓骨长肌，后者起到跖屈和较弱的外翻作用，止于内侧楔骨的底面和第一跖骨基底部。胫后肌在内侧止点范围较广，止于内侧柱内侧面和底面，主要起到内翻足部的作用，并有一部分跖屈的作用。胫后肌由腓骨短肌所拮抗，后者是强有力的外翻肌群，止于第五跖骨基底部。

内在肌包括蚓状肌和骨间肌，止于近端趾骨上的伸趾机制。它们的作用是屈跖趾关节（MTP）和伸趾间关节。外在伸肌包括趾长伸肌、踇长伸肌、趾短

伸肌和踇短伸肌，通过跖趾关节、近端和远端趾间关节向脚趾走行。外在长屈肌（包括趾长屈肌和踇长屈肌）和短屈肌（包括趾短屈肌和踇短屈肌）在近端和远端趾间关节处屈曲脚趾。

CMT 病是高弓足最常见的诊断，在被广泛接受的病因中，腓骨短肌和胫前肌无力是导致畸形最主要的原因。当这两组肌群受累加重时，腓骨长肌和胫后肌作用正常并相对增强。胫前肌和长伸肌引起的背伸及腓骨短肌引起的外翻功能破坏。拮抗肌群的作用则不受限制。胫后肌腱的过度牵拉会导致距舟和跟骰关节的内侧移位，并且将距下关节锁定在旋后位[4]。腓骨长肌牵拉第一跖列使之跖屈。当胫前肌无法背伸踝关节时，长伸肌发挥代偿作用，引起跖趾关节过度背伸。内在肌无力导致爪状趾，跖侧脂肪垫向远端移位。前足马蹄畸形和第一跖列跖屈导致前足旋前。当前足畸形变得固定后，后足为了维持跖行足而固定内翻[10, 12]（图 5-1）。

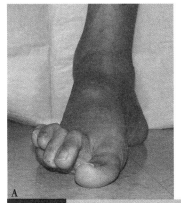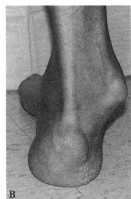

图 5-1　图示 CMT 患者的高弓足。A，前外侧观可见内侧纵弓抬高和爪状趾；B，后侧视角可见后足内翻

表 5-2			
足踝部肌肉			
肌肉	止点	功能	拮抗肌
胫前肌	舟骨、内侧楔骨	有力背伸，轻微内翻	腓骨长肌
胫后肌	内侧柱（中足和前足内侧广泛止点）	有力内翻，轻微跖屈	腓骨短肌
腓骨长肌	第一跖骨基底、内侧楔骨	第一跖骨跖屈，轻微外翻	胫前肌
腓骨短肌	第五跖骨基底	外翻	胫后肌
内在肌（蚓状肌和骨间肌）	近端趾骨	跖趾关节屈曲，近端和远端趾间关节伸展	外在长伸肌和屈肌
外在长伸肌（趾长伸肌、踇长伸肌、趾短伸肌、踇短伸肌）	跖趾关节和远端趾骨的伸肌覆盖点	跖趾关节、近端和远端趾间关节伸展	内在肌和外在长屈肌
外在长屈肌（趾长屈肌、踇长屈肌、趾短屈肌、踇短屈肌）	屈肌鞘、远端趾骨的跖侧面	脚趾在近端和远端趾间关节的屈曲	外在长伸肌

疾病进展机制在不同高弓足病因中也会有所差异。在脊髓灰质炎患者中，小腿三头肌受累使得跖屈力量减弱。趾长屈肌代偿收缩，致使前足跖屈，高弓足形成。后深间室的骨筋膜室综合征并伴有随后发生的肌肉挛缩将导致胫后肌过度牵拉，从而引起马蹄足和高弓足。对于病因的认识及受累神经和肌肉的鉴别将帮助我们理解病理机制。

诊断

典型的患者表现为足踝部疼痛和（或）不稳定。足部疼痛可能是由于外侧骨性结构过量负荷所致，在第五跖骨基底或骰骨，也有可能在第一序列过度跖屈的籽骨处。第五跖骨基底可出现应力性骨折，反复应力性骨折可能发生在未发现的高弓足患者或伴有固定畸形的患者[13]。跖骨头下的疼痛可能是由于跖侧脂肪垫向远端移行所致，后者和跖趾关节半脱位或脱位及爪状趾相关。在疾病晚期，当畸形变得僵硬时，疼痛的原因可能继发于关节的退行性改变（尤其在距下、中足和踝关节）。典型的不稳定是由于外翻无力导致的，后足内翻导致踝关节和距下关节的外侧不稳定。患者可能会出现频繁的踝关节扭伤和副韧带损伤。

症状较轻的高弓足患儿通常要进行评估，临床特征可以排除进一步检查的必要，如无力、不稳定步态、家族史或其他神经缺陷[14]。

病史和体格检查

详细病史是诊断高弓足畸形病因的第一步，家族史对诊断很有帮助，患者通常描述为兄弟姐妹或父母有相同的生理特征。家族成员高弓足的诊断说明遗传性神经病变。单侧畸形，尤其是严重的并伴有其他神经异常的患者，说明存在脊髓异常[9]。

患者应在站立位和步行时进行检查，下肢完全暴露。在步态周期的摆动相，足下垂或脚趾伸肌的紧张说明胫前肌腱无力。双下肢在站立位时应进行比较，从后方，可以检查足跟相对于前足和中足的位置，在视野下后足内翻较明显。Coleman 试验对于理解后足畸形是否为僵硬性畸形非常重要，以及畸形是由前足还是后足引起的。在此试验中，如果足跟可矫正至中立位或轻度外翻，后足为柔软性畸形，前足畸形的矫正也会改善后足畸形；如果后足仍然内翻，畸形为僵硬性畸形，后足和前足手术对于畸形矫正来说都是必要的[15]（图 5-2）。

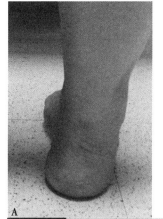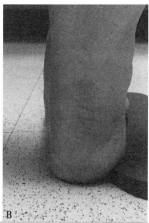

图 5-2　图示 Coleman 试验之前（A）和正在进行试验（B）的高弓足，在 Coleman 试验中，若后足能被纠正至中立位，说明后足内翻畸形是柔软性的

检查关节活动度以鉴别马蹄足挛缩，如果挛缩在屈膝时无法纠正，原因可能是比目鱼肌或腓肠肌紧张，也有可能是背伸机械受限，比如胫骨或距骨骨赘形成。如果在膝关节屈曲时背伸增加，说明腓肠肌紧张。全面的神经检查非常重要。振动觉、位置、感觉和反射以及肌肉力量都要检查，如果有肌肉萎缩或无力要特别注意。儿童应该检查脊髓皮肤处的凹陷、毛发团和其他隐性脊髓疾病的体征。

任何有外侧不稳定、无力、频繁扭伤、腓骨肌腱撕裂或疼痛以及第五跖骨骨折的患者，必须要评估是否存在高弓足畸形。即使是无法发现的畸形也可能导致外侧负荷过量和继发畸形。在部分患者中，除了诊断之外还应考虑下肢力线[16]。

CMT 病的诊断通常依据临床检查、神经试验、家族史和基因学检查。若查体结果和疾病相一致，医生应警惕高弓足的存在，如足弓抬高、伸肌无力、爪状趾和足下垂。肌电图和神经传导的研究可以用来鉴别 CMT 病的疾病模式。如果患者存在家族史，可以进行基因学检查，其目的是判断疾病的预后、家族计划的制订和临床研究的合格性[14, 17]。神经和基因学检查的程序已经有所发展并发表[18]。神经活检通常对于诊断是不必要的。

影像学研究

足踝部的前后位、斜位和侧位负重位片是最基本的影像学检查。跟骨轴位、距骨颈 Canale 位和 Cobey-Saltzman 位在评估后足力线时很有用[19]。CT 用来评估关节退变的严重程度和骨性结构对线。MRI 则用来评估足踝部韧带和肌腱的完整性。

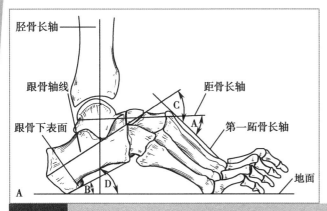
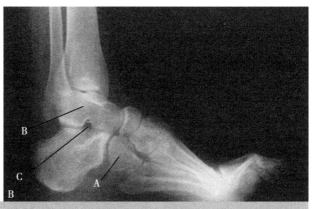

图 5-3　A 图示用来评估高弓足畸形的角度，A＝Meary 角，B＝跟骨倾斜角，C＝Hibb 角，D＝胫跟角；B 图负重位 X 线片侧位，A＝钟形骰骨，B＝距骨顶，C＝开放跗骨窦

负重侧位片可能是评估和理解高弓足畸形最有用的放射学检查。对于正常侧位片的认识和常用角度（Meary 角、Hibb 角和跟骨倾斜角）的测量能帮助医生鉴别影像学上的异常和变异（图 5-3）[20]。无法发现的异常可以通过侧位负重位片进行诊断，如钟形骰骨、双距骨顶或开放跗骨窦。如果怀疑存在脊髓异常，髋部和脊柱的影像学检查都应包括。

非手术治疗

高弓足的治疗目的是重建正常功能，恢复跖行足，无痛行走。治疗随着畸形程度和相对灵活性而变化，非手术治疗可以尝试，但是手术治疗常常是必要的。患者必须要有恢复正常的现实期望。

高弓足非手术治疗包括矫形器具和支具的应用。现成的矫形器具对于轻度后足内翻是有用的，常包含或不包含后外侧部分，但是定制的半硬式矫形器具非常必要。跖骨垫可以放置在疼痛性跖骨头下。系带护踝或 Arizona 支具可以用来治疗踝关节不稳定或关节退行性变引起的疼痛。定制的足踝部矫形器对于治疗严重的踝关节或距下关节不稳定、僵硬性畸形、关节炎性高弓足及足下垂是很有用的。但是要注意避免皮肤破损和溃疡，特别有神经病变的患者。必须要对患者宣教，使其了解皮肤破损的可能。

矫形鞋和较深的鞋可以容纳高弓足引起的足弓抬高和爪状趾，特殊的鞋子需要有足够的空间，从而能够放置踝关节支具或其他矫形器具。

手术治疗方法

手术干预是依据畸形程度、病因、畸形僵硬性及其他一些参数来进行选择的，手术计划根据患者个体需要进行定制。外科医生必须和患者交流清楚手术目的、需要恢复的时间以及合理的短期和长期预期。

仔细的术前计划是关键，灵活的关节应该保留，但是僵硬的关节炎关节要求融合。在肌力不平衡患者中，肌腱转位和截骨重新对线比关节融合预后更好[21, 22]。在儿童时期进行三关节融合的患者，常在青年时因为踝关节炎再次就诊，且没有可以进行重建的选择。肌腱挛缩应进行松解或延长，关节挛缩也应进行松解[2]。一些外科医生倾向对肌力不平衡患者进行早期手术干预，阻止畸形进展。

术前计划必须包含全面的影像和诊断检查，标准的放射学检查包含三个足踝部负重位片，CT 对于评估足部三维结构和测量关节退变程度是必要的，MRI 则用来评估韧带和肌腱的完整性及关节软骨面，从而决定应用关节融合或关节保留的手术方案。如果考虑行肌腱转位术且体格检查不明确，需要行肌电图检查来评估肌腱力量和活性。

软组织手术

跖筋膜松解

高弓足患者中跖筋膜常紧张，是由跟骨内翻和第一跖列跖屈所导致的。跖筋膜松解术（Steindler 手术）通常是高弓足重建手术的第一步[23]。患者采取仰卧位，使用大腿或小腿止血带。在跖筋膜内侧止点水平的光滑皱褶处做一个约 3cm 的斜行切口，通过脂肪垫钝性分离拇外展肌的筋膜并松解。然后可以看到紧张的跖筋膜，用甲状腺拉钩或 Freer 骨膜剥离器向上和向下方进行分离。跖筋膜使用 15 号刀片横断后可松解,伤口冲洗后关闭。术后流程依据同时进行的其他足部手术的要求。

腓肠肌松解

跟腱延长有可能是高弓足重建手术的一部分,取决于马蹄足畸形的严重程度。腓肠肌紧张会限制其他手术矫正畸形,比如跟骨截骨[24, 25]。如果后足内翻,跟腱会短缩,而跟腱延长手术方法依赖于跟腱受累的程度。术前 Silfverskiöld 试验能帮助确定挛缩是由腓肠肌还是跟腱导致的[26]。先让膝关节伸直,检查踝关节背伸,然后屈膝 90°,再次检查背伸。如果腓肠肌紧张,背伸在膝关节伸直时受限(腓肠肌被牵拉),当膝关节屈曲时(腓肠肌松弛),背伸增加。如果伸膝和屈膝时踝关节背伸都会受限,说明跟腱紧张。

腓肠肌松解在患者仰卧位进行,使用大腿止血带。小腿中部做一 4～5cm 纵向切口,分离筋膜,特别注意避免和保护隐神经和静脉。沿着切口切开筋膜,钝性分离后注意鉴别腓肠肌,其与比目鱼肌在跟腱处相连接。腓肠肌通过牵开器被分离出来,维持踝关节背伸,将腓肠肌筋膜从内侧向外侧松解。特别注意鉴别和保护腓肠神经,位于筋膜后方。松解之后,在背伸位轻柔地牵拉踝关节。筋膜应该被重新对合,以避免出现肌肉疝。

跟腱延长

如果跟腱挛缩是导致高弓内翻足畸形中马蹄畸形的原因,那么跟腱可以通过切开或经皮手术进行延长。经皮延长通常更加合适,但有时候切开延长是很有必要的,能够增加适当的长度。在经皮延长手术中,患者仰卧或俯卧,取决于共同进行的其他手术。沿着跟腱的中心做三个小的纵向穿刺切口,约 1.5～2cm,从跟腱止点近端 1.5～2cm 开始。通过第一个穿刺切口,15 号刀片以 90° 插入,横断跟腱的外侧一半进行松解。通过另一个穿刺切口,跟腱的近端 1.5cm 处内侧一半再次松解。最后,以相同的方法再次在近端 1.5cm 处进行外侧松解。踝关节处于背伸位置,跟腱缓慢地呈"Z"字形延长。切开延长通常通过内侧切口完成。

改良 Jones 手术

若胫前肌力量丧失,拇长伸肌过分代偿帮助踝关节背伸,结果导致第一跖趾关节的过度背伸和拇趾爪形趾。腓骨长肌对于第一跖列的牵拉也加重畸形。传统地,治疗此种畸形使用改良 Jones 术式[27]。

融合趾间关节并将拇长伸肌转移至跖骨头,从而矫正畸形[28]。首先融合趾间关节,通过背侧小切口,趾间关节被打开、压缩,然后用交叉螺钉或单独的 4.0 跨关节螺钉进行固定。拇长伸肌在其止点处进行松解,跖骨远端要充分暴露,在关节远端三分之一处打开一个横向钻孔,将拇长展肌穿过钻孔并缝合,这些操作都在踝关节背伸 10° 的位置下进行。

Jones 术式的替代方案是拇长屈肌的手术,通过跖趾关节处尽可能远端的内侧切口进行。在近端趾骨跖侧基底处做一 2.5mm 的钻孔,拇长屈肌腱从近节趾骨跖侧穿向背侧,然后与肌腱自身缝合或将其缝至骨膜。伸拇长肌腱可能也需要延长,跖趾关节的关节囊也许进行松解[29, 30]。

腓骨短肌至腓骨长肌固定术和外侧韧带重建

踝关节外侧不稳定通常表现为腓骨短肌无力和相对腓骨长肌过度牵拉,正如在 CMT 病中所见。在造成高弓足的其他疾病中,后足内翻和腓骨肌异常可以导致机械性不稳定,如腓神经损伤、创伤性肌腱断裂和慢性踝关节不稳定。如果腓骨长肌仍然完整且有功能,将其固定在腓骨短肌上后可以起到外翻的作用。

腓骨肌腱在踝关节和后足外侧可以暴露,腓骨长肌和腓骨短肌在踝关节腓骨后方进行边对边吻合,使用不可吸收线缝合。如果腓骨短肌受损,在固定部位远端应行切除。完整的腓骨短肌可以保留,腓骨长肌固定术在远端进行,接近其在第五跖骨的止点。撕裂但是有功能的外侧韧带应该被覆盖并使用缝合锚重新附着在远端腓骨止点。伸肌支持带也可以缝合以加固损伤部位(Broström-Gould 法)[31]。

胫后肌腱转位

胫后肌腱通过内侧切口进行手术,从其在着舟骨和内侧柱的止点切断。然后在踝关节上 8～10cm 邻近内踝处再做一小切口,通过此切口肌腱可以被拉向近端,外侧切口在此切口远端 3～4cm。肌腱通过骨间膜走行,并穿出前间室,最后使肌腱走行于软组织和支持带下,用生物肌腱固定螺钉固定,止于内侧或外侧楔状骨。固定肌腱时踝关节要保持在中立位,提供足够的张力。肌腱最终固定应延迟至手术最后,在所有相关手术完成之后。

其他肌腱转位

其他肌腱转位术常需要考虑,取决于畸形病因和无力程度，即使这些转位术对于高弓足畸形不是常规式。例如，有时需要将胫前肌腱从外侧转位至中央或外侧楔骨，以便减弱其内翻的作用。肌腱可以在远端松解并进行缝合，固定在背侧中足中间或外侧楔状骨上，用生物固定螺钉加强或使其走行于骨性通道中。松解远端长伸肌可以帮助矫正爪状趾[29]。

骨性手术

第一跖骨背侧截骨

如果高弓足畸形主要的病因在前足，正如 CMT 病中的典型表现，那么矫正时就需要第一跖骨背侧截骨。在 CMT 病或其他疾病导致的第一跖列过度跖屈，患者主诉前足跖侧疼痛和第一跖趾关节爪状趾。在第一跖骨基底背侧做一纵行切口，截骨在第一跖趾关节远端 1cm 处进行，做 4～5mm 的背侧楔形截骨。截骨后的间隙关闭并用 2.7mm 钢板、2.7mm 或 3.5mm 螺钉进行固定。作为选择，第一跖趾关节可以行背侧融合，与截骨有着相同的结果。

跟骨截骨

后足内翻畸形若无法通过手法矫正或 Coleman 试验阳性，应该行跟骨截骨进行矫正。截骨可将跟骨移至中立位或轻度外翻位。跟腱常常需要通过腓肠肌松解术延长或直接延长，以使得跟骨后结节能够向外侧移位，因此将跟腱力臂向外侧转移。跟骨截骨不只能矫正后足内翻，而且将踝关节受力中心向外侧移位[32]。

Dwyer 闭合楔形截骨缩短了跟骨，可以减弱跟腱的力量，常矫正后足内翻[33-36]。外移滑行截骨术可以有力矫正畸形且不会短缩跟骨（图 5-4）。手术中，在后跟做一外侧切口，沿着跟腱止点前缘至跟骨结节前缘。两根 1.25mm 导针分别从上方和下方打入，用来标记计划截骨的位置，可以通过 X 线片确认。摆锯用来做截骨，然后用宽骨刀或刮刀剥离内侧骨膜，从而让跟骨向外侧滑动 1cm。后结节也可以向上移动，以减小跟骨倾斜角。截骨用两个放置在后结节的向前螺钉固定，突出的外侧骨块向下压紧或切除作为移植骨（图 5-5）。

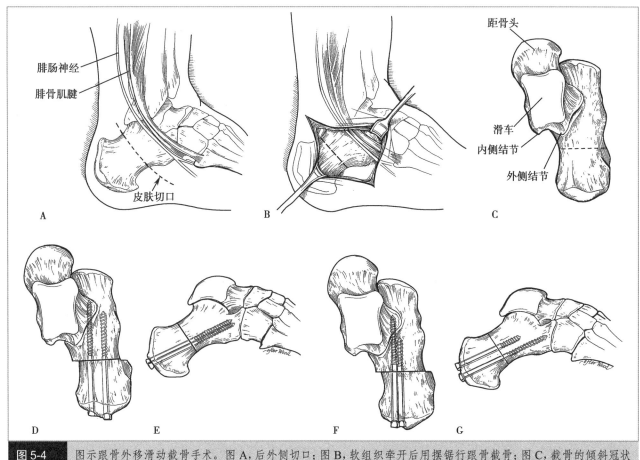

图 5-4　图示跟骨外移滑动截骨手术。图 A，后外侧切口；图 B，软组织牵开后用摆锯行跟骨截骨；图 C，截骨的倾斜冠状位，避免穿透跗骨窦；图 D 和图 E，两颗并排的经跟骨螺钉固定截骨；图 F 和图 G，替代方案的螺钉位置

Z 形截骨是另一种有效矫正后足内翻的手术[33]。此种跟骨外侧滑动允许多平面矫正[34]（图5-6）。Z 形

截骨从外侧切入跟骨，上方的垂直截骨线位于跟腱止点前方 1.5cm 处，即在跟骨上方皮质斜坡上。下

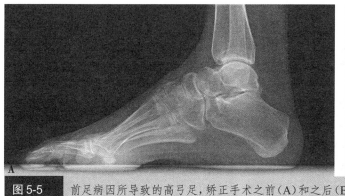
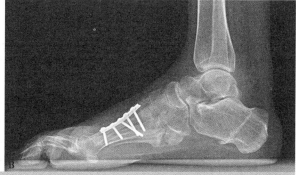

图 5-5　前足病因所导致的高弓足，矫正手术之前（A）和之后（B），包括第一跖骨背侧截骨、外侧韧带重建、腓骨长短肌肌腱固定术、跟骨截骨和腓肠肌松解术

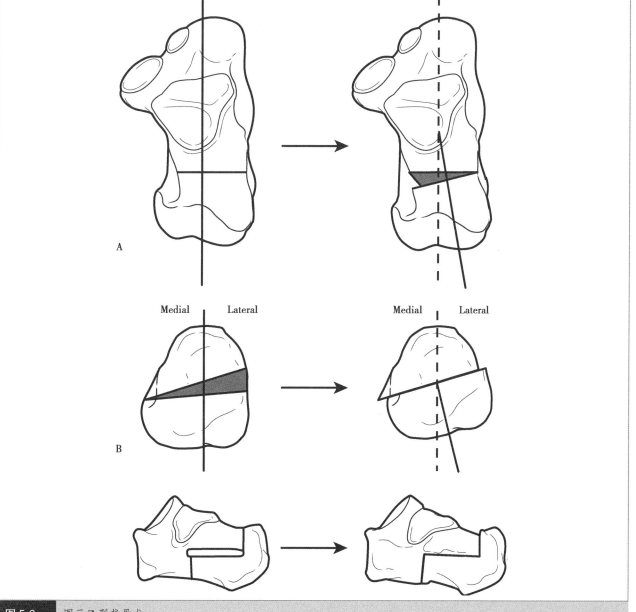

图 5-6　图示 Z 形截骨术

方垂直截骨线在后关节面后方。摆锯水平切割，与垂直截骨线汇合，基底位于外侧的楔形截骨块被移除，从而增加外翻矫正。跟骨向外侧移位，有可能会出现外旋，使用一个或两个螺钉固定（图 5-7）。

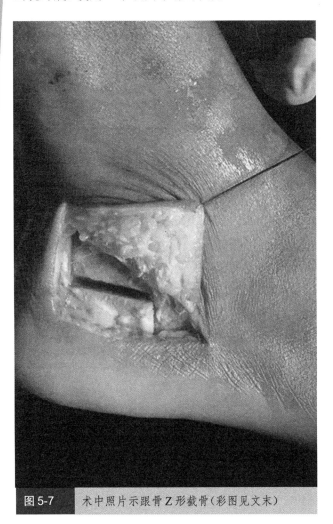

图 5-7　术中照片示跟骨 Z 形截骨（彩图见文末）

融合

如果畸形是僵硬的，或有关节炎和症状，或通过截骨、软组织松解和肌腱转位术无法形成跖行足，可以考虑行关节融合。但是，关节融合术不能单独用在肌力不平衡的患者中，否则畸形将进一步加重。肌力平衡必须和融合是一致的，以便在手术中维持中立位[2]。

如果僵硬性后足内翻和关节退行性病变同时存在，考虑行距下关节融合。内翻可以通过关节进行矫正，移除外侧骨块或在关节内侧加置骨块。距下关节融合的方法取决于同时进行的足部外侧手术。在关节矫正并增加移植骨后，必要情况下可以行关节内固定进行稳定，再通过临床检查和放射学影像进行评估。如果仍有内翻，在两根螺钉从后跟进入距骨顶和距骨颈进行最终固定之前，再行跟骨滑动截骨术。

若距舟关节、跟骰关节和距下关节都由退行性改变，可以行三关节融合术。通常内侧关节囊和部分胫后肌腱必须进行松解，从而使距舟关节中距骨向内侧旋转。关节进行清理并以标准方法固定，必要时前足手术同时完成。Siffert 三关节融合术同时包含了截骨术和三关节融合，以纠正严重僵硬性畸形中的内翻和高弓足[37, 38]。此矫正方式技术要求较高，但是可以提供可靠的矫正。距下关节和跟骰关节通过外侧切口进行融合。从内侧入路，需打开距舟关节的关节囊，但并不剥离距骨血供。在距骨头跖侧面和舟骨背侧做切口，背侧移除更多骨块，再将两块骨头连接在一起，外侧通过跟骰关节被缩短。这些关节可以用螺钉或钢板进行固定[37]。

中足截骨和融合可以用来矫正高弓足。在 Jahss 截骨术中，跖跗关节附近的背侧楔形骨块被移除，然后行关节融合[39]。Cole 和 Japas 截骨术通过背侧闭合楔形截骨和舟楔关节融合术来矫正高弓足[4]。Siffert 三关节融合术合并了距舟关节、跟骰关节和距下关节的闭合楔形截骨术，作为三关节融合的一部分以矫正严重的僵硬性畸形。这些手术要求均较高，而且融合很难达到效果。较新的术式包括舟骨切除和骰骨闭合楔形截骨，主要针对严重畸形，尝试保留相对年轻患者的关节活动而不是融合[40]。

如果足部畸形是僵硬的且踝关节处于有症状的关节炎内翻畸形状态，则矫正手术选择受限制。全距关节融合可能是唯一可行的选择，来摆正足踝部（图 5-8）。一些外科医生使用全踝关节置换合并三关节融合或足部重建手术，来治疗高弓足合并踝关节炎的患者[41]（图 5-8）。全踝关节置换应谨慎选择，因为遗留的内翻畸形会导致假体的异常磨损和组件的早期失效。矫正后足畸形和第一跖列的跖屈帮助重新对线踝关节，纠正内翻[42]。

爪状趾

爪状趾是由跖趾关节处伸肌过度负荷和近端趾间关节屈肌过度负荷所致，动力性畸形可以通过矫正畸形受力而恢复，即足部高弓足重建手术[6]。屈肌到伸肌的转位可以纠正柔韧性畸形。Taylor 术式和其迭代术式是将趾长屈肌转位至趾长伸肌，在跖趾关节背侧[43, 44]。通过跖趾关节背侧切口，长屈肌被分离并尽可能在远端切断，然后肌腱被放在关节外侧并缝合。僵硬性爪状趾需要行标准矫正手术，包括跖趾关节松解、近端趾间关节切除及克氏针融合和伸直脚趾。

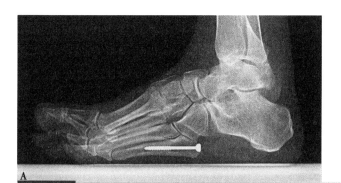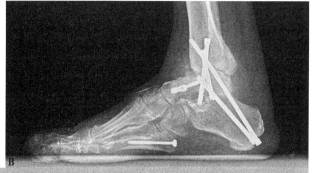

图 5-8　一名多发性硬化患者中的严重僵硬性高弓足，图 A 患者曾发生第五跖骨基底应力性骨折，用外侧螺钉固定；图 B 全距关节融合以重建跖行足爪状趾矫正

总结

　　高弓足畸形特征性表现为后足内翻、内侧纵弓抬高和肌力不平衡所致的爪状趾。临床表现多种多样，取决于其病因和畸形严重程度。高弓足可以由神经性病变、创伤、先天性畸形或不明原因所致。如果病因不明或双侧畸形，应该行神经性病变检查。治疗基于畸形程度和足部灵活性，治疗目标是尽可能保留关节活动，建立跖行足和无痛性足。一旦非手术治疗不成功或畸形进展，应行外科手术治疗。软组织和骨性手术包括肌腱转位术和截骨术，应该根据足部的特殊情况制订方案。关节融合术用来治疗关节炎或僵硬性畸形。手术计划必须全面考虑并个性化制订，尽可能恢复功能、保留关节活动，且要仔细考虑患者需求和未来干预的可能性。

（李莹　译）

参考文献

1. Piazza S, Ricci G, Caldarazzo Ienco E, et al: Pes cavus and hereditary neuropathies: When a relationship should be suspected. *J Orthop Traumatol* 2010;11(4):195-201.

   Pes cavus was described as a spy sign in hereditary peripheral neuropathies, especially in patients with a positive family history, abnormal gait, bilateral deformities, or neurologic symptoms.

2. Younger AS, Hansen ST Jr: Adult cavovarus foot. *J Am Acad Orthop Surg* 2005;13(5):302-315.

3. Lovell WW, Morrissy RT, Winter RB, eds: *Lovell and Winter's Pediatric Orthopaedics*, ed 3. Philadelphia, PA, Lippincott Williams & Wilkins, 1990.

4. Wenz W, Dreher T: Charcot-Marie-Tooth disease and the cavovarus foot, in Pinzur MS, ed: *Orthopaedic Knowledge Update: Foot and Ankle 4*. Rosemont, IL, American Academy of Orthopaedic Surgeons, 2008, pp 291-306.

   A review chapter of Charcot-Marie-Tooth disease and the cavovarus foot designed for orthopaedic education and learning. Level of evidence: IV.

5. Patzkó A, Shy ME: Update on Charcot-Marie-Tooth disease. *Curr Neurol Neurosci Rep* 2011;11(1):78-88.

   Underlying pathomechanisms, diagnostic methods, and emerging therapeutic strategies in Charcot-Marie-Tooth disease were reviewed.

6. Thomas PK, Griffin JW, Low P, Poduslo J, Dyck PJ, eds: *Peripheral Neuropathy,* ed 3. Philadelphia, PA, WB Saunders, 1993.

7. Bird TD, Ott J, Giblett ER, Chance PF, Sumi SM, Kraft GH: Genetic linkage evidence for heterogeneity in Charcot-Marie-Tooth neuropathy (HMSN type I). *Ann Neurol* 1983;14(6):679-684.

8. Holmes JR, Hansen ST Jr: Foot and ankle manifestations of Charcot-Marie-Tooth disease. *Foot Ankle* 1993;14(8):476-486.

9. Miller A, Guille JT, Bowen JR: Evaluation and treatment of diastematomyelia. *J Bone Joint Surg Am* 1993;75(9):1308-1317.

10. Alexander IJ, Johnson KA: Assessment and management of pes cavus in Charcot-Marie-Tooth disease. *Clin Orthop Relat Res* 1989;246:273-281.

11. Samilson RL, Dillin W: Cavus, cavovarus, and calcaneocavus: An update. *Clin Orthop Relat Res* 1983;177:125-132.

12. McCluskey WP, Lovell WW, Cummings RJ: The cavovarus foot deformity: Etiology and management. *Clin Orthop Relat Res* 1989;247:27-37.

13. Bluth B, Eagan M, Otsuka NY: Stress fractures of the lateral rays in the cavovarus foot: Indication for surgical intervention. *Orthopedics* 2011;34(10):e696-e699.

   The incidence of fifth metatarsal stress fracture is increasing in patients with cavovarus deformity. Surgical intervention was recommended for patients with an active lifestyle who have severe deformity or subtle pes cavus, so as to decrease the risk of fracture recurrence and further morbidity. Level of evidence: IV.

第二部分　神经肌肉类疾病

14. Karakis I, Gregas M, Darras BT, Kang PB, Jones HR: Clinical correlates of Charcot-Marie-Tooth disease in patients with pes cavus deformities. *Muscle Nerve* 2013;47(4):488-492.

Clinical features can help predict whether a patient has Charcot-Marie-Tooth (CMT) disease, thereby allowing expensive and often painful nerve and muscle testing to be avoided. Family history as well as weakness, gait unsteadiness, and other neurologic signs associated with pes cavus were strongly linked to a diagnosis of CMT disease in more than half of 70 pediatric patients. Level of evidence: II.

15. Coleman SS, Chesnut WJ: A simple test for hindfoot flexibility in the cavovarus foot. *Clin Orthop Relat Res* 1977;123:60-62.

16. Maskill MP, Maskill JD, Pomeroy GC: Surgical management and treatment algorithm for the subtle cavovarus foot. *Foot Ankle Int* 2010;31(12):1057-1063.

This case control study of 23 patients who underwent various procedures including calcaneal osteotomy, peroneus longus to brevis transfer, Achilles lengthening, and first metatarsal osteotomy showed average postoperative American Orthopaedic Foot and Ankle Society hindfoot score improvement from 45 to 90, and improved radiographic parameters. Level of evidence: III

17. Miller LJ, Saporta AS, Sottile SL, Siskind CE, Feely SM, Shy ME: Strategy for genetic testing in Charcot-Marie-disease. *Acta Myol* 2011;30(2):109-116.

A retrospective study of more than 1,000 patients with Charcot-Marie-Tooth disease analyzed family history, phenotypes, and prevalence to create algorithms designed to guide genetic testing. Level of evidence: II.

18. Murphy SM, Laura M, Fawcett K, et al: Charcot-Marie-Tooth disease: Frequency of genetic subtypes and guidelines for genetic testing. *J Neurol Neurosurg Psychiatry* 2012;83(7):706-710.

Genetic sequencing for 1,607 patients with Charcot-Marie-Tooth (CMT) disease found that four genes account for 90% of the CMT subtypes. Guidelines for genetic testing of patients suspected to have CMT disease were based on these data. Level of evidence: II.

19. Saltzman CL, el-Khoury GY: The hindfoot alignment view. *Foot Ankle Int* 1995;16(9):572-576.

20. Schwend RM, Drennan JC: Cavus foot deformity in children. *J Am Acad Orthop Surg* 2003;11(3):201-211.

21. Ward CM, Dolan LA, Bennett DL, Morcuende JA, Cooper RR: Long-term results of reconstruction for treatment of a flexible cavovarus foot in Charcot-Marie-Tooth disease. *J Bone Joint Surg Am* 2008;90(12):2631-2642.

Twenty-five patients post reconstructive procedures without fusions for cavovarus deformity associated with Charcot-Marie-Tooth disease were followed for an average of 26.1 years. Compared with triple arthrodesis, reconstructed patients demonstrated less radiographic progression of degenerative arthritis and a lower reoperation rate. Level of evidence: IV.

22. Leeuwesteijn AE, de Visser E, Louwerens JW: Flexible cavovarus feet in Charcot-Marie-Tooth disease treated with first ray proximal dorsiflexion osteotomy combined with soft tissue surgery: A short-term to mid-term outcome study. *Foot Ankle Surg* 2010;16(3):142-147.

A retrospective evaluation of short-term to midterm surgical results of 33 patients with Charcot-Marie-Tooth disease and a cavovarus foot found that 90% were satisfied with the result. The surgeries included dorsiflexion osteotomy of the first ray and calcaneal osteotomy with tendon transfers in flexible deformities. Level of evidence: IV.

23. Steindler A: The treatment of pes cavus (hollow claw foot). *Arch Surg* 1921;2(2):325-337.

24. Strayer LM Jr: Recession of the gastrocnemius: An operation to relieve spastic contracture of the calf muscles. *J Bone Joint Surg Am* 1950;32(3):671-676.

25. Strayer LM Jr: Gastrocnemius recession: Five-year report of cases. *J Bone Joint Surg Am* 1958;40(5):1019-1030.

26. Silfverskiold N: Reduction of the uncrossed two-joints muscles of the leg to one-joint muscles in spastic conditions. *Acta Chir Scand* 1924;56:315-328.

27. Breusch SJ, Wenz W, Döderlein L: Function after correction of a clawed great toe by a modified Robert Jones transfer. *J Bone Joint Surg Br* 2000;82(2):250-254.

28. Tynan MC, Klenerman L: The modified Robert Jones tendon transfer in cases of pes cavus and clawed hallux. *Foot Ankle Int* 1994;15(2):68-71.

29. Ryssman DB, Myerson MS: Tendon transfers for the adult flexible cavovarus foot. *Foot Ankle Clin* 2011;16(3):435-450.

This article reviews tendon transfer options and describes the surgical techniques to address flexible cavovarus deformity in the adult.

30. Myerson MS: Cavus foot correction and tendon transfers for management of paralytic deformity, in Myerson MS, ed: *Reconstructive Foot and Ankle Surgery: Management of Complications*, ed 2. Philadelphia, PA, Elsevier-Saunders, 2010, pp 155-189.

The author describes different techniques to manage deformity in patients with cavus associated with paralytic disease. Level of evidence: IV.

31. Gould N, Seligson D, Gassman J: Early and late repair of lateral ligament of the ankle. *Foot Ankle* 1980;1(2):84-89.

32. Krause FG, Sutter D, Waehnert D, Windolf M, Schwieger K, Weber M: Ankle joint pressure changes in a pes cavovarus model after lateralizing calcaneal osteotomies. *Foot Ankle Int* 2010;31(9):741-746.

Three types of calcaneal osteotomies were done in eight cadaver specimens with a simulated cavovarus deformity. Evaluation of the change in pressure force through the calcaneus and peak pressure through the tibiotalar joint at half body weight found that lateralized osteotomies helped reestablish normal ankle joint pressures. Level of evidence: V.

33. Knupp M, Horisberger M, Hintermann B: A new Z-shaped calcaneal osteotomy for 3-plane correction of severe varus deformity of the hindfoot. *Tech Foot Ankle Surg* 2008;7(2):90-95.

The authors describe their technique to lateralize the calcaneus with a variation on the traditional oblique calcaneal osteotomy. The Z-shaped cut allows for translation as well as rotation to gain a more powerful correction of hindfoot varus. Level of evidence: V.

34. Malerba F, De Marchi F: Calcaneal osteotomies. *Foot Ankle Clin* 2005;10(3):523-540, vii.

35. Dwyer FC: Osteotomy of the calcaneum for pes cavus. *J Bone Joint Surg Br* 1959;41(1):80-86.

36. Dwyer FC: The present status of the problem of pes cavus. *Clin Orthop Relat Res* 1975;106:254-275.

37. Siffert RS, Forster RI, Nachamie B: "Beak" triple arthrodesis for correction of severe cavus deformity. *Clin Orthop Relat Res* 1966;45:101-106.

38. Siffert RS, del Torto U: "Beak" triple arthrodesis for severe cavus deformity. *Clin Orthop Relat Res* 1983;181:64-67.

39. Jahss MH: Tarsometatarsal truncated-wedge arthrodesis for pes cavus and equinovarus deformity of the fore part of the foot. *J Bone Joint Surg Am* 1980;62(5):713-722.

40. Mubarak SJ, Dimeglio A: Navicular excision and cuboid closing wedge for severe cavovarus foot deformities: A salvage procedure. *J Pediatr Orthop* 2011;31(5):551-556.

A new technique was used to treat severe stiff cavovarus in children. The navicular was excised and a closing-wedge osteotomy of the cuboid was done as a salvage procedure in 16 feet. Level of evidence: IV.

41. Jung HG, Jeon SH, Kim TH, Park JT: Total ankle arthroplasty with combined calcaneal and metatarsal osteotomies for treatment of ankle osteoarthritis with accompanying cavovarus deformities: Early results. *Foot Ankle Int* 2013;34(1):140-147.

At 1- to 4-year follow-up of 10 ankles after total ankle arthroplasty with concomitant procedures to correct cavovarus deformity of the hindfoot and forefoot, the results were promising in terms of preserving function and implant life. The ankles had an average underlying preoperative varus of 19°. Level of evidence: IV.

42. Krause FG, Henning J, Pfander G, Weber M: Cavovarus foot realignment to treat anteromedial ankle arthrosis. *Foot Ankle Int* 2013;34(1):54-64.

Sixteen patients who underwent symptomatic medial ankle arthrosis and cavovarus malalignment were studied at an average 84-month follow-up. Osteotomies and tendon transfers, as needed to correct the cavovarus deformity, and excision of anteromedial tibiotalar spurring, causing impingement, led to improvement in symptoms related to the ankle. Level of evidence: IV.

43. Taylor RG: The treatment of claw toes by multiple transfers of flexor into extensor tendons. *J Bone Joint Surg Br* 1951;33(4):539-542.

44. Barbari SG, Brevig K: Correction of clawtoes by the Girdlestone-Taylor flexor-extensor transfer procedure. *Foot Ankle* 1984;5(2):67-73.

第二部分　神经肌肉类疾病

简介

最早对糖尿病的记录及描述是在 1500 年前,但疾病的治疗直到 1922 年发现胰岛素后才发生了重要的改变。糖尿病涉及全身多个系统导致许多合并症。在美国,糖尿病足是糖尿病患者最常见的住院原因,导致对医疗资源的大量占用。

糖尿病足容易伴发溃疡、感染、足部畸形、神经性关节病及截肢。骨科治疗的成功与肢体的血运、患者对血糖的控制、足部护理有关。建议治疗团队包括骨科医生、内分泌医生、感染疾病专家、血管专家、整形外科医生、理疗师、支具师及矫形鞋制作专家。

流行病学

糖尿病以前被视为是西方特有的疾病,但现在,全世界范围内发病率快速提高。世界上大约 7% 的人群患有糖尿病,预计到 2030 年,患病率将达到 8.3%[1]。在美国,患病率的增加是肥胖率增加的一个直接结果[2]。在美国有 1880 万人诊断为糖尿病(占人口的 8.3%)。此外,估计有 700 万人有糖尿病但没有被诊断。美国有超过 7900 万人被认为是糖尿病前期状态。在 65 岁以上人群中,糖尿病患病率更高,人群寿命的提高与糖尿病发病率的提高有关。2012 年,美国糖尿病患者的直接医疗支出是 1760 亿美元。这一数字比 5 年前增加了 41%,占美国所有直接医疗支出的 10%[3]。

有关糖尿病足的并发症是糖尿病患者住院的最常见原因。在美国,每年 4%～6% 的糖尿病患者有足部溃疡发生,终其一生,发生概率为 15%。糖尿病患者每年约行 8 万例下肢截肢手术[1]。

病因

糖尿病神经病变是糖尿病足发生的重要因素。随神经病变严重度增加,溃疡、截肢及死亡的风险增加。随神经病变的发展,患者的功能、平衡能力、协调能力减退。神经病变可能是代谢及血管因素综合作用的结果。感觉、运动及自主神经系统随着糖尿病神经病变的加重而加重。糖尿病患者神经病变的发生风险随时间进展而增加,在诊断糖尿病时,发病率为 8%,诊断 25 年后发病率为 50%[4]。75% 的糖尿病患者有感觉神经的病变[5]。

神经病变从肢体远端开始,像袜套样进展。躯体感觉神经的病变与神经长度有关;它影响长的神经且与患者身高有关(身高高的患者容易受累)。大的感觉纤维受损的表现是浅感觉的减弱及本体感觉的减退。小的感觉纤维受损的表现是痛觉及温度觉的丢失。大约 1/3 伴神经病变的患者主诉疼痛且在晚间加重。疼痛通常是双侧及系统性的,可表现为烧灼样、刺痛、痛觉过敏、电击样疼痛、深部打击样疼痛、痉挛性疼痛、钝痛。随着疾病的进展,振动觉和腱反射消失。如果能发现神经压迫,手术减压可能会有帮助,但只有很少的研究支持这一结论[6-8]。美国糖尿病协会发现这种减压手术很少有证据支持[6]。

运动神经病变会导致内在肌力不平衡而引起爪形趾及锤状趾。固定的足趾畸形会导致近节趾间关节及跖骨头下方应力集中。跟腱的挛缩会加重前足的压力,这些畸形增加了压力性溃疡的可能性。

糖尿病患者中 20%～40% 会发生自主神经病变[5]。自主神经病变的主要临床表现包括静息性心动过速、运动不耐受、直立性低血压、便秘、胃瘫、勃起不能、排汗障碍、神经血管功能受损、所谓的脆性糖尿病、低血糖反应减低[9]。自主神经病变影响对汗腺、血管张力、体温的调控。正常的对抗感染的充血反应也减弱,皮肤变得干燥,有鳞,开裂,这样细菌容易进入机体导致感染。

当人站立时,足部压力可能会非常高。当没有足够的血流灌注下面的皮肤及组织时,细胞的氧代谢不足会发生组织死亡。结果就是在最大的压力处有溃疡形成。站立不到一个小时就可能形成溃疡。反复的微小创伤例如步行,可能会导致溃疡前状态,随着时间的发展可能会变为溃疡。神经病变、足部畸形及反复创伤是溃疡高危的三个因素。

在糖尿病患者中血管疾病很常见。心脏疾病是糖尿病患者的主要死亡原因，大约73%的糖尿病患者合并有高血压。

糖尿病患者脑血管意外的发生率是普通人群的4倍[1]。糖尿病患者的典型动脉粥样硬化表现是弥漫的、环形的，通常是双侧的，在血管壁中层的斑块形成。而非糖尿病患者的动脉粥样硬化通常是斑片状，斑块出现在血管壁内膜上。糖尿病患者的动脉粥样硬化发病年轻且进展较快，髂动脉及股动脉常受累及。典型的是累及腘动脉以远的分叉处，累及胫前动脉，胫后动脉及腓动脉。下肢血运的受损加上神经病变显著增加了足部溃疡的发生机会。

糖尿病患者的足踝部检查

对糖尿病患者获取详细的病史很关键。发现神经病变及血管疾患，继以正确的处理能减少继发感染及溃疡的发生风险。

对足踝部的检查先观察患者的步态、体位、活动度、肌力和皮肤情况。关节活动度的减少会增加跖侧压力，导致足部溃疡。薄弱、闪光、萎缩、无毛的皮肤显示血运受损。任何鸡眼、胼胝和溃疡都要记录其大小、位置、边界及深度。观察暴露的肌腱也很重要，也要探查溃疡是否与骨相通。皮内的血肿及水疱提示为溃疡前状态。趾甲增厚提示血管疾病或真菌感染。要注意足踝部的所有畸形，要记录有还是没有保护性感觉。正常感觉的标志是可感觉到5.07 Semmes-Weinstein单纤维丝垂直皮肤检测。然而最近的两个研究显示，振动觉的变化比感觉变化更敏感[10, 11]。脉搏及毛细血管充盈要记录，因为充足的血运是愈合的关键。要检查患者鞋子的材料及合适程度。要检查鞋里有无异物，取出鞋垫查看有无血液或渗出液。检查鞋子的外观以发现与畸形有关的异常的穿着方式。

影像学

糖尿病足的影像学检查要从平片开始，这对于评价主要骨结构的变化很有用。平片可对关节力线、软组织中气体、血管钙化、异物及骨髓炎提供信息。局部的脱钙，提示下方骨髓的变化是与神经病性关节病及骨髓炎有关的最早期影像学表现。骨髓炎三联征包括骨膜反应、骨溶解和骨破坏，在疾病早期（前20天之内）表现不明显[12]。很少用超声检查来诊断骨髓炎，但可用来确认异物或脓肿穿刺时辅助定位。如果要用来鉴别肌腱周围的积液是不是感染，超声会有帮助，因为感染性积液的回声不同[13]。CT比普通平片在查看皮质骨的破坏时更有帮助，但对骨髓炎的早期诊断帮助不大。CT也不能鉴别慢性感染与神经病性关节病。因为可以多平面观察且有多种对比方法，MRI被认为对感染性糖尿病足中软组织及骨髓的变化较敏感[14-16]。MRI对神经病性关节病及骨髓炎中的早期变化较敏感。MRI中骨髓炎的表现包括骨髓异常信号，典型的是T1低信号，这表示感染的侵及。钆增强可提高骨髓炎相关的脓肿或坏死的显示。MRI还可以用来区分骨髓炎与神经病性关节病或反应性骨髓水肿以及区分无菌性与感染性关节炎[14, 17]。区分中足的神经病性关节病与骨髓炎较难。间接的发现，比如与摇椅足底的溃疡相通或发现一个窦道有利于做出诊断。在中足感染性关节炎，水肿在软骨下骨向近端进展，T1相临近骨髓腔的低信号有助于做出骨髓炎的诊断。

如果做MRI有禁忌证，放射性核素扫描有助于鉴别神经性关节疾病与骨髓炎。用磷酸锝(^{99}Tc)的三相骨扫描在没有其他异常情况下对骨髓炎的诊断敏感性为94%，特异性为95%[13, 18]。然而在伴随神经性关节病、创伤、近期手术或肿瘤的情况下，特异性降低至33%。锝扫描的优点是其高度敏感性，阴性的骨扫描基本可以排除感染。铟111白细胞显像对骨髓炎的诊断比^{99}Tc骨扫描更准确，阴性结果强烈支持排除感染。额外的胶质硫酸锝骨髓扫描可以在骨髓标记白细胞用以区分感染。

其他标记白细胞的方法包括放射标记粒细胞、抗粒细胞单抗片段、放射标记多克隆免疫球蛋白、锝99六甲基丙烯胺肟标记的白细胞[19]。18氟脱氧葡萄糖正电子发射断层扫描（PET-CT），用以指示糖代谢的增加，也可以用来检测糖尿病患者骨或软组织中的感染。这种选择鉴别骨髓炎与神经病性关节病准确度及特异度高，比标记粒细胞的方法诊断慢性骨髓炎要有优势[20, 21]。

实验室检查及指标

如果怀疑深部感染或蜂窝织炎，应该进行相应的实验室检查。WBC升高提示感染，但即使存在感染，因为免疫系统的问题，WBC可能正常[22]。粒细胞高于11×10^9/L，截肢风险提高2.6倍，发热超过38℃截肢风险提高1.3倍[23]。另一项研究显示急性足部骨髓炎患者 50% WBC 正常，82% 口腔温度正常[24]。对 400 例中度或严重的糖尿病足感染患者研究发现，平均 WBC 为 8.24×10^9/L，治疗不满意的患者平均为 9.977×10^9/L，治疗效果好的平均为 7.933×10^9/L[25]。淋巴细胞总数高于 1.5×10^9/L 在伤口愈合过程中与免疫活性有关。球蛋白高于 30g/dl 提示营养状态好，如果白蛋白低，伤口愈合不确定性增加[26]。比起成功保肢的患者，需要截肢的患者白蛋白水平较低[27]。血沉（ESR）增高提示感染或炎症，通常对于蜂窝织炎或局部软组织感染，ESR 一般不超过 40，超过 60 提示骨髓炎。C 反应蛋白敏感性高但对炎症特异性不强，有些深部感染患者仍然可能在正常范围[22]。对于糖尿病足深部感染的诊断及监测，C 反应蛋白是比 WBC 及中性粒细胞计数更好的指标[28]。血糖控制不好是糖尿病足感染的一个早期指标。高血糖（11.1mmol/L）用以区分中度与严重感染[27]。与其他结果结合，这些指标有助于判断患者的感染是加重还是减轻。

并发症与治疗

糖尿病溃疡

压力性溃疡是糖尿病患者的一个严重并发症。在 15% 的糖尿病患者中终其一生会发生足部溃疡，这是患者下肢截肢的主要原因[28]，及时发现及早期治疗很关键。伴感染或缺血的溃疡所致住院时间占糖尿病患者住院时间的 25%[1]。

溃疡的原因很多，包括皮肤损伤、神经病变、血运减低、足部畸形、体重增加、视力减低、营养不良、血糖控制不好、胰岛素依赖、白细胞功能受损、应用免疫抑制剂、吸烟等。在一项 32 例糖尿病患者与 32 例正常健康人对照的研究中，糖尿病患者跟腱更粗，足跖侧软组织更僵硬[29]。在糖尿病足的患者中，足跖侧软组织的机械僵硬程度增加 5 倍[30]。这项研究证实了以前一项研究结果，认为糖尿病周围神经病患者的足跖侧软组织更僵硬，导致负重时足静水压增加，负重区血供减少[29]。

糖尿病足溃疡不愈合的原因包括血运减低、深部感染、局部不能减少负重。伤口大小、持续时间及分期与 20 周治疗后能否愈合直接相关[31]。根据溃疡深度及缺血状况评定的 Brodsky 分期有助于判断住院及手术指征[32]（图 6-1）。苏格兰足部溃疡风险评分，根据脉搏、感觉性神经病变、足部畸形、溃疡

或截肢的病史将溃疡分为轻度、中度及高危，可用以判断溃疡的进展及愈合[33]。对 1000 例患者的前瞻性研究提出了一种糖尿病溃疡严重度评分，以下四项中每项 1 分：不能触及足背动脉搏动、探及骨、足趾外有溃疡、多发溃疡[34]。评分高，截肢风险高，患者每增加 1 分，愈合几率降低 35%。分高与初始伤口大、时间长有关，手术或住院治疗机会更大。

溃疡处理的第一步是清除坏死组织及周围的胼胝。这一步把慢性伤口转换成了新鲜的伤口，有利于愈合。椭圆形的伤口通常比圆形的伤口愈合好。伤口必须每周或更频繁的清创。第二步是减少局部的负重。虽然可以通过免负重来达到减压的目的，但患者的依从性较差。全接触石膏是金标准，是最常应用的减压方法。发现糖尿病石膏比半鞋或可移除支具愈合更快，愈合率更高[35]。虽然报道的全接触石膏很成功，但并发症发生率可达 17%[36]。根据溃疡位置从足趾到中足到足跟，溃疡愈合时间逐渐延长[37]。

高压氧作为糖尿病足的一个治疗方法已有 20 年的历史，但花费较高，仅在某些中心提供且治疗效果不确切。美国糖尿病协会及美国感染疾病社团的指南均建议高压氧的治疗仅限于对氧疗敏感的患者。当患者全身进入氧舱时，受累肢体的经皮氧分压提高[31, 38]。但不论什么方法使溃疡愈合，溃疡复发率高达 57%[36]。

溃疡愈合后，鞋垫要保持压迫处的减压，这点很重要。通过生物感应，21 位患者学会了新的行走方法以减低危险区域的足底压力[39]。这一技术在大样本上的临床结果还没有被证实。

感染

相比于无糖尿病的人群，糖尿病患者感染蜂窝织炎概率增加 80%，骨髓炎概率增加 4 倍，败血症及感染导致死亡可能性增加 2 倍，截肢风险增加 10 倍[1]。如果存在感染要考虑应用抗生素。未危及肢体的感染可口服抗生素。口服抗生素在某些情况下可缓解骨髓炎症状，但不能根治[40]。对伤口清创及口服抗生素没有反应的感染是危及肢体进而危及生命的感染，对这种患者要首选手术治疗并静脉应用抗生素。先凭经验选用胃肠外一代头孢抗生素，直到手术取得培养结果确定抗生素。

对感染性溃疡不推荐用局部抗生素，但对于广泛坏死导致的异味可以局部应用甲硝唑[22]。在一项双盲随机对照研究中，醋酸培西加南乳膏，一种合成

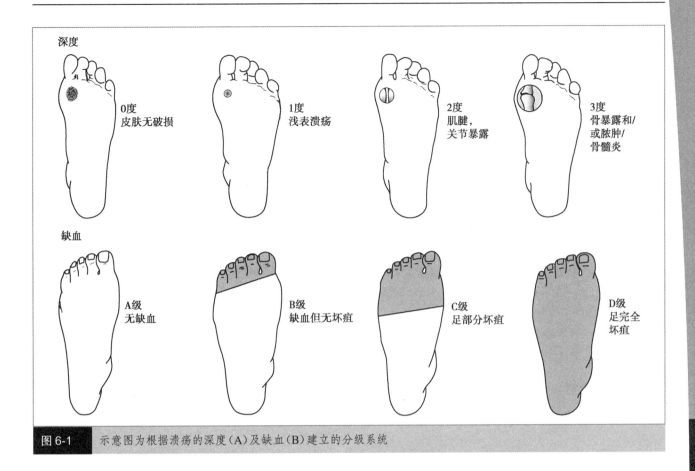

深度

0度
皮肤无破损

1度
浅表溃疡

2度
肌腱，
关节暴露

3度
骨暴露和/
或脓肿/
骨髓炎

缺血

A级
无缺血

B级
缺血但无坏疽

C级
足部分坏疽

D级
足完全
坏疽

图6-1　示意图为根据溃疡的深度（A）及缺血（B）建立的分级系统

的阳离子蛙皮素抗菌肽2（从蛙皮肤上提取出来的一种肽）类似物，处理轻度感染的溃疡与口服氧氟沙星一样有效[41]。因为银离子的抗菌性能，有人推荐局部应用含银的敷料，但其临床效果未得到证实[42, 43]。形成细菌的生物膜会影响溃疡的愈合，伤口处理中去除生物膜很关键。术中用洗涤剂冲洗可增加清创的效果，一些局部应用的有利于清除生物膜的方法也得到了临床应用[44, 45]。

棉拭子培养的方法因其污染率高而名声不好。最准确的是手术室外科准备后取材。深部组织包括骨及肉芽组织均应收集，而不仅仅是棉拭子蘸取的组织。大多数的糖尿病足溃疡有许多细菌污染；75%的溃疡发现每个有平均2.4种微生物[46]。需氧的革兰阳性球菌，主要是葡萄球菌，是最常见的致病菌[46]。需氧的革兰阴性杆菌常见于慢性感染或抗生素治疗后。在坏死及缺血的伤口中可见厌氧菌。随溃疡的加深，厌氧菌比葡萄球菌更多的繁殖。随溃疡时间的延长及细菌分化，细菌种类、抗药菌种会增加[47]。随血糖升高，溃疡伴发感染可能性增加，这是由于高血糖对中性粒细胞和粒细胞抑制造成的[48]。血糖控制不好与溃疡群有关，血糖控制非常不好与葡萄球菌和流行性链球菌富集的溃疡群有关[47]。糖尿病足

溃疡中多药耐受细菌的风险与深部反复溃疡，既往住院治疗，HbA1c水平增加，神经病变及视网膜病变有关[49]。

早期确定感染的类型和严重程度很关键[27, 50, 51]。一份2004的IDSA共识将糖尿病足部感染按严重程度分为四种[52]。2012年，糖尿病足国际工作组（IWGDF）建立了几乎类似的严重度分类[51]。最近，IDSA及IWGDF同意严重的糖尿病足部感染包括以下之中的2种全身炎性反应：体温高于39℃或低于36℃，心率高于90bpm，呼吸大于20次/分钟或$PaCO_2$小于32mmHg，WBC计数高于$12×10^9/L$或低于$4×10^9/L$[53]（表6-1）。早期的指南包括高血糖、氮血症、酸中毒，但这些在新的共识中取消了。其他组织也对严重糖尿病足感染提出过不同的指南[22]。

湿性坏疽及软组织气肿提示严重感染。骨髓炎最常见的单独致病菌是革兰阳性菌，尤其是金黄色葡萄球菌。但对于341例患者的调查发现，44%的骨培养显示是革兰阴性菌单独感染或与革兰阳性菌联合感染[54]。相对于革兰阳性菌，革兰阴性菌的感染常伴随恶臭、组织坏死及严重的临床感染表现[54]。

在感染的足部，要限制负重，因为感染会从高压力区（感染区）扩散到低压力区（非感染区），常见的

表 6-1	
国际公认的糖尿病足伤口感染分级	
分级	特点
I	无症状，无感染征象
	病变仅累及皮肤，伴局部 0.5~2.0cm 红热（无皮下组织受累或系统症状）
II	局部压痛或疼痛
	局部肿胀或硬结
	脓液流出（浓的，不透明到白色或血性的）
	红肿超过 2cm 加以下其中一点：局部压痛或疼痛、局部肿胀或硬结、脓液流出
	排除其他皮肤炎症原因（例如创伤、痛风、急性 Charcot 关节病、骨折、血栓、静脉淤滞）
III	局部感染侵及皮肤及皮下组织以下结构，如深部脓肿、淋巴管炎、骨髓炎、化脓性关节炎、筋膜炎
	无全身炎性反应
IV	不论局部感染怎样，有全身反应，体温超过 39℃ 或低于 36℃ 及脉搏超过 90bpm
	呼吸大于 20 次/min
	$PaCO_2$ 小于 32mmHg
	白细胞计数高于 $12×10^9/L$ 或低于 $4×10^9/L$
	未成熟白细胞比例超过 10%

是从跖侧扩散到背侧。感染沿着肌腱腱鞘在足部扩散。感染扩散的一个标志是当在远处按压时，溃疡口处可见脓液流出。足部任何一个间室受累时，间室内压力增高，会导致广泛的组织损伤。作为扩创手术的一部分，受累的间室要切开，所有的坏死组织要清除。

简单的外科干预包括脓肿引流、溃疡彻底扩创、伤口负压吸引。伤口负压吸引比局部湿敷料换药更有效，当糖尿病足感染溃疡扩创后应用起来也很安全[28]。更彻底的外科手术包括骨突切除、畸形矫正、肌瓣或游离软组织瓣或截肢。有时需要分期的重建手术。跟腱延长可减轻前足跖侧负重，使溃疡愈合[55, 56]。但过度的治疗会导致足跟部压力增加，跟足步态，继发的足跟部溃疡可能需要跟骨部分切除或小腿截肢[55]。最近报道跖筋膜切断会促进前足溃疡的愈合[57]。

截肢

因为足部伤口不愈合所致的截肢占下肢截肢的 85%。甚至微小的创伤也会导致截肢[58]。在肥胖与糖尿病间有强烈的相关性[59]。以下人群截肢风险更高：贫穷、种族或信仰的少数人群、50 岁以上、男

性、吸烟[60-62]。对 100 个糖尿病患者的调查发现严重足部感染的患者比中度感染的患者住院时间延长 60%[27]。严重感染患者截肢率 55%，中度感染截肢率 42%。但严重感染患者大肢体截肢发生率要高三倍。中度与重度感染的区分根据 IDSA 的共识（表 6-1）：发热、心率、呼吸，WBC 计数是全身炎症反应的指标。

截肢后，保留肢体长度与能量消耗成反比；残肢越短消耗能量越多。单侧截肢患者中，30% 在 3 年内对侧肢体也需要截肢[36]。2/3 的患者 5 年内死亡。在选择截肢平面时，医生要考虑有利愈合的平面（血供），也要考虑残肢功能。需要考虑的因素包括组织质量、感染范围、肢体的血运、患者的营养状态、免疫及行走能力。截肢水平可以分为部分足趾、足趾、经跖骨列的切除、Chopart、Syme、经胫骨、经股骨。跟骨骨髓炎比前足中足的骨髓炎更可能需要行经胫骨截肢[63]。中足截肢可能需要肌腱延长或松解或肌腱移位达到足部肌力平衡。跖骨头切除术后溃疡复发最常见于第一跖骨头，最少见于第五跖骨头切除[64]。第一次 Syme 截肢后，有文献报道伤口愈合率 84.5%[26]。糖尿病患者小的截肢后大肢体再截肢的风险与周围血管疾患密切相关[65]。经胫骨截肢伴有较高的伤残率及死亡率。但是，比较术后 1~3 年足部部分截肢手术患者，只有经跖骨截肢的死亡率比经胫骨截肢低[66]。经跖骨截肢与 Chopart 截肢比其他足部部分截肢行走能力更好，维持时间更长。过去十年中，在医疗保险覆盖的患者中下肢截肢的比率降低[67]。下降主要是指高位的截肢，低位保留肢体的截肢减少不明显。同时，其他骨科手段包括全接触石膏及跟腱延长的应用增加。

血管疾患

在糖尿病患者中，血管疾患比其他人群高 30 倍[36]。检查者一定要检查患者的胫后动脉，足背动脉搏动及毛细血管充盈时间。缺血表现及伤口不愈合更要关注血管状态。动脉超声多普勒在评价血供是否充足上很有效，检查的重复性很强且与检查者关系不大。结果报告足趾血压及踝肱动脉压比值。对于愈合可接受的指标为足趾血压超过 40mmHg 或踝肱指数超过 45mmHg。足趾血压比踝肱指数能更好地预测伤口愈合可能[68]。在正常血管中波形有三相。当血管钙化时，波形呈单相，读数会假性增加。经皮氧分压超过 30mmHg 预示愈合能力较好；即使有钙化形成时读数也没有太多假象。如果筛查时发现有缺血，可行动脉造影确定堵塞的部位。这项检查较贵，

且会有可能出现造影剂过敏，假性动脉瘤，在肾功能受损或脱水的患者中可能会出现急性肾衰竭。

没有一项筛查是 100% 准确的。当发现血管受损时，要咨询血管科医生以决定再血管化是否可行。再血管化的选择包括经皮腔内血管成形及血管搭桥。

Charcot 神经性关节病

Charcot 神经性关节病持续性累及破坏关节，在足踝部常见。这种并发症的发生率在普通糖尿病患者中不足 1%，在高危糖尿病患者中可高达 13%。男女患病风险相当。有这种并发症的患者 30% 双侧发病[32]。

对 Charcot 神经性关节病的发病机理有两种解释。神经创伤破坏理论认为关节破坏是由无知觉的足部累积的无意识的创伤造成的。而神经血管破坏理论认为骨的破坏及韧带松弛是神经调控的血管反应造成的。大多数的专家认为在糖尿病足患者中这两种机制均发挥作用。

若干研究支持在糖尿病神经性关节病中骨质疏松的影响。在负重情况下，局部的骨质疏松增加了骨折的风险。在 Charcot 反应骨中可见破骨细胞活性的增强，伴随细胞因子介导的骨吸收[69]。细胞核转换因子 NF-κB 表达增加导致破骨细胞基因表达增强，加强炎症性细胞因子的作用[70]。这些发现建议应用药物减少细胞因子的活性，减少破骨细胞的吸

收。有 Charcot 脱位的患者通常有正常骨密度，而 Charcot 骨折的患者骨密度降低。糖尿病的严重程度与 Charcot 神经性关节病的发生风险无关。Charcot 神经性关节病可在口服药物或饮食控制治疗的轻度糖尿病患者中发生。

Charcot 神经性关节病有三个经典的阶段[71]。Ⅰ期：碎裂期，临床特点为充血，水肿，皮温增高，关节周围红斑。Ⅰ期的影像学表现为骨的碎裂伴骨折及脱位。Ⅱ期：亚急性期或联合期，急性炎症表现减退，影像学发现骨碎片及新骨形成。Ⅲ期：慢性或融合期，关节周围的肿胀及发热减退，但可残留畸形。影像学可见碎块融合，但残存的关节畸形及骨缺损明显。

Charcot 关节病对足部的累及分为四个区域[32]（图 6-2）。Ⅰ型占 60%，累及中足，距跗关节，舟楔关节。继发的畸形塌陷导致跖内侧的骨突形成，容易导致压力性溃疡。Ⅱ型，占 30%～35%，累及后足，伴不稳定，导致足的脱位及溃疡形成。ⅢA 型，占 5%，累及踝关节，是最不稳定的类型。ⅢB 型，跟骨结节骨折，导致跟腱推进力弱，平足，撕脱的骨突引发溃疡。总之，Charcot 关节病累及的部位越靠近端，继发的关节不稳越明显。

在另一种分型中，Ⅰ型指距跗关节的破坏，距内侧突出，外展畸形[72]（图 6-3）。Ⅱ型累及舟楔关节，残留的距外侧骨突在第四、第五跖跗关节处。Ⅲ型

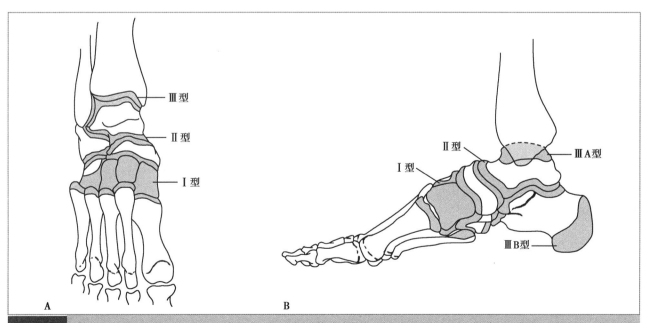

图 6-2　背面观（A）及侧面观（B）的示意图显示 Charcot 关节病按解剖部位的分型。Ⅰ型（中足）累及跖跗关节及舟楔关节。Ⅱ型（后足）累及距下关节，距舟关节及跟骰关节。ⅢA 型（踝）累及胫距关节。ⅢB 型（跟骨结节），跟骨结节病理骨折

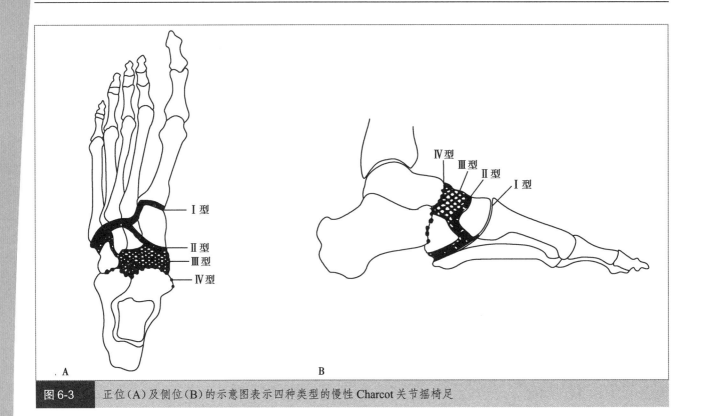

图 6-3　正位（A）及侧位（B）的示意图表示四种类型的慢性 Charcot 关节摇椅足

累及舟骨及内侧柱，塌陷后导致旋后内收畸形及骰骨跖外侧骨突。Ⅳ型累及跗横关节，在距舟关节及跟骰关节下方有骨突。根据足底摇椅足畸形的严重程度又分为 A、B 或 C 亚型（图 6-4）。

不论怎样分型，Ⅲ期（融合期）以后的治疗目的是使足部稳定，跖行，能够穿戴支具或矫形器及鞋。任何残留的畸形经过治疗要达到这些目的，预防足部溃疡及感染的发生。Ⅰ期的非手术治疗包括休息，抬高患肢及保护。需要应用每周更换的全接触石膏及最低限度的保护下负重，直到急性病程缓解。足部症状缓解后，可每两周更换石膏。在向Ⅱ期转变的过程中，肿胀及皮温开始稳定。可拆卸的行走靴及足踝支具可用以代替全接触石膏，持续减低前足及中足的压力。Ⅲ期时，可以应用个体化定制的保护性支具。

残留的畸形会导致慢性的压迫及继发溃疡。如果通过改变鞋子及支具不能防止溃疡的复发，则需

要考虑手术。足踝外科医生越来越愿意矫正获得性畸形以提高患者行走能力及生活质量。为达到此目的，可以应用内固定，外固定或联合内外固定。

手术并发症

踝关节骨折后，糖尿病患者更容易发生诸如伤口不愈合、感染、畸形愈合、延迟愈合、不愈合，Charcot 关节等并发症[73, 74]。踝关节 Charcot 关节病更常见于延误诊断，延期制动，或者是非手术治疗的踝关节移位骨折的糖尿病患者[75]。一项 160 000 例踝关节骨折患者的分析显示糖尿病占 5.7%[76]。这些患者有更长的平均住院时间，更高的住院期间死亡率，术后并发症率及非正常出院（所有 P < 0.001）。在其他几个选择性关节融合的综述中也报道了糖尿病患者有类似结果[77-79]。为评价与不愈合、延迟愈合、畸形愈合相关的危险因素，对 165 例行关节融合、截骨、骨折复位的糖尿病患者进行了回顾分析[80]。周围性神

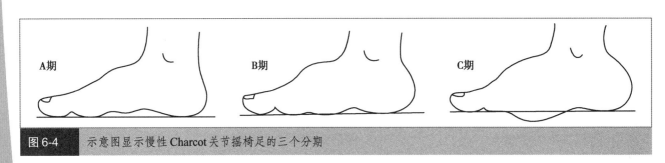

A期　　　　　　　　B期　　　　　　　　C期

图 6-4　示意图显示慢性 Charcot 关节摇椅足的三个分期

经病、手术时间、糖化血红蛋白高于 7% 与骨愈合并发症相关,其中周围性神经病相关度最强。对这些高危患者手术时,要强调血糖的控制、肢体血运、软组织保护及术后延长非负重时间 [73, 76]。

对风险的识别及预防措施

如果患者参加深度足部护理项目包括风险评估、足部护理教育、预防性治疗、必要时转诊专家,截肢率会减少 45% 到 85%[81]。所有的糖尿病患者应该每年进行足部检查 [82]。应该教育患者血糖监测的重要性,学会足部自我检查(表 6-2)。医生根据患者的病史及体检能预测未来足部并发症的风险。糖尿病溃疡的危险因素包括感觉丧失、脉搏减弱、足部畸形、反射异常、高龄、足部溃疡史或其他治疗史,神经疾病评分异常。

足部并发症的风险评分从 0～3 分(表 6-3),外观正常、感觉正常、畸形轻微,风险评估为 0 分。患者需要了解足部护理基础知识,每年检查,穿普通鞋

表 6-2

糖尿病患者足部护理建议

洗脚	每天洗脚,认真擦干,尤其是足趾间 不要泡脚(除非专业人士建议) 如果脚干燥,洗澡后涂一薄层润肤剂并擦干,不要在足趾间涂抹润肤剂
检查你的脚	每日检查足部,用不易碎的镜子查看足底,查看刮伤、裂痕及水疱;要查看趾间,如果你视力不好,请别人帮助查看
剪趾甲	沿趾甲边缘剪趾甲,将边缘磨平;不要剪进趾甲里面,如果趾甲周围发红,咨询专业人士
治疗鸡眼及胼胝	不要切割,不要用化学方法处理鸡眼及胼胝;不要应用强烈消毒药水及黏性胶布
避免过冷或过热	避免极端温度。洗澡前用手或肘部试探水温;不要在热的表面行走,包括沙滩及泳池周围水泥地面;冬天穿羊毛袜及护脚的靴子;不要接触热水瓶及热帖,如果夜间脚冷,穿袜子
选择鞋子	即使在室内也不要光脚穿鞋;不穿夹脚凉鞋;每天查看鞋里有无异物,钉尖,损坏及粗糙处;买鞋的时候就要舒服,不要太紧而寄希望于可撑开;换穿新鞋前要间断试穿;咨询专业人员哪种鞋更适合你
避免损伤腿部	不要穿紧腿的衣物;避免交叉双腿,否则会压迫腿部神经及血管
避免烟草及酒精	不要吸烟,不要过度饮酒
与健康咨询人士交谈	定期拜访健康咨询人士,确保每年至少四次的足部检查;一旦有水疱及疼痛,及时告诉他们同时告诉他们你有糖尿病

表 6-3

足部并发症的风险分级

分级	危险因素	治疗建议
0	无溃疡史 无畸形 无既往截肢 足脉搏可及 无感觉缺失	建议基础足部护理 每年检查足部 常规鞋子
1	无溃疡史 无畸形 无既往截肢 足脉搏可及 有感觉缺失	每日足部自检 建议糖尿病足护理 每 6 个月由医生检查足部 高帮鞋或跑鞋 非模塑,软的鞋垫。如可能全接触矫形器
2	无溃疡史 中度(病变前期)畸形(例如,踇僵症,跖骨头突出,爪形趾或锤状趾,胼胝,跖侧骨突,踇外翻,背侧骨突) 足脉搏可及 外侧单跖列截肢 感觉丧失	每日足部自检 建议糖尿病足护理 每四个月医生进行足部检查 高帮鞋或跑鞋 定制矫形器 必要的衬垫,包括硅胶趾套,分趾衬垫,锤状趾衬垫,跖骨垫 鞋外的改良包括跖骨衬条,摇椅足底,小腿延伸钢条,足跟内侧或外侧楔形垫
3	溃疡史 存在畸形(例如 Charcot 关节病,踇僵症,跖骨头突出,爪形趾,锤状趾,骨痂,跖侧骨突,踇外翻,背侧骨突) 截肢史(多列,第一列,经跖骨,中跗关节) 足脉搏存在或消失 感觉缺失	每日足部自检 对高危患者建议糖尿病足护理 每 2 个月医生进行足部检查 定制的分散应力的足部矫形器 深的,软皮,可调鞋带的鞋子 鞋外部修整包括摇椅底,小腿延伸钢条,低密度物质填充的踝压力缓冲 减压矫形器包括髌骨负重支具,足踝支具 对任何新发皮肤或足趾问题立即临床评价 有可能由足踝外科医生评价

子。相反，畸形、无感觉且有溃疡史的足部风险评估为 3 分。患者需要接受足部风险教育，每天要进行 3～4 次足部自检。行走或站立时要穿着保护性鞋子。交叉研究支持穿着摇椅底的鞋及定制的足踝支具可减轻足底压力，但这一结论需要长期临床研究证实其有效性[83]。大多数治疗糖尿病足病中心建议患者穿着增深、尽量少接缝、鞋带可调、定制、分散足底压力的鞋子。硬的矫正器要尽量避免。对一些患者，支具有利于提供稳定性、减少活动度、减压、均衡足部的负重并适应足部畸形。

高危的患者要每 2 个月由医生进行足部检查，并在每一次就医时由医生查看足部。此外，任何新发的皮肤及趾甲问题要立即进行临床评估。糖尿病患者的足部感染常继发于创伤，并伴随较高的住院率及截肢率。所以，糖尿病患者如发生足部创伤，尤其有血管疾患者，要尽快采取措施避免感染。

不同种族和性别在糖尿病的预防性护理上有所不同[84-87]。预防项目要关注患者的依从性及随访，尤其对于少数族裔群体。临床上多学科团队处理糖尿病足被反复证明可以提高临床疗效[27, 53, 88, 89]。

总结

全球对糖尿病足方面的负担正逐渐增加。对有效处理策略的研究很重要。患者教育及多学科团队早期干预会取得较好结果。

（李莹 译）

参考文献

1. American Diabetes Association: Statistics about diabetes: Diabetes from the National Diabetes Statistics Report, 2014 (released June 10, 2014). htttp://www.diabetes.org/diabetes-basics/statistics/. Accessed Septembert 3, 2014.

2. Hebert JR, Allison DB, Archer E, Lavie CJ, Blair SN: Scientific decision making, policy decisions, and the obesity pandemic. *Mayo Clin Proc* 2013;88(6):593-604.

   Epidemic rates of obesity are contributing to the rising rate of type 2 diabetes. Obesity has become a major public health problem.

3. American Diabetes Association: Economic costs of diabetes in the U.S. in 2012. *Diabetes Care* 2013;36(4):1033-1046.

4. Berlet GC, Philbin TM: The diabetic foot and ankle, in Lieberman JR, ed: *AAOS Comprehensive Orthopaedic Review.* Rosemont, IL, American Academy of Orthopaedic Surgeons, 2009, pp 1217-1224.

5. Ross MA: Neuropathies associated with diabetes. *Med Clin North Am* 1993;77(1):111-124.

6. Cornblath DR, Vinik A, Feldman E, Freeman R, Boulton AJ: Surgical decompression for diabetic sensorimotor polyneuropathy. *Diabetes Care* 2007;30(2):421-422.

7. Dellon AL, Muse VL, Scott ND, et al: A positive Tinel sign as predictor of pain relief or sensory recovery after decompression of chronic tibial nerve compression in patients with diabetic neuropathy. *J Reconstr Microsurg* 2012;28(4):235-240.

   Patients with diabetic neuropathy who had a positive Tinel sign over the tibial nerve at the tarsal tunnel were evaluated before and after surgical decompression of the tarsal tunnel. A positive Tinel sign predicted substantial relief of pain and improvement in plantar sensibility.

8. Valdivia Valdivia JM, Weinand M, Maloney CT Jr, Blount AL, Dellon AL: Surgical treatment of superimposed, lower extremity, peripheral nerve entrapments with diabetic and idiopathic neuropathy. *Ann Plast Surg* 2013;70(6):675-679.

   A retrospective review of 158 consecutive patients (96 with diabetes and 62 with idiopathic neuropathy) found that neurolysis of multiple sites of chronic nerve compression in the lower extremity resulted in improvement in sensation in 88% of patients with preoperative numbness and 81% of patients with impaired balance.

9. Vinik AI, Maser RE, Mitchell BD, Freeman R: Diabetic autonomic neuropathy. *Diabetes Care* 2003;26(5):1553-1579.

10. Wienemann T, Chantelau EA: The diagnostic value of measuring pressure pain perception in patients with diabetes mellitus. *Swiss Med Wkly* 2012;142:w13682.

    The authors determined that pressure algometry was not superior to measuring vibration perception threshold in patients with diabetes with or without painless plantar ulcers.

11. Richard JL, Reilhes L, Buvry S, Goletto M, Faillie JL: Screening patients at risk for diabetic foot ulceration: A comparison between measurement of vibration perception threshold and 10-g monofilament test. *Int Wound J* 2014;11(2):147-151.

    Vibration perception threshold testing and a 10-g Semmes-Weinstein monofilament wire testing were performed in 400 consecutive patients with diabetes. Vibration perception threshold testing identified a much higher number of patients at risk for foot ulceration than Semmes-Weinstein monofilament testing.

12. Donovan A, Schweitzer ME: Current concepts in imaging diabetic pedal osteomyelitis. *Radiol Clin North Am* 2008;46(6):1105-1124, vii.

13. Loredo R, Rahal A, Garcia G, Metter D: Imaging of the diabetic foot: Diagnostic dilemmas. *Foot Ankle Spec* 2010;3(5):249-264.

    The authors determined that no single best test for the evaluation of the diabetic foot exists and that multiple studies should be used.

14. Kapoor A, Page S, Lavalley M, Gale DR, Felson DT: Magnetic resonance imaging for diagnosing foot osteomyelitis: A meta-analysis. *Arch Intern Med* 2007;167(2):125-132.

15. Schweitzer ME, Daffner RH, Weissman BN, et al: ACR Appropriateness Criteria on suspected osteomyelitis in patients with diabetes mellitus. *J Am Coll Radiol* 2008;5(8):881-886.

16. Rozzanigo U, Tagliani A, Vittorini E, Pacchioni R, Brivio LR, Caudana R: Role of magnetic resonance imaging in the evaluation of diabetic foot with suspected osteomyelitis. *Radiol Med* 2009;114(1):121-132.

MRI has high sensitivity for the detection of osteomyelitis in a diabetic foot but has lower specificity compared with Charcot neuropathic joint destruction.

17. Toledano TR, Fatone EA, Weis A, Cotten A, Beltran J: MRI evaluation of bone marrow changes in the diabetic foot: A practical approach. *Semin Musculoskelet Radiol* 2011;15(3):257-268.

Both osteomyelitis and reactive marrow edema show an increased T2-weighted MRI signal, but osteomyelitis can be confirmed by T1 hypointensity in the bone marrow. A diagnosis of osteomyelitis is supported by the presence of a localized or contiguously spreading forefoot focus of abnormal bone marrow away from the subchondral surface and adjacent to a skin ulcer, cellulitis, abscess, or sinus tract.

18. Ranachowska C, Lass P, Korzon-Burakowska A, Dobosz M: Diagnostic imaging of the diabetic foot. *Nucl Med Rev Cent East Eur* 2010;13(1):18-22.

MRI is the gold standard for diagnostic imaging of the diabetic foot. The role of bone scanning is decreasing, but it can be helpful in the early stages of osteitis or Charcot neuro-osteoarthropathy. Inflammation-targeted scintigraphy is useful, and PET will become increasingly common.

19. Poirier JY, Garin E, Derrien C, et al: Diagnosis of osteomyelitis in the diabetic foot with a 99mTc-HMPAO leucocyte scintigraphy combined with a 99mTc-MDP bone scintigraphy. *Diabetes Metab* 2002;28(6, Pt 1):485-490.

20. Kumar R, Basu S, Torigian D, Anand V, Zhuang H, Alavi A: Role of modern imaging techniques for diagnosis of infection in the era of 18F-fluorodeoxyglucose positron emission tomography. *Clin Microbiol Rev* 2008;21(1):209-224.

PET with [18]fluorodeoxyglucose was reviewed for detecting and monitoring infection. This modality is effective for evaluation of osteomyelitis, infected prostheses, fever of unknown origin, and AIDS.

21. Nawaz A, Torigian DA, Siegelman ES, Basu S, Chryssikos T, Alavi A: Diagnostic performance of FDG-PET, MRI, and plain film radiography (PFR) for the diagnosis of osteomyelitis in the diabetic foot. *Mol Imaging Biol* 2010;12(3):335-342.

An ongoing study of 110 patients with diabetes with suspected infection compared surgical and microbial findings with the preoperative interpretation of [18]fluorodeoxyglucose PET studies. Although not as sensitive as MRI, PET was more specific.

22. Richard JL, Sotto A, Lavigne JP: New insights in diabetic foot infection. *World J Diabetes* 2011;2(2):24-32.

A review of the diagnosis and management of diabetic foot infections reported recent data on identification, assessment, and antibiotic therapy of diabetic foot infections.

23. Bone RC, Sibbald WJ, Sprung CL: The ACCP-SCCM consensus conference on sepsis and organ failure. *Chest* 1992;101(6):1481-1483.

24. Armstrong DG, Lavery LA, Sariaya M, Ashry H: Leukocytosis is a poor indicator of acute osteomyelitis of the foot in diabetes mellitus. *J Foot Ankle Surg* 1996;35(4):280-283.

25. Lipsky BA, Sheehan P, Armstrong DG, Tice AD, Polis AB, Abramson MA: Clinical predictors of treatment failure for diabetic foot infections: Data from a prospective trial. *Int Wound J* 2007;4(1):30-38.

26. Pinzur MS, Stuck RM, Sage R, Hunt N, Rabinovich Z: Syme ankle disarticulation in patients with diabetes. *J Bone Joint Surg Am* 2003;85(9):1667-1672.

27. Wukich DK, Hobizal KB, Brooks MM: Severity of diabetic foot infection and rate of limb salvage. *Foot Ankle Int* 2013;34(3):351-358.

A retrospectively controlled cohort study identified 100 patients with diabetic foot infection who required hospital admission. Patients with severe infection had an amputation rate of 55% compared with 42% for those with moderate infection, and their hospital stay was 60% longer.

28. Dzieciuchowicz L, Kruszyna L, Krasiński Z, Espinosa G: Monitoring of systemic inflammatory response in diabetic patients with deep foot infection treated with negative pressure wound therapy. *Foot Ankle Int* 2012;33(10):832-837.

Acutely débrided deep diabetic foot infection in 10 patients was safely treated with negative pressure wound therapy. Only one-half of the patients had an elevated WBC count and neutrophil concentration. C-reactive protein level was elevated in 9 patients and was the preferable parameter for both diagnosis and monitoring of treatment.

29. Cheing GL, Chau RM, Kwan RL, Choi CH, Zheng YP: Do the biomechanical properties of the ankle-foot complex influence postural control for people with Type 2 diabetes? *Clin Biomech (Bristol, Avon)* 2013;28(1):88-92.

A handheld ultrasonographic indentation system was used to measure the soft-tissue biomechanical properties of the Achilles tendon and plantar soft tissue of the foot in 32 patients with diabetes and 32 individuals without diabetes. Patients with or without neuropathy had a thicker Achilles tendon and stiffer plantar soft tissue than the healthy control subjects. These findings were correlated with the use of vestibular, somatosensory, or visual inputs to maintain balance in patients with diabetes.

30. Sun JH, Cheng BK, Zheng YP, Huang YP, Leung JY, Cheing GL: Changes in the thickness and stiffness of plantar soft tissues in people with diabetic peripheral neuropathy. *Arch Phys Med Rehabil* 2011;92(9):1484-1489.

This is a continuation of work by Zheng using ultrasonography to measure the thickness and stiffness of the plantar soft tissues comparing normal healthy controls to patients with diabetic peripheral neuropathy.

31. Margolis DJ, Gupta J, Hoffstad O, et al: Lack of effectiveness of hyperbaric oxygen therapy for the treatment of diabetic foot ulcer and the prevention of amputation: A cohort study. *Diabetes Care* 2013;36(7):1961-1966.

A longitudinal observational cohort study compared the effectiveness of hyperbaric oxygen therapy with that of other therapies for treating diabetic foot ulcer and preventing lower extremity amputation. All 6,259 enrollees had adequate lower limb arterial perfusion and a foot ulcer that extended through the dermis. Hyperbaric oxygen therapy was not found to improve outcomes.

32. Brodsky JW: The diabetic foot, in Coughlin MJ, Mann RA, Saltzman CL, eds: *Surgery of the Foot and Ankle,* ed 8. Philadelphia, PA,Mosby,2007, pp 1281-1368.

33. Leese G, Schofield C, McMurray B, et al: Scottish foot ulcer risk score predicts foot ulcer healing in a regional specialist foot clinic. *Diabetes Care* 2007;30(8):2064-2069.

34. Beckert S, Witte M, Wicke C, Königsrainer A, Coerper S: A new wound-based severity score for diabetic foot ulcers: A prospective analysis of 1,000 patients. *Diabetes Care* 2006;29(5):988-992.

35. Armstrong DG, Nguyen HC, Lavery LA, van Schie CH, Boulton AJ, Harkless LB: Off-loading the diabetic foot wound: A randomized clinical trial. *Diabetes Care* 2001;24(6):1019-1022.

36. Philbin TM: The diabetic foot, in Pinzur MS, ed: *Orthopaedic Knowledge Update Foot and Ankle,* ed 4. Rosemont, IL,American Academy of Orthopaedic Surgeons,2008, pp 273-290.

37. Pickwell KM, Siersma VD, Kars M, Holstein PE, Schaper NC; Eurodiale consortium: Diabetic foot disease: Impact of ulcer location on ulcer healing. *Diabetes Metab Res Rev* 2013;29(5):377-383.

The influence of ulcer location on time to healing of diabetic foot ulcers was studied in 1,000 patients using a multivariate Cox regression analysis. Time to ulcer healing increased progressively from toe to midfoot to heel but was not different for plantar and nonplantar ulcers.

38. Health Quality Ontario: Hyperbaric oxygen therapy for non-healing ulcers in diabetes mellitus: An evidence-based analysis. *Ont Health Technol Assess Ser* 2005;5(11):1-28.

39. De León Rodriguez D, Allet L, Golay A, et al: Biofeedback can reduce foot pressure to a safe level and without causing new at-risk zones in patients with diabetes and peripheral neuropathy. *Diabetes Metab Res Rev* 2013;29(2):139-144.

The usefulness of biofeedback was evaluated in 21 patients with diabetes and peripheral neuropathy who learned a walking strategy designed to reduce points of high plantar pressure during gait.

40. Embil JM, Rose G, Trepman E, et al: Oral antimicrobial therapy for diabetic foot osteomyelitis. *Foot Ankle Int* 2006;27(10):771-779.

41. Lamb HM, Wiseman LR: Pexiganan acetate. *Drugs* 1998;56(6):1047-1052, discussion 1053-1054.

42. Bergin SM, Wraight P: Silver based wound dressings and topical agents for treating diabetic foot ulcers. *Cochrane Database Syst Rev* 2006;1:CD005082.

43. Vermeulen H, van Hattem JM, Storm-Versloot MN, Ubbink DT: Topical silver for treating infected wounds. *Cochrane Database Syst Rev* 2007;1:CD005486.

44. Anglen JO: Comparison of soap and antibiotic solutions for irrigation of lower-limb open fracture wounds: A prospective, randomized study. *J Bone Joint Surg Am* 2005;87(7):1415-1422.

45. Lipsky BA, Hoey C: Topical antimicrobial therapy for treating chronic wounds. *Clin Infect Dis* 2009;49(10):1541-1549.

Clinically relevant information was provided on topical antimicrobial agents used for the treatment of nonhealing wounds. Using a newer, relatively nontoxic antiseptic was preferred to using topical antibiotics, especially those available for systemic use.

46. Pinzur MS, Gil J, Belmares J: Treatment of osteomyelitis in Charcot foot with single-stage resection of infection, correction of deformity, and maintenance with ring fixation. *Foot Ankle Int* 2012;33(12):1069-1074.

In 178 patients who underwent surgical correction of Charcot deformity, 73 had evidence of osteomyelitis at the time of surgery. The most common organisms were staphylococci. The cultures positive for *S aureus* were divided between methicillin-susceptible and methicillin-resistant organisms.

47. Gardner SE, Hillis SL, Heilmann K, Segre JA, Grice EA: The neuropathic diabetic foot ulcer microbiome is associated with clinical factors. *Diabetes* 2013;62(3):923-930.

Microbiomes were profiled from 52 neuropathic non-ischemic diabetic foot ulcers without clinical evidence of infection using high-throughput sequencing of the bacterial 16S ribosomal RNA gene. Wound cultures vastly underrepresent microbial load, microbial diversity, and the presence of potential pathogens. Deeper ulcers were associated with ulcer cluster and abundance of anaerobic bacteria. Longer duration was correlated with bacterial diversity, species richness, and relative abundance of proteobacteria. Poor glycemic control was associated with ulcer cluster and with poorest control increasing concentrations of *Staphylococcus*-and *Streptococcus*-rich ulcer clusters.

48. Wilson RM: Neutrophil function in diabetes. *Diabet Med* 1986;3(6):509-512.

49. Richard JL, Sotto A, Jourdan N, et al; Nîmes University Hospital Working Group on the Diabetic Foot (GP30): Risk factors and healing impact of multidrug-resistant bacteria in diabetic foot ulcers. *Diabetes Metab* 2008;34(4, Pt 1):363-369.

50. Aragón-Sánchez J: A review of the basis of surgical treatment of diabetic foot infections. *Int J Low Extrem Wounds* 2011;10(1):33-65.

An expert examination of the basis of nonvascular surgical treatment of diabetic foot infections emphasized the importance of anatomic concepts, the variety of possible clinical presentations, and the concepts of surgical timing

51. Lipsky BA, Peters EJ, Senneville E, et al: Expert opinion on the management of infections in the diabetic foot. *Diabetes Metab Res Rev* 2012;28(Suppl 1):163-178.

This update from the IWGDF offers a systematic review of diabetic foot infection management. MRI offers the most accurate means of diagnosing bone infection, but bone biopsy for culture and histopathology remains the standard. Culture-based identification of the infecting organism allows the optimal antibiotic treatment to be chosen. Appropriate surgical treatment and ulcer management are important. Adjunctive therapies are available, but the data supporting them are weak.

52. Lipsky BA, Berendt AR, Deery HG, et al; Infectious Diseases Society of America: Diagnosis and treatment of diabetic foot infections. *Clin Infect Dis* 2004;39(7):885-910.

53. Lipsky BA, Berendt AR, Cornia PB, et al; Infectious Diseases Society of America: Executive summary: 2012 Infectious Diseases Society of America clinical practice guideline for the diagnosis and treatment of diabetic foot infections. *Clin Infect Dis* 2012;54(12):1679-1684.

The authors summarize the clinical practice guideline, which includes a classification system and a vascular assessment.

54. Aragón-Sánchez J, Lipsky BA, Lázaro-Martínez JL: Gram-negative diabetic foot osteomyelitis: Risk factors and clinical presentation. *Int J Low Extrem Wounds* 2013;12(1):63-68.

The most common pathogens in 341 incidences of diabetic foot osteomyelitis were gram-positive organisms, especially *S aureus*. Gram-negative organisms were isolated in 44% (alone or with a gram-positive organism). Patients whose bone samples contained gram-negative organisms had a higher prevalence of leukocytosis and higher WBC counts than those with gram-positive organisms.

55. Colen LB, Kim CJ, Grant WP, Yeh JT, Hind B: Achilles tendon lengthening: Friend or foe in the diabetic foot? *Plast Reconstr Surg* 2013;131(1):37e-43e.

Two groups of diabetic patients with plantar forefoot or midfoot ulceration underwent soft-tissue reconstruction from 1983 to 1991 or from 1996 to 2004. The relative risk of ulcer recurrence was reduced by 94% with the addition of Achilles tendon lengthening to the original wound closure procedure.

56. Mueller MJ, Sinacore DR, Hastings MK, Strube MJ, Johnson JE: Effect of Achilles tendon lengthening on neuropathic plantar ulcers: A randomized clinical trial. *J Bone Joint Surg Am* 2003;85(8):1436-1445.

57. Kim JY, Hwang S, Lee Y: Selective plantar fascia release for nonhealing diabetic plantar ulcerations. *J Bone Joint Surg Am* 2012;94(14):1297-1302.

Sixty patients with diabetes were treated using a selective plantar fascia release for nonhealing diabetic neuropathic ulcers in the forefoot. Patients with preoperative metatarsophalangeal joint motion of 5° to 30° had an increase of at least 13° after the plantar fascia release healed.

58. Smith DG, Assal M, Reiber GE, Vath C, LeMaster J, Wallace C: Minor environmental trauma and lower extremity amputation in high-risk patients with diabetes: Incidence, pivotal events, etiology, and amputation level in a prospectively followed cohort. *Foot Ankle Int* 2003;24(9):690-695.

59. Pinzur M, Freeland R, Juknelis D: The association between body mass index and foot disorders in diabetic patients. *Foot Ankle Int* 2005;26(5):375-377.

60. Wachtel MS: Family poverty accounts for differences in lower-extremity amputation rates of minorities 50 years old or more with diabetes. *J Natl Med Assoc* 2005;97(3):334-338.

61. Moura Neto A, Zantut-Wittmann DE, Fernandes TD, Nery M, Parisi MC: Risk factors for ulceration and amputation in diabetic foot: Study in a cohort of 496 patients. *Endocrine* 2013;44(1):119-124.

Of 496 patients, 461 (92.9%) had diabetic neuropathy. Predictors of amputation were male sex and a neuroischemic diabetic foot. The combination of neuropathy and peripheral vascular disease added substantially to the risk of amputation. Men with combined risk factors should receive particular attention in the foot clinic.

62. Anderson JJ, Boone J, Hansen M, Spencer L, Fowler Z: A comparison of diabetic smokers and non-smokers who undergo lower extremity amputation: A retrospective review of 112 patients. *Diabet Foot Ankle* 2012 [published online ahead of print October 16].

A retrospective study of 46 nonsmokers and 66 smokers at risk for amputation because of diabetic foot ulcers found that the smokers underwent more amputations and more proximal amputations than the nonsmokers. Increased smoking in terms of pack years was correlated with an increased risk of proximal amputation.

63. Faglia E, Clerici G, Caminiti M, Curci V, Somalvico F: Influence of osteomyelitis location in the foot of diabetic patients with transtibial amputation. *Foot Ankle Int* 2013;34(2):222-227.

In an Italian study of 350 patients with diabetes treated for osteomyelitis, the rate of transtibial amputation was higher if the osteomyelitis involved the heel rather than the midfoot or forefoot.

64. Molines-Barroso RJ, Lázaro-Martínez JL, Aragón-Sánchez J, García-Morales E, Beneit-Montesinos JV, Álvaro-Afonso FJ: Analysis of transfer lesions in patients who underwent surgery for diabetic foot ulcers located on the plantar aspect of the metatarsal heads. *Diabet Med* 2013;30(8):973-976.

After Cox regression model analysis, a review of 119 patients who underwent resection of at least one metatarsal head found the highest risk of reulceration after amputation of the first metatarsal head and the least risk after amputation of the fifth metatarsal head.

65. Nerone VS, Springer KD, Woodruff DM, Atway SA: Reamputation after minor foot amputation in diabetic patients: Risk factors leading to limb loss. *J Foot Ankle Surg* 2013;52(2):184-187.

A review of 163 patients with diabetes who underwent a minor foot amputation and later underwent at least one subsequent major or minor lower extremity amputation analyzed possible risk factors including age, glycemic control, kidney function, previous kidney or kidney-pancreas transplantation, smoking history, and presence and severity of peripheral arterial disease. Only patients with peripheral arterial disease had a statistically significant relationship between conversion from minor foot amputation to major limb amputation. It is important to assess peripheral vascular status in all patients with diabetes before surgical intervention.

66. Brown ML, Tang W, Patel A, Baumhauer JF: Partial foot amputation in patients with diabetic foot ulcers. *Foot Ankle Int* 2012;33(9):707-716.

    The longevity, outcome, and mortality of partial foot amputations was examined as an alternative to transtibial amputation. Patients with transmetatarsal and Chopart amputations had high ambulatory levels and durability.

67. Belatti DA, Phisitkul P: Declines in lower extremity amputation in the U.S. Medicare population, 2000–2010. *Foot Ankle Int* 2013;34(7):923-931.

    The complete Medicare Part B claims database from 2000 to 2010 was searched for all codes designating lower extremity amputation as well as specific orthopaedic treatments of diabetic foot infection.

68. Apelqvist J, Castenfors J, Larsson J, Stenström A, Agardh CD: Prognostic value of systolic ankle and toe blood pressure levels in outcome of diabetic foot ulcer. *Diabetes Care* 1989;12(6):373-378.

69. Baumhauer JF, O'Keefe RJ, Schon LC, Pinzur MS: Cytokine-induced osteoclastic bone resorption in Charcot arthropathy: An immunohistochemical study. *Foot Ankle Int* 2006;27(10):797-800.

70. Jeffcoate WJ, Game F, Cavanagh PR: The role of proinflammatory cytokines in the cause of neuropathic osteoarthropathy (acute Charcot foot) in diabetes. *Lancet* 2005;366(9502):2058-2061.

71. Eichenholtz SN: *Charcot Joints.* Springfield, IL, Thomas,1966.

72. Schon LC, Marks RM: The management of neuroarthropathic fracture-dislocations in the diabetic patient. *Orthop Clin North Am* 1995;26(2):375-392.

73. Bibbo C, Lin SS, Beam HA, Behrens FF: Complications of ankle fractures in diabetic patients. *Orthop Clin North Am* 2001;32(1):113-133.

74. McCormack RG, Leith JM: Ankle fractures in diabetics: Complications of surgical management. *J Bone Joint Surg Br* 1998;80(4):689-692.

75. Chaudhary SB, Liporace FA, Gandhi A, Donley BG, Pinzur MS, Lin SS: Complications of ankle fracture in patients with diabetes. *J Am Acad Orthop Surg* 2008;16(3):159-170.

76. Ganesh SP, Pietrobon R, Cecílio WA, Pan D, Lightdale N, Nunley JA: The impact of diabetes on patient outcomes after ankle fracture. *J Bone Joint Surg Am* 2005;87(8):1712-1718.

77. Papa J, Myerson M, Girard P: Salvage, with arthrodesis, in intractable diabetic neuropathic arthropathy of the foot and ankle. *J Bone Joint Surg Am* 1993;75(7):1056-1066.

78. Perlman MH, Thordarson DB: Ankle fusion in a high risk population: An assessment of nonunion risk factors. *Foot Ankle Int* 1999;20(8):491-496.

79. Stuart MJ, Morrey BF: Arthrodesis of the diabetic neuropathic ankle joint. *Clin Orthop Relat Res* 1990;253:209-211.

80. Shibuya N, Humphers JM, Fluhman BL, Jupiter DC: Factors associated with nonunion, delayed union, and malunion in foot and ankle surgery in diabetic patients. *J Foot Ankle Surg* 2013;52(2):207-211.

    A retrospective study reviewed surgical complications in 165 patients with diabetes who had undergone arthrodesis, osteotomy, or fracture reduction. After adjusting for covariates, peripheral neuropathy, surgery duration, and glycohemoglobin were found to be significantly associated with bone-healing complications. Peripheral neuropathy had the strongest association.

81. Centers for Disease Control and Prevention: 2011 National Diabetes Fact Sheet. http://www.cdc.gov/diabetes/pubs/factsheet11.htm. Accessed August 28, 2014.

82. Singh N, Armstrong DG, Lipsky BA: Preventing foot ulcers in patients with diabetes. *JAMA* 2005;293(2):217-228.

83. Healy A, Naemi R, Chockalingam N: The effectiveness of footwear as an intervention to prevent or to reduce biomechanical risk factors associated with diabetic foot ulceration: A systematic review. *J Diabetes Complications* 2013;27(4):391-400.

    The effectiveness of footwear in preventing ulceration has not been examined, and findings conflict on the effectiveness of footwear interventions. The value of rocker-sole footwear and custom orthotic devices in plantar pressure reduction was supported in cross-sectional studies, but longitudinal studies are required.

84. Blumberg SN, Warren SM: Disparities in initial presentation and treatment outcomes of diabetic foot ulcers in a public, private and VA hospital. *J Diabetes* 2014;6(1):68-75.

    A retrospective chart review of patients with diabetes newly diagnosed with a foot ulcer found that patients treated in a Veterans Administration hospital had significantly higher amputation rates than those treated at adjacent private and public hospitals. The veterans were older than the patients at the other hospitals (mean age, 72.5 years), most were members of a racial minority, and most had a gangrenous ulcer.

85. Pu J, Chewning B: Racial difference in diabetes preventive care. *Res Social Adm Pharm* 2013;9(6):790-796.

    The 2008 Medical Expenditure Panel Survey outcome data on diabetic preventive care were assessed by reviewing participants' self-reports. Patients least likely to receive three elements of diabetes preventive care were identified as uninsured, Hispanic, relatively young, living in a rural area, or having a low family income.

86. Kim G, Ford KL, Chiriboga DA, Sorkin DH: Racial and ethnic disparities in healthcare use, delayed care, and management of diabetes mellitus in older adults in California. *J Am Geriatr Soc* 2012;60(12):2319-2325.

    The 2009 California Health Interview Survey descriptive statistics and logistic regression analyses were used in weighing data from a sample of 3,003 adults age 60 years or older with a self-reported diagnosis of diabetes mellitus. The findings revealed a need for racial and ethnic-specific interventions to reduce disparities in diabetes management.

87. Yu MK, Lyles CR, Bent-Shaw LA, Young BA: Sex disparities in diabetes process of care measures and self-care in high-risk patients. *J Diabetes Res* 2013;2013:575814.

Sex differences in processes of diabetes care and self-care activities were assessed in a cross-sectional analysis. Women were less likely than men to undergo dyslipidemia screening, reach a low-density lipoprotein goal, and use statins. No sex differences were observed in glycohemoglobin testing, microalbuminuria screening, or angiotensin-converting enzyme inhibitor use. Women were less likely to report regular exercise but had better adherence to healthy diet, glucose monitoring, and foot self-examination.

88. Kuehn BM: Prompt response, multidisciplinary care key to reducing diabetic foot amputation. *JAMA* 2012;308(1):19-20.

A multidisciplinary team approach to the management of diabetic foot infections was recommended by the IDSA .

89. Maderal AD, Vivas AC, Zwick TG, Kirsner RS: Diabetic foot ulcers: Evaluation and management. *Hosp Pract (1995)* 2012;40(3):102-115.

第二部分　神经肌肉类疾病

第7章
周围神经疾病

Vinayak M. Sathe, MD

Vinayak M. Sathe, MD

简介

相比于上肢，足踝部的周围神经卡压较少见，所以经常被漏诊。这种损伤会导致继发的慢性足踝部的功能受损且很难治疗。详细的病史询问、体格检查及各种辅助检查方法在大多数情况下可作出临床诊断。本章主要介绍常见的足踝部神经卡压的表现，诊断及治疗。

趾间跖侧神经瘤

趾间跖侧神经瘤最早 1845 年就有文献提出，意指第三趾间的疼痛。1876 年，由 Thomas Morton 描述，所以被称为 Morton 神经瘤。实际上，他报道了一个第四跖趾关节疼痛的病例，行跖趾关节包括周围软组织及三四趾间神经一并切除的手术。他叙述切除水肿的组织，并认为它是一个神经瘤。现在知道，这并不是一个真正的神经肿瘤。组织学描述是填充结构的硬化透明变性，神经纤维不伴沃勒变性的退变，神经元内或神经元周围的纤维化，基质弹性纤维增加[1, 2]。这种变化也称压迫性神经改变。

解剖

现在对病因也没有一个清晰的解释。提出过许多理论。跖间深横韧带曾被认为是神经压迫的部位及原因。神经内纤维化及变性的病理改变发生在跖间韧带（intermetatarsal ligament，IMTL）以远，支持 IMTL 直接压迫的理论[2]。在另一项研究中，对趾总神经分叉与跖间深横韧带的关系进行了研究，病变的部位在足跟离地及负重相一直在跖间深横韧带以远[3]。趾间神经痛切取的神经标本与正常神经标本比较研究发现，两种神经组织无明显差别[4]。

足跖侧有足底内侧神经（medial plantar nerve，MPN）分支为第一、第二、第三趾神经，足底外侧神经（lateral plantar nerve，LPN）分出第四间隙的趾总神经及第五趾外侧分支。一个研究认为第三间隙的神经由足底内侧及外侧神经共同组成，所以更粗更易损伤[5]，但这一点并未经临床证实。另一项研究认为第二及第三间隙更窄所以神经更容易在此受到挤压[6]。在 28% 的足部第三及第四趾总神经间有交通支，会导致疼痛，这可以解释神经瘤切除术后疼痛复发[7]。

另一个可能的原因是内侧三列与外侧两列的活动度不同。第一、第二、第三跖骨与楔骨间的固定更稳定，第四、第五跖骨与骰骨间的固定活动度更多。这会使趾总神经更容易受伤。尽管可以用这个理论来解释第三间隙，但不能解释第二间隙出现的神经瘤[8]。

其他趾间神经瘤的原因包括直接外伤，比如踩在尖锐物品上或挤压及牵拉伤。也有推测认为反复的活动，例如穿无弹性的鞋长时间在硬地面站立及行走会导致趾间神经瘤。在跑步者舞者或其他运动员，在剪切、跳跃、扭转、旋转动作中前足的高应力会导致趾间神经的损伤。类似，时髦的鞋具会使跖趾关节过度背伸，跖骨头强力跖屈，导致神经的损伤[9]。脂肪垫的萎缩会使神经更易受损。少数情况下，跖横韧带会变厚或有异常，松解后会使症状缓解[9]。其他外在的神经损伤原因包括腱鞘囊肿、脂肪瘤、跖趾关节不稳定。在 10%～15% 的患者中，跖趾关节镶松弛，第三趾内翻继发第三跖骨外移导致第三间隙变窄，引起趾间跖侧神经瘤[9]。跖板损伤导致跖趾关节的脱位或半脱位会对神经造成牵拉。神经的近端受到压迫后，远端对压迫会更敏感。任何原因包括创伤导致的跖趾关节的骨关节炎及滑囊炎会导致趾间跖侧神经痛。

病史及体格检查

趾间跖侧神经瘤最好发年龄为 55 岁（29～81 岁）。女性是男性的 4～15 倍[8, 10]。典型表现是在第二或第三间隙疼痛，第一及第四间隙少见或不典型。常为单侧发病，15% 可见双侧发病。有报道同一只脚发生两个神经瘤的概率为 3%[11]。患者主诉烧灼样痛，刺痛或放射到趾间的电击样疼痛。去除挤脚的鞋子会缓解症状；光脚在软地上行走会缓解症状。有些患者会主诉足趾下方饱满感。正常步态中的足跟着地后会足底负重，患者会为避免疼痛而尽力弯曲脚趾。

查体时重要的是要查看患者的力线，检查有无足趾的偏斜，爪形趾，与健侧比较有无肿胀及趾间饱满感。足跖侧及背侧的皮肤要检查鸡眼、胼胝及红斑。也要检查患者的鞋子，很常见患者的鞋子很挤。一定要触诊足部，要留意压痛及饱胀感。要查看每一个跖趾关节活动度，有无滑膜炎，有无松弛及不稳定。跖趾关节的抽屉试验可评价其稳定性。这对于排除引起疼痛的跖趾关节的病变很重要。每一个跖骨间隙要挤压查看确认疼痛的来源。

对趾间神经瘤，有很多检查发现。最常见的临床发现是跖侧压痛占 95%，放射到足趾的疼痛占 46%，触及肿物占 12%，麻木及趾间隙增宽占 3%[9]。另一项研究显示趾蹼间压痛 95%，足部挤压实验阳性占 88%，跖侧叩诊阳性占 61%，趾间感觉减退占 67%[12]。趾神经牵拉实验被认为 100% 敏感，并有 95% 的阳性预测价值。进行该检查时，双踝均置于极度背伸位，双侧怀疑间隙两边的脚趾被动极度背伸。如果患者主诉患足明显较对侧不舒服为阳性[13]。Mulder试验是内外挤压受累的跖骨头，同时从跖侧按压间隙。可及弹响并引起患者的症状则支持趾间神经瘤的诊断[14]。触诊受累的脚趾很少发现感觉减低。

整体的运动检查，包括运动及反射检查以排除腰部神经根病变，同时要检查腓肠神经，隐神经，腓浅神经的感觉。

诊断方法

正位、侧位、斜位的 X 光片用以评价有无关节脱位、半脱位、关节炎、游离体或其他异常。其他用以辅助诊断的检查包括超声及 MRI。对是否常规应用这两项检查仍存在争论。用这些方法时，神经瘤的大小很关键。在一项研究中显示超声及 MRI 都不准确。对病变小于 5mm 的病变超声尤其不准确[15]。这项研究显示依赖超声及 MRI 在 19 例患者中 18 例诊断不准确。详细的临床查体被认为是最敏感、最特异的诊断方法。另一项研究则认为超声是很好的诊断方法，准确率 92%[16]。

对趾间跖侧神经瘤没有可靠的电生理检查方法。在一项神经周围放置针头的感觉神经传导研究中，异常的下沉现象被认为是趾间神经瘤的特征性电生

理特点[17]。但总的来说，神经电生理检查主要用以检查近端神经的压迫或用以排除神经根的病变。

在趾间疼痛部位的选择性注射可以作为一种诊断方法。即使能够完全缓解症状，如果不能通过查体支持，也不要把它作为趾间神经瘤的确诊方法。

非手术治疗

早期治疗包括穿一双宽大、软的、系带且最好是低跟的鞋。这种鞋子可以让足趾散开，缓解局部压力同时减轻跖趾关节慢性过度背伸。跖骨头近侧软的支撑垫有助于缓解局部及前足压力，减轻疼痛。

局部应用可的松类药物可能会有帮助，但通常不会长期缓解。局部注射后 60%～80% 的患者会有疼痛缓解，30% 的缓解会持续到 2 年后[18]。在一项患者单盲的研究中，超声引导下注入 40mg 甲泼尼龙及 1% 的利多卡因。与对照组比较，3 个月后，激素注射组足部整体健康状况更好。这项研究显示，激素局部注射至少 3 个月会改善症状[19]。但激素注射会伴随严重的副作用，尤其是注射部位错误时。应用注射时要小心。有报道皮下脂肪垫的萎缩及皮肤变色。破坏关节囊，导致侧副韧带的破坏，继发的足趾向内侧或外侧偏斜是一个严重的问题。

即使治疗需要多次注射，神经瘤的酒精硬化治疗被报道安全有效。一项研究显示对趾间跖侧神经瘤超声引导下注射酒精取得 61% 的成功率[20]。在接下来的 101 例患者超声引导下酒精注射治疗中，94% 有部分或系统性缓解，84% 完全无痛。其中 30 例患者 6 个月后超声复查，发现神经瘤的大小减小了 30%[21]。然而，一篇证据等级 II 级的前瞻性研究 5 年随访报告，酒精注射对大多数患者不能长期缓解症状，而且可能合并严重的并发症[22]。其他非手术治疗方法包括 NSAIDs 药物，口服维生素 B_6（3 个月 200mg/d，之后 100mg/d），正临床试验用的三环类抗抑郁药、5- 羟色胺摄取抑制剂、抗癫痫药。总之，60%～70% 的患者确诊趾间跖侧神经瘤后非手术治疗失败需要手术[12]。

手术治疗

非手术治疗失败是手术治疗的指征。报道的手术成功率为 53%～93%[1, 8, 23-26]。手术切除神经是最常用的方法。其他选择包括神经切除外加将神经残端埋入临近神经或肌肉，神经移位，可合并应用趾间横韧带的松解，内镜松解趾间横韧带。内镜松解趾间横韧带报道可很好地缓解症状且并发症很少[27]。

也可不用关节镜，用腕管松解的器械进行 14 例患者 17 处神经的松解，报道术后平均 26 个月，14 例患者中 11 例疼痛症状完全缓解[28]。

　　通常，第一次手术取背侧切口，但也有报道应用跖侧切口。最近一项证据等级 I 级的双盲对照研究对比跖侧与背侧切口治疗原发性 Morton 神经瘤。两种方法，跖侧 87%，背侧 83% 均取得很好的临床结果，在疼痛、日常活动、痛性瘢痕上无明显差异。然而，虽然跖侧切口组伤口瘢痕并发症较常见，但背侧切口组误切除动脉而不是神经，伤口感染和裂开及神经切除后疼痛更常见[29]（图 7-1）。

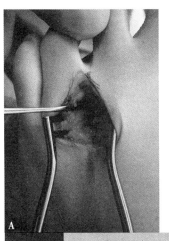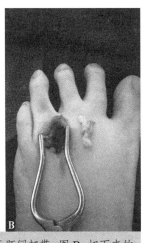

图 7-1　图 A，背侧入路显示跖间韧带；图 B，切下来的神经瘤（彩图见文末）

　　如果压痛点靠近近端，及在复发性病例中跖侧切口会更有用（图 7-2）。因为神经更偏跖侧，这一切口可更好地暴露神经（图 7-3）。手术切口要在两个跖骨头之间以避免负重区的痛性瘢痕。

　　不论选择什么切口，一定要分清及切除所有的跖神经分支，因为这些分支连着趾间神经，限制其向

近端回缩到前足负重区以近区域。手术关键是要在跖骨头以近切断神经。从近端延伸下来分支没被切断是持续性神经痛的主要原因。要尽量避免切除相邻间隙的神经瘤，这样会导致中间足趾的感觉严重丧失[30]。对 674 例原发性神经瘤切除手术的回顾性研究发现，38.9% 的病理标本中包括趾间动脉[31]。

　　有许多手术切除后的临床报告。在一项 56 例患者，76 处趾间跖侧神经瘤的文献中，71% 症状完全缓解，9% 症状改善，6% 交界性改善，14% 失败。然而，65% 的满意患者有残存的跖侧疼痛，32% 诉趾蹼间感觉正常[8]。另一项 66 例患者 5.8 年随访报告中，满意率 85%，约 70% 的患者需要改变鞋子以达到无痛[23]。一项 2008 年 120 例患者 5.6 年随访的研究，应用 Giannini 神经瘤评分评价结果，51% 为优或良，10% 中等，40% 差，平均 VAS 评分 2.5 分，第二间隙的神经瘤预后不好，作者报告术后长期效果比以前报告要差，主要问题是脚趾的麻木[26]。

　　神经瘤的复发不少见，症状与原来表现类似。症状复发原因可能是近端神经切除不彻底，或跖神经分支未完全切除[25, 32, 33]。膨大的神经瘤，通常在神经远端，需要大约 12 个月才大到足够引起症状。所以手术后几个月到几年，症状才会复发。

　　通常，症状持续存在或复发的神经瘤跖侧压痛明显。按压会产生 Tinel 征伴随电击样疼痛。临近跖骨头的压痛可能源自跖骨头下皮肤处的神经再生。一种翻修手术的方法是将神经残端埋入足内在肌中，据报道在 80% 的患者中可缓解疼痛[34]。

　　翻修手术要慎重，因为再次手术比初次手术效果更不确定。当检查患者发现趾间神经瘤症状复发时，医生要考虑鉴别上次手术切除不彻底，真正残端神经瘤复发，间隙诊断错误，邻近间隙神经瘤，近端跗管综合征或脊柱疾病导致的神经卡压。

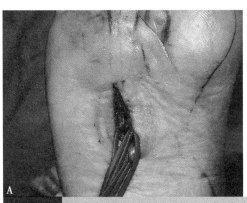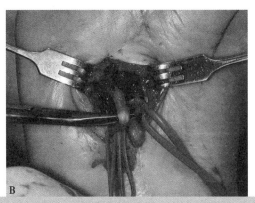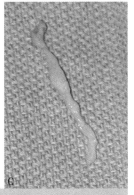

图 7-2　图 A，血管牵拉条放在三个神经下方，神经在趾长屈肌腱间脂肪组织中，跖筋膜深方；图 B，牵拉可更好地显露这些结构；图 C，对该例怀疑复发及伴邻近的神经瘤，切除跖神经（彩图见文末）

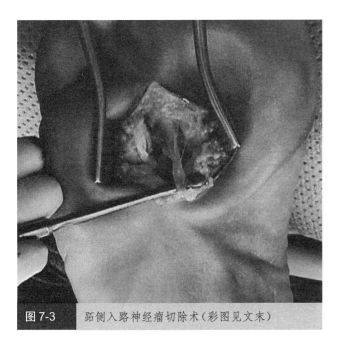

图 7-3 跖侧入路神经瘤切除术（彩图见文末）

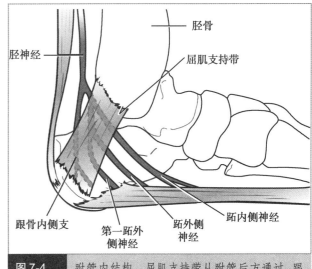

图 7-4 跖管内结构。屈肌支持带从跖管后方通过，跟内侧支可能在跖管上方从胫神经分出，可能会有许多分支，跖外侧神经的第一个分支可能从跖管内分出，跖内侧神经经常发出一个或几个跟骨支

跖管综合征

跖管综合征（Tarsal tunnel syndrome，TTS）是指胫神经或它的分支穿过跖管时受到卡压而发生的神经病变。最早 1960 年被描述，1962 年被称为跖管综合征[35]。该综合征可能是因为局部占位性病变或狭窄导致胫后神经症状。因为名称相近，经常把它与腕管综合征比较，但实际上，两者共同点不多。

解剖

在踝关节水平，屈肌支持带由腿部的筋膜组成浅层及深层，在内踝后方形成骨纤维性鞘管。间隙中通行的有胫后肌腱、趾长屈肌腱、鉧长屈肌腱、胫后动脉静脉及神经。鞘管的底是跟骨上部，距骨的内侧壁，胫骨远端内侧。鞘管近端及下部由屈肌支持带的上下边缘构成。在鞘管中，胫神经位于趾长屈肌腱与鉧长屈肌腱之间。

胫神经最后分为跖内侧及跖外侧神经，分支通常在鞘管内分出（93%～96%），其他的（4%～7%）在鞘管近端分出分支。近端分支被认为是 TTS 的一个危险因素，因为有两个神经进入相对狭窄的鞘管[36]。跟内侧支通常从胫神经发出。该神经穿过屈肌支持带给足跟的内侧及后侧提供感觉（图 7-4）。变异包括神经从屈肌支持带浅层通过[37]或从跖外侧神经分出[36]。

病史及体格检查

跖管综合征的患者通常会主诉烧灼样疼痛或足内侧及跖侧的感觉异常。此外，也可能是放射性、弥散或难以描述的疼痛。典型的疼痛症状是运动时加重休息后缓解。也可能在夜间因为异常的体位或压迫而症状加重。三分之一的患者主诉疼痛向近端放射到小腿中部（Valleix 现象）[9]。Valleix 现象指疼痛向近端放射而不是向远端放射，有时见于双卡压综合征。当出现 Valleix 现象时，压痛点位于神经走行处。

仔细的病史询问可鉴别其他可能的神经疼痛。鉴别诊断包括类风湿导致的慢性腱滑膜炎，腰椎病变导致的放射性疼痛，双卡压综合征。在双卡压综合征，近端的卡压症状更明显。糖尿病、维生素缺乏、酒精滥用均与双卡压综合征有关。

体格检查可对 TTS 病因有所提示。要站立位评价患者后足力线，后足外翻会导致神经受到牵拉，内翻会压迫神经。患者坐下时，小腿、踝及足的内侧要查看有无肿物，炎症或肿胀。检查 Tinel 征时要在后足中立位及外翻位检查以检查神经的敏感性。沿神经走行叩诊可能会引出感觉异常。后足相对于踝关节的内外翻会影响跖管的压力引起症状[38]。另一种诱发方法是背伸外翻实验，可在几秒钟内引发症状[39]。触觉敏感性及 Semmes Weinstein 单纤维检查可帮助确定受累的终末支。检查跖侧麻木及内在肌力减弱较困难，但相对于健侧小趾外展肌力，患侧小趾外展不能可作为小趾展肌神经受损的标志。

第二部分 神经肌肉类疾病

诊断方法

常规足踝的影像学检查排除骨性问题包括骨折，骨关节炎的骨赘等其他原因。如果怀疑占位性病变要行 MRI 检查。

在一项 35 例怀疑 TTS 患者的 MRI 检查中发现 85% 有异常[40]。MRI 研究显示在内翻及外翻中，跗管内容积变化导致神经压力不同[41]。超声可以作为诊断 TTS 的辅助方法，但与操作者关系很大。大多数患者进行了电生理检查，但仍未明确哪一种检查更可靠。一项研究认为电生理检查对跗管压迫诊断的准确率达到 90%[42]。电生理检查对于区分 TTS 与神经根性疾病及周围神经病变方面确有重要作用。最近一项研究评价神经传导速度（nerve conduction velocity，NCV）及踝关节周围肌电图（electromyography，EMG）的作用，发现神经传导速度（NCV）更有用，但现在共识是在 TTS 中没有一种电生理检查可靠且重复性好[43]。

非手术治疗

在无占位性疾病的情况下，建议的非手术治疗包括 NSAIDs 药，口服维生素 B，三环抗抑郁药。用石膏，行走靴暂时制动或矫形器矫正畸形，纠正足部旋前可能会对部分患者有帮助。在胫神经周围的趾长屈肌腱滑膜炎时可以行激素注射。其他方法包括冷敷、热敷，震动疗法不推荐使用，因为可能会激惹感觉神经。此外，理疗可与局部抗炎治疗，神经减压及离子透入疗法结合使用。

手术治疗

为达到良好手术效果，患者的选择很重要。阳性体检发现及适当的 NCV，EMG 及 MRI 检查有助于做出手术决定。

非手术治疗无效时建议手术治疗。在 TTS 中如存在占位性病变，包括脂肪瘤、腱鞘囊肿、静脉变异需要切除以减轻神经压迫。如果有其他 TTS 的致病因素，如后足不稳定，跟骨畸形愈合骨突等，手术中均要处理。

踝管有四个间隙[44]，仔细的解剖学分析发现跗管与腕管不同，它更接近于前臂。所以屈肌支持带更类似于前臂筋膜。跖内侧神经鞘管、跖外侧神经鞘管、跟骨鞘管被认为是跗管内另外三个鞘管。在最近的一项尸体研究中，在踝关节不同位置测量跖内侧神经、跖外侧神经鞘管及跗管内压力变化[45]。

这项研究发现在踝关节及距下关节位置不同时，三个鞘管内压力不同。三个鞘管内的压力增加可通过手术缓解，包括切除跖内侧及外侧鞘管间的分隔。

在一项 10 例 TTS 患者的报告中，作者切除鞘管顶壁及肌间隔前后，在足部不同位置下测量跗管，距内侧及跖外侧鞘管内压力[46]，他们设想在有症状的患者中压力比尸体研究中要高。他们发现，旋前及跖屈明显增加距内侧及外侧鞘管内压力导致神经压迫。鞘管松解及间隔切除明显缓解这些压力。术中测量的压力与尸体标本上的结果类似，只在某些体位下，距外侧鞘管压力较大。对距外侧鞘管影响较大的原因在于其从内踝到足底走行中成角较大。

在另一大宗报告中，87 个患肢的四个鞘管均行减压[47]。本组病例包括在跗管内行胫神经松解及距内侧、跖外侧、跟骨鞘管的松解。术后可以立即在厚敷料下负重行走，一周后去除敷料。平均随访 3.6 年，用传统术后评价方法，82% 优，11% 良，5% 中，2% 差。

有报道内镜跗管松解，一项短期随访的小宗病例报道显示结果良好[48]。

临床结果

当在跗管内可发现占位性病变时，手术效果好。在一组跗管内良性占位的短期随访的研究中。20 例中仅 13 例得到随访，患者平均 51.3 岁，症状持续时间平均 16.5 个月。最常见的病因是腱鞘囊肿有 10 例，其他病变包括滑膜软骨瘤病，神经鞘瘤和跗骨联合[49]，术前及术后行 VAS 及 AOFAS 评分，7 例患者满意，3 例结果中等，3 例不满意。

即使没有占位性病变，鞘管减压可以在 75% 的患者上得到症状缓解[9]。一项研究显示症状不超过一年的患者，术后 12 个月 AOFAS 评分更高[50]。

在 46 例 56 足的前瞻性研究中，行非手术及手术治疗，术前及术后的疼痛程度用 Wong-Baker FACES 疼痛评分法对足跖侧疼痛进行评分。研究显示在需要手术治疗的患者中术前运动神经传导延迟更明显。结论是"解剖疼痛严重度评分"在 TTS 患者的术前及术后评价中很有意义。非手术治疗失败的预测指标包括更长的运动神经传导延迟（7.4ms 或更长）及伴随的足部疾患[51]。

总之，怀疑有 TTS 的患者有更高的鞘管内压力。有些患者术后 5 年症状复发，只有一小部分报道松解术后症状缓解。即使经过成功的鞘管松解，有些患者症状无缓解，所以很难预测治疗结果。以前经常认为结果不好是松解不彻底。研究证实鞘管切开、隔膜切除减低了神经压力，更充分的鞘管松解可能会结果更好。

复发及翻修手术

通常，翻修手术比初次手术效果要差。手术失败的常见原因包括对解剖的了解不充分导致松解不充分，没有很好的松解，出血及瘢痕，松解时对神经及其分支的损伤，持续存在的神经过敏及原始的神经损伤。需要对每一种可能的失败原因进行分析并对症治疗[52]。有人建议将神经包裹以防止与周围组织粘连，可以用自身静脉、游离脂肪组织、胶原物质。如果神经已有损害，可用腓肠神经移植，有建议用胶原导管或游离静脉导管。最后，对于顽固的持续或复发性疼痛要考虑 2 型复杂性局部疼痛综合征（CRPS）的可能。

跖内侧神经（medial plantar nerve，MPN）卡压

MPN 卡压，或称慢跑者足，最早于 1978 年提出[53]。认为这种病状是由于在由跟展肌与舟骨结节构成的鞘管中 MPN 的卡压造成的。常伴有足的外翻畸形，长期跑步，特点是疼痛沿跖内侧神经由内侧弓放射到足趾。少见于挤压伤及神经的切割伤导致严重症状。

解剖

MPN 从胫神经发出，在跟收肌下走行，与足底内侧动脉静脉伴行。它支配跟收肌，终末支为跖筋膜下方的第一和第二，第二和第三，第三和第四跖骨间的跖间神经。它也分支支配足的内在肌。神经在趾长屈肌与跟长屈肌的内侧，邻近 Henry 结节。

病因

MPN 卡压见于有反复冲击及有跑步时创伤史的慢跑者，这会导致神经的慢性炎症。这种临床表现最常见于外翻平足患者，此时对神经有更多的压力及牵拉。高弓足也会对该神经造成牵拉。MPN 卡压在芭蕾舞者中少见。

临床症状和诊断

要做出 MPN 卡压的诊断，需要对该病高度警觉。很多情况下，症状持续一年以上才做出诊断。跑者常主诉足内侧里面的慢性疼痛。此外，也可有足弓处的疼痛，钝痛烧灼感，在跑步时可能会有足部的吃不住劲等感觉。疼痛很少会向上放射到踝部。

要进行足部的详细查体，尤其要查看有无后足外翻。要检查鞋子及矫形器。可以先让患者出去跑一圈再查应力试验。在有 MPN 卡压时，在足弓内侧舟骨后方可及压痛。可引出 Tinel 征，提示有神经的高敏状态。局部注射利多卡因缓解症状可以作为一个诊断方法。

治疗

初始治疗包括休息，鞋子的改变包括用足垫。可考虑口服抗炎药及试验性可的松注射。如果非手术治疗失败，考虑手术减压。通过松解跟收肌及 Henry 结节周围筋膜减压 MPN。此外，要松解部分跟舟韧带以充分减压 MPN。大多数 MPN 卡压的跑者非手术治疗症状会缓解。因为这种病例较少，暂未见大宗的报告。

跖外侧神经（lateral plantar nerve，LPN）卡压

LPN 第一分支（Baxter 神经）的卡压可表现为足跟跖侧疼痛。因为这个神经邻近跖筋膜炎的炎症部位，有人认为 20% 的足跟部慢性疼痛与该神经卡压有关。因为症状重合，所以准确的诊断很困难。

解剖

LPN 的第一个分支在跟展肌上方水平从其后方分出，少数情况下，它会从胫神经主干外侧直接分出。第一个分支从跟展肌及其筋膜下穿过，在跖方肌内侧筋膜上方走行。越过跖方肌筋膜后，在跖筋膜内侧缘下方走行，然后在趾短屈肌深方横跨足跟向足跟中部发出一个感觉支。终末支在小趾展肌的肌肉中。

病因

第一支的卡压出现在跟展肌及跖方肌间。直接的足部创伤及跟骨骨折可能会产生症状。典型的情况是 LPN 与其第一分支牵拉性神经炎。其他 LPN 卡压的原因包括跟展肌或跖方肌的肥大、副肌肉或滑囊、跟骨静脉丛的静脉炎。此外，平足的过度活动也会牵拉神经造成疼痛。

临床症状

这种症状 88% 累及 26～28 岁男性。患者主诉随走路或跑步增加的慢性足跟部疼痛。疼痛可向上放射到内踝或向下到足外侧。晨起第一步最痛，持续行走或休息也可能不减轻。

诊断

典型病例，在跗展肌起点有明确压痛，可向近端或远端放射并伴感觉异常。极度旋前或 Phalen 试验时（强力跖屈内翻）疼痛会加重。严重病例，相比于健侧患足不能外展第五趾。按压神经近端以排除近端的病变。排除其他足跟疼痛的原因很重要。跟骨浅感觉支的损伤或卡压也会导致类似的症状，这种情况临床表现为感觉减退，这在小趾展肌卡压中并不常见因为该神经无感觉支。

治疗

非手术治疗包括矫形器限制旋前和局部可的松注射。后内侧神经通道的松解及定制的全接触支具固定可能会有帮助[54]。切开足跟间室与 LPN 及其第一分支对应的跖侧中线对应的内侧壁。非手术治疗失败要考虑手术。要打开跗展肌的筋膜和部分跖筋膜以减压神经。

腓深神经卡压（前跗管综合征）

最早记录于 1960 年，1968 年被称为前跗管综合征[55]。较少见，患者主诉第一趾璞间伴感觉异常的足背烧灼样感觉。可能会伴有趾短伸肌的失用及力弱。

解剖

腓深神经在小腿近三分之一是运动与感觉神经的混合，位于胫前肌与趾总伸肌之间，与胫前动脉伴行，踝上 5cm 在趾总伸肌与跗长伸肌之间。大约踝上 1cm 分出一个混合神经，包括趾短伸肌的肌支及跗外侧关节的感觉支，另一支为纯感觉支与足背动脉伴行，在跗长伸肌与跗短伸肌间走行，支配第一指璞间隙的感觉。

伸肌支持带上束位于踝关节以近 5cm。下束呈 Y 形分成两束，上内束及下内束。前跗管是下内束远端的骨纤维。鞘管 1.5cm 长，浅层是伸肌下支持带，深层是距舟关节囊，外侧是外踝，内侧是内踝，

包括足背动脉、静脉、腓深神经、跗长伸肌腱、趾长伸肌腱、胫前肌腱、第三腓骨肌腱。

病因及体格检查

腓深神经有几个可能发生卡压的部位会产生略微不同的临床症状。病因可能来自不同的内在或外在机制。内在的压迫因素包括占位性疾病、骨赘、骨块、肌腹肥大、周围水肿。外在压迫因素可能是鞋紧，也可能与一次创伤或反复的创伤例如多次踝扭伤有关。

少见的近端的卡压可能来自于伸肌上支持带，这时可能会涉及趾短伸肌的运动支。可能会发生跗骨窦的疼痛及趾短伸肌的萎缩及无力。最常见的卡压部位在伸肌支持带下缘。因为运动支已经分出所以只有感觉症状。患者中足背侧有深在的疼痛，伴刺痛麻木及第一二趾间的烧灼感。活动后疼痛加重休息后好转。夜间可能因为踝跖屈神经受压而痛醒。紧的鞋子会加重疼痛，换鞋后可好转。趾短伸肌的肥大可能会导致仅仅远端感觉减退。

临床查体要从腓深神经全长触诊开始。腓骨颈处开始检查神经近端的压痛，Tinel 征。被动跖屈内翻踝关节跗管容积减小，牵拉压迫神经，可以引出神经症状[56]。

诊断

平片有很重要的作用。足踝侧位 X 线平片可以发现骨赘，尤其是距舟关节处的骨赘及骨折后骨碎块。CT 可以仔细查看跗管的骨性解剖，如怀疑肿物压迫，MRI 很有用。电生理检查可发现神经近端的病理来源，如腰神经根病变。也可以确定是否有趾短伸肌的累及以判断压迫是否在伸肌支持带上方。这个结果要与临床检查相对照因为正常人群 76% 有异常的自发收缩，38% 有运动减低[57]。电生理检查的数据技术上较难获取，解剖的变异使结果的解释更加复杂。

治疗

非手术治疗要先确认压迫的部位。换合适的鞋子会使神经的压迫减轻。矫形器的使用会改善力线减轻症状[56]。对合并踝关节不稳定患者理疗会有帮助。NSAIDs 类及抗炎药可能会有用。局部注射激素及局麻药是评价及治疗的一种有用手段。前跗管连续注射可能会缓解疼痛及感觉异常[56]。

非手术治疗无效需考虑手术治疗。行足背轻度

弯曲的 S 形切口,从第一或第二跖骨基底起,向上到踝关节。注意避免损伤腓浅神经的分支。要充分松解伸肌支持带以放松腓深神经。距舟关节背侧的骨赘及其他结构要切除干净。肥大的踇短伸肌可以切除。简单的缝合并用软的敷料包扎伤口。4～6 周内逐渐恢复运动,之前避免鞋子的压迫。

腓浅神经

腓浅神经(superficial peroneal nerve,SPN)卡压相对少见,被称为腓神经的单神经痛。在 480 例慢性腿痛患者的研究中,仅 3.5% 的疼痛是由于 SPN 卡压[58]。

解剖

腓浅神经在腓骨颈水平向外侧分出。它发出去小腿外侧间隔的腓骨长短肌运动支后,延续为感觉神经。它走行在外侧肌间隔中腓骨长肌之下,腓骨长肌与腓骨之间。在外踝上 10～12cm 离开外侧肌间隔,从腓骨长短肌之间穿出到浅筋膜。这个神经的走行有许多变化,在一项解剖研究中,72%SPN 在紧贴着筋膜的外侧间室中,5% 在前方及外侧间室中有分支,23% 在前方间室中。这个研究的临床意义在于 SPN 可能在外侧间室,也可能在前方间室也有分支[59]。在大约外踝上 6cm,SPN 分为中间背侧皮神经(intermediate dorsal cutaneous nerve,IDCN)及内侧皮神经(medial dorsal cutaneous nerve,MDCN)。SPN 的感觉支变异也会发生。在一项尸体研究中,发现 SPN 有三种分支类型。Ⅰ型(63.3%),SPN 从踝间隙水平上(8.1±1.78)cm 穿出筋膜,然后分为IDCN 及 MDCN(经典型)。Ⅱ型(26.7%),IDCN 及MDCN 分别从 SPN 分出。Ⅲ型(10%),单束的 SPN从踝关节间隙水平上(10.1±7)cm 穿出筋膜,该束的走行类似 MDCN[60]。

病因

常见的卡压部位是外踝尖上 8～12cm,此处神经穿出外侧间室的深筋膜。当穿出外侧筋膜时锐利的筋膜缘卡压神经。这种撞击也可能是小腿慢性劳累性筋膜间室综合征的一部分。典型的 SPN 损伤发生在反复踝关节内翻扭伤时对神经的牵拉。这种损伤也发生于舞者和其他外侧韧带损伤的患者。这些患者通常腓骨肌发达,当神经穿出短的纤维鞘管时压迫神经[61]。从前方显露踝关节时可能会发生医源

性的损伤。踝关节镜是常用的手术,294 例无创牵拉踝关节镜手术并发症的研究中,6 例(2%)前外入路有神经并发症,主要是 SPN 的 IDCN 损伤[62]。

另一个常见的 SPN 损伤原因是直接创伤。筋膜切开减张导致腓神经鞘管移位,导致对神经的牵拉和撞击。其他原因包括腱鞘囊肿、腓骨骨折、下胫腓拉伤、化疗导致的神经病变及水肿。

发生率及临床表现

在慢性腿痛的 480 例患者中,有 17 例(3.5%)SPN卡压[58]。男女无差别,多发生于 28～36 岁。SPN 卡压常见于跑步者,也有曲棍球、足球、球拍类运动员发病[9]。

临床表现各异,典型的病例,疼痛位于小腿前方中远端三分之一,向足背放射。也可主诉踝外侧延伸到跗骨窦及足背的麻木及刺痛感。夜间及静息痛少见,通常运动后加重。足部检查无明显肌力减退,三分之二无足部感觉减退。

诊断

要排除下腰部病变及腓总神经撞击等近端病因。可在外踝上 8～12cm 沿神经走行叩诊确认 SPN 激惹。三种诱发试验可以牵拉神经帮助做出诊断。①在卡压处握住患者足部,让患者抗阻力主动背伸及外翻足部。②不压神经,被动跖屈及内翻足部。③被动内翻牵拉踝部时,检查者叩击足部。3 者中有 2 项疼痛或感觉异常为阳性[63]。最近,有报道屈曲第四趾可以显示 SPN 皮下走行[64]。

影像/检查

标准的负重位踝关节影像用以排除由腓骨、骨痂、骨赘、骨软骨瘤引起的骨性撞击。CT 及 MRI 只在特殊需要时应用。NCV 检查是诊断的辅助措施。一项研究发现传导速度健侧为 49m/s 而患侧平均为28m/s[58]。但正常的 NCV 不能排除 SPN 卡压的诊断,所以只能作为一项辅助检查方法。

非手术治疗

在压痛最明显处局部注射麻醉药既可以作为诊断方法又可以作为治疗。SPN 卡压被认为非手术治疗效果比 DPN 效果差。鞋外侧抬高可减小踝及神经的内翻应力。应用 NSAIDs,神经药物例如加巴喷丁,5-羟色胺再吸收抑制剂,休息、理疗可能会有帮助。

手术治疗

非手术治疗失败后,可以考虑手术治疗。如果合并踝关节不稳定,要同时重建外踝韧带。要在 SPN 穿出深筋膜处与周围组织松解。术前要标记神经卡压处。要松解 SPN 进入腓纤维鞘管处,可能 3～11cm。若存在劳累性慢性筋膜间室综合征,外侧筋膜间室要充分减张。建议在靠近前侧筋膜间室处彻底打开腓鞘管。在一项研究中,通过这种方法 80% 的患者症状缓解[58]。其他研究支持外踝上 5～8cm 较小范围的减张[65]。有限减张要注意临床症状,压迫部位,有无劳累性筋膜间室综合征。不同的减压方法要经过长期随访研究证明其效果。

腓肠神经

腓肠神经的压迫比较少见,但因为它是一个单纯的感觉神经,所以被深入的研究。这条神经经常被切取做神经移植。

解剖

腓肠神经源自 S1 及 S2 神经根。对它的研究很多,关于它的分支名称混乱。这样会给对比文献及数据造成困难。最近的一篇尸体研究文献及综述详细记录了这些具体的名称[66]。腓肠神经解剖的共识有以下几点:典型的是由两个部分融合而成:内侧支来自胫神经(腓肠内侧皮神经 -MSCN 或胫神经部分),外侧部分来自腓肠外侧皮神经(LSCN 或腓总神经部分)。然而,它也可能只有一部分,或者胫神经部分或者腓总神经部分。73% 由胫神经及腓神经分支融合而成(Ⅰ型)。腓神经交通支可能从 LSCN 分出(Ⅰa型)或直接从腓总神经分出(Ⅰb型)。

24% 的情况 MSCN 独自形成腓肠神经,LSCN 独立走行(Ⅱ型)或 LSCN 缺如(Ⅲ型)。

3% 的情况 LSCN 形成腓肠神经,MSCN 止于小腿远端(Ⅳ型)或缺如(Ⅴ型)。

腓神经交通支(peroneal communication branch,PCB)出现率 63%,有三种来源,A 型:PCB 来自 LSCN 占 74%;B 型:PCB 与 LSCN 一起从腓总神经(CPN)发出占 16%;C 型:PCB 及 LSCN 分别从 CPN 发出占 10%,腓神经交通支经常在 LSCN 的内侧及近端。

总之,腓肠神经始于腘窝以远,在腓肠肌两个头间走行,在小腿后方中 1/3 穿出深筋膜。在此,通常腓神经交通支与其会合。在跟骨上 10cm,腓肠神经经过跟腱的外缘,在外踝的后方及下方向远端走行。在外踝的跖侧及腓骨肌腱的后方走行后,在足的侧方向前走行,终支为背外侧皮神经。然后在第五跖骨基底水平分为跖侧及背侧支。背侧支发出到第五趾外侧的趾背神经,也可能与其他第四或第五肢的分支交通。跖侧分支支配远端外侧边缘的感觉,可能与跖外侧神经的远端融合。腓肠神经支配小腿及踝的后外侧、足跟、足及第五趾外侧,可能还有第四趾。

病因

创伤发生的腓肠神经卡压可能来自直接创伤挤压或跟骨、第五跖骨、距骨后外侧突及腓骨肌腱籽骨骨折、踝关节扭伤时的牵拉伤。少见情况下,后外侧或踝关节镜后入路可合并该神经损伤。

临床表现

腓肠神经卡压的症状与足部其他部位神经卡压的症状类似,患者常主诉慢性烧灼样疼痛、麻木、小腿后外侧刺痛,经常夜间或用力后加重。在跟腱的腱腹交界处后外侧可及轻中度压痛,是最常见的纤维压迫处。有些患者会报告反复的踝关节扭伤及不稳定。沿神经走行可叩及 Tinel 征。疼痛很难定位,但沿神经走行可及局部压痛[9]。应力试验如足跖屈及内翻会引发症状。

局部外伤史、跟腱手术、关节镜手术、跟骨骨折手术时腓肠神经可能受累。S1 神经的牵涉痛要予以排除。如果只是腓肠神经受累,小腿的运动及反射应该是正常的。

诊断方法

诊断主要依靠病史、症状、体格检查。平片用以排除骨折、骨痂、距下关节骨关节炎和其他异常。如果怀疑踝关节不稳定,要行踝关节应力位检查。因为神经的解剖变异,电生理及 NCV 检查也许有用但作用有限。MRI 可用以查看占位性病变。如果怀疑有骨性压迫神经,可行 CT 检查。局部诊断性注射利多卡因可帮助明确症状来源。

治疗

如果踝关节不稳定是症状原因,可以考虑非手术治疗。踝关节支具和增强力量及本体感觉的理疗可帮助缓解症状,治疗水肿等可缓解症状。局部辣椒素或利多卡因贴片合并应用三环抗抑郁药可能会有帮助。

如果非手术治疗失败且卡压点确定,可以考虑手术治疗。骨块、骨痂、腱鞘囊肿导致的压迫可以通过手术解决。手术彻底减压时要减少对神经的干扰。其他术式，包括腓骨肌腱稳定、外侧韧带修补、跟骨外侧壁切除也可以一并实施。损伤导致的神经瘤或者切除或者移位到不易损伤的部位。

内跖侧固有趾神经综合征

内跖侧固有趾神经（medial plantar proper digital nerve，MPPDN）综合征 1971 年首次在一例创伤性趾跖内侧固有神经周围纤维化的患者上报道[67]。损伤发生在神经穿过第一跖趾关节或踇趾内侧处。在需要反复转向，撞击的运动如跑步、篮球、滑雪及芭蕾中，反复创伤是其原因。鞋紧导致的慢性压迫也可能是其原因。

解剖

MPPDN 从跖内侧神经分出，后者是胫神经的内侧分支。MPPDN 终末在第一跖骨基底分为两支：内侧支形成第一趾总神经，外侧支形成第二第三趾总神经。当 MPPDN 在皮下向远端走行时，它支配第一跖趾关节、踇趾、趾间跖内侧的感觉。

临床表现

典型病例，患者主诉行走及穿紧鞋时踇趾内侧疼痛及感觉异常。可在足趾有一感觉缺损区或趾间关节近侧有增粗压痛的神经。某些病例触觉减退或过敏可与 Tinel 征并存。前足外翻或第一跖列跖屈可能是一个致病原因。踇趾的异常旋前会导致软组织与骨的剪切应力导致症状。

诊断

详细的病史及体格检查对 MPPDN 卡压的诊断很重要。最近，介绍了一种新的测量 MPPDN 神经传导速度的方法[68]。一种记录 MPPDN 感觉神经运动电位的方法指出距离第一跖骨 8～10cm 逆向 MPPDN 刺激可产生明确的感觉神经运动电位（SNAP）反应。这种 NCV 研究可评价沿感觉神经纤维的脉冲。它也可以用来定位与背侧根的腱鞘囊肿（DRG）有关的神经病变。DRG 位于神经孔处，含感觉神经细胞元。近端的病变（神经根，脊髓）即使有临床感觉变化，仍会保留 SNAP。这是因为从细胞体到神经轴的轴移未受影响。SNAPs 被认为在检查不全的周围神经损伤中比运动神经的动作电位更敏感。

治疗

初始的治疗包括改变鞋子，保护性及适应性足垫，矫形器等非手术治疗。局部激素注射可能会有帮助，但因为部位浅表，可发生皮下萎缩症状加重。手术治疗包括手术神经松解，神经移位远离籽骨，或籽骨修整帮助减压神经。

复杂性局部疼痛综合征（complex regional pain syndrome，CRPS）

CRPS 是一种自发的神经病理性疼痛。对医生和患者都是一种挑战。因其慢性及经常复发的病程会给患者带来严重的影响。1864 年，一位美国内战时的医生称这种情况为灼性神经痛。此后，又被赋予过很多名称，包括 Sudeck 营养失调、反射性交感神经营养失调、创伤后营养失调、痛性骨质疏松、交感神经痛。为减少命名的混淆，国际疼痛研究学会（IASP）建议使用"complex regional pain syndrome"（CRPS），"复杂"指有复杂多样的临床表现，"局部"指多种临床病症的范围局限。

早期的诊断及治疗可预防长期的残障。因为既往对这种疾病机制的不了解，没有什么治疗被证明是有效的。最近 10 年的研究对其病理生理机制有了更多的了解，认为它是许多因素造成的。周围及中枢神经系统均与其发病机制有关。每个 CRPS 患者的发病机制甚至同一个患者的不同发病时期的发病机制都可能不同，尤其其从"暖"或急性 CRPS 转变到"冷"或慢性 CRPS 有时。

CRPS 通常起病于急性组织损伤后。它是典型的神经病理性疼痛的过度反应，包括严重的烧灼样疼痛，痛觉过敏及触摸痛，可能伴发自主神经的变化，包括出汗、皮肤颜色及皮肤温度的变化，也可见皮肤、毛发、趾甲的营养性改变。也可出现功能改变包括力弱，活动度减少及震颤。如果因为反复的刺激中枢神经系统受累，神经通路发生塑性改变，则急性疼痛转为慢性疼痛。

分型

IASP 分型将 CRPS 分为两型。临床表现在二者中类似但有两点不同：I 型肢体疼痛恶化，II 型与神经损伤有关。

I 型 CRPS

1. 起病后，出现整个肢体的感觉，运动及自主神经反应。

2．自发性疼痛，触摸痛（无痛的刺激会产生疼痛）或痛觉过敏（疼痛感觉夸大）在整个肢体出现，不局限于某一个周围神经的分布区。

3．多汗反应（皮肤的异常血流）导致出汗增多、血管扩张、疼痛部位皮肤温暖。

4．无其他原因解释这些变化。

Ⅱ型CRPS

1．存在周围神经损伤且常是诱发因素。

2．感觉运动及自主神经变化不只限于某一个周围神经的分布区。

3．运动改变包括运动丧失源于运动轴突的直接损伤。

4．肿胀和营养性改变分离。

流行病学

CRPS 影响所有的年龄，但相对于成年人，儿童患者更易延误诊断。一项研究中，发病率每 10 万人口每年发病 5.46 例。女男比例 4∶1，起病年龄平均 46 岁。上肢是下肢受累的两倍。在 46% 的病例中骨折是诱发因素 [69]。至少美国每年就有 5 万例新发 Ⅰ 型 CRPS[70]。发生与吸烟有密切关系。

病理生理改变

导致 CRPS 的因素很多，虽然病理原因不清，但提出了许多假设。公认的是不同机制可能同时起作用。CRPS 不只是交感神经的问题，也是中枢神经系统的疾病[71]。

不同的机制包括中枢及周围神经的敏化作用、交感功能受损、炎性因素、基因、脑的塑性、心理因素[72]。

病史及临床检查

患者可回忆起特定创伤，在没有创伤史而持续疼痛的患者，要慎重诊断。典型的症状是自发性疼痛、痛觉过敏、触摸痛、异常的血管运动和运动功能在常规创伤愈合时间以后仍存在。症状可能会加重，随 CRPS 进展，患者会出现心理的改变。

患者会过度保护患肢。会选取保护性体位，有时患者不允许触摸或检查受累肢体。

皮肤的变化可能是干燥、温暖、红斑或冷、蓝和花色。皮温的差别经常会超过 1℃。运动功能障碍包括震颤、肌张力障碍、痉挛无力且不能持久。晚期可能会出现肌肉失用及关节挛缩。可能存在腱反射

亢进。此外皮肤可能存在营养性改变包括皮下脂肪减少，趾甲可能肥厚。

诊断

CRPS 主要是一个临床诊断，不能依靠辅助检查诊断。鉴别诊断可帮助排除其他可能原因。感染和其他系统性疾病可通过 CBC、C 反应蛋白、血沉、抗核抗体、血钙、碱磷酶水平及甲状腺功能检查等明确。

足踝及下肢的平片通常在伤后 4～8 周可见点状骨质疏松性改变 [73]。失用性骨质疏松继发于受累肢体的活动减少。其他检查包括出汗实验、温度记录、肌电图。如果存在血管运动及泌汗功能异常建议行局麻诊断性交感神经阻滞。如果能减少 50% 的疼痛认为阻滞有效。

Tc-99m 的三项骨扫描用以确诊 CRPS。在疾病的早期有助于诊断，表现为延迟的 3 相摄取增加。在疾病的晚期，骨扫描的准确性不确定。在早期，有报告其敏感性为 44%～96%，特异性为 75%～98%[74]（图 7-5）。

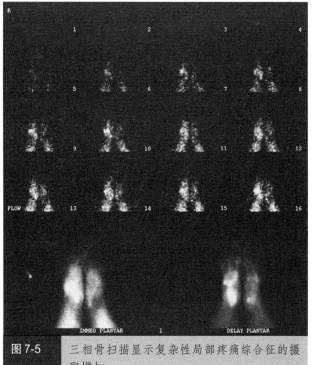

图 7-5　三相骨扫描显示复杂性局部疼痛综合征的摄取增加

治疗

治疗 CRPS 要多种手段联合应用。既要考虑生理因素也要考虑心理因素。患者要咨询骨科医生、神经科医生及家庭医生。有时接诊的理疗师会做出诊断。主要的治疗目的是控制疼痛，恢复患肢功能，

生理及心理的康复。治疗要关注疼痛及临床表现的严重程度。心理评估有助于缓解焦虑、抑郁、睡眠障碍。

物理治疗是治疗的重要一部分，它可以帮助缓解水肿，避免关节粘连及肌肉失用，保持肢体功能，减轻肢体的敏感状态。对 CRPS 患者物理治疗的系统回顾中，有 II 级证据支持物理治疗及药物治疗可很好的缓解疼痛[75]。

许多药物曾用以治疗 CRPS。加巴喷丁及普加巴林很常用。抗抑郁药、NSAIDs 类、阿片类及激素类也被疼痛及心理治疗团队使用。其他的新药包括抑制骨吸收的双磷酸盐。自由基清除剂如二甲亚砜、N- 乙酰半胱氨酸、甘露醇被证明效果不明显。

在腕关节骨折，应用维生素 C 被证明有效。最近的一项研究中，患者每日给予 1g 维生素 C 以预防足踝部 I 型 CRPS，研究证明，维生素 C 可以预防 I 型 CRPS，作者建议用维生素 C 作为预防的方法[76]。

局部治疗方法包括利多卡因贴、芬太尼贴、透皮可乐定，辣椒素被越来越多的疼痛治疗团队使用。

处理 CRPS 的核心是控制疼痛。如果药物不能有效控制疼痛，可以考虑局部神经组织。交感神经阻滞已经应用了许多年但只对疾病早期，中央通路建立前有效[77]。脊髓及周围神经的刺激方法效果不好。

手术只用于能找到疼痛原因时，例如对跗管综合征或骨折病例。手术可能会加重 CRPS，所以要慎重。也有人选择截肢，但 CRPS 在残肢中也可能复发尤其是在截肢水平术前已有症状者。

总结

趾间跖侧神经瘤经改变穿鞋及局部注射常可缓解，手术切除可以明显缓解疼痛，常用的是背侧切口。足踝部的腓神经卡压较少见。医生对局部神经解剖的了解有助于对诊断疾病，理解影像学表现及电生理检查。神经卡压通常可以通过非手术治疗缓解，对非手术治疗不能缓解且可明确诊断者，手术治疗可以取得较好效果。虽然最近在诊断及治疗方面有很大进展，但 CRPS 仍是很难诊断及治疗的病症。

(李莹 译)

参考文献

1. Giannini S, Bacchini P, Ceccarelli F, Vannini F: Interdigital neuroma: Clinical examination and histopathologic results in 63 cases treated with excision. *Foot Ankle Int* 2004;25(2):79-84.

2. Graham CE, Graham DM: Morton's neuroma: A microscopic evaluation. *Foot Ankle* 1984;5(3):150-153.

3. Kim JY, Choi JH, Park J, Wang J, Lee I: An anatomical study of Morton's interdigital neuroma: The relationship between the occurring site and the deep transverse metatarsal ligament (DTML). *Foot Ankle Int* 2007;28(9):1007-1010.

4. Morscher E, Ulrich J, Dick W: Morton's intermetatarsal neuroma: Morphology and histological substrate. *Foot Ankle Int* 2000;21(7):558-562.

5. Jones JR, Klenerman L: A study of the communicating branch between the medial and lateral plantar nerves. *Foot Ankle* 1984;4(6):313-315.

6. Levitsky KA, Alman BA, Jevsevar DS, Morehead J: Digital nerves of the foot: Anatomic variations and implications regarding the pathogenesis of interdigital neuroma. *Foot Ankle* 1993;14(4):208-214.

7. Govsa F, Bilge O, Ozer MA: Anatomical study of the communicating branches between the medial and lateral plantar nerves. *Surg Radiol Anat* 2005;27(5):377-381.

8. Mann RA, Reynolds JC: Interdigital neuroma: A critical clinical analysis. *Foot Ankle* 1983;3(4):238-243.

9. Schon LC, Mann RA: Diseases of the nerves, in Coughlin MM, Mann RA, Saltzmann C, eds: *Surgery of the Foot and Ankle,* ed 8. Philadelphia, PA, Mosby, 2007, pp 613-686.

10. Bradley NM, Miller WA, Evans JP: Plantar neuroma: Analysis of results following surgical excision in 145 patients. *South Med J* 1976;69(7):853-854.

11. Thompson FM, Deland JT: Occurrence of two interdigital neuromas in one foot. *Foot Ankle* 1993;14(1):15-17.

12. Owens R, Gougoulias N, Guthrie H, Sakellariou A: Morton's neuroma: Clinical testing and imaging in 76 feet, compared to a control group. *Foot Ankle Surg* 2011;17(3):197-200.

    Clinical and MRI findings in 76 surgically treated feet with neuroma and 40 feet with different pathologies (controls) are presented. Positive clinical test results were more frequent in the surgical group than the control group. Level of evidence: III.

13. Cloke DJ, Greiss ME: The digital nerve stretch test: A sensitive indicator of Morton's neuroma and neuritis. *Foot Ankle Surg* 2006;17:201-203.

14. Mulder JD: The causative mechanism in morton's metatarsalgia. *J Bone Joint Surg Br* 1951;33-B(1):94-95.

15. Sharp RJ, Wade CM, Hennessy MS, Saxby TS: The role of MRI and ultrasound imaging in Morton's neuroma and the effect of size of lesion on symptoms. *J Bone Joint Surg Br* 2003;85(7):999-1005.

16. Oliver TB, Beggs I: Ultrasound in the assessment of metatarsalgia: A surgical and histological correlation. *Clin Radiol* 1998;53(4):287-289.

17. Almeida DF, Kurokawa K, Hatanaka Y, Hemmi S, Claussen GC, Oh SJ: Abnormal dip phenomenon: A characteristic electrophysiological marker in interdigital neuropathy of the foot. *Arq Neuropsiquiatr* 2007;65(3B):771-778.

18. Greenfield J, Rea J Jr, Ilfeld FW: Morton's interdigital neuroma: Indications for treatment by local injections versus surgery. *Clin Orthop Relat Res* 1984;185:142-144.

19. Thomson CE, Beggs I, Martin DJ, et al: Methylprednisolone injections for the treatment of Morton neuroma: A patient-blinded randomized trial. *J Bone Joint Surg Am* 2013;95(9):790-798, S1.

   The authors reported on level I patient-blinded randomized trial with 131 patients randomized to receive cortisone and anesthetic or anesthetic alone for Morton neuroma under ultrasonographic control. Corticosteroid injection provide symptomatic benefit for at least 3 months. Level of evidence: I.

20. Mozena JD, Clifford JT: Efficacy of chemical neurolysis for the treatment of interdigital nerve compression of the foot: A retrospective study. *J Am Podiatr Med Assoc* 2007;97(3):203-206.

21. Hughes RJ, Ali K, Jones H, Kendall S, Connell DA: Treatment of Morton's neuroma with alcohol injection under sonographic guidance: Follow-up of 101 cases. *AJR Am J Roentgenol* 2007;188(6):1535-1539.

22. Gurdezi S, White T, Ramesh P: Alcohol injection for Morton's neuroma: A five-year follow-up. *Foot Ankle Int* 2013;34(8):1064-1067.

   The authors found that alcohol injection does not permanently resolve symptoms of Morton neuroma in most patients and can be associated with substantial morbidity. Level of evidence: II.

23. Coughlin MJ, Pinsonneault T: Operative treatment of interdigital neuroma: A long-term follow-up study. *J Bone Joint Surg Am* 2001;83-A(9):1321-1328.

24. Coughlin MJ, Schenck RC Jr, Shurnas PS, Bloome DM: Concurrent interdigital neuroma and MTP joint instability: Long-term results of treatment. *Foot Ankle Int* 2002;23(11):1018-1025.

25. Stamatis ED, Myerson MS: Treatment of recurrence of symptoms after excision of an interdigital neuroma: A retrospective review. *J Bone Joint Surg Br* 2004;86(1):48-53.

26. Womack JW, Richardson DR, Murphy GA, Richardson EG, Ishikawa SN: Long-term evaluation of interdigital neuroma treated by surgical excision. *Foot Ankle Int* 2008;29(6):574-577.

   A retrospective review of 232 patients who underwent neuroma excision identified location of neuromas in the second web space as a possible prognostic indicator of poor outcome. Neuroma and visual analog scale score showed that long-term outcomes of neuroma excision were not as successful as had previously been reported. Level of evidence: III.

27. Shapiro SL: Endoscopic decompression of the intermetatarsal nerve for Morton's neuroma. *Foot Ankle Clin* 2004;9(2):297-304.

28. Zelent ME, Kane RM, Neese DJ, Lockner WB: Minimally invasive Morton's intermetatarsal neuroma decompression. *Foot Ankle Int* 2007;28(2):263-265.

29. Akermark C, Crone H, Skoog A, Weidenhielm L: A prospective randomized controlled trial of plantar versus dorsal incisions for operative treatment of primary Morton's neuroma. *Foot Ankle Int* 2013;34(9):1198-1204.

   The authors present a level I prospective randomized trial of 76 patients who underwent surgery through either a plantar or a dorsal incision. At average follow-up of 34 months with 93% follow-up rate, no significant difference was found regarding pain, restriction of activities, and scar tenderness. Level of evidence: I.

30. Benedetti RS, Baxter DE, Davis PF: Clinical results of simultaneous adjacent interdigital neurectomy in the foot. *Foot Ankle Int* 1996;17(5):264-268.

31. Su E, Di Carlo E, O'Malley M, Bohne WH, Deland JT, Kennedy JG: The frequency of digital artery resection in Morton interdigital neurectomy. *Foot Ankle Int* 2006;27(10):801-803.

32. Amis JA, Siverhus SW, Liwnicz BH: An anatomic basis for recurrence after Morton's neuroma excision. *Foot Ankle* 1992;13(3):153-156.

33. Johnson JE, Johnson KA, Unni KK: Persistent pain after excision of an interdigital neuroma: Results of reoperation. *J Bone Joint Surg Am* 1988;70(5):651-657.

34. Wolfort SF, Dellon AL: Treatment of recurrent neuroma of the interdigital nerve by implantation of the proximal nerve into muscle in the arch of the foot. *J Foot Ankle Surg* 2001;40(6):404-410.

35. Keck C: The tarsal tunnel syndrome. *J Bone Joint Surg Am* 1962;44:180-182.

36. Havel PE, Ebraheim NA, Clark SE, Jackson WT, DiDio L: Tibial nerve branching in the tarsal tunnel. *Foot Ankle* 1988;9(3):117-119.

37. Park TA, Del Toro DR: The medial calcaneal nerve: Anatomy and nerve conduction technique. *Muscle Nerve* 1995;18(1):32-38.

38. Trepman E, Kadel NJ, Chisholm K, Razzano L: Effect of foot and ankle position on tarsal tunnel compartment pressure. *Foot Ankle Int* 1999;20(11):721-726.

39. Kinoshita M, Okuda R, Morikawa J, Jotoku T, Abe M: The dorsiflexion-eversion test for diagnosis of tarsal tunnel syndrome. *J Bone Joint Surg Am* 2001;83(12):1835-1839.

40. Frey C, Kerr R: Magnetic resonance imaging and the evaluation of tarsal tunnel syndrome. *Foot Ankle* 1993;14(3):159-164.

41. Bracilovic A, Nihal A, Houston VL, Beattie AC, Rosenberg ZS, Trepman E: Effect of foot and ankle position on tarsal tunnel compartment volume. *Foot Ankle Int* 2006;27(6):431-437.

42. Galardi G, Amadio S, Maderna L, et al: Electrophysiologic studies in tarsal tunnel syndrome: Diagnostic

reliability of motor distal latency, mixed nerve and sensory nerve conduction studies. *Am J Phys Med Rehabil* 1994;73(3):193-198.

43. Patel AT, Gaines K, Malamut R, Park TA, Toro DR, Holland N; American Association of Neuromuscular and Electrodiagnostic Medicine: Usefulness of electrodiagnostic techniques in the evaluation of suspected tarsal tunnel syndrome: An evidence-based review. *Muscle Nerve* 2005;32(2):236-240.

44. Dellon AL: The four medial ankle tunnels: A critical review of perceptions of tarsal tunnel syndrome and neuropathy. *Neurosurg Clin N Am* 2008;19(4):629-648, vii.

   The author reviewed the anatomy and mechanism of compression in tarsal tunnel syndrome. Details of the four tarsal tunnels and the perceptions are discussed.

45. Barker AR, Rosson GD, Dellon AL: Pressure changes in the medial and lateral plantar and tarsal tunnels related to ankle position: A cadaver study. *Foot Ankle Int* 2007;28(2):250-254.

   In this cadaver study, pressure measurements were obtained in various ankle positions in tarsal and medial and lateral plantar tunnels. Pressures were increased in all tunnels with ankle pronation and reduced with surgical release, including the septum between medial and lateral plantar tunnels.

46. Rosson GD, Larson AR, Williams EH, Dellon AL: Tibial nerve decompression in patients with tarsal tunnel syndrome: Pressures in the tarsal, medial plantar, and lateral plantar tunnels. *Plast Reconstr Surg* 2009;124(4):1202-1210.

   In 10 patients with TTS, intraoperative pressures in tarsal, medial plantar, and lateral plantar tunnels in multiple foot positions were measured before and after excision of tunnel roof and septum. Pronation and plantar flexion of foot increased the pressure; tunnel release and excision of septum relieved these pressures. The lateral plantar tunnel has higher pressures. Level of evidence: IV.

47. Mullick T, Dellon AL: Results of decompression of four medial ankle tunnels in the treatment of tarsal tunnels syndrome. *J Reconstr Microsurg* 2008;24(2):119-126.

   The authors discussed results of 77 patients treated with decompression of four medial ankle tunnels. Immediate postoperative ambulation and weight bearing in bulky dressing was allowed. Follow-up at 3.6 years showed 82% excellent results. Level of evidence: III.

48. Krishnan KG, Pinzer T, Schackert G: A novel endoscopic technique in treating single nerve entrapment syndromes with special attention to ulnar nerve transposition and tarsal tunnel release: Clinical application. *Neurosurgery* 2006;59(1, suppl 1):ONS89-ONS100, discussion ONS89-ONS100.

49. Sung KS, Park SJ: Short-term operative outcome of tarsal tunnel syndrome due to benign space-occupying lesions. *Foot Ankle Int* 2009;30(8):741-745.

   In this study, 20 patients underwent tarsal decompression, and 13 had space-occupying lesions. Although substantial improvement on AOFAS and visual analog scale scores was noted, subjective satisfaction was only 54%. The authors suggest that expectations be cautiously discussed with the patient. Level of evidence: IV.

50. Sammarco GJ, Chang L: Outcome of surgical treatment of tarsal tunnel syndrome. *Foot Ankle Int* 2003;24(2):125-131.

51. Gondring WH, Trepman E, Shields B: Tarsal tunnel syndrome: Assessment of treatment outcome with an anatomic pain intensity scale. *Foot Ankle Surg* 2009;15(3):133-138.

   In this study of 46 patients, pain intensity was documented. Surgical treatment resulted in substantial pain improvement in the medial plantar and medial calcaneal regions but not the lateral plantar nerve regions. Predictors of failed nonsurgical treatment included longer motor nerve conduction latency and foot comorbidities. Level of evidence: II.

52. Gould JS, DiGiovanni BF: Plantar fascia release in combination with proximal and distal tarsal tunnel release, in Wiesel SW ed: *Operative Techniques in Orthopedic Surgery.* Philadelphia, PA, Wolters Kluwer/Lippincott Williams and Wilkins, 2011, pp 3911-3919.

   This chapter discusses the importance of surgical technique of combined release of proximal and distal tarsal tunnels.

53. Rask MR: Medial plantar neurapraxia (jogger's foot): Report of 3 cases. *Clin Orthop Relat Res* 1978;134:193-195.

54. Gould JS, Ford D: Orthoses and insert management of common foot and ankle problems, in Schon LC, Porter DA, eds: *Baxter's The Foot and Ankle in Sport.* Philadelphia, PA, Mosby Elsevier; 2008, pp 585-593.

   The chapter discusses various orthoses and inserts used in foot and ankle conditions.

55. Marinacci AA: Neurological syndromes of the tarsal tunnels. *Bull Los Angeles Neurol Soc* 1968;33(2):90-100.

56. Gessini L, Jandolo B, Pietrangeli A: The anterior tarsal syndrome: Report of four cases. *J Bone Joint Surg Am* 1984;66(5):786-787.

57. Roselle N, Stevens A: Unexpected incidence of neurogenic atrophy of the extensor digitorum brevis muscle in young adults, in Desmedt JE, ed: *New Developments in Electromyography and Clinical Neurophysiology.* Basel, Switzerland, Karger, 1973, vol 1, pp 69-70.

58. Styf J, Morberg P: The superficial peroneal tunnel syndrome: Results of treatment by decompression. *J Bone Joint Surg Br* 1997;79(5):801-803.

59. Barrett SL, Dellon AL, Rosson GD, Walters L: Superficial peroneal nerve (superficial fibularis nerve): The clinical implications of anatomic variability. *J Foot Ankle Surg* 2006;45(3):174-176.

60. Ucerler H, Ikiz A: The variations of the sensory branches of the superficial peroneal nerve course and its clinical importance. *Foot Ankle Int* 2005;26(11):942-946.

61. Kennedy JG, Baxter DE: Nerve disorders in dancers. *Clin Sports Med* 2008;27(2):329-334.

This article discusses various nerve disorders specific to dancers. Foot and ankle conditions specific to this group are discussed in detail.

62. Young BH, Flanigan RM, DiGiovanni BF: Complications of ankle arthroscopy utilizing a contemporary noninvasive distraction technique. *J Bone Joint Surg Am* 2011;93(10):963-968.

    In this retrospective study of 294 ankle arthroscopic procedures with noninvasive distraction, 20 patients (6.8%) experienced complications. Specifically, anterolateral portal–related superficial peroneal nerve injury was seen in six patients. Level of evidence: IV.

63. Styf J: Entrapment of the superficial peroneal nerve: Diagnosis and results of decompression. *J Bone Joint Surg Br* 1989;71(1):131-135.

64. Stephens MM, Kelly PM: Fourth toe flexion sign: A new clinical sign for identification of the superficial peroneal nerve. *Foot Ankle Int* 2000;21(10):860-863.

65. Yang LJ, Gala VC, McGillicuddy JE: Superficial peroneal nerve syndrome: An unusual nerve entrapment. Case report. *J Neurosurg* 2006;104(5):820-823.

66. Riedl O, Frey M: Anatomy of the sural nerve: Cadaver study and literature review. *Plast Reconstr Surg* 2013;131(4):802-810.

    This is detailed cadaver study reviewed more than 220 sural nerve reports. The confusing nomenclature for sural nerve formation and its branches is discussed and resolved.

67. Joplin RJ: The proper digital nerve, vitallium stem arthroplasty, and some thoughts about foot surgery in general. *Clin Orthop Relat Res* 1971;76:199-212.

68. Im S, Park JH, Kim HW, Yoo SH, Kim HS, Park GY: New method to perform medial plantar proper digital nerve conduction studies. *Clin Neurophysiol* 2010;121(7):1059-1065.

    This study describes a new technique that records sensory nerve action potential of the medial plantar proper digital nerve. Antidromic nerve responses from 118 volunteers were recorded. The authors concluded that the test nerve should be stimulated at a distance of 8 to 10 cm from the medial side of the first metatarsal head of the big toe to obtain reliable responses. Level of evidence: III.

69. Sandroni P, Benrud-Larson LM, McClelland RL, Low PA: Complex regional pain syndrome type I: Incidence and prevalence in Olmsted county, a population-based study. *Pain* 2003;103(1-2):199-207.

70. Bruehl S, Chung OY: How common is complex regional pain syndrome-type I? *Pain* 2007;129(1-2):1-2.

71. Jänig W, Baron R: Complex regional pain syndrome is a disease of the central nervous system. *Clin Auton Res* 2002;12(3):150-164.

72. Bruehl S: An update on the pathophysiology of complex regional pain syndrome. *Anesthesiology* 2010;113(3):713-725.

73. Genant HK, Kozin F, Bekerman C, McCarty DJ, Sims J: The reflex sympathetic dystrophy syndrome: A comprehensive analysis using fine-detail radiography, photon absorptiometry, and bone and joint scintigraphy. *Radiology* 1975;117(1):21-32.

74. Hogan CJ, Hurwitz SR: Treatment of complex regional pain syndrome of the lower extremity. *J Am Acad Orthop Surg* 2002;10(4):281-289.

75. Daly AE, Bialocerkowski AE: Does evidence support physiotherapy management of adult complex regional pain syndrome type one? A systematic review. *Eur J Pain* 2009;13(4):339-353.

    The authors evaluated the effectiveness of physical therapy in managing adult CRPS type I.

76. Besse JL, Gadeyne S, Galand-Desmé S, Lerat JL, Moyen B: Effect of vitamin C on prevention of complex regional pain syndrome type I in foot and ankle surgery. *Foot Ankle Surg* 2009;15(4):179-182.

    This chronologic study reviewed two successive groups without and with preventive 1 g of vitamin C daily treatment in patients undergoing foot and ankle surgery. The study demonstrates the effectiveness of vitamin C in preventing CRPS type I of the foot and ankle. Level of evidence: IV.

77. AbuRahma AF, Robinson PA, Powell M, Bastug D, Boland JP: Sympathectomy for reflex sympathetic dystrophy: Factors affecting outcome. *Ann Vasc Surg* 1994;8(4):372-379.

第三部分

关　节　炎

Bruce E. Cohen, MD

第8章
踝关节炎：第一部分 关节保护技术及关节融合术

David N.Garras, MD　　Simon Lee, MD

简介

相对于身体其他负重关节来说，踝关节有其独到之处。例如，踝关节少见原发性骨关节炎，比膝关节或髋关节更能抵抗退行性变[1, 2]。踝关节炎中创伤性关节炎占主要部分[3-5]，其严重程度与初始损伤的严重程度和骨折后复位的质量有关[6]，其他踝关节炎包括炎性关节炎、Charcot 关节、原发性骨关节炎、色素沉着病等[4]。多数创伤后关节炎患者相对年轻，活动要求高，运动量大，然而他们的踝关节可能因为之前多次手术造成后续治疗更加困难。创伤性关节炎患者平均年龄低于原发性关节炎 7 岁（58 岁 VS 65 岁），发生率也远高于原发性关节炎（78% VS 9%）[5]。

踝关节炎最初以非手术治疗为主，使用抗炎镇痛药物、限制活动、关节腔内注射（糖皮质激素、透明质酸、富血小板血浆）、丰富膳食、使用矫正装置等都是常用的非手术治疗方案。如果非手术治疗无效，那么手术治疗就是明确的选择了。手术治疗又有多种方式，可分为保护性及破坏性的方式，主要依据关节畸形的程度而定。保护性的术式参考表 8-1。破坏性术式包括关节移植、关节融合或者关节置换，这些通常为最后才会考虑的治疗方案。

表 8-1

保留关节手术

关节镜或开放清创

软骨下钻孔

骨缺损同种异体骨软骨移植

软骨细胞移植（自体，幼稚细胞）

关节周围截骨术

牵开关节成形术

介入关节成形术

解剖及生物力学

踝关节稳定性来自多重结构。其骨性稳定性大部分来自于内踝、腓骨远端以及胫距关节支持，肌肉韧带软组织提供额外的稳定性，包括骨间筋膜、胫腓前后韧带、侧副韧带和肌肉肌腱。内侧韧带是踝关节稳定的基础[4]。

踝关节与下肢机械轴垂直。解剖轴线和机械轴线在胫骨处重合，通过踝关节冠状面和矢状面中点。在冠状面上，胫骨穹隆和机械轴形成一个角度，被称为胫骨远端关节面角（TAS），矢状面以相同方法测量的角度为胫骨侧面角（TLS）。正常 TAS 角度为 88°～93°，正常 TLS 角度为 80°～81°（图 8-1）[7-9]。

踝关节是一个关节面高度匹配的滚动关节，尤其是在负重时[4, 5]。然而其关节表面积却小于髋关节和膝关节，因此承受的压强要远大于髋膝[4, 5, 10]。当踝关节不承重时，关节面并不重合，当承重时，关节面贴合，接触面积增加[4]。正常活动时，超过 3.5 倍体重的力量传递穿过脚踝。胫距关节主要运动是在矢状面上，背屈和跖屈的平均角度分别为 43°～63°，稳态步行仅需 30° 活动度，在踝穴内距骨平均有 10° 的旋转活动度[4]。

相比于其他负重关节，踝关节不易发生原发性骨关节炎，但却更容易患创伤性关节炎[4]。踝关节和膝关节在关节运动、软骨厚度、代谢和机械因素等都存在差异，这有助于解释原发性骨关节炎和创伤性关节炎发生率的差异[2, 4, 5, 10]。膝关节骨性关节炎女性多于男性，而踝关节炎男性多于女性。不同于膝关节，踝关节软骨厚度均匀，平均为 1～1.7mm，且比髋膝关节软骨压缩刚度更高[2, 4, 5, 10]。尽管踝关节软骨可能由于老化磨损出现裂隙或颤动，但并不会像髋膝关节那样进展为原发性骨关节炎[2, 4, 5, 10]。踝关节软骨也不会随时间降低其拉伸强度[2, 4, 5, 10, 11]。

踝关节软骨细胞对生化及生物因子的反应较髋膝关节不同，具有更强的抵抗降解的能力。与髋膝关节软骨细胞相比，踝关节软骨细胞对炎性介质如白细胞介素 -1（IL1）的反应性较低，受到其作用时合成更少的基质金属蛋白酶（MMP）（尤其是 MMP-8，常于原发性关节炎中升高）[2, 4, 5, 10]。这种低敏感性

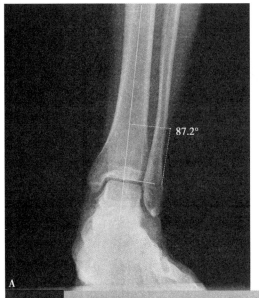
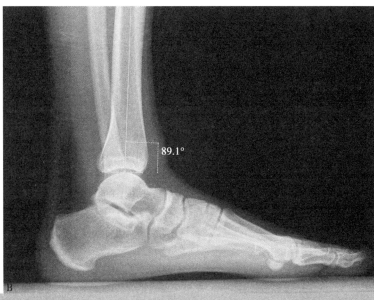

图8-1　图 A，冠状面上，胫骨穹隆和机械轴形成的角度，被称为胫骨远端关节面角（TAS）；图 B，矢状面以相同方法测量的角度为胫骨侧面角（TLS）。正常 TAS 角度为 88°～93°，正常 TLS 角度为 80°～81°

可能归因于踝关节软骨细胞上 IL-1 受体数量较少。因此踝关节对炎性介质的损伤具有更强的抵抗性。

原发性踝关节骨关节炎罕见来源于包括代谢因素、生物力学稳定性、高度匹配的关节面等多种保护因素，然而踝关节软骨层相对较薄，承受应力更大，可能会导致创伤后的快速变性。

发病率及病因

踝关节炎发生率约占总人口的 1%，与髋膝关节不同，踝关节炎的主要病因是创伤，占所有病例的 76%～78%，而原发性骨关节炎仅占所有病例的 7%～9%[4, 5, 10]。其余的踝关节炎（12%～13%）为继发性关节炎，包括类风湿关节炎、神经性关节病、色素沉着性和感染后病变[4, 5, 10]。

踝关节骨折、胫骨远端、距骨穹隆、距骨颈及孤立的骨软骨损伤都会导致关节炎的发生发展[4, 5]。腓骨短缩和旋转畸形均会导致距骨位移和不稳定[1, 4]。1mm 的胫距关节侧移即可导致关节接触面积减少，压力增加[4, 12]。另外，踝关节外侧韧带不稳定可能会导致踝关节内侧超负荷及退行性变发生[4, 5]。

踝关节创伤后关节炎发生率占所有踝关节骨折的 14%，然而在一些研究中，高达 33% 的 Weber C 型骨折患者出现了关节炎[4, 13]。后踝骨折位移程度和关节炎的发病率有关[4, 13]。胫骨远端骨折患者中关节炎发生率在 13%～54%，双踝骨折中占 40%，三踝骨折则高达 71%[8]。复位是否完全被认为是预测关节炎发生的有力依据（图 8-2）[4, 13]。然而这种思路在多篇文献中受到了挑战，不同的研究得出了不同的结论[4, 13, 14]。软骨损伤程度及软骨下骨坏死增加了关节炎发生的可能性[14]。

慢性踝关节不稳定、后足内翻及腓骨肌腱功能障碍患者可能因为骨块嵌入、胫骨远端骨坏死、高弓内翻足或扁平足最终导致关节内畸形伴内翻倾斜[7]。这可能导致不对称的磨损和（或）退行性变（图 8-3）。原发性骨关节炎罕见，但是据报道 20% 的日本人患有此病，这可能和他们跪坐或盘腿坐的坐姿有关[15, 16]。

临床表现

踝关节炎患者通常伴有疼痛、功能障碍、活动受限和肿胀等症状，患者经常会有疼痛感，比如在负重站立、行走、奔跑、爬楼梯等负重活动中。据功能评估和问卷调查，大多数患者的本体感觉功能也有降低[11]。

踝关节运动主要发生在矢状面，正常行走所需的活动度为 30°[4]。在终末期关节炎（及关节融合术后）患者中，踝关节活动受限，因此需要其他关节补偿活动度，这增加了跗骨间关节的剪切力[4]。患者经常有矢状面运动的受限、跖屈力量减小[11]。踝关节炎影响行走各项参数，包括行走速度、步频和步幅[4, 11]。关节炎患者也表现出异常步态，增加活动时耗氧量，降

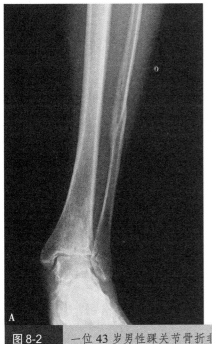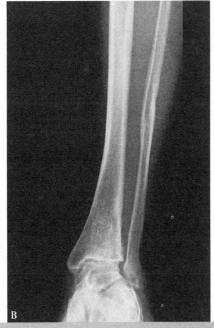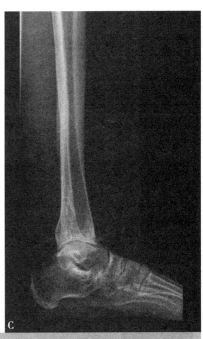

图8-2　一位43岁男性踝关节骨折非手术治疗10年患者踝AP位（A），踝穴位（B）和侧位（C）。X线显示腓骨骨折畸形愈合，韧带不稳定，伴有关节间隙严重狭窄

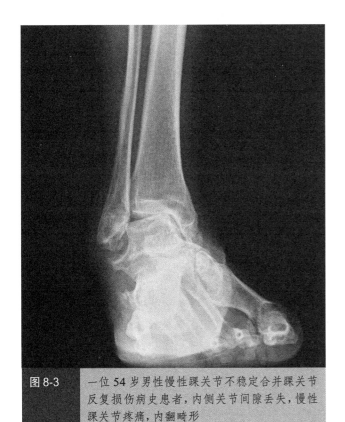

图8-3　一位54岁男性慢性踝关节不稳定合并踝关节反复损伤病史患者，内侧关节间隙丢失，慢性踝关节疼痛，内翻畸形

低步态效率[4]。因此，对踝关节炎患者在长时间步行、快速行走及跑步上都会遭遇困难。

治疗踝关节炎的第一步是完善病史及体格检查。病史应该确定疾病的病因，症状发作的时间，先前和目前的症状，创伤性病史或反复损伤史，目前的功能水平，先前的治疗，患者的治疗期望。综合其他因素，包括全身性疾病，目前使用的药物（包括目前麻醉剂的使用），先前的手术，感染、伤口愈合问题病史或可疑病史，以及包括吸毒、吸烟史等个人史等。联合保健医生或风湿科医生可能有助于找到无机械原因或创伤史患者的病因。对于非典型疼痛、麻木、烧灼样疼痛或无活动相关疼痛患者，可能需要咨询神经科，以排除脊髓或神经源性疾病。

在初次就诊和手术干预之前必须解决潜在的并发症，隐性感染和软组织损伤可能对任何手术干预构成风险。任何有感染或不愈合病史的患者都应考虑进行术前活检或细菌培养和炎性指标检查（血常规、血沉、CRP）以排除隐性感染。合并循环功能障碍、糖尿病、吸烟史和骨坏死病史的患者遭遇感染、不愈合的风险要高得多。吸烟是造成足踝部手术不愈合的重要因素，吸烟者不愈合风险高于不吸烟者16倍[17]。因此，外科医生应当鼓励患者戒烟，在患者体内无尼古丁的情况下进行外科手术。对于戒烟多久才能使吸烟者的相关并发症发生率和非吸烟者相当，现在还没有一个明确的共识。对于糖尿病患者及周围神经病变患者，固定的标准要更高，固定的时间也要更长[18]。

体格检查应该从步态分析及包括髋膝的肢体一致性评估开始。在考虑踝关节的任何治疗之前，应首先解决近端畸形。对患者神经血管的全面检查是至关重要的。皮肤颜色变化，脉搏微弱，相较于对侧出现血管或淋巴水肿差异变化的患者都应该完善血管检查或转诊至血管外科。应该注意所有先前的切口和瘢痕的位置和状况。检查并记录踝关节、距下关节等关节的活动范围。由于 Chopart 关节（距舟、跟骰关节）存在往往使得检查变得复杂，所以在检查活动度时需要小心地将关节活动隔离在其自己的范围。

必要时，影像学检查应该包括负重踝部 X 线（AP、踝穴、侧位）和下肢全长片。畸形的部位和严重程度是决定手术方案的重要因素。合并距下和中足关节炎患者治疗方法可能需要改变。如果 X 线检查不能明确，那么可以考虑 CT 及 MRI 检查。CT 可以发现相邻的关节炎和特定的骨性畸形，MRI 则可以鉴别可疑的骨坏死或相关的软组织病变。

非手术治疗

虽然根据文献，非手术治疗成功率有限，但所有踝关节炎患者在进行手术之前都应接受非手术治疗。然而，一些作者主张对先天性或创伤后畸形患者进行早期手术治疗，而不是等待症状恶化[19]。非手术治疗旨在缓解症状，延长自身踝关节使用寿命。休息和限制活动可能有助于缓解初期炎症，但这些干预措施对于活动要求高的患者来说往往因为疗程过长而难以接受[19]。使用拐杖等助行器也是有效的方式，但通常只有老年患者才能接受。对于虚弱的患者，进行力量训练、本体感受训练、伸展运动和有氧非运动锻炼在内的一系列物理疗法可能有效[1, 19]。

口服非甾体抗炎药及有时短期口服类固醇药物可能有效，特别是对于炎性关节炎患者（也可用于所有病因所致炎症）[1]。非甾体抗炎药通过抑制环氧合酶及减少前列腺素发挥作用，它们是保护胃黏膜的炎性介质[20]。糖皮质激素也通过抑制多种炎症反应发挥作用[20]。长期使用非甾体抗炎药可能对肝肾功能产生有害影响，因此需要进行监测。非甾体抗炎药也可导致胃溃疡或肠溃疡，并增加出血风险。镇痛药，无论是外用或口服对乙酰氨基酚或曲马多，都有助于控制疼痛，保证关节功能，相对于非甾体抗炎药具有更小的副作用[20]。

关节内注射皮质类固醇可能会限制疼痛和炎症，并且相对安全，但是反复注射有皮肤变色、脂肪坏死、软组织破坏的风险，并增加感染风险[1, 19]。现在没有证据表明关节内注射会破坏软骨。糖尿病患者应该谨慎口服和皮下注释糖皮质激素，因为该激素会导致血糖水平改变。

透明质酸在膝关节及其他关节中已被成功使用。然而缺乏足够的文献支持其在踝部上的应用。现在已经有证据表明透明质酸有抑制吞噬作用、减少滑膜液炎性介质及刺激软骨细胞产生透明质酸的作用[21]。Salk 等人[22] 进行了 20 人的双盲随机对照研究，实验组每周注射一次透明质酸共计 5 次。在 6 个月的随访中，透明质酸组的疼痛和功能障碍有减轻，症状缓解的趋势，并且和注射盐水一样安全[21, 22]。这一发现在其他研究中也得到了证实。这些研究显示透明质酸的使用显著减轻了疼痛并改善了关节功能[23, 24]。

氨基葡萄糖被认为可以抑制 IL-1、前列腺素和 MMPs 的产生，并可能增加自身透明质酸的产生[21]。硫酸软骨素可以抑制白细胞分解酶和多形核白细胞的迁移，也可能增加透明质酸的产生[21]。目前还没有关于在踝部使用氨基葡萄糖或硫酸软骨素的研究，目前大部分文献表明，氨基葡萄糖和硫酸软骨素可以以最小的副作用缓解重度膝关节炎症状[21]。

尽管富血小板血浆已被用于不断增加的肌肉骨骼疾病中，但尚未有公开的研究评估其在踝关节炎中的有效性。富血小板血浆的作用机制被认为涉及血小板脱粒，释放各种生长因子以及刺激干细胞修复愈合有关。

类风湿关节炎和其他继发性踝关节病患者将从治疗基础疾病中获益。缓解疾病的抗风湿药（DMARDs）是阻断类风湿破坏性进程的药物。包括生物（IL-1 和肿瘤坏死因子拮抗剂）和非生物（甲氨蝶呤和柳氮磺胺吡啶）药物[20]。然而这些药物通常需要几个月才能发挥作用，由风湿科医师进行管理。

支具是控制疼痛和改善关节功能的好选择。踝关节的运动主要发生在矢状面上，然而也存在冠状面运动，因此支具选择必须兼顾两面才能有效缓解症状[25]。定制的足踝矫正器（AFO）将有助于减少症状并增加耐力[19]。皮革支具（Arizona）和 AFO 具有相似的性能，并且患者更能接受[25]。当负重活动引起疼痛时，使用髌腱承重矫形器可以用于固定和减轻踝关节受力。调整鞋子，比如提升后跟，使用踝 - 跟护垫和坡底鞋也会有所帮助（图 8-4）。提升后跟可以限制背屈以及减少前踝撞击[19, 25]。坡底鞋可以限制踝关节运动及正常化步态[19]。脚后跟着地的过程中，踝 - 跟护垫可以减少足跟的冲击，减缓足踝跖屈速度。另外，所有这些方式都可以结合使用，比如抬高鞋跟、踝 - 跟护垫和 AFO 结合使用。

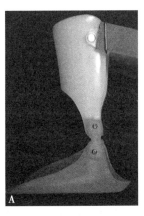
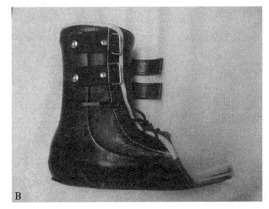
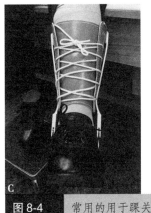
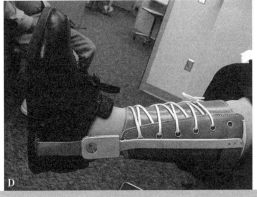
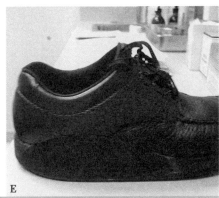

图 8-4　常用的用于踝关节炎患者的支具和改装鞋例子：图 A，铰链式足踝矫形器，允许进行一定量矢状面运动；图 B，踝皮革支具（Arizona）；图 C 和图 D，定制全小腿双金属支具、定制鞋和插入物（Charcot 关节病）；图 E，踝 - 跟护垫和坡跟鞋

手术治疗

获取患者病史时，了解患者目前症状、功能水平，患者自身的治疗期望，以及目前影像学信息有助于指导治疗。手术方式取决于许多因素的综合考虑，包括患者年龄，目前和所需的功能水平，感染史、骨坏死、系统性疾病如糖尿病或风湿性关节炎、血管情况和影像学表现等。对于每一个患者都应该制定适合其本人和外科医生的个性化治疗方案，目标是单个手术可以提供最大的疗效，且有后备补救的治疗措施。

关节保留手术

滑膜切除术与病灶清除术

接受非手术治疗伴有顽固的前踝疼痛和背屈疼痛的患者被定义为患有前踝撞击综合征。影像学上表现为胫骨远端前侧骨赘骨块生成，伴有踝关节活动受限（ROM）。这种患者可以行简单的关节镜或开放性前路减压术。对于轻度至中度的骨赘、滑膜炎、游离体和物理撞击，该种方式能够有效缓解疼痛，改

善背屈范围[1, 19]（图 8-5）。

类风湿关节炎血友病色素沉着绒毛结节性滑膜炎和其他软组织病变患者可能受益于单纯滑膜切除术[19]。然而，5 年生存分析显示治疗前踝撞击和轻微关节炎最有效的治疗方式是病灶清除术[26]。在一项 2007 年针对前踝病灶清除术后结果的研究中，研究人员发现，因前踝撞击接受病灶清除术的患者在 5 年随访过程中均不需要进行进一步手术，而因退行性变接受手术的患者则有 28% 需要再次手术[26]。这一发现与患者年龄无关。

关节撑开成形术

背景

踝关节撑开成形术在 1995 年首次普及推广[27]。撑开术在其他关节已经得到应用且结果相对成功[28-30]。该技术使用 Ilizarov 型外固定器来牵引踝关节，修整踝关节恢复其正常的关节间隙，减少关节压力，有利于软骨恢复[28-30]。其作用机制上没有明确定论，可能的理论包括机械应力缓解，关节液压力持续变化，以及滑液增加（可以提高软骨细胞的修复活性）[27, 29-31]。

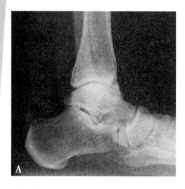
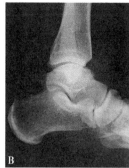
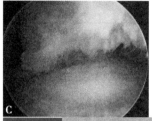
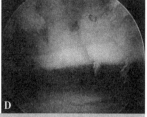

图 8-5 前踝撞击骨赘切除术术前（A）和术后（B）X 线侧位片。骨赘切除术术前（C）和术后（D）关节镜视图（彩图见文末）

其他理论包括神经末梢正拉伸效应、减轻滑膜炎症状、关节内纤维组织形成、关节囊伸展和关节反应力下降等[29, 30, 32]。持续撑开 3 个月可以减少软骨下骨化，这也是临床结果改善的原因之一[28-31]。牵开可以促进纤维软骨形成，封闭软骨缺损，减少因为液体压迫软骨下骨引起的疼痛[27-29, 33]。

体外和动物实验均支持关节炎的撑开治疗。已经有研究表明软骨细胞在无负荷和暴露于间歇静水压力变化时具有形态学和生物化学变化[27]。撑开也被证明能够增加软骨中蛋白多糖含量至接近正常水平[27, 30, 34]。2000 年的一项研究证实了蛋白多糖水平的变化和正常化，但是并没有证明短期内修复软骨的真实性[34]。

踝关节牵引的适应证是关节对位良好，疼痛，关节保留活动性，中度至重度关节炎[28, 29]。一些作者还把距骨坏死列入其中[29]。当患者年龄太小，不能行关节置换术时，关节撑开就是必要的。牵开的禁忌证包括活动性感染、冠状面畸形超过 10°、骨量减少[29, 30, 32]。

手术技术

主要的争议点在于牵开的度和允许关节活动的程度[27, 29, 35]。一项 2012 年的研究显示，通过增加踝部运动，患者功能得到了早期和持续的提升[15]。一些作者主张进行手术辅助关节活动，比如消除撞击

和矫正畸形[29]。有人建议进行关节镜或开放性关节清理术，滑膜切除术，以便清除游离体，修复后再置入外架时造成的微骨折[30, 32]。

使用 2 个胫骨环组成初始的牵引框架。近端环在膝盖下 5cm，远端环在足踝以上 5cm，每个环用 2 根 1.5mm 克氏针以相互垂直的方式固定在胫骨上。将环以 4 个螺纹杆相连接。取另外 2 根针以 45° 的角度插入跟骨。克氏针拉紧并固定于 U 型脚环上。另外 2 根克氏针穿过距骨拉紧后固定于前足半环上。然后将前足半环和 U 型环连接起来作为脚踏板。注意该踏板一定要和足长轴平行，以便承重。之后用四个 Ilizarov 牵开杆将足和胫骨相连。第一天开始以 0.5mm，1 天 2 次的速度牵开 5 天，共牵开 5mm。术后数天内即开始鼓励负重[27]。到 6～12 周，可以松开固定铰链开始活动（图 8-6）。之后还要在足部踏板上加用距骨颈牵引针避免距下关节被牵开[29]。

在 2005 年牵开术引入了一种可允许 ROM 运动的铰链式外固定器[28, 29]，作者还主张进行辅助手术提高治疗的成功率，例如切除骨赘，解除关节疼挛，纠正马蹄内翻足，整复错位的骨骼等。在加用 2 个胫骨环后，克氏针一定要自外踝尖至内踝尖穿过踝关节旋转轴，这一步骤至关重要，因为铰链的位置会极大地影响运动阻力，10mm 的错位可以增加超过 5 倍的运动阻力[36]。然后从远端胫骨环向内侧和外侧安装带有铰链的螺纹杆与轴线交叉，内侧铰链应该位于外侧铰链的近端和前侧。之后将铰链和脚环连接，安装上一个后牵引杆，拆卸后可供 ROM 练习活动。

患者应该使用 50% 双氧水和生理盐水进行外架护理，1 日 2 次[30]。患者应该每周或每两周复查 1 次，直到拆除外固定架。另外必须安装一个承重的脚踏板或者调整鞋子的形状以便保证承受力量合适。

结果

静态踝关节牵开的研究结果显示，70% 的患者表现出明显的疼痛减轻和功能增加[27, 31, 37-40]。虽然关节仍能活动，但是相比于健侧仍相差很多[27, 31, 37-40]。术后 5 年关节活动度增加，关节间隙变宽，软骨下硬化程度减轻[27, 30, 31, 37-40]。

一项研究表明，使用铰链允许 ROM 进行练习后，78% 的患者仅发生偶尔的轻度至中度疼痛[29, 33]。然而，这些研究人员指出，5 年后相关结果评分明显下降，因此他们得出结论：牵开治疗在 5 年后收益降低[29]。他们没有测量关节间隙狭窄是否加重。所

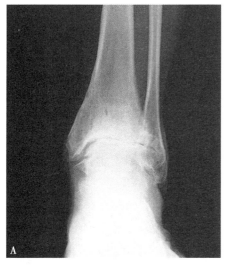
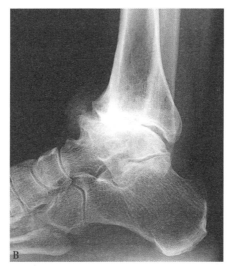
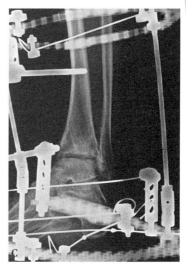
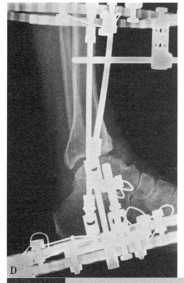
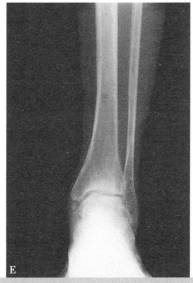
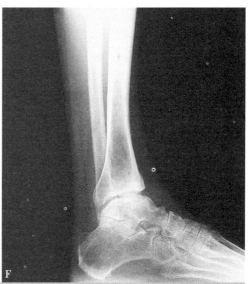

图 8-6　　一位 Pilon 骨折史 33 年女性患者，接受牵开关节成形术。术前 AP 位（A）和侧位（B）X 线片。注意关节间隙变窄及骨赘形成。图 C 和图 D，显示术中铰链式外固定器 X 线片，注意图中在最大牵引下关节间隙。术后 1 年 AP 位（E）和侧位（F）X 线片，显示关节间隙保留和胫骨硬化的改善

以这种收益减少和关节间隙变窄是否相关至今仍然不清楚[27-29, 31, 37-40]。在迄今为止发表的样本量最大的研究中，2002 年研究者对 57 例患者（平均年龄 44 岁，平均随访 2.8 年）进行了前瞻性研究，35 名患者在使用外固定架前接受了关节镜清理术，25 名患者疼痛和功能明显改善[38]。这些改善随着时间推移而增加，研究者关注到关节间隙增宽，软骨下硬化减少[38]。在同一项研究中，作者进行了一项随机对照研究，其中 17 名患者接受了关节牵开术或关节镜下清理术，牵开组在改善疼痛和功能上更加有效。

在随访时间最长的研究中，研究者发现，73% 的患者在平均 10 年的随访期中（7～15 年）因为接受牵开治疗而持续获益[41]。

除了足部和踝关节手术相关的常见风险因素之外，牵开关节成形术还有包括针道感染、固定失败、患者活动不便、需要频繁复查、技术尚不成熟等问题。该治疗方案的成功率在各文献中有所不同，范围在 65%～78% 之间[27, 29, 33, 38, 40, 41]。这一结果表明 1/3 患者在进行这项费时费力的治疗过程后没有得到任何看得见的好处，因此需要进行进一步的研究来准确预测哪些患者会从牵引治疗中获益。据报道，多达 1/3 患者出现了针道感染，大多数患者需要局部伤口护理和口服抗生素治疗[38]。

一份 2012 年的文献回顾研究发现使用牵开关节成形术的证据仍有不足[42]，但面对棘手问题的时候，仍支持该手术方法[28-30, 32]。

关节周围截骨术

背景

关节保存非常完整，内翻畸形或外翻畸形的患者，可以进行关节周围截骨术，辅助韧带重建术治疗慢性韧带不稳定伴轻度至中度退行性变[1]。先前的骨折不愈合会导致关节负荷增加和疼痛。如果踝关节状态尚可，那么这些患者可能从固定和整复中收益。

踝关节的任何畸形，不管是单一的，多平面的还是旋转的，都会导致异常的机械负荷，并且影响关节功能和软骨营养，并导致进一步的退化[7, 8, 15, 16]。任何平面的超过10°的畸形都应进行矫正。胫骨远端截骨可以恢复解剖结构，重新分配关节负荷至完整的关节软骨，改善生物力学性能[7, 30]。

后足的灵活性可以保证足踝能够耐受一定程度的畸形。距下关节对于矫正冠状面畸形至关重要。因为距下关节复合体有约20°的旋转和5°的外翻，因而踝关节外翻畸形比内翻畸形更容易耐受[43]。因此，对于准备进行截骨术治疗的患者，检查距下关节和后足运动都有助于评估患者对截骨术的补偿能力。后足僵硬患者应该在治疗后足的同时进行踝上截骨[7]。

关节周围截骨术的目的是恢复正常的 TAS 和 TLS 的角度。手术时建议稍稍过度矫正，以便预留一些反弹空间[7]。旋转和成角畸形的中心可以很容易的通过交叉胫骨远近端的机械轴来确定，如果在旋转及成角畸形的中心进行截骨术，则可以在不需要进行任何远端片段平移的情况下矫正畸形。然而，如果截骨需要高于或低于旋转或成角畸形中心（如关节内畸形），那么远端片段就必须与机械轴相适应，以免发生继发变形。

现在已经有多种截骨和固定方法，包括切开/闭合楔形截骨术，穿窿截骨术和平面成形术[9, 5, 16, 44-46]。这些手术方式各有其优缺点。例如，闭合楔形截骨术不需要内植物，且预期愈合时间更短，然而该种方式会导致短缩，这可能与已经存在的短缩畸形有关。开放楔形截骨术软组织难以拉伸，穿窿截骨术不能纠正多平面或矢状面畸形。截骨、植骨和固定的选择应该根据软组织情况、感染史或可疑感染史、肢体长度差异等因素进行个体化选择。

手术技术

患者取仰卧位，同侧髋部垫起。如果需要进行腓骨截骨术，则取胫骨截骨术的外侧切口处进行。

该技术在2009年到2012年被详细描述[44, 47]。内侧截骨术通常通过内侧纵向切口进行，外侧截骨术通常通过与腓骨截骨术相同的切口进行。手术过程中注意避免过度剥离软组织。

对于开放楔形截骨，无论是内侧还是外侧截骨，均需平行于踝关节插入克氏针作为截骨标线。使用矢状锯截骨加冲洗避免热损伤。保证对侧皮质完整。使用骨刀切断截骨，并使用层状扩张器扩张截骨，直到远端胫骨关节面平行于地面或略微过度矫正。然后插入髂嵴取出的自体骨或异体骨并固定（图8-7）。

闭合截骨是通过插入2根交叉于对侧皮质的克氏针来实现的，一根平行于踝关节，另一根垂直于胫骨近端机械轴。然后沿克氏针进行截骨。移除截下的骨块，将截骨对合固定。

穿窿截骨术通过前外侧切口进行。使用克氏针标记踝关节平面，使用钻头在干骺端中打数个小孔，深度约1~1.5cm，将2个4mm针插入每一个骨块，其中远端针平行于踝关节，近端针垂直于近端机械轴。然后使用矢状锯或骨刀完成截骨，并在固定之前保证两针平行。

结果

多项研究表明，关节周围截骨术是治疗各种类型关节炎的可行选择[8, 9, 15, 16, 45, 46, 48, 49]。在1995到1998年间，研究人员在原发性和创伤性关节炎中应用截骨，取得了良好结果[15, 16]。作者将他们为数不多的不满意的患者归因于畸形矫正的不足，并且关注到创伤后患者关节僵硬及活动受限。2003年的一项研究比较了内侧开放截骨和闭合截骨，并发现闭合截骨愈合更快，在他们随后进行的33个月随访中，关节炎性病变也停止了进展[9]。另一组研究人员于2003年报道了使用外固定架和经皮钻孔截骨术，虽然外固定架平均使用了5个月，但是取得了良好的效果[48]。2006年，研究人员使用内侧开放楔形截骨治疗初期内翻踝关节炎，并在平均随访8年以上的26例患者中报告了20例取的良好或优异的结果[49]。他们比较了累及和不累及距骨穿窿的患者，结果显示累及距骨的病例预后更差。

截骨术的并发症不常见，僵硬是最常见的并发症[9, 15]。此外，骨折延迟愈合，骨不连，针道感染，伤口裂开，深或浅的感染也有报道[9, 15, 16, 45, 48, 49]。需要移除内固定物的内植物相关并发症可能与使用内侧内植物关系更大[8, 46, 49]。

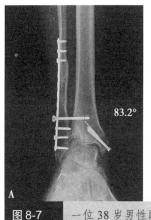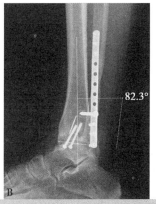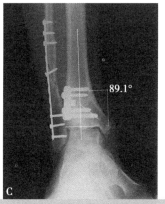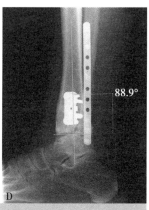

图 8-7　一位 38 岁男性踝关节骨折切开复位内固定术后影像资料。注意该患者存在腓骨短缩和胫骨远端外侧面塌陷。AP 位（A）和侧位（B）X 线片显示 TAS 和 TLS 角。图 C 和图 D 为经过现有钢板的腓骨截骨和延长术后 AP 位和侧位 X 线平片。采用相同的外侧切口进行开放楔形截骨，注意恢复正常 TAS 和 TLS 角

关节破坏性手术

同种异体移植关节置换术

背景

同种异体移植已经成功应用于膝关节，在胫距关节炎的治疗应用也在增加。已有报道称同种异体软骨移植应用于小到中型距骨缺损有良好疗效[50]。骨软骨移植在治疗终末期关节炎领域还十分新颖。虽然这种方法在 1913 年就被首次描述[51]，但是在近 20 年才得到普及[52-54]。同种异体移植关节成形术的主要优点是保证了骨量（与传统关节成形术减少骨量的方式相反），保证了软骨细胞存活，减少了同侧后足退行性变。

同种异体移植最重要的问题是软骨细胞的存活问题，特别是在冷藏过程中[55, 56]。超过 80% 的移植软骨细胞可以在移植后存活[56]。其力学性能也能得到保留[56]。软骨细胞在移植过程中容易存活，主要原因是软骨是无血管组织，主要靠滑液进行营养[55]。移植的软骨细胞不会被宿主细胞替代。在一项长期病例回顾研究中，将女性软骨移植至男性体内，经过 29 年仍能检测出雌性染色体[57]。

移植软骨从死亡到采集的时间是否影响软骨细胞的存活能力尚未完全清楚，然而从采集到植入的时间对软骨细胞的存活至关重要[55]。在一项研究中，储存时间少于 14 天的样本软骨细胞活力和密度都没有降低，但当测试超过 28 天时，样本软骨细胞显著丧失[56]。这些损失在软骨的重要表浅区域最为显著[55]。使用胎牛血清冷藏，复温时使用一氧化氮合酶抑制剂有助于增加软骨细胞活力和蛋白多糖合成，并可以逆转冷藏导致的代谢抑制[55]。另外同种异体移植物中的骨组织被逐渐替换为宿主骨[55]。在血运重建期间，移植物崩溃的风险增加。

虽然软骨由于其相对的无血管性而被认为对于宿主免疫反应是安全的，但最近的报道改变了这种传统观点[53, 55]。2005 年的一项研究显示，91% 的患者在移植后 6 个月表达细胞毒血清人类白细胞抗原抗体[53]。这与患者在 MRI 上表现出骨水肿和更宽的移植物 - 宿主接触面积有关[55]。根据这些发现，免疫反应和移植物存活似乎有一定关系。然而没有文献报道免疫抑制疗法在同种异体移植中的应用。也没有因为移植物产生严重排异反应的报道。不管怎样，应该将这种风险和患者明确交代。

手术技术

患者取仰卧位同侧臀部垫起。自胫前肌和拇长伸肌之间的间隙切开，取踝关节前路进入。分离血管神经，进行滑膜切除术和前踝骨赘清除术。应用单侧外固定架纠正畸形，加固相关韧带，将踝关节牵开 4～8mm。

使用用于全踝关节置换术（total ankle arthroplasty，TAA）中的截骨试模截骨，透视确定适当位置后进行固定。使用矢状锯切割胫骨远端和内踝，为了避免过热和热损伤，在切割过程中需要不断给锯片浇水降温。手术中必须避免切断内踝和神经血管束。使用或不使用切割夹具，根据计划切削的厚度切割距骨。根据骨量丢失情况确定切割范围，关节两侧的切除范围应在 4～10mm 之间。任何囊性病变都应使用切除下来的自体组织填充。

同种异体移植物以相同方式切割，其尺寸要比宿主的大，保证胫骨移植物不会太薄也不会断裂。

供体的距骨需要徒手切割完成。每一个移植体都要都要进行冲洗以便去除骨髓和小碎片，然后将移植物放入受体体内并进行 X 线检查，取下外固定架，恢复踝关节以确保移植物的位置合适。移植物分别用两个无头螺钉或埋头螺钉固定（图 8-8）。

术后患者使用无负重夹板固定 2 周直到拆线。之后允许进行踝关节活动但不能承重。6 周后患者部分负重，直到 12 周或移植物完全与受体融合才能完全负重。第一年禁止高强度运动。

结果

Kim 等人[58] 报道了在接受同种异体移植物置换的 7 名创伤性关节炎患者中，经过 148 个月后失败率达到 42%。不过他们指出，影像学和临床结果可能不相关。他们将失败的原因归因于移植物断裂、半脱位、移植不良和不愈合。这些治疗过程中均采用徒手切割。一份 2003 年的研究报道了使用 Agility（DePuy）踝关节切割指南进行了 9 例双极同种异体移植手术，21 个月后无失败报告[54]。他们还

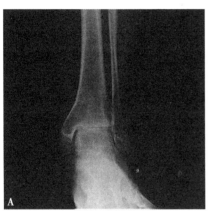
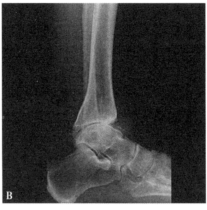
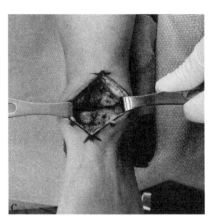
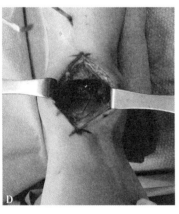
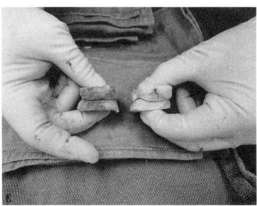
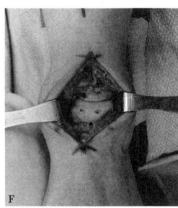
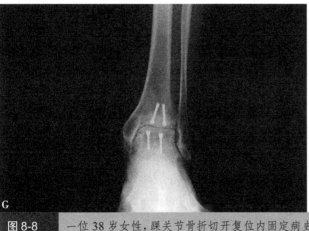
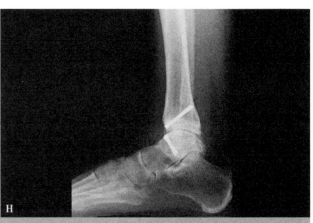

图 8-8　一位 38 岁女性，踝关节骨折切开复位内固定病史患者的影像学资料。AP 位（A）和侧位（B）X 线片显示成角畸形，关节间隙丢失，终末期关节炎；图 C，术中前路显示明显的退行性变；图 D，显示胫骨远端和距骨切除后的术中视图；图 E，术中观察比较患者的切除物（左）和供体移植物（右）；图 F，同种异体移植物植入后视图；图 G 和图 H，术后 3 年 AP 位和侧位 X 线片，显示骨性结构愈合良好，关节间隙略有变窄（彩图见文末）

报道了一例单极距骨顶移植失败案例。在同一组研究人员的另一项研究中[53]，11 例患者仅有 6 例移植物存活达到 33 个月。三例决定再次手术，1 例再次移植，1 例进行了 TAA，另一例还未手术。研究者还发现了移植物厚度和存活率之间的相关性，移植物小于 7mm 结果较差。一项队列研究显示 32 例患者 2 年随访中有 6 例失败[59]。

回顾性病例研究显示该种治疗方式失败率高[55, 60]。作者的结论是，这种式式的适用人群是年轻，不适合做关节置换和关节融合的患者。他们发现这种手术需要患者有良好的关节活动性，年龄大，体重指数低，冠状位畸形较小的患者[55, 60]。他们使用的技术有所不同，他们没有使用外固定架，使用相同尺寸的供体、受体，并将移植物的获取时间从供体死亡当时延长到了 23 天。

2013 年进行了踝关节同种异体移植的最大人群和最长随访研究[52]。尚不清楚这些患者有多少曾被以前的研究纳入。在平均随访 5.3 年的 86 例踝关节（82 名患者）中再次手术率为 42%，失败率 29%，平均失败时间 3.7 年。作者将失败定义为任何移植后的再手术，而因为移植物发生关节炎而进行的手术不被认为是失败的。失败组中 10 例进行了调整手术，6 例进行了关节融合术，6 例行 TAA，2 例行截肢术。据报道，同种异体移植的 5 年存活率为 76%，10 年为 44%，但是 92% 的患者表示对手术满意，85% 的患者疼痛减轻，83% 的患者功能改善。

虽然这些结果相较于关节融合或关节置换术失败率更高[61]，但是同种异体移植关节置换术仍然是治疗终末期踝关节炎的可行方案之一。需要进一步研究适合进行该术式的患者，一般的建议包括：太年轻不适合关节置换或关节融合的患者或因对侧长期踝关节或后足关节炎导致并发症的患者。主要阻碍该术式发展的因素是总体成本较高和难以预测可用的新鲜同种异体移植物何时能找到[52]。

关节融合术

踝关节融合术第一次于 1879 年描述，许多作者至今仍然认为它是减轻疼痛和改善功能的首选治疗方法[3, 19, 62, 63]。然而许多医生认为，随着 TAA 材料、技术、器材、植入物的改进，这一传统观点即将改变。

对于关节融合术的不满来源于其局限性。虽然是终末期踝关节炎最可靠和可重复的治疗方式，但是它会导致运动异常，步态改变和邻近关节的关节炎[3, 63-65]。据估计，50% 的踝关节融合患者在术后

7~8 年会出现后足周围关节炎，而 22 年内这一概率提升到了 100%[7]。接受关节融合术的患者在崎岖不平和倾斜的路面上行走时会遇到困难，大量活动时会疼痛，并且在距舟、跟骰关节接触应力增加[63, 66]。接受成功的关节融合术后患者将失去 74% 的矢状面活动度，70% 的旋转活动度和 77% 的外翻活动度[67]。此外，关节融合术患者行走速度下降 16%，耗氧量增加 3%，步态效率下降 10%。然而踝关节融合术的临床效果总体上是有利的。该术式缓解症状的效果高度可靠，超过 90% 的患者对他们的治疗结果表示满意[61, 62, 65, 67, 68]。

关节融合术技术和手术方法在各个文献中不尽相同，对关节整修、固定、保留或破坏踝关节以及术后护理各医师都有其偏好[19]。然而大多数作者认为踝关节最佳的固定位置是 5°~8° 的外翻，5°~10° 的外旋，中立位背伸，向后偏移约 5mm 以便提高跟骨力矩[19, 69]。

对于内固定和外固定技术已经有详细的描述。在没有明显伤口或感染的情况下，内固定通常是较优的选择。使用加压螺钉和前外侧或后方钢板都是可以选择的固定方式。交叉螺钉固定比平行螺钉固定更加坚固，但如果顺序错误则会导致压缩不完全[70, 71]。一些作者主张，从后踝打入距骨颈和距骨头的螺钉最为重要，被称为"本垒"螺钉[72]。其他螺钉可以打在内踝、外踝或两侧都打。

关节融合术的并发症包括伤口感染、神经血管损伤、复杂的区域疼痛综合征、静脉血栓、骨不连、畸形愈合和邻近关节炎。大多数早期并发症可以通过仔细筛选，识别高危患者，仔细解剖，保护软组织来避免。任何疑似感染或伤口并发症都需要进行积极的早期干预。

踝关节融合术不愈合率高达 60%，但需要注意的是，大多数这种报道都较为早期，没有使用克氏针固定，没有进行风险分层也没有进行植骨。对于某些患者，如骨坏死、感觉神经病变和感染患者，不愈合率可高达 100%[73]。最近的报告显示出较好的结果[61, 65, 74]，但仍需要进一步研究评估使用先进固定系统、骨髓抽吸等新技术的效果。合并周围神经病变、距骨骨坏死、曾经或现患深部感染、开放性损伤、距骨穹隆或 Pilon 骨折、距下关节融合、痉挛状态、吸烟和各种医疗问题的患者发生不愈合的风险更高[19, 74]。

畸形愈合是可能出现的问题之一。跖屈畸形愈合可能会导致一种跳马步态并将反推力作用于膝盖。这最终可能会导致内侧副韧带损伤，原因是由

于患者试图将脚平放在地面上而引起的外旋步态。此外，还可能会发生应力性骨折和跖痛。背屈畸形愈合常导致脚后跟压迫、溃疡及屈膝步态。冠状面畸形通常会导致韧带松弛，加重附近关节和肌腱负担导致早期退化。畸形还可以影响膝盖以及足内外侧柱。距下关节能够补偿距骨外翻，因此外翻畸形比内翻畸形更容易忍受。

关节镜技术

关节镜下踝关节融合是一种针对微小畸形患者的微创技术[68,75,76]。此技术已经显示出比开放手术更快的愈合时间。这可能是与组织剥离少，影响血供小有关[68,75-77]。关节镜下通常使用交叉螺钉固定。在关节镜下进行踝关节清理的过程中，可以使用非侵入性的牵引器来代替外固定器，而外固定器已经被证明与许多的并发症有关[78]。定位和固定需要在透视引导下进行。随着新型关节镜清理器械的问世，关节镜下踝关节融合术变得更加简单省时（图8-9）。

关节镜技术的主要优点是术后发病率显著降低，手术时间和止血带使用时间缩短，出血量减少，住院时间缩短，2年后评分改善更高[75-77]。与开放手术相比，该技术融合成功率相似，并发症更少[72,76-79]。尽管丰富经验的外科医生可能在1个小时内完成这一手术，但外科医生的学习曲线可能导致他们放弃这种技术。这种手术的禁忌证是严重的术前畸形，这可能会使最终的定位非常困难，进而限制关节镜的使用。至今关节镜下关节融合术所允许的畸形程度仍无明确的指南提出[68]。

开放手术技术

已经有多种踝关节融合技术被提出，包括前路、外侧、后路等各种入路。前路指通过胫前肌腱和蹒长伸肌之间的间隔，神经血管束被侧向拉开。这种技术可以使用单一切口到达内侧和外侧沟，可以保留腓骨，且该切口适用于转做大多数的TAA手术。然而这种方式可能会累及神经血管束和腓浅神经，神经瘤和肌腱粘连也可能与此有关。虽然很难对关节后部进行清理，且很难切削胫骨下的距骨部分，但仍没有影响到用这种方法取得良好效果（图8-10）。

外侧入路需要进行腓骨截骨进入踝关节。腓骨可以使用髋臼锉取骨，用作植骨材料。或者将其重新附着于胫骨和距骨上作为表面移植物。保留腓骨可以保证更大的骨性表面进行关节固定，外侧支撑更加稳定，保留腓骨沟可以指导其他结构对齐，并为未来的TAA提供可能性。如果要清理内侧沟就要选择内侧切口。后入路可以通过分离跟腱，对跟腱进行Z字切开，跟骨截骨术。虽然后路主要用于胫距跟（TTC）关节融合术，但如果需要后路也可用于单个踝关节融合术。

微创开放手术方式具有和关节镜相同的优点，包括较少的软组织剥离和较快的愈合时间[79]。该技术通过前内侧和前外侧切口进行，基本上是延长的关节镜入口，且间隔相同。前外侧切口需要注意避免腓浅神经损伤。之后可以使用骨刀和刮勺对关节进行清理。

踝关节可以采用多种方式进行修整，包括简单剥脱软骨和软骨下骨板，同时保持剥脱后曲面一致，这是目前的首选方法。或者可以在胫骨远端和距骨顶点下5mm进行平行切割[80]。这会造成肢体略微短缩，但通常患者能够耐受。这种技术可能难以准确把握距骨相对于胫骨的位移和旋转，导致融合不够精确。为了避免这一风险，可以选择在切割骨块时可以使用匹配的V字切口[81]。于前方/后方及内和（或）外侧植骨也有报道[19]。

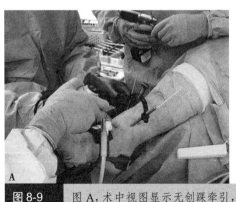
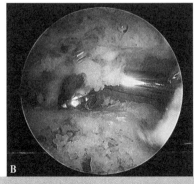
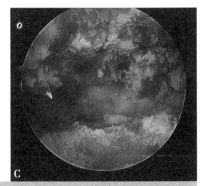

图8-9　图A，术中视图显示无创踝牵引，注意在固定前导丝和关节内定位系统都要准备就绪；图B，关节镜视图显示清理关节间隙；图C，完成准备后的关节镜视图；注意左上角的导针（彩图见文末）

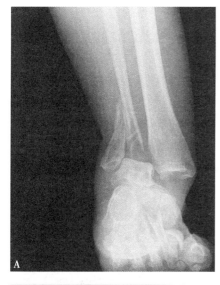
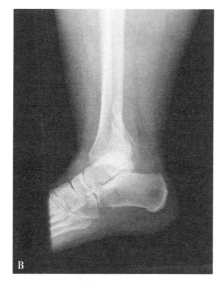
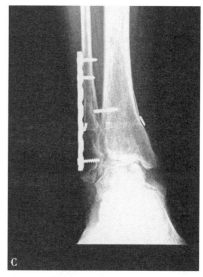
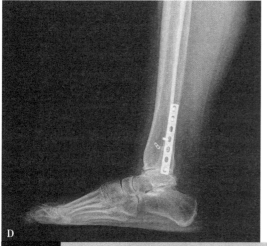
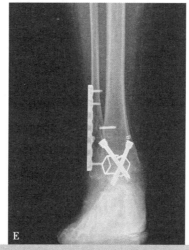
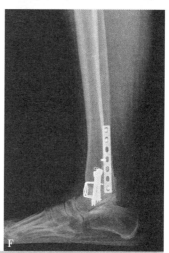

图 8-10 一位 56 岁女性踝关节骨折切开复位内固定病史患者，终末期踝关节炎治疗的影像学资料。图 A 和图 B 为原始骨折脱位 X 线 AP 位和侧位；图 C 和图 D 为创伤后 3 年 AP 位和侧位 X 线片，显示明显的创伤后关节炎；图 E 和图 F 为踝关节融合术后 AP 位和侧位 X 线片。自内外踝交叉打入无头螺钉，再自前路打入辅助前踝螺钉

TAA 失效后的补救措施

　　随着 TAA 治疗的数量不断增加，关节失效的例数也会不断增加。10 年的 TAA 关节有效率在 63%～91% 之间[61]。虽然新型植入物和手术技术可以提高关节有效率，但是随着使用 TAA 矫正畸形的适应证不断扩大，发生关节不稳定和塌陷的可能性也在增加。因此，仍然有患者需要进行关节融合。

　　当 TAA 发生感染时，应首先治疗感染，包括清除所有的植入物、清洗、清创，如果有需要的话放入抗生素补片，暂时稳定关节，根据药敏结果长期静脉使用抗生素。之后进行关节融合，最好使用外固定架和植骨。

　　在非感染的 TAA 失效后，如果骨量丢失很少，建议进行单次手术。骨量丢失最少的情况下，可以尝

试进行翻修。但如果翻修失败则应尝试进行关节融合。多项研究已经显示，在骨量损失很少的情况下，失效 TAA 进行单纯关节融合术成功率很高[82, 83]。

　　当去除失效 TAA 后发现骨量丢失明显，那么建议行植骨加 TTC 融合术。TAA 失效后 TTC 融合术并发症很多，骨不连概率高于一期关节融合术且发生并发症风险高。进行植骨后，融合成功率在 20%～93%[83]。一项 2006 年的研究表明，使用髓内 TTC 钉可以增加关节融合的愈合率[83]。然而一项 2013 年的研究显示，TTC 融合 + 植骨术骨不连的概率高达 50%，和股骨头植骨术的概率相当。所有糖尿病患者均发生了骨不连，而 19% 的骨不连患者最终以小腿截肢为结局（图 8-11，图 8-12）[84]。

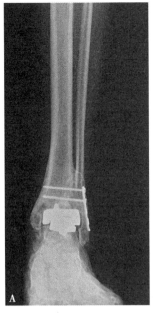
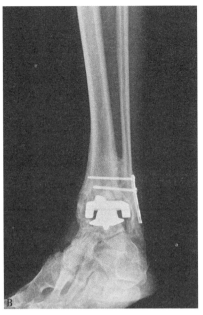
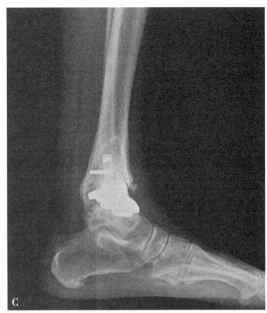
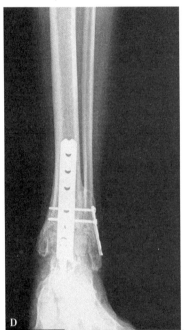
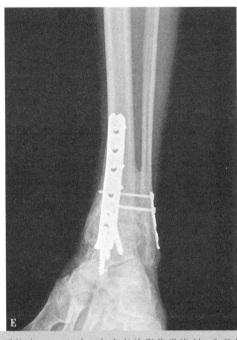
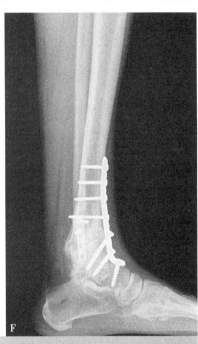

图8-11 一位67岁男性全踝关节置换术（TAA）后2年患者的影像学资料，先前接受过植骨和翻修手术，仍有疼痛和功能受限。AP位（A），踝穴位（B）和侧位（C）X线平片均显示胫骨和距骨组件明显塌陷。侧位X线片显示胫骨远端骨质丢失和塌陷。术后18个月踝穴位（D）AP位（E）和侧位（F）X线平片，患者接受关节假体取出＋关节清理术，缺损骨质使用同种异体股骨头移植填充，关节融合术＋前路钢板固定。目前患者已经下地行走，穿坡跟鞋，未诉疼痛

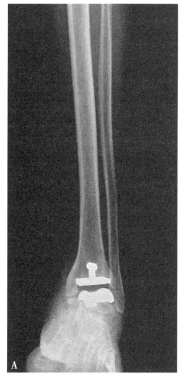
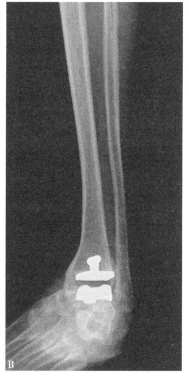
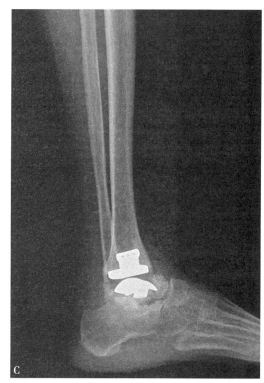
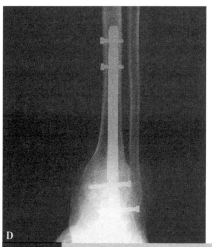
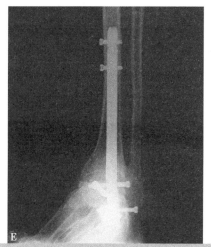
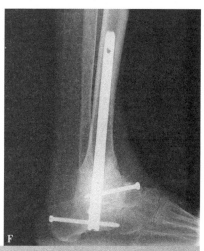

图 8-12　一位 65 岁女性全踝关节置换术后患者影像学资料。距骨组件明显塌陷伴疼痛 1 年。AP 位（A），踝穴位（B）和侧位（C）X 线片显示明显塌陷的距骨组件。图 D、图 E、图 F 为全距关节融合术后 30 个月的 AP 位、踝穴位和侧位 X 线平片。使用同种异体股骨头植骨填补缺损，防止肢体短缩使用胫骨 - 跟骨逆行髓内钉固定

总结

　　踝关节是一个高度匹配的关节，通过很小的表面区域承受很大的力量。踝关节炎主要是发生于年轻、大活动量个体的疾病，治疗具有一定的挑战性。治疗方案应考虑到各种因素，包括年龄、活动水平、病因、病史、合并症、体格检查和影像学检查结果。手术治疗包括关节清扫、牵引关节成形术、介入关节成形术、截骨术、关节重建、同种异体移植关节置换术、关节融合术等。踝关节炎的诊疗需要进一步的

研究，以便明确针对最适宜人群制定最佳的治疗方案，并不断提升目前的植入物和手术技术。

（王岩　刑添威 译）

参考文献

1. Demetriades L, Strauss E, Gallina J: Osteoarthritis of the ankle. *Clin Orthop Relat Res* 1998;349:28-42.

2. Huch K, Kuettner KE, Dieppe P: Osteoarthritis in ankle and knee joints. *Semin Arthritis Rheum* 1997;26(4):667-674.

第三部分 关节炎

3. Thomas RH, Daniels TR: Ankle arthritis. *J Bone Joint Surg Am* 2003;85(5):923-936.

4. Daniels T, Thomas R: Etiology and biomechanics of ankle arthritis. *Foot Ankle Clin* 2008;13(3):341-352, vii.

   In this review article, authors outline the mechanical and biochemical properties of the ankle joint and how these relate to the etiology of ankle arthritis. Level of evidence: V.

5. Valderrabano V, Horisberger M, Russell I, Dougall H, Hintermann B: Etiology of ankle osteoarthritis. *Clin Orthop Relat Res* 2009;467(7):1800-1806.

   This retrospective review of 390 patients (406 ankles) with end-stage ankle arthritis revealed that 78% of patients had posttraumatic arthritis (compared with 9% having primary OA). Posttraumatic patients were younger, and most were in varus alignment. Level of evidence: IV.

6. Curtis MJ, Michelson JD, Urquhart MW, Byank RP, Jinnah RH: Tibiotalar contact and fibular malunion in ankle fractures. A cadaver study. *Acta Orthop Scand* 1992;63(3):326-329.

7. Garras DN, Raikin SM: Supramalleolar osteotomies as joint sparing management of ankle arthritis. *Semin Arthroplasty* 2010;21(4):230-239.

   This is a review article of the indications, types, techniques, and outcomes of periarticular osteotomies in the treatment of ankle arthritis. Level of evidence: V.

8. Harstall R, Lehmann O, Krause F, Weber M: Supramalleolar lateral closing wedge osteotomy for the treatment of varus ankle arthrosis. *Foot Ankle Int* 2007;28(5):542-548.

9. Stamatis ED, Cooper PS, Myerson MS: Supramalleolar osteotomy for the treatment of distal tibial angular deformities and arthritis of the ankle joint. *Foot Ankle Int* 2003;24(10):754-764.

10. Saltzman CL, Salamon ML, Blanchard GM, et al: Epidemiology of ankle arthritis: Report of a consecutive series of 639 patients from a tertiary orthopaedic center. *Iowa Orthop J* 2005;25:44-46.

11. Segal AD, Shofer J, Hahn ME, Orendurff MS, Ledoux WR, Sangeorzan BJ: Functional limitations associated with end-stage ankle arthritis. *J Bone Joint Surg Am* 2012;94(9):777-783.

    Gait analysis, demographics, self-assessed function, and activity monitoring of patients with end-stage ankle arthritis demonstrated that they had decreased physical and perceived function as well as altered gait parameters. Level of evidence: II.

12. Ramsey PL, Hamilton W: Changes in tibiotalar area of contact caused by lateral talar shift. *J Bone Joint Surg Am* 1976;58(3):356-357.

13. Lindsjö U: Operative treatment of ankle fracture-dislocations. A follow-up study of 306/321 consecutive cases. *Clin Orthop Relat Res* 1985;199:28-38.

14. Marsh JL, Buckwalter J, Gelberman R, et al: Articular fractures: Does an anatomic reduction really change the result? *J Bone Joint Surg Am* 2002;84(7):1259-1271.

15. Takakura Y, Takaoka T, Tanaka Y, Yajima H, Tamai S: Results of opening-wedge osteotomy for the treatment of a post-traumatic varus deformity of the ankle. *J Bone Joint Surg Am* 1998;80(2):213-218.

16. Takakura Y, Tanaka Y, Kumai T, Tamai S: Low tibial osteotomy for osteoarthritis of the ankle: Results of a new operation in 18 patients. *J Bone Joint Surg Br* 1995;77(1):50-54.

17. Thevendran G, Younger A, Pinney S: Current concepts review: Risk factors for nonunions in foot and ankle arthrodeses. *Foot Ankle Int* 2012;33(11):1031-1040.

    This is a review article about known risk factors for nonunion. The authors discuss each risk factor and review available literature pertaining to the risk or procedure being performed. They conclude that smoking, diabetes, and soft-tissue injuries are contributing factors. Level of evidence: V.

18. Stuart MJ, Morrey BF: Arthrodesis of the diabetic neuropathic ankle joint. *Clin Orthop Relat Res* 1990;253:209-211.

19. Katcherian DA: Treatment of ankle arthrosis. *Clin Orthop Relat Res* 1998;349:48-57.

20. Anain JM Jr, Bojrab AR, Rhinehart FC: Conservative treatments for rheumatoid arthritis in the foot and ankle. *Clin Podiatr Med Surg* 2010;27(2):193-207.

    A review of nonsurgical, pharmacologic, and physical treatments for rheumatoid disease of the foot and ankle is presented. The authors review NSAIDs, injections, DMARDs, therapy, and bracing. Level of evidence: V.

21. Khosla SK, Baumhauer JF: Dietary and viscosupplementation in ankle arthritis. *Foot Ankle Clin* 2008;13(3):353-361, vii.

    The authors review the literature on the use of glucosamine, chondroitin sulfate, and viscosupplements in other joints and their possible application in ankle arthritis. They conclude that these supplements have promise but lack evidence. Level of evidence: V.

22. Salk RS, Chang TJ, D'Costa WF, Soomekh DJ, Grogan KA: Sodium hyaluronate in the treatment of osteoarthritis of the ankle: A controlled, randomized, double-blind pilot study. *J Bone Joint Surg Am* 2006;88(2):295-302.

23. Sun SF, Chou YJ, Hsu CW, et al: Efficacy of intra-articular hyaluronic acid in patients with osteoarthritis of the ankle: A prospective study. *Osteoarthritis Cartilage* 2006;14(9):867-874.

24. Sun SF, Hsu CW, Sun HP, Chou YJ, Li HJ, Wang JL: The effect of three weekly intra-articular injections of hyaluronate on pain, function, and balance in patients with unilateral ankle arthritis. *J Bone Joint Surg Am* 2011;93(18):1720-1726.

    A prospective study of 46 patients undergoing three weekly injections showed a significant reduction in Ankle Osteoarthritis Scale score, improvement in American Orthopaedic Foot and Ankle Society (AOFAS) hindfoot scores, improved balance, decreased acetaminophen intake, and high satisfaction rates with no adverse events at 6-month follow-up. Level of evidence: II.

第三部分 关 节 炎

25. John S, Bongiovanni F: Brace management for ankle arthritis. *Clin Podiatr Med Surg* 2009;26(2):193-197.

This is a review of current braces available for ankle arthritis and the rationale behind use of each. Level of evidence: V.

26. Hassouna H, Kumar S, Bendall S: Arthroscopic ankle debridement: 5-year survival analysis. *Acta Orthop Belg* 2007;73(6):737-740.

27. van Valburg AA, van Roermund PM, Lammens J, et al: Can Ilizarov joint distraction delay the need for an arthrodesis of the ankle? A preliminary report. *J Bone Joint Surg Br* 1995;77(5):720-725.

28. Paley D, Lamm BM: Ankle joint distraction. *Foot Ankle Clin* 2005;10(4):685-698, ix.

29. Paley D, Lamm BM, Purohit RM, Specht SC: Distraction arthroplasty of the ankle: How far can you stretch the indications? *Foot Ankle Clin* 2008;13(3):471-484, ix.

This review article describes the Baltimore method of distraction arthroplasty. Authors present results of a cohort treated with their method. They demonstrate good results in 14 of 18 patients, but note decreased benefit after 5 years. Level of evidence: V.

30. Morse KR, Flemister AS, Baumhauer JF, DiGiovanni BF: Distraction arthroplasty. *Foot Ankle Clin* 2007;12(1):29-39.

31. van Roermund PM, Lafeber FP: Joint distraction as treatment for ankle osteoarthritis. *Instr Course Lect* 1999;48:249-254.

32. Chiodo CP, McGarvey W: Joint distraction for the treatment of ankle osteoarthritis. *Foot Ankle Clin* 2004;9(3):541-553, ix.

33. Tellisi N, Fragomen AT, Kleinman D, O'Malley MJ, Rozbruch SR: Joint preservation of the osteoarthritic ankle using distraction arthroplasty. *Foot Ankle Int* 2009;30(4):318-325.

This is a retrospective review of 25 patients who underwent distraction arthroplasty. At a mean follow-up of 30 months, there was significant improvement in AOFAS scores and pain but modest improvement in Medical Outcome Study 36-Item Short Form health survey scores. Two patients required fusion. Level of evidence: VI.

34. van Valburg AA, van Roermund PM, Marijnissen AC, et al: Joint distraction in treatment of osteoarthritis (II): Effects on cartilage in a canine model. *Osteoarthritis Cartilage* 2000;8(1):1-8.

35. Saltzman CL, Hillis SL, Stolley MP, Anderson DD, Amendola A: Motion versus fixed distraction of the joint in the treatment of ankle osteoarthritis: A prospective randomized controlled trial. *J Bone Joint Surg Am* 2012;94(11):961-970.

This prospective randomized controlled trial compares fixed with motion distraction arthroplasty on 36 patients. Both groups showed significant improvement on the Ankle Osteoarthritis Scale, but the motion group had significant improvement compared with the static distraction group. Level of evidence: I.

36. Bottlang M, Marsh JL, Brown TD: Articulated external fixation of the ankle: Minimizing motion resistance by accurate axis alignment. *J Biomech* 1999;32(1):63-70.

37. Marijnissen AC, van Roermund PM, van Melkebeek J, Lafeber FP: Clinical benefit of joint distraction in the treatment of ankle osteoarthritis. *Foot Ankle Clin* 2003;8(2):335-346.

38. Marijnissen AC, Van Roermund PM, Van Melkebeek J, et al: Clinical benefit of joint distraction in the treatment of severe ankle OA: Proof of concept in an open prospective study and in a randomized controlled study. *Arthritis Rheum* 2002;46(11):2893-2902.

39. van Roermund PM, Marijnissen AC, Lafeber FP: Joint distraction as an alternative for the treatment of osteoarthritis. *Foot Ankle Clin* 2002;7(3):515-527.

40. van Valburg AA, van Roermund PM, Marijnissen AC, et al: Joint distraction in treatment of osteoarthritis: A two-year follow-up of the ankle. *Osteoarthritis Cartilage* 1999;7(5):474-479.

41. Ploegmakers JJ, van Roermund PM, van Melkebeek J, et al: Prolonged clinical benefit from joint distraction in the treatment of ankle osteoarthritis. *Osteoarthritis Cartilage* 2005;13(7):582-588.

42. Smith NC, Beaman D, Rozbruch SR, Glazebrook MA: Evidence-based indications for distraction ankle arthroplasty. *Foot Ankle Int* 2012;33(8):632-636.

A systematic review of the literature found insufficient evidence to support or refute the use of distraction arthroplasty for many causes of ankle arthritis. The authors encourage further higher-level research on this topic. Level of evidence: III.

43. Heywood AW: Supramalleolar osteotomy in the management of the rheumatoid hindfoot. *Clin Orthop Relat Res* 1983;177:76-81.

44. Becker AS, Myerson MS: The indications and technique of supramalleolar osteotomy. *Foot Ankle Clin* 2009;14(3):549-561.

This is a review article on the various types, advantages and disadvantages, indications, and techniques of periarticular osteotomies for treating deformities about the ankle. Level of evidence: V.

45. Pagenstert G, Knupp M, Valderrabano V, Hintermann B: Realignment surgery for valgus ankle osteoarthritis. *Oper Orthop Traumatol* 2009;21(1):77-87.

The authors report their treatment algorithm and the outcomes of 22 patients who underwent realignment osteotomies for valgus ankle degeneration based on the cause of their deformity. Among patients, 20 had significant improvement in pain and AOFAS scores at 4.5 years. Level of evidence: IV.

46. Pagenstert GI, Hintermann B, Barg A, Leumann A, Valderrabano V: Realignment surgery as alternative treatment of varus and valgus ankle osteoarthritis. *Clin Orthop Relat Res* 2007;462(462):156-168.

47. Mann HA, Filippi J, Myerson MS: Intra-articular opening medial tibial wedge osteotomy (plafond-plasty) for

the treatment of intra-articular varus ankle arthritis and instability. *Foot Ankle Int* 2012;33(4):255-261.

This is a retrospective review of 19 patients with varus arthritis and instability who had medial intra-articular defects treated with plafondplasty. At 59 months, significant improvements in alignment, pain, and AOFAS scores were noted. Four patients had arthroplasty or arthrodesis. Level of evidence: IV.

48. Sen C, Kocaoglu M, Eralp L, Cinar M: Correction of ankle and hindfoot deformities by supramalleolar osteotomy. *Foot Ankle Int* 2003;24(1):22-28.

49. Tanaka Y, Takakura Y, Hayashi K, Taniguchi A, Kumai T, Sugimoto K: Low tibial osteotomy for varus-type ankle OA. *J Bone Joint Surg Br* 2006;88(7):909-913.

50. Raikin SM: Fresh osteochondral allografts for large-volume cystic osteochondral defects of the talus. *J Bone Joint Surg Am* 2009;91(12):2818-2826.

This is a prospective series of 15 patients who received matched bulk osteochondral allograft transplantation for large talar defects. The mean pain score decreased and mean AOFAS scores increased significantly at an average 54 months' follow-up. Two patients required arthrodesis. Level of evidence: II.

51. Eloesser L: Implantation of Joints. *Cal State J Med* 1913;11(12):485-491.

52. Bugbee WD, Khanna G, Cavallo M, McCauley JC, Görtz S, Brage ME: Bipolar fresh osteochondral allografting of the tibiotalar joint. *J Bone Joint Surg Am* 2013;95(5):426-432.

This is a retrospective review of 88 allograft ankle arthroplasties at a mean follow-up of 5.3 years. The authors show a failure rate of 29%, a 5-year survival of 76%, and 10-year survival of 44%. Level of evidence: IV.

53. Meehan R, McFarlin S, Bugbee W, Brage M: Fresh ankle osteochondral allograft transplantation for tibiotalar joint arthritis. *Foot Ankle Int* 2005;26(10):793-802.

54. Tontz WL Jr, Bugbee WD, Brage ME: Use of allografts in the management of ankle arthritis. *Foot Ankle Clin* 2003;8(2):361-373, xi.

55. Jeng CL, Myerson MS: Allograft total ankle replacement: A dead ringer to the natural joint. *Foot Ankle Clin* 2008;13(3):539-547, x.

This is a review of current literature and surgical technique and a presentation of a cohort of patients undergoing allograft TAA. The authors report a 51.7% survival rate. Level of evidence: V.

56. Williams SK, Amiel D, Ball ST, et al: Prolonged storage effects on the articular cartilage of fresh human osteochondral allografts. *J Bone Joint Surg Am* 2003;85-A(11):2111-2120.

57. Jamali AA, Hatcher SL, You Z: Donor cell survival in a fresh osteochondral allograft at twenty-nine years. A case report. *J Bone Joint Surg Am* 2007;89(1):166-169.

58. Kim CW, Jamali A, Tontz W Jr, Convery FR, Brage ME, Bugbee W: Treatment of post-traumatic ankle arthrosis with bipolar tibiotalar osteochondral shell allografts. *Foot Ankle Int* 2002;23(12):1091-1102.

59. Giannini S, Buda R, Grigolo B, et al: Bipolar fresh osteochondral allograft of the ankle. *Foot Ankle Int* 2010;31(1):38-46.

The authors report on 32 allograft arthroplasties using custom jigs and a lateral approach. At a mean of 31 months, there was drastic improvement in AOFAS scores but six failures. Histology showed MMPs in retrieved samples. Level of evidence: III.

60. Jeng CL, Kadakia A, White KL, Myerson MS: Fresh osteochondral total ankle allograft transplantation for the treatment of ankle arthritis. *Foot Ankle Int* 2008;29(6):554-560.

This retrospective review of 29 allograft transplants shows a failure rate of 69% at a mean follow-up of 2 years. Level of evidence: IV.

61. Haddad SL, Coetzee JC, Estok R, Fahrbach K, Banel D, Nalysnyk L: Intermediate and long-term outcomes of total ankle arthroplasty and ankle arthrodesis: A systematic review of the literature. *J Bone Joint Surg Am* 2007;89(9):1899-1905.

62. Ahmad J, Raikin SM: Ankle arthrodesis: The simple and the complex. *Foot Ankle Clin* 2008;13(3):381-400, viii.

This is a review of ankle fusions, revisions, and conversions from failed arthroplasties. Level of evidence: V.

63. Thomas R, Daniels TR, Parker K: Gait analysis and functional outcomes following ankle arthrodesis for isolated ankle arthritis. *J Bone Joint Surg Am* 2006;88(3):526-535.

64. Buchner M, Sabo D: Ankle fusion attributable to post-traumatic arthrosis: A long-term followup of 48 patients. *Clin Orthop Relat Res* 2003;406:155-164.

65. Coester LM, Saltzman CL, Leupold J, Pontarelli W: Long-term results following ankle arthrodesis for post-traumatic arthritis. *J Bone Joint Surg Am* 2001;83(2):219-228.

66. Jung HG, Parks BG, Nguyen A, Schon LC: Effect of tibiotalar joint arthrodesis on adjacent tarsal joint pressure in a cadaver model. *Foot Ankle Int* 2007;28(1):103-108.

67. Mann RA, Rongstad KM: Arthrodesis of the ankle: A critical analysis. *Foot Ankle Int* 1998;19(1):3-9.

68. Myerson MS, Quill G: Ankle arthrodesis. A comparison of an arthroscopic and an open method of treatment. *Clin Orthop Relat Res* 1991;268:84-95.

69. Buck P, Morrey BF, Chao EY: The optimum position of arthrodesis of the ankle. A gait study of the knee and ankle. *J Bone Joint Surg Am* 1987;69(7):1052-1062.

70. Dohm MP, Benjamin JB, Harrison J, Szivek JA: A biomechanical evaluation of three forms of internal fixation used in ankle arthrodesis. *Foot Ankle Int* 1994;15(6):297-300.

71. Ogilvie-Harris DJ, Fitsialos D, Hedman TP: Arthrodesis of the ankle: A comparison of two versus three screw fixation in a crossed configuration. *Clin Orthop Relat Res* 1994;304:195-199.

72. Raikin SM: Arthrodesis of the ankle: Arthroscopic, mini-open, and open techniques. *Foot Ankle Clin* 2003;8(2):347-359.

73. Frey C, Halikus NM, Vu-Rose T, Ebramzadeh E: A review of ankle arthrodesis: Predisposing factors to nonunion. *Foot Ankle Int* 1994;15(11):581-584.

74. Raikin SM, Rampuri V: An approach to the failed ankle arthrodesis. *Foot Ankle Clin* 2008;13(3):401-416, viii.

   This is a review article of ankle fusions, complications, reasons for failures, and salvage approaches.

75. Glick JM, Morgan CD, Myerson MS, Sampson TG, Mann JA: Ankle arthrodesis using an arthroscopic method: Long-term follow-up of 34 cases. *Arthroscopy* 1996;12(4):428-434.

76. Townshend D, Di Silvestro M, Krause F, et al: Arthroscopic versus open ankle arthrodesis: A multicenter comparative case series. *J Bone Joint Surg Am* 2013;95(2):98-102.

   This is a multicenter comparative study of open versus arthroscopic arthrodesis of the ankle. The arthroscopic group had significantly better improvement on the Ankle Osteoarthritis Scale and shorter hospital stays. No differences were found in complications, surgical times, or alignment. Level of evidence: II.

77. O'Brien TS, Hart TS, Shereff MJ, Stone J, Johnson J: Open versus arthroscopic ankle arthrodesis: A comparative study. *Foot Ankle Int* 1999;20(6):368-374.

78. Crosby LA, Yee TC, Formanek TS, Fitzgibbons TC: Complications following arthroscopic ankle arthrodesis. *Foot Ankle Int* 1996;17(6):340-342.

79. Paremain GD, Miller SD, Myerson MS: Ankle arthrodesis: Results after the miniarthrotomy technique. *Foot Ankle Int* 1996;17(5):247-252.

80. Mann RA, Van Manen JW, Wapner K, Martin J: Ankle fusion. *Clin Orthop Relat Res* 1991;268:49-55.

81. Marcus RE, Balourdas GM, Heiple KG: Ankle arthrodesis by chevron fusion with internal fixation and bone-grafting. *J Bone Joint Surg Am* 1983;65(6):833-838.

82. Culpan P, Le Strat V, Piriou P, Judet T: Arthrodesis after failed total ankle replacement. *J Bone Joint Surg Br* 2007;89(9):1178-1183.

83. Hopgood P, Kumar R, Wood PL: Ankle arthrodesis for failed total ankle replacement. *J Bone Joint Surg Br* 2006;88(8):1032-1038.

84. Jeng CL, Campbell JT, Tang EY, Cerrato RA, Myerson MS: Tibiotalocalcaneal arthrodesis with bulk femoral head allograft for salvage of large defects in the ankle. *Foot Ankle Int* 2013;34(9):1256-1266.

   This retrospective review of 32 patients undergoing TTC fusion with bulk femoral head allograft shows only a 50% fusion rate. Nonunion developed in all of the patients with diabetes, and 19% of patients required a transtibial amputation. Level of evidence: IV.

第三部分 关 节 炎

第9章

踝关节炎：第二部分 全踝关节置换术

W. Bret Smith, DO　Gregory C. Berlet, MD

简介

人工踝关节置换术（TAA）的演变是一个有趣的过程。首例踝关节置换术报道发生在1970年，其作者随后于1973年发表了包含12例患者的初步研究结果[1]。当时的人工假体非常简单，包含一个长的胫骨植入物和聚乙烯距骨替换部件，手术的同时需要进行距下关节融合手术。该种铰链式设计仿照了髋关节假体，但是由于踝关节的复杂运动和应力使得这种不够可靠的方式并不被认可。

第一代踝关节置换术在术后短时间内表现良好，但是中期随访发现了明显的影像学上的松动和高失效率[2]。许多第一代踝关节假体都是使用的铰链式设计，只能在矢状面上进行运动。这其中包括了伦敦帝国医院假体，TPR假体（Smith和Richards），Oregon假体（Zimmer），Mayo全踝假体（Mayo Clinic）等。这些早期的人工假体需要去除大量骨质，并填塞骨水泥。这导致假体大部分被植入较软的干骺端中。之后过大的压力极有可能导致早期的松动和随后的失效[2]。

其他早期踝关节假体设计采用无限制理念。这种假体包括New Jersey低应力假体（DePuy），Newton假体，Smith假体（Dow Corning Wright）。这些假体需要踝关节周围韧带足够稳定。但是韧带随时间逐渐松动，该类型假体最终的结果也不尽如人意。由于该假体的无限制性，多向运动导致的撞击痛问题也是需要解决的重要问题[2]。

当时髋关节和膝关节置换术治疗晚期关节炎取得了良好的结果，但是在经历过踝关节置换术失败后，医生对此手术的热情很快就消退了。

目前TAA正在重新兴起。在美国，有6个经过FDA批准的TAA系统：Agility全踝关节置换系统（DePuy）（图9-1），Scandinavian全踝关节置换系统[（STAR）Small Bone Innovations]（图9-2），Salto-Talaris全踝关节置换系统（TornierTX）（图9-3），INBONE II全踝关节置换系统（Wright Medical Technology）（图9-4），

Eclipse全踝关节置换系统（Integra Life Sciences），Trabecular Metal全踝关节置换系统（Zimmer）（图9-5）。这其中有2种假体系统所得数据有限，Eclipse假体目前在美国尚未使用，而Trabecular Metal假体因为在2013年才开始使用，时间尚短，所以这两种假体的结果数据现在还没有。

在美国以外的市场，现在共有20多种踝关节置换系统在使用。本章重点介绍目前经过FDA批准的假体，但是许多现有的文献都是在美国以外进行的研究，因此这些文献中所讨论的很多都是美国不能用的假体。

设计和基本原理

解剖及生物力学

早期的踝关节假体设计者没有意识到踝关节运动的复杂性。踝关节有胫骨、腓骨、距骨3块骨相互作用，每块骨头的形态都影响着相互的关系和运动。

踝关节的僵直显著影响着周围关节，特别是距下关节。邻近关节炎是关节僵硬和踝关节融合的公认并发症。一项2009年的研究阐明了其生物力学原理。该研究显示，和健康的脚踝相比，融合术后距下关节的矢状面、冠状面和横断面的运动变化相反[3]。相邻关节炎的发生促使医生寻找踝关节融合的替代方式。

全踝关节假体设计在近十年迅速发展，随着髋关节、膝关节和肩关节置换术的不断发展且取得了越来越好的疗效，踝关节置换术又重新得到重视。随着第二代踝关节假体的出现，医生对该手术也重燃兴趣。在20世纪80年代和90年代早期出现的第二代假体包括Buechel-Pappas全踝假体（Endotec），STAR假体，Agility全踝置换系统等[4]。其中Agility假体是第一个获得FDA批准的TAA假体[5]。

新一代假体解决了初代假体的一些缺点，改进了材料和固定技术。这种假体的设计理念是半限

制，使用多孔涂层，不再需要植入骨水泥，切除的骨量也大大减少[2]。最重要的是，对踝关节的解剖和力学特性的理解变得更加深刻。

足踝不是简单的铰链结构，更好地理解是滑动和滚动的复杂组合。此外随着重新回顾早期设计的结果，全踝置换术的适应证和禁忌证也被重新考虑。

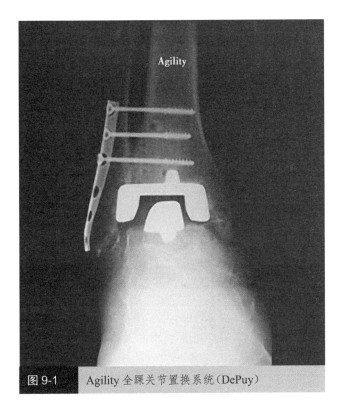

图 9-1　Agility 全踝关节置换系统（DePuy）

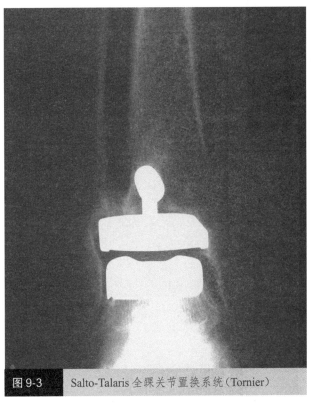

图 9-3　Salto-Talaris 全踝关节置换系统（Tornier）

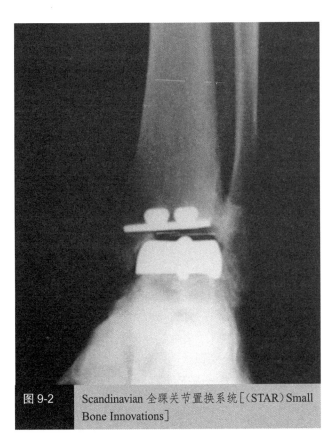

图 9-2　Scandinavian 全踝关节置换系统［（STAR）Small Bone Innovations］

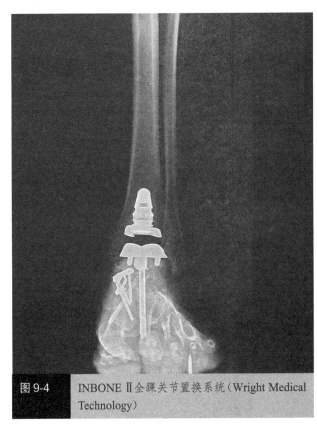

图 9-4　INBONE II 全踝关节置换系统（Wright Medical Technology）

第三部分　关节炎

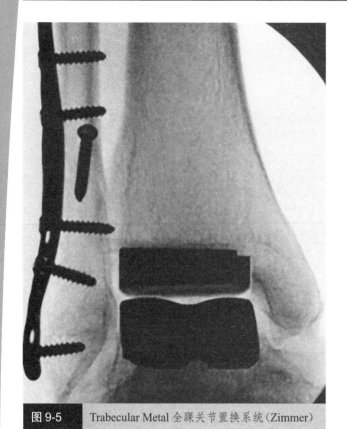

图 9-5　Trabecular Metal 全踝关节置换系统（Zimmer）

目前的假体由 3 个部件组成。胫骨组件是一扁平部件，可以稳定固定于胫骨之上，距骨组件具有矢状面解剖弯曲，中间的衬垫部件由聚乙烯材料（通常是超高分子量聚乙烯）组成，可以固定也可以移动。STAR 假体作为仅有一个移动衬垫假体被批准在美国使用。

由于踝关节需要进行滑动和滚动运动，因此假体需要适应足踝复杂的三维运动，需要各方面协调平衡。固定的衬垫装置具有足够的稳定性，但是牺牲了某些运动平面，特别是旋转运动。可移动衬垫保证了旋转运动，减少假体相关的应力，但是却降低了稳定性，承受轴向冲击的同时可能造成聚乙烯背侧磨损。

目前踝关节假体在保证假体稳定性和减少假体 - 骨骼应力之间达到了必要的平衡。过度的固定会导致应力转移到骨骼，骨骼破坏，最终因为骨质磨损和松脱导致稳定性出现问题。

由于踝关节胫骨侧相对来说结构简单，因此大多数假体都使用了相似的方法，即尽量减少骨质切除，以便于胫骨远端进行可靠固定。可以额外使用螺钉等固定以保证胫骨组件的稳定性。

距骨复杂的结构是假体设计者和外科医生需要面临的一个挑战。距骨的解剖特点是一个复杂的三维锥形体。距骨的各个面（内侧、外侧、前部和后部）的曲率半径各不相同。距骨旋转时具有变化的瞬时旋转中心 [6]，其主旋转轴与跨踝平面相关且外旋 23° [7]。更加复杂的是，踝关节在横截面上也旋转了约 5° [8]。

此外，外科医生还要考虑是仅需要重建距骨顶还是需要同时注意距骨内侧和外侧。矛盾的是，如果假体覆盖越多的关节表面，需要切削的骨质就越多，且削减移植物的接触面积。因此需要进一步的研究，以便不断改良设计。

众所周知，距骨的血供对损伤和手术操作都很敏感。每种手术技术都会对距骨血供造成威胁。现在还没有研究明确显示术中对距骨的操作（包括截骨）是否因为损害了其血液供应而最终导致了距骨坏死塌陷。

适应证

踝关节置换术相关的数据现在极大丰富。随着数据的丰富，其适应证也在不断发展。TAA 的一个常见的指征是非手术治疗失败的晚期踝关节炎。创伤后关节炎，原发性骨关节炎和类风湿关节炎都是最常见的病因。对于严重的邻近关节炎，需要进行全距骨关节融合术的患者，也可以考虑 TAA。在这些情况下，需要进行三关节融合的患者可以进行 TAA 作为替代治疗。

就 TAA 的适应证而言，患者年龄是一个主观因素。传统上认为只有活动要求低的老年患者才建议使用 TAA。已经有数据支持相应的结论：有几份研究结果显示，在接受 TAA 的患者中，年轻人的假体有效率和功能评分均较低 [9-12]。有几项研究显示，青年和老年患者的有效率相当 [13]。由于没有关于年龄的硬性规定，因此使患者了解 TAA 的固有风险，并确定这些风险是否符合他们对术后功能和生活方式的预期是十分必要的。

类风湿关节炎或其他炎性关节病患者可能出现足和踝关节受累。踝关节融合术后，中足关节承力增加，可能会导致更多的问题。这些患者可以考虑踝关节置换术，以减轻后足和中足的承力 [14-16]。

医师一定要明确告知患者术后的活动预期。应该建议患者进行低强度活动。重新进行活动调整对患者是一个挑战；一些研究已经表明，踝关节置换术后进行一些低强度的活动是安全的，需要给予患者一定的鼓励 [17, 18]。

除了年龄和活动问题以外，患者还必须有足够的骨量以便植入假体。另外软组织也要足够健康，以便在手术后能够覆盖完全。如果软组织不过关或者存在明显的血管疾病，可能就需要其他的治疗方案了。当遇到软组织问题时，是否可以采用替代治疗方案需要进一步的讨论。

禁忌证

TAA 的绝对禁忌证包括踝关节活动性脓毒症、骨髓炎、Charcot 或神经性关节受累、肢体完全瘫痪、距骨和胫骨远端大面积骨坏死、血供不足、软组织覆盖不良、无法纠正的严重畸形和骨骼不成熟等。

对于考虑进行踝关节置换术的患者，如果患有骨坏死或者感染史，需要考虑进行 MRI 检查。其结果对手术的可行性具有重要参考价值。如果骨坏死发生在预计要手术切除的部分那么就不是 TAA 的绝对禁忌证。而如果是广泛坏死那么就应该将其列为绝对禁忌证。

TAA 的相对禁忌证包括韧带不稳定、感染史、糖尿病、病态肥胖症、骨质疏松、轻度畸形、软组织条件差、吸烟史、神经病等。对抑或需要进行高强度活动的患者可能需要进行关节融合术。术后不能遵医嘱的患者可能会出现自己的相对禁忌证。

全面的术前谈话对于帮助患者理解 TAA 是否可行至关重要。在与患者进行深入交谈的过程中，可能会出现很多信息，这将有助于确定可能的治疗方案。并不是所有的踝关节炎都适合做 TAA。

手术治疗

手术技术

作者在他们的手术中使用了 2 种不同麻醉的技术。一种是使用坐骨神经周围阻滞，患者在被送往手术间之前完成。另一种是静脉镇静＋腘神经节阻滞。之后患者以仰卧位卧于透光床上，髋部垫起保证足部直立。使用大腿止血带，消毒范围到膝关节。

前方入路是 TAA 最常用的入路。切口应从踝关节近端约 10～15cm 处开始，并以曲线方式延长到距舟关节。好的切口应该保证术后皮肤收缩时张力够小且术中视野良好。打开胫前肌和姆长伸肌之间的间隙，注意分离保护血管神经和软组织，合理使用牵开器以限制软组织的过度压力。据报道伤口出现并

发症的概率高达 28%[19-21]。

以此种方法分离到踝关节水平后，彻底分离暴露骨质结构，清除多余骨赘以便更好地暴露关节。在开始为假体植入进行截骨之前，本章作者喜欢先放开止血带并确认止血。之后依照假体制造商的建议进行截骨。

前侧肌腱是需要重点保护的结构，在截骨时可能会被矢状锯损伤。如果意外损伤就必须进行修复。此外还必须注意后内侧角，此处包括胫后血管神经束，胫后肌和姆长屈肌，术中可能损伤，如果发生损伤应尽可能修复。

假体植入后，仔细逐层闭合伤口，仔细敷料包扎，进行麻醉恢复。术后应注意避免在切口上施加过大的压力。

手术入路

目前前侧入路是有相关文献进行评估的唯一方法。2013 年一种新的使用横向经腓骨植入的假体（trabecular metal total ankle）获得了 FDA 的审批。目前这种特殊的假体还没有相关数据。后路是 TAA 的另一种选择。因为脚踝后部软组织往往更强健，似乎有一定应用潜力。但现在仅有少量的个案报道提到了后路方式[22]。由于目前的假体设计无法通过后路手术进行处理，因此这种方法现在吸引力有限。

辅助治疗

踝关节炎通常不会作为单独的病理改变存在，常常会伴有其他问题，其中一些可能与关节炎相关。例如，当发生创伤性关节炎，残留的畸形就可能需要解决。在准备进行 TAA 时，邻近关节炎、畸形、马蹄内翻足和骨量问题这些就都要考虑。

在进行 TAA 时，去除多余骨质是常见的附加步骤。在术前就需要进行相关准备，关节暴露清楚后，基于所使用的不同假体，去除所有多余骨质。去除骨质的同时必须评估残留骨质的可靠程度。如果手术医师认为可能存在假体周围骨折风险，就需要进行预防性固定，或者放置有柄假体以避免此风险。

在踝关节准备好假体植入后，任何的马蹄内翻畸形都应该进行处理。辅助手术可以选择 Strayer 或 Baumann 手术松解腓肠肌。或者可以进行跟腱延长。本章作者倾向于先植入假体，之后重新评估马蹄内翻畸形是否需要进行矫正。如果该治疗会影响到其他辅助治疗，那么此步骤可能就可以跳过。

对于邻近关节炎，术前确认相邻关节是否是疼痛的重要来源是十分有用的。通常，透视引导下进行关节内注射可以帮助确认是否是邻近关节导致的疼痛。如果确定的话需要明确告知患者术后踝关节活动范围可能不会恢复正常[19]。单独行 TAA 治疗可能可以缓解相邻关节退行性改变。数项研究均表明 TAA 术后临近踝关节炎进展更缓慢[23, 24]。文献中还提到，与踝关节融合术相比，TAA 术后行距下关节融合术概率较低[25]（图 9-6）。相邻关节融合手术可以与踝关节置换术同时或分期进行。距下、距舟和三关节融合术通常与 TAA 配合进行。辅助进行关节融合术可以解决其他关节来源的疼痛，可以选择植骨增加稳定性。考虑到潜在的并发症，在手术筹备阶段就应仔细考虑后续的关节融合治疗，以便在选择切口和分离软组织时有所准备。进行这些辅助治疗已经被证明其安全性，不会增加并发症风险[26]。

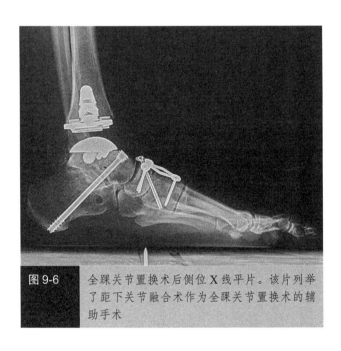

图 9-6　全踝关节置换术后侧位 X 线平片。该片列举了距下关节融合术作为全踝关节置换术的辅助手术

在准备进行 TAA 手术的时候，进行全面的肢体调整评估和畸形分析是至关重要的。除了足踝标准三视图影像学检查外，小腿 - 后足对线片也可能需要拍摄。进行 CT 检查有助于确认关节畸形程度，有利于手术方案制定。

传统观点认为超过 10°～15° 的冠状面畸形就应该使用踝关节融合术治疗，而不是 TAA 后进行，徒增失败率[27-29]。最近的文献否定了这种说法，许多的研究显示 15°～30° 的畸形术后结果相同[7, 9, 30-32]。所有作者均强调了在放置踝关节假体之前完全矫正冠状面畸形的重要性。

已经有研究表明，术前畸形，尤其是在 TAA 术中未进行纠正的内翻畸形可能会导致磨损率增加和畸形复发[30-34]。因此，完善的术前计划可以提高手术的成功率。当评估一个冠状面畸形的踝关节时，必须明确做什么对恢复跖行足是至关重要的[31]。干预的措施包括软组织松解，韧带重建和骨性手术。

对于踝关节内翻畸形的治疗，最常见的辅助手术是跟骨外移截骨、三角韧带松解、内踝截骨术和外侧韧带重建[7, 30-34]。足部畸形可以使用截骨和（或）融合的方法来治疗。在准备 TAA 时，考虑如何恢复跖行足是至关重要的。

软组织重建也可以考虑与骨性手术同时 / 分期进行。内侧或外侧韧带重建是最常遇到的。使用局部可用组织进行重建（Broström 重建）或增强非解剖重建可以在 TAA 手术同时进行。本章作者倾向于分期进行内侧韧带重建，在计划 TAA 之前几个月完成同种异体内侧韧带重建。

如果在假体附近出现畸形，需要进行矫正治疗。踝上截骨术可以用于纠正 TAA 附近发生的多种畸形。这些手术可以在 TAA 手术前完成，也可以根据外科医生的偏好进行。

大多数外翻畸形是胫后肌腱功能障碍的结果。进行人工踝关节置换术需要跖行足作为先决条件，因此在术前评估时一定要注意外翻畸形。如果三角韧带完整，足部有明显畸形，应该针对扁平足进行治疗。当三角韧带受损时，必须进行韧带重建，同时进行平足的矫正[35]。本章作者倾向于单独进行这些手术操作，而不是在踝关节置换手术期间。

并发症

TAA 可能伴随一系列的并发症，可能是短期，持续不到一年的，也可能是长期并发症。

短期并发症包括早期伤口裂开、急性感染、踝关节骨折及假体并发症等（图 9-7），术中仔细检查有助于发现内外踝骨折。手术中发现应立即处理，通常使用内固定。如果术后早期 X 线检查发现骨折，那么可能就会选择石膏固定或切开复位内固定作为治疗手段[36]。

切口愈合问题应该积极治疗。据报道，切口并发症发生率高达 28%[19-21]。患有糖尿病和炎性关节炎患者更容易出现切口愈合问题[37]。有这些合并症的患者应该明确告知该风险。

如果出现切口流液，或在术后初期评估时发现

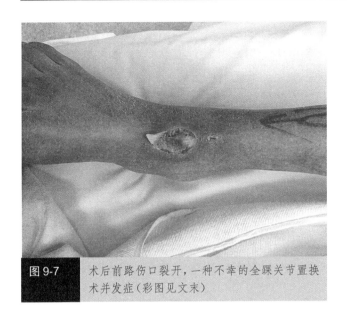

图 9-7　术后前路伤口裂开，一种不幸的全踝关节置换术并发症（彩图见文末）

问题，应考虑口服抗生素和局部伤口护理，并建议密切随访。如果症状恶化或者伤口开始破裂，应立即返回手术室处理，予静脉应用抗生素和伤口负压吸引。如果伤口愈合问题出现在头 4～6 周内，且伤口深到需要至手术室进行处理，那么可以考虑更换聚乙烯组件。

在 TAA 术中植入的内植物（如和手术过程相关的内植物或解决诸如踝关节骨折等术中问题的内植物）可能会导致相应的并发症，应依据治疗需求进行解决。

为了避免出现长期并发症，应该进行更加严格的随访。现在已经报道了包括异位骨化和间隙骨赘撞击等并发症[38-41]。手术中应考虑积极切除内外侧间隙骨赘。一篇文献中已经提出，初始间隙骨赘切除术可能会减少后续的间隙骨赘切除术[41]。

TAA 晚期感染可能是由于血源性散播导致的，无论是否去除假体，都需要进行积极的冲洗和清创。如果感染迁移不愈，那么通常需要切除假体，放置混入抗生素的骨水泥，根据细菌培养结果长期使用抗生素。

感染后的治疗包括将预后及时详细告知患者。TAA 感染后，任何治疗方式的预后都必须提及到截肢的可能性。如果剩余骨量足够且感染被根治，可以考虑重新进行假体植入。术中活检每个高倍视野中的白细胞数量也是考虑因素之一。当计划进行假体再植入时，可能需要另一种假体或对之前的假体进行修饰。

如果 TAA 失败后不适合再次植入假体，可能需要选择进行踝关节融合术。单纯螺钉固定、钢板螺钉固定或钢圈克氏针固定都是可以选择的，依据外科医生的经验和偏好进行选择。进行局部植骨和结构植骨有助于提高融合成功率[42, 43]。对潜在炎性关节炎患者应该仔细评估密切随访，该人群骨不连的概率更高[42]。

在假体失效的情况下，也可以考虑截肢。据报道，TAA 失效后的挽救手术截肢率达到了 19%[44]。糖尿病和术前皮肤溃疡会增加挽救手术截肢的风险[44, 45]。高截肢风险患者应该给予咨询服务。有些患者可能会直接选择截肢而不是挽救手术，在某些情况下这才是合理的选择。截肢后应保证残肢可以尽可能与义肢相合。建议患者在术前咨询义肢师，明确术后需求。

术后随访需要进行影像学检查。如果 X 线片发现了透明带的改变，不能说明假体植入失效，但是还是要谨慎对待，保证每年进行 X 线检查观察是否存在动态变化[16, 24, 29, 46-48]。如果出现透明带的进行性变化，且植入物表现稳定，应该考虑植骨维持假体稳定[11, 24, 47]。假体少量移位可能是假体自发移动至更合适位置造成的[16, 27, 46, 48, 49]（图 9-8）。

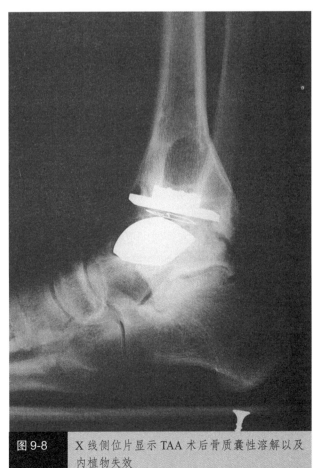

图 9-8　X 线侧位片显示 TAA 术后骨质囊性溶解以及内植物失效

结果

TAA 在过去二十年中逐渐流行。在此期间，人们关注的重点是改善假体设计和手术技术，成功提高了 TAA 的复杂程度。随着假体和技术的改进，TAA 相关的数据和分析也在快速增加。

几项研究揭示了 TAA 相关手术学习曲线。这些研究表明，同一位外科医生进行的手术，最初始一批接受 TAA 治疗的患者在围术期并发症和最终结局上都差于后接受手术的患者[20, 46, 50]。这一点对于正在考虑实践 TAA 的外科医生来说很重要。如果不考虑 TAA 相关学习曲线，低容量中心就可以取得良好的成果[51]。

目前 TAA 的有效率 3～6 年为 70%～98%，8～12 年为 80%～95%[10]。一项 meta 分析显示，5 年后进行调整的失败率为 10%[19]。这些数据涵盖了多种踝关节假体和术式。因此无法判断不同假体之间的优劣势[19]。由于现在还没有明确的优劣势之分，因此需要进一步对具体的假体进行总结研究。

有几种假体使用时间较长，且其设计者编写了许多相关出版物，导致了分析数据结果更加困难。一项来源于美国国家注册数据库资料的研究显示，5 年实际翻修率为 21.8%，10 年为 43.5%[52]。来源于其他几个国家注册数据库资料的研究显示，5 年的有效率为 78%～86%[12, 53, 54]。由于这种方式不可能了解每个病例的具体情况，导致一些简单的翻修手术，比如说更换聚乙烯组件，可能被误认为全假体翻修。但是总体而言，该种方式提供了现在能得到的最真实全面的数据信息。

进行踝关节假体翻修最常见的原因是无菌性松动和不稳定[12, 53, 54]。从注册数据库获得的信息有助于减少假体研究中的一些偏见。因为高容量中心的数据研究中假体开发者占据了更多的论文数量，而他们的工作可能并不能反映特定假体的平均经验[52]。当考虑进行 TAA 时，外科医师应该牢记个体结果可能不同于公布的数据。

TAA 翻修

当 TAA 失效时，进行翻修可能是最好的选择。失效的特征包括疼痛，复发畸形，进行性骨丢失导致假体不稳定或者聚乙烯组件因磨损或断裂导致失效。

TAA 翻修可能面临的挑战包括软组织覆盖问题，骨缺损和任何可能使先前假体失效的机械问题。

人体足踝周围的软组织脆弱，可以进行手术治疗的次数有限。前入路具有最好的手术视野，但是需要承担高伤口并发症的风险。炎症性疾病是造成重大伤口并发症的最高危险因素[37]。前路手术的替代方案包括侧路和后路手术。现在已经有进行后路手术的病例报道，但是至今还没有进行侧路 TAA 翻修手术的报告[22]。

骨缺损情况多样且会影响假体类型。最初手术的骨切除量与进行 TAA 翻修残留的骨量相关性较差。胫骨端的难点在于控制旋转，因为此时往往存在踝关节破坏，因此在翻修过程中进行一些近端旋转控制是可取的。在胫骨端进行固定同样具有挑战性，因为远端残存骨量很少。理想情况是，尽量避免胫骨进一步截骨，最大程度提高胫骨和假体的稳定性，通过使用增强基板，植骨或大型聚乙烯垫片进行关节重建。

在进行 TAA 翻修时，距骨缺陷是最大的挑战。虽然距骨囊肿的病因尚不清楚（骨质溶解或缺血后骨坏死），但最终的结果是距骨组件的松脱和位移。这种松脱位移常常进行性向下发展直到累及距下关节，造成疼痛和肿胀。翻修应该包括距下关节融合，以便重建假体的稳定基础。如果存在距骨缺损，需要进行植骨。我们对用骨水泥填补缺损的经验有限，至今只有个案报道[55]。如果没有骨缺损，进行大量同种异体移植重建在短期内已被证明有效。

在进行翻修时，外科医生需要评估机械力线，并在必要时进行关节周围截骨重建机械轴。

美国现有的假体关节翻修术病例有限。V 级证据（仅）支持 TAA 翻修[56, 57]。

置换 VS 融合

一个多世纪以来，踝关节融合一直被认为是治疗晚期踝关节炎的标准治疗方式。在过去的几十年中，TAA 作为关节融合的替代治疗已经越来越受到欢迎。

已经有研究表明，不论是在身体上还是在精神上，踝关节炎造成了与终末期髋关节炎一样的残疾[58]。踝关节炎严重影响生活质量，治疗的选择包括踝关节融合术和 TAA。

评估踝关节融合术和置换术优劣，主要参考的指标包括步态、疼痛缓解、功能水平、运动范围和成本效益。同时还要对两种术式的并发症进行评估。

关节融合和置换均可以缓解疼痛[46, 59, 60]。这两种方式在这一点上可以认为是相同的[46]。当然，在讨论踝关节炎治疗时，减少疼痛是最主要的考虑因素。

并发症，比如说感染、创伤、神经损伤在这两种术式中均可以出现。然而，它们还有各自独特的潜在并发症。融合术是骨不连，一般发生率在10%左右[11]。一段时间后还可能发生骨折畸形愈合、肢体短缩、萎缩、邻近关节炎等。

TAA由于其可移动性结构，随着时间推移，磨损将会成为问题。TAA后假体松动和不稳定也会发生，这是翻修的最常见原因[12, 53, 54]。

对于很多患者来说，步态和功能恢复至关重要。步态问题和活动能力的丧失往往是患者决定进行手术治疗的重要因素。几项研究也已经表明，关节融合和置换对步态有着不同的影响[61, 62]。研究使用年龄调整的步态规范比较了踝关节融合和TAA手术后患者[62-64]，结果显示踝关节炎患者步态周期中步幅较短，行走速度较慢，且患肢站立周期较短[61, 65, 66]。

踝关节炎显著影响生活质量和总体幸福感[67]。关节融合和TAA均能改善患者的生活质量[67]。踝关节融合和置换术后的患者步态存在显著差异，而步速是否存在差异仍在讨论中[61, 62]。但是已经可以确定的是不论融合还是置换都不能使步态周期恢复到正常范围[61, 62]。

踝关节融合组在步态和髋部运动范围上表现出等大的不对称性[63, 64]。相比之下，TAA组患者踝关节和膝关节活动度增加，跛行减少，步态周期更加正常[61-64, 68]。

有限的情况下，从踝关节融合术转为TAA是合适的。陈旧踝关节融合术后伴随邻近关节炎可以考虑进行踝关节置换及临近关节融合。融合术后持续骨不连可能是另一种适应证。

由于周围软组织僵硬，将踝关节融合术转换为TAA后活动将受限。这样的病例报道也很少[69, 70]。愈合良好，位置合适，且邻近关节炎不重的患者不鼓励进行此种尝试。

总结

TAA已经成为了一种关节炎的治疗方式，应该告知终末期踝关节炎患者相关信息。踝关节融合与TAA之间的共同点和不同点应该作为术前沟通的一部分。决定手术前应该强调运动、活动期望、疼痛改善、假体寿命和邻近关节炎等关键问题。

（王岩　刑添威　译）

参考文献

1. Lord G, Marotte JH: Total ankle prosthesis: Technic and 1st results. Apropos of 12 cases[French]. *Rev Chir Orthop Reparatrice Appar Mot* 1973;59(2):139-151.

2. Vickerstaff JA, Miles AW, Cunningham JL: A brief history of total ankle replacement and a review of the current status. *Med Eng Phys* 2007;29(10):1056-1064.

3. Kozanek M, Rubash HE, Li G, de Asla RJ: Effect of post-traumatic tibiotalar osteoarthritis on kinematics of the ankle joint complex. *Foot Ankle Int* 2009;30(8):734-740 .

4. Bonasia DE, Dettoni F, Femino JE, Phisitkul P, Germano M, Amendola A: Total ankle replacement: Why, when and how? *Iowa Orthop J* 2010;30:119-130.

   The authors review the current state of TAA and discuss the rationale for current implant designs. A concise review of ankle biomechanics and preoperative planning is included. An excellent review of more recent results and comparison to historical outcomes is featured. Level of evidence: IV.

5. Chou LB, Coughlin MT, Hansen S Jr, et al: Osteoarthritis of the ankle: The role of arthroplasty. *J Am Acad Orthop Surg* 2008;16(5):249-259.

   This is a review article on the current aspects of TAA through the first half of the 2000s. The authors encourage long-term outcome studies and state that patient selection and surgical experience are paramount for success. Level of evidence: IV.

6. Buechel FF, Pappas MJ, Iorio LJ: New Jersey low contact stress total ankle replacement: Biomechanical rationale and review of 23 cementless cases. *Foot Ankle* 1988;8(6):279-290.

7. Kim BS, Choi WJ, Kim YS, Lee JW: Total ankle replacement in moderate to severe varus deformity of the ankle. *J Bone Joint Surg Br* 2009;91(9):1183-1190.

   Investigators review clinical and radiographic outcomes in two TAA populations with a mean follow-up of 27 months. One group with 23 patients had preoperative varus deformities exceeding 10°. The other group of 24 patients had neutral alignment. The Hintegra implant was used in all cases by a single surgeon. Equivalent outcomes were seen in both groups; the group with preoperative deformity required more concomitant procedures to achieve alignment. Level of evidence: III.

8. Michael JM, Golshani A, Gargac S, Goswami T: Biomechanics of the ankle joint and clinical outcomes of total ankle replacement. *J Mech Behav Biomed Mater* 2008;1(4):276-294.

   A thorough and in-depth evaluation of ankle anatomy, mechanics, gait cycle, and force distribution is presented. These variables are then correlated with outcomes of multiple studies on TAA results. The authors suggest that redesign of ankle implants is needed to address numerous shortcomings and to help decrease failure rates. Level of evidence: IV.

9. Spirt AA, Assal M, Hansen ST Jr: Complications and failure after total ankle arthroplasty. *J Bone Joint Surg Am* 2004;86-A(6):1172-1178.

第三部分 关节炎

10. Fevang BT, Lie SA, Havelin LI, Brun JG, Skredderst-uen A, Furnes O: 257 ankle arthroplasties performed in Norway between 1994 and 2005. *Acta Orthop* 2007;78(5):575-583.

11. Haddad SL, Coetzee JC, Estok R, Fahrbach K, Banel D, Nalysnyk L: Intermediate and long-term outcomes of TAA and ankle arthrodesis. A systematic review of the literature. *J Bone Joint Surg Am* 2007;89(9):1899-1905.

12. Henricson A, Skoog A, Carlsson A: The Swedish Ankle Arthroplasty Register: An analysis of 531 arthroplasties between 1993 and 2005. *Acta Orthop* 2007;78(5):569-574.

13. Kofoed H, Lundberg-Jensen A: Ankle arthroplasty in patients younger and older than 50 years: A prospective series with long-term follow-up. *Foot Ankle Int* 1999;20(8):501-506.

14. Hurowitz EJ, Gould JS, Fleisig GS, Fowler R: Outcome analysis of agility total ankle replacement with prior adjunctive procedures: Two to six year followup. *Foot Ankle Int* 2007;28(3):308-312.

15. van der Heide HJ, Schutte B, Louwerens JW, van den Hoogen FH, Malefijt MC: Total ankle prostheses in rheumatoid arthropathy: Outcome in 52 patients followed for 1-9 years. *Acta Orthop* 2009;80(4):440-444.

    There are concerns about TAA in patients with rheumatoid arthropathy because early implants were associated with high failure rates. The investigators review outcomes and survivorship data on 52 patients who received the Buechal-Pappas or STAR ankle implants. Results with a mean follow-up of 2.7 years showed satisfactory outcomes in this population, and the authors suggest that TAA may be considered for these patients. Level of evidence: II.

16. Mann JA, Mann RA, Horton E: STAR™ ankle: Long-term results. *Foot Ankle Int* 2011;32(5):S473-S484.

    This study is a prospective cohort investigation reviewing the results of a surgery involving a STAR design performed by two senior surgeons. Eighty patients were followed for an average of 9.1 years. The authors show a probability of survivorship of 96% at 5 years and 90% at 10 years. Among patients, 92% were satisfied with their outcomes and showed improvement in pain scales. Level of evidence: IV.

17. Bonnin MP, Laurent JR, Casillas M: Ankle function and sports activity after total ankle arthroplasty. *Foot Ankle Int* 2009;30(10):933-944.

    This study looks at return to sport activity after TAA. Return to sport activity is rarely looked at when discussing TAA. Return to low-impact activity was significantly higher then return to high-impact activity. Return to high-impact activity is limited, as noted by the authors, and should be discussed with patients to temper expectations. Authors did not note any increase in loosening in the population pursing high-impact activities, although this was not a definitive conclusion. Level of evidence: III.

18. Naal FD, Impellizzeri FM, Loibl M, Huber M, Rippstein PF: Habitual physical activity and sports participation after total ankle arthroplasty. *Am J Sports Med* 2009;37(1):95-102.

    The study suggests that return to low-impact sports activity is possible after TAA; at 3.7-year follow-up after TAA, there was no increased evidence of periprosthetic lucencies with sports activity. Discussion with patients is warranted to manage expectations about return to sport activity, especially for patients who have experienced trauma. Level of evidence: IV.

19. Gougoulias N, Khanna A, Maffulli N: How successful are current ankle replacements? A systematic review of the literature. *Clin Orthop Relat Res* 2010;468(1):199-208.

    This is a well-done review of current ankle implants based on an analysis of relevant literature. The authors suggest an overall failure rate of 10% at 5 years. Seven different implants were included in the review. No one implant was associated with superior results or survivorship. Level of evidence: IV.

20. Lee KT, Lee YK, Young KW, Kim JB, Seo YS: Perioperative complications and learning curve of the Mobility Total Ankle System. *Foot Ankle Int* 2013;34(2):210-214.

    This is an interesting article that looks at complications related to the learning curve associated with a single TAA. Among 60 patients, 30 received initial implants and 30 received subsequent implants. There was a higher incidence of perioperative complications in the initial group versus the second group, but statistical significance was not established. The authors suggest that a learning curve exists for TAA procedures. Level of evidence: III.

21. Whalen JL, Spelsberg SC, Murray P: Wound breakdown after total ankle arthroplasty. *Foot Ankle Int* 2010;31(4):301-305.

    Wound issues after TAA are the most common surgical complication. Fifty-seven patients who underwent TAA were reviewed in a single-surgeon study. A 28% wound complication rate (16 of 57 patients) was observed. All wounds were managed successfully with retention of implants in all but four patients. Wound breakdown was more common in patients with one or more cardiovascular issues or those who had smoked more than 12 pack years. Caution is recommended when preforming TAA in patients with cardiovascular disease and a heavy smoking history. Level of evidence: IV.

22. Bibbo C: Posterior approach for total ankle arthroplasty. *J Foot Ankle Surg* 2013;52(1):132-135.

    TAA is a technically challenging reconstruction, with soft-tissue complications posing potential significant morbidity, especially when the anterior ankle soft-tissue envelope is not pristine. Alternate approaches to the ankle may need to be sought in unique cases. The author describes a posterior surgical approach for TAA. Level of evidence: IV.

23. Knecht SI, Estin M, Callaghan JJ, et al: The Agility total ankle arthroplasty: Seven to sixteen-year follow-up. *J Bone Joint Surg Am* 2004;86-A(6):1161-1171.

24. Wood PL, Prem H, Sutton C: Total ankle replacement: Medium-term results in 200 Scandinavian total ankle replacements. *J Bone Joint Surg Br* 2008;90(5):605-609.

    This is a single-center review of the STAR implant. Patients were followed for a minimum of 5 years and survivorship was 93.3% at 5 years. Emphasis was placed on correction of anterior subluxation of the talus to restore the anatomic axis of rotation. Level of evidence: III.

25. SooHoo NF, Zingmond DS, Ko CY: Comparison of reoperation rates following ankle arthrodesis and total ankle arthroplasty. *J Bone Joint Surg Am* 2007;89(10):2143-2149.

26. Schuberth JM, Patel S, Zarutsky E: Perioperative complications of the Agility total ankle replacement in 50 initial, consecutive cases. *J Foot Ankle Surg* 2006;45(3):139-146.

27. Wood PL, Deakin S: Total ankle replacement. The results in 200 ankles. *J Bone Joint Surg Br* 2003;85(3):334-341.

28. Nagashima M, Takahashi H, Kakumoto S, Miyamoto Y, Yoshino S: Total ankle arthroplasty for deformity of the foot in patients with rheumatoid arthritis using the TNK ankle system: Clinical results of 21 cases. *Mod Rheumatol* 2004;14(1):48-53.

29. Wood PL, Sutton C, Mishra V, Suneja R: A randomised, controlled trial of two mobile-bearing total ankle replacements. *J Bone Joint Surg Br* 2009;91(1):69-74.

This is a review of 200 ankle replacements that compares the STAR with the Buechel-Pappas ankle replacement. Both groups were followed for a minimum of 3 years. Survivorship was not statistically significant between the two implant designs, but hazard rates for failure suggest the STAR implant may result in better survivorship at a longer-term follow-up. The authors caution against TAA for ankles with preoperative varus or valgus exceeding 15°. Level of evidence: I.

30. Hobson SA, Karantana A, Dhar S: Total ankle replacement in patients with significant pre-operative deformity of the hindfoot. *J Bone Joint Surg Br* 2009;91(4):481-486.

Preoperative deformities of the hindfoot often complicate TAA. The authors of this study review 123 consecutive patients with hindfoot deformities who underwent TAA who were divided into two groups: those with deformity up to 10° and those with deformity between 11° and 30°. They suggest that as long as a deformity is corrected appropriately, there is no increased failure in the group with more serious deformities. Level of evidence: III.

31. Reddy SC, Mann JA, Mann RA, Mangold DR: Correction of moderate to severe coronal plane deformity with the STAR ankle prosthesis. *Foot Ankle Int* 2011;32(7):659-664.

The authors review a case series of STAR ankle replacements over a 9-year period. They had 130 ankle replacements available for review, with 43 included in the study. All patients included had a preoperative coronal deformity of at least 10°. The patients were placed in two groups: 10° to 19° of deformity and those with greater then 20°. Results suggest that deformities up to 25° can be managed with appropriate soft-tissue releases and balancing.

32. Trincat S, Kouyoumdjian P, Asencio G: Total ankle arthroplasty and coronal plane deformities. *Orthop Traumatol Surg Res* 2012;98(1):75-84.

The authors suggest that coronal plane deformity exceeding 10° is not a contraindication for TAA if the deformity is correctable. This is a relatively short-term follow-up study of an average of 38 months. Often, multiple adjunct procedures are required to balance the ankle in the coronal plane during TAA. A combination of soft tissue and osseous procedures may be needed. Correction must be obtained to allow for durable outcomes. Level of evidence: IV.

33. Cornelis Doets H, van der Plaat LW, Klein JP: Medial malleolar osteotomy for the correction of varus deformity during total ankle arthroplasty: Results in 15 ankles. *Foot Ankle Int* 2008;29(2):171-177.

Several options exist for treating ankle varus during TAA. A medial malleolar osteotomy is used in this study to correct this deformity. After an ankle was prepared for placement, an osteotomy of the medial malleolus was completed if required for coronal plane balancing. Correction was possible with up to 30° of varus, with good outcomes reported out to 5 years on average. Level of evidence: IV.

34. Daniels TR, Cadden AR, Lim K: Correction of varus talar deformities in ankle joint replacement. *Oper Tech Orthop* 2008;18(4):282-286.

The article discusses arthroplasty in ankles with a varus deformity of up to 15°. The authors suggest that ankle varus deformity is associated with external rotation of the mortise. This rotational deformity should be addressed at the time of correction. Among TAAs, 75% necessitated ancillary procedures to assist in correction. Level of evidence: IV.

35. Coetzee JC: Management of varus or valgus ankle deformity with ankle replacement. *Foot Ankle Clin* 2008;13(3):509-520, x.

This review article discusses the systematic management of varus and valgus ankle deformity. A discussion of Alvine's classification is helpful in defining potential adjunct procedures that may be required during TAA surgery when deformity is present. Level of evidence: IV.

36. Manegold S, Haas NP, Tsitsilonis S, Springer A, Märdian S, Schaser KD: Periprosthetic fractures in total ankle replacement: Classification system and treatment algorithm. *J Bone Joint Surg Am* 2013;95(9):815-820, S1-S3.

This article presents a thorough systematic algorithm for treatment of periprosthetic fractures associated with TAA. Two implants were included in the study: the STAR and Hintegra. Good outcomes can be achieved with appropriate management and stable fixation when needed. Level of evidence: IV.

37. Raikin SM, Kane J, Ciminiello ME: Risk factors for incision-healing complications following total ankle arthroplasty. *J Bone Joint Surg Am* 2010;92(12):2150-2155.

This study suggests that patients with a history of diabetes and inflammatory arthritis should be counseled on the possibility of increased wound complications following TAA. Minor complications were noted in the diabetes group, and major wound complications were noted in the inflammatory arthritis groups. It is recommended that additional effort be made to educate patients about their risk profile when undergoing TAA. Level of evidence: IV.

38. Kurup HV, Taylor GR: Medial impingement after ankle replacement. *Int Orthop* 2008;32(2):243-246.

The authors present a case review of a single-center experience with the Buechel-Pappas TAA. They discuss medial impingement as a potential complication after TAA. Medial impingement may be a source of continued pain after TAA. They suggest that implant design may be a factor with this problem. Level of evidence: IV.

第三部分 关节炎

39. Choi WJ, Lee JW: Heterotopic ossification after total ankle arthroplasty. *J Bone Joint Surg Br* 2011;93(11):1508-1512.

The authors suggest that HO after TAA may occur in as many as 34% of patients. Radiographic evidence and clinical outcomes were examined. The authors conclude that HO is not significantly detrimental to outcomes after TAA despite radiographic evidence of bone growth. Level of evidence: IV.

40. Lee KB, Cho YJ, Park JK, Song EK, Yoon TR, Seon JK: Heterotopic ossification after primary total ankle arthroplasty. *J Bone Joint Surg Am* 2011;93(8):751-758.

A 25% rate of HO was shown in this study, with 10% of patients being symptomatic. The authors suggest that more challenging cases and longer surgical time may increase HO. They do not recommend prophylactic treatment with radiation or nonsteroidal anti-inflammatory drugs for HO. Decreasing surgical time, meticulous soft-tissue dissection, and appropriate implant size are suggested to decrease HO issues. Level of evidence: IV.

41. Schuberth JM, Babu NS, Richey JM, Christensen JC: Gutter impingement after total ankle arthroplasty. *Foot Ankle Int* 2013;34(3):329-337.

These authors recommend complete full-gutter resections at the time of implantation. The four current implant designs available in the United States are described. Aggressive gutter resection at the time of implantation benefited all designs. The Agility implant showed the least benefit among implants. Level of evidence: IV.

42. Doets HC, Zürcher AW: Salvage arthrodesis for failed total ankle arthroplasty. *Acta Orthop* 2010;81(1):142-147.

This article presents a case series of 18 salvage arthrodesis procedures after failed TAA. The authors suggest that blade plate fixation can be successful in these cases. They do highlight the fact that they had more non-unions in the subset of patients that had underlying inflammatory joint disease. Level of evidence: IV.

43. Berkowitz MJ, Clare MP, Walling AK, Sanders R: Salvage of failed total ankle arthroplasty with fusion using structural allograft and internal fixation. *Foot Ankle Int* 2011;32(5):S493-S502.

As TAA becomes more popular, failure of implants will increase. The authors present their data on salvage arthrodesis following failed TAA. They suggest that good clinical outcomes can be expected after successful fusion. They caution that the subtalar joint should be approached via a separate incision and that the joint should be fully prepared to help decrease nonunion in the subtalar component of a tibiotalocalcaneal fusion. Level of evidence: IV.

44. Jeng CL, Campbell JT, Tang EY, Cerrato RA, Myerson MS: Tibiotalocalcaneal arthrodesis with bulk femoral head allograft for salvage of large defects in the ankle. *Foot Ankle Int* 2013;34(9):1256-1266.

Bulk allograft salvage arthrodesis is a technically demanding procedure that is associated with a significant complication rate. The authors show a nonunion rate of 50% in their study, but also demonstrate that 7 of 16 nonunions did not cause symptoms. They also showed a below-knee amputation rate of 19%, underscoring the complex nature of these salvage cases. Level of evidence: IV.

45. DeVries JG, Berlet GC, Hyer CF: Predictive risk assessment for major amputation after tibiotalocalcaneal arthrodesis. *Foot Ankle Int* 2013;34(6):846-850.

Risk for amputation must be considered when discussing a plan for a tibiotalocalcaneal arthrodesis. The authors created a large database looking at risk factors when performing TTC fusions. Diabetes and age of the patient carried the highest risk for amputation in the group. Overall salvage rate was 88.2% in the study. Level of evidence: II.

46. Saltzman CL, Mann RA, Ahrens JE, et al: Prospective controlled trial of STAR total ankle replacement versus ankle fusion: Initial results. *Foot Ankle Int* 2009;30(7):579-596.

This article reviews the initial results of a large multicenter study looking at the STAR ankle replacement. This study was a noninferiority study using ankle fusion and the control. The initial group consisted of 416 STAR ankles that were followed for 24 months. The authors conclude that the STAR group and ankle fusion group were equivalent in pain relief and the STAR group had better function. Level of evidence: II.

47. Bonnin M, Gaudot F, Laurent JR, Ellis S, Colombier JA, Judet T: The Salto total ankle arthroplasty: Survivorship and analysis of failures at 7 to 11 years. *Clin Orthop Relat Res* 2011;469(1):225-236.

This is a long-term follow-up study of a single implant from a prior cohort studied at an earlier time point. Average follow-up was 8.9 years. The authors show an overall survival rate of 65% with any revision surgery on the ankle and an 85% survivorship when only revision of the components was considered as the end point. Minimal subsidence or loosening was noted in the study group. Level of evidence: IV.

48. Rippstein PF, Huber M, Coetzee JC, Naal FD: Total ankle replacement with use of a new three-component implant. *J Bone Joint Surg Am* 2011;93(15):1426-1435.

This is a large short-term study of a single three-component implant (Mobility) with a mean follow-up of 15.3 months. Authors show a revision surgery rate of 7.7%, with 2.1% of the implants failing. Nonprogressive radiolucency was shown in as many as 37.3% of implants. The authors are encouraged by the short-term findings, but suggest that longer-term follow-up is needed to confirm their current findings. Level of evidence: IV.

49. Nelissen RG, Doets HC, Valstar ER: Early migration of the tibial component of the buechel-pappas total ankle prosthesis. *Clin Orthop Relat Res* 2006;448(448):146-151.

50. Rippstein PF, Huber M, Naal FD: Management of specific complications related to total ankle arthroplasty. *Foot Ankle Clin* 2012;17(4):707-717.

This is a well-compiled review of complications related to TAA surgery. Despite advancements, complications remain a significant issue. The authors suggest that surgeon experience may play an important role in decreasing complications. Level of evidence: IV.

51. Reuver JM, Dayerizadeh N, Burger B, Elmans L, Hoelen M, Tulp N: Total ankle replacement outcome in low volume centers: Short-term followup. *Foot Ankle Int* 2010;31(12):1064-1068.

This is a report of a study done at four low-volume TAA centers (three TAAs per year per center) that looked at outcomes compared to those achieved at high-volume TAA centers. Two implants were included in the study (STAR and Salto). Mean follow-up was 36 months. The authors showed an 86% survival rate at low-volume centers and suggest that functional outcomes at lower-volume centers can be comparable to those at higher-volume centers, but survivorship results may not be as positive. Level of evidence: III.

52. Labek G, Klaus H, Schlichtherle R, Williams A, Agreiter M: Revision rates after total ankle arthroplasty in sample-based clinical studies and national registries. *Foot Ankle Int* 2011;32(8):740-745.

This is a meta-analysis of current studies and national registries related to TAA outcomes. The authors show that implant developers represented more than 50% of all publications, and results often significantly differed from those published by nondevelopers. Authors showed outcome deviations between 300% and 500% among developer versus nondeveloper groups and suggested that literature must be reviewed critically and inherent study biases must be understood. Level of evidence: II.

53. Hosman AH, Mason RB, Hobbs T, Rothwell AG: A New Zealand national joint registry review of 202 total ankle replacements followed for up to 6 years. *Acta Orthop* 2007;78(5):584-591.

54. Skyttä ET, Koivu H, Eskelinen A, Ikävalko M, Paavolainen P, Remes V: Total ankle replacement: A population-based study of 515 cases from the Finnish Arthroplasty Register. *Acta Orthop* 2010;81(1):114-118.

This study reviewed results of two implants (STAR and Ankle Evolutive System (AES)) from a national database to assess outcomes and survivorship. Authors showed a rate of 1.5 implants per 105 inhabitants. Five-year survivorship was 83% overall. No significant difference was shown to demonstrate superiority in either implant. Hospital volume also did not significantly influence outcomes. Level of evidence: III.

55. Prissel MA, Roukis TS: Management of extensive tibial osteolysis with the Agility™ total ankle replacement systems using geometric metal-reinforced polymethylmethacrylate cement augmentation. *J Foot Ankle Surg* 2014;53(1):101-107.

The authors describe a novel approach to treating extensive areas of osteolysis for a failed TAA. They suggest that using a metal reinforced cement augmentation can be an effective salvage technique compared with impaction bone grafting. Level of evidence: IV.

56. Devries JG, Berlet GC, Lee TH, Hyer CF, Deorio JK: Revision total ankle replacement: An early look at agility to INBONE. *Foot Ankle Spec* 2011;4(4):235-244.

A two-center study looking at a retrospective review of revision TAA from one specific implant (Agility) to the revision implant (INBONE). Five patients were included in the study with at least 12 months follow-up. The authors note a high complication rate and caution against revision procedures in the face of previous infection or nonreconstructible deformities. Level of evidence: IV.

57. Ellington JK, Gupta S, Myerson MS: Management of failures of total ankle replacement with the agil-

ity total ankle arthroplasty. *J Bone Joint Surg Am* 2013;95(23):2112-2118.

Retrospective review of 53 patients with failed TAA that underwent revision at a single institution. Minimum follow-up after revision was 2 years. The author note that average time from primary TAA to revision was 51 months. The authors suggest that outcomes were reasonable for the revision patients and that revision may be considered an alternative to arthrodesis in the setting of a failed TAA. Level of evidence: IV.

58. Glazebrook M, Daniels T, Younger A, et al: Comparison of health-related quality of life between patients with end-stage ankle and hip arthrosis. *J Bone Joint Surg Am* 2008;90(3):499-505.

The authors present a multicenter study that compared health-related quality-of-life questionnaires between two groups with end-stage arthritis. One group had ankle arthritis and the other group hip arthritis. Both groups showed significant effect on quality of life because of the arthritis. The authors conclude that end-stage ankle arthritis has as severe an effect on health-related quality of life as end-stage hip arthritis. Level of evidence: II.

59. Easley ME, Adams SB Jr, Hembree WC, DeOrio JK: Results of total ankle arthroplasty. *J Bone Joint Surg Am* 2011;93(15):1455-1468.

The results of total ankle arthroplasty and overall survivorship are reviewed. Survivorship was shown to be 70% to 98% at 3 to 6 years and 80% to 95% at 8 to 12 years. The authors suggest that there may be a need for obligatory reoperation during the lifetime of the implant that is not complete revisions. Level of evidence: III.

60. Queen RM, De Biassio JC, Butler RJ, DeOrio JK, Easley ME, Nunley JA: J. Leonard Goldner Award 2011: Changes in pain, function, and gait mechanics two years following total ankle arthroplasty performed with two modern fixed-bearing prostheses. *Foot Ankle Int* 2012;33(7):535-542.

This is a kinematic study looking at gait function and pain at a 2-year follow-up after TAA. Two fixed-bearing implants were included in the study (Salto and In Bone). Significant improvement was seen in hindfoot score and all parameters of kinematic evaluation. The authors propose that a fixed-bearing prosthesis can be considered as an alternative to mobile-bearing implants. Level of evidence: II.

61. Valderrabano V, Nigg BM, von Tscharner V, Stefanyshyn DJ, Goepfert B, Hintermann B: Gait analysis in ankle osteoarthritis and total ankle replacement. *Clin Biomech (Bristol, Avon)* 2007;22(8):894-904.

62. Flavin R, Coleman SC, Tenenbaum S, Brodsky JW: Comparison of gait after total ankle arthroplasty and ankle arthrodesis. *Foot Ankle Int* 2013;34(10):1340-1348.

This is a prospective study of 28 patients in two groups. Among patients, 14 underwent TAA and 14 underwent arthrodesis. Gait analysis was completed preoperatively and at 1 year postoperatively. Each group demonstrated significant differences in gait parameters. The authors show that gait in neither group returned to normal, and nonsuperiority was demonstrated between the two groups. Level of evidence: III.

63. Piriou P, Culpan P, Mullins M, Cardon JN, Pozzi D, Judet T: Ankle replacement versus arthrodesis: A comparative gait analysis study. *Foot Ankle Int* 2008;29(1):3-9.

Gait analysis was performed before and after ankle arthroplasty in a small group of patients and compared to a similar-sized group that had undergone ankle arthrodesis. The authors suggest that neither group resumed normal gait patterns. The ankle fusion group had a faster gait but more asymmetry. The replacement group had a slower gait but more symmetrical timing of their gate. Level of evidence: III.

64. Hahn ME, Wright ES, Segal AD, Orendurff MS, Ledoux WR, Sangeorzan BJ: Comparative gait analysis of ankle arthrodesis and arthroplasty: Initial findings of a prospective study. *Foot Ankle Int* 2012;33(4):282-289.

This is a longitudinal study of 18 patients who underwent TAA or ankle fusion (9 patients each). Gait analysis was completed preoperatively and at 1 year postoperatively. Pain reduction and improvements in gait parameters were seen in both groups. The authors suggest that the population that underwent TAA regained more natural ankle motion. Level of evidence: IV.

65. Stauffer RN, Chao EY, Brewster RC: Force and motion analysis of the normal, diseased, and prosthetic ankle joint. *Clin Orthop Relat Res* 1977;127:189-196.

66. Khazzam M, Long JT, Marks RM, Harris GF: Preoperative gait characterization of patients with ankle arthrosis. *Gait Posture* 2006;24(1):85-93.

67. Slobogean GP, Younger A, Apostle KL, et al: Preference-based quality of life of end-stage ankle arthritis treated with arthroplasty or arthrodesis. *Foot Ankle Int* 2010;31(7):563-566.

This is a multicenter prospective cohort study comparing quality of life indicators for TAA versus ankle arthrodesis. The groups were evaluated preoperatively and at 1 year postoperatively. The study suggests that ankle arthritis significantly affects quality-of-life measures. Ankle arthroplasty and arthrodesis both resulted in significant improvement in quality of life indicators after surgical intervention. Level of evidence: II.

68. Brodsky JW, Polo FE, Coleman SC, Bruck N: Changes in gait following the Scandinavian Total Ankle Replacement. *J Bone Joint Surg Am* 2011;93(20):1890-1896.

This is a prospective single-center study of 50 consecutive STAR TAAs. The patients had a mean follow-up at 49 months after TAA. Three-dimensional gait analysis was completed using a motion capture system. The authors concluded that at midterm follow-up, those who underwent TAA had a more normal gait than those who underwent ankle arthrodesis. Level of evidence: III.

69. Greisberg J, Assal M, Flueckiger G, Hansen ST Jr: Takedown of ankle fusion and conversion to total ankle replacement. *Clin Orthop Relat Res* 2004;424:80-88.

70. Hintermann B, Barg A, Knupp M, Valderrabano V: Conversion of painful ankle arthrodesis to total ankle arthroplasty. *J Bone Joint Surg Am* 2009;91(4):850-858.

Thirty painful ankles in 28 patients (average age 58.2 years) who were treated with takedown of a fusion and TAA were followed for a minimum of 36 months (average 55.6 months). The outcome was assessed on the basis of clinical and radiographic evaluations. For patients who had pain at the site of a failed ankle arthrodesis, conversion to TAA with the use of a three-component ankle implant was a viable treatment option that provided reliable intermediate-term results. Key factors contributing to the success of this procedure may be intrinsic coronal plane stability provided by ankle implants and the use of wider talar implants. Level of evidence: IV.

第10章
后足关节炎

Tobin T.Eckel, MD   Scott B.Shawen, MD

简介

后足关节炎导致疼痛，活动困难，具体患病率不详。后足关节炎最常见的是创伤性关节炎，但也可能继发于炎性、退行性关节炎或由多种足部畸形造成。关节疾病和临床残疾同步进展，导致穿鞋和行走困难。非手术治疗是首选治疗方案，当非手术治疗失败后，关节融合术为首选治疗方案。

解剖和生物力学

后足包括跟骨、距骨、骰骨和舟骨，它们通过距下关节（ST），跟骰关节（CC）和距舟关节（TN）相连接。距下关节包括后、中、前关节面，距舟和跟骰关节被称为跗横关节。弹簧韧带为内侧足弓的重要稳定器，在跖侧支撑着距舟关节[1]。这些关节协同工作，主要负责后足的内翻和外翻，以便适应不平坦地面的行走。这些关节的协同运动使得足跟在触地时起到减震的作用，并在继续踩下时变为刚性支撑。距下关节在足跟着地时外翻，跟骰、距舟关节运动轴相互平行排列。这有效的解锁了跗横关节和中足，保证了运动灵活，吸收冲击和足部平衡。随着足部运动进入站立阶段，距下关节内翻，距舟、跟骰关节运动轴交叉，锁定中足，保证了支撑的强度[2]。

由于这种复杂的运动耦合，因此难以测量每个关节的单独运动。尽管内翻和外翻需要整个后足关节复合体参与，但是跗横关节负责足背伸、跖屈的26%[3]。对选择性关节融合后残余关节运动的尸体研究有助于增加对后足运动复杂性的理解。跟骰关节固定对距下关节运动影响不大，但距舟关节运动减少至正常值的67%。距下关节融合术将跟骰和距舟关节运动分别限制到正常值的56%和46%。单独的距舟关节融合术影响最大，距下和跟骰关节的运动均下降至正常值的8%以下[2, 4, 5]。

病理和病因

后足关节炎的发展与其他关节的关节炎一致。直接的软骨或软骨细胞巨大创伤，反复的微损伤，关节不协调导致的异常负重，关节错位，邻近关节融合或韧带不稳定导致的剪切应力增加都可能是发生关节炎的原因[6]。

跟骨是足部最常见的骨折骨，创伤后关节炎最常发生于关节内的跟骨骨折。当跟骨骨折行非手术治疗时，晚期进行距下关节融合的概率可能会增加5倍[7]。关节表面的损伤包括初始损伤和随着时间推移，由于复位不良造成的受力不均和进行性软骨磨损积累的损伤[1]。

炎性关节炎通常也会影响后足。90%以上的类风湿关节炎（RA）患者会出现足部和踝部疼痛。关节破坏是滑膜炎导致的软骨侵蚀和关节周围骨吸收的结果。随后的韧带松弛和可能出现的肌腱断裂加剧了这种情况。严重畸形可导致软骨上应力增加并加速磨损[8, 9]。

后足也是足部 Charcot 关节炎的第二常见部位，发生率为 10%～30%。神经创伤理论和神经血管理论描述了神经性关节病的病理生理学。神经创伤理论包括保护性感觉和本体感觉缺失导致重复微创伤。持续负重会阻止愈合并且加速关节破坏。神经血管理论认为充血和自主神经系统功能障碍增加了破骨细胞的骨吸收和骨折[10]。

导致后足畸形的任何软组织或骨性病变都可能导致退行性改变。这些变化最常见于晚期胫后肌腱功能障碍，继发慢性扁平足畸形，负荷分布异常最终导致后足关节炎[11]。另一个不太常见的例子是舟骨自发性骨坏死，称为 Muller-Weiss 病，最终导致后足畸形和关节病[12]。

医源性后足关节炎发生于足部或踝关节手术导致的邻近关节负荷增加，邻近关节退变。一个值得注意的例子是踝关节融合术后发生的后足关节炎。在一项平均随访 22 年的研究中，研究者发现踝关节融合术后邻近后足关节炎的发生率为90%[13]。如今外科医生致力于保证后足运动并减少邻近关节负荷，这一理念导致单、双后足关节融合术的普及率要高于标准的三关节融合术[4, 14, 15]。

临床表现

有症状的后足关节炎患者主诉为疼痛肿胀和关节僵硬。疼痛通常局限于跗骨窦或远离踝关节的区域。在草地、沙地或砂砾等不平坦的地面上行走会加重与后足关节炎有关的疼痛。了解该类患者的创伤或手术史很重要。

查体患者应该直立，并把裤子提到膝盖以上，仔细观察是否存在畸形，并确定关节是否僵硬。Coleman试验可以检验后足内翻畸形的灵活性，并指导治疗[16]。同样的，长期后足外翻畸形的灵活性也是指导治疗的关键[17]。应当检查后足关节的运动和点压痛。任何活动受限或活动疼痛均可能提示关节病变。应该与对侧进行比较。局部诊断性麻醉注射可能有助于确定具体的病变关节。距下关节注射通常不必要透视引导，而跟骰、距舟关节往往需要进行透视引导。透视引导一直以来都是足踝关节内注射的首选方法，但在最近出现了超声引导注射技术，没有辐射的同时也具有相当的准确性。虽然关节内注射有助于定位病变关节，但是由于关节间相互连通，不能仅依靠该检查来指导治疗[18, 19]。评估踝关节运动以确定是否存在跟腱挛缩也很重要，因为如果存在这一问题的话也需要进行治疗。Silfverskiöld试验可以进一步帮助确定挛缩是发生在腓肠肌还是在跟腱中[20]。详细进行血管神经检查同样至关重要。任何运动无力或感觉丧失都应该注意，这可能是肌肉或神经病变的表现。动脉未触及患者应该进一步进行血管评估，尤其是在考虑进行手术的情况下。

影像学检查

通常拍摄站立正位、侧位、斜位X线平片评估后足。负重位X线平片能够精确评估关节对位和退行性变程度。前后位可以显示距下关节炎性改变，还可以观察前足内收或外展，如果能看到距骨头露出，则表明后足外翻畸形。斜位有助于观察跟骰关节炎。侧位X线平片可以观察距下关节和距舟关节，并能判断高弓足或扁平足畸形[1]。后足的对线位和跟骨轴位有助于评估后足内外翻畸形[21]（图10-1）。

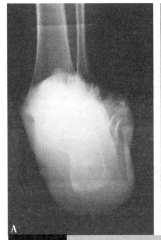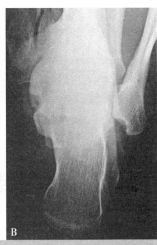

图10-1　后足力线位（A）和跟骨轴位（B）分别显示外翻和内翻畸形

虽然不是负重检查，但是CT平扫仍然提供了最为准确的后足关节评估结果。B超检查有助于低成本无辐射的发现炎性关节炎的皮质磨损和滑膜炎。然而B超检查的准确性取决于检查者水平，因此这种技术在关节炎的检查中并不常用。MRI对于检测关节炎性变化具有高度敏感性，但是目前更多的是用于研究而非常规检查。核医学检查，CT，MRI关节造影术也可以用于评估关节炎，但由于成本高昂，很少应用于临床[22]。

非手术治疗

治疗后足关节炎的第一步是改善活动性并试用非甾体类抗炎药。应该避免跑步等高冲击运动，而是采用器械训练、固定自行车和游泳等低冲击运动。避免在不平整地形行走（例如不要赤脚在沙滩行走）。穿合适的鞋子可以大大减轻症状。下一步治疗可以使用矫形器。现在有各种矫形器、支具和定制鞋用于治疗后足关节炎[23]。这些矫形器可以为那些想延迟或避免手术或不适合手术的患者暂时缓解疼痛。虽然这些器具不能纠正现有的畸形或已经存在的关节退化，但能帮助软组织休息来促进愈合。矫形器可以减轻疼痛，防止畸形进展，减缓关节炎发展，并且可能使患者免于手术治疗[24]。

矫形器的选择将取决于后足关节病和畸形的程度。简单的矫形鞋垫有时就能够减轻后足受力并减轻疼痛。当退行性病变和（或）畸形加重，可以增加并调整矫形器来缓解压力，纠正可复性畸形，限制活动和适当的固定性畸形。可复性畸形可以通过加矫形器支撑来稳定或矫正；固定性畸形可以使用柔软材料外包以防止皮肤破裂和溃疡[23]。加利福尼亚大学生物力学实验室（UCBL）矫形器可以用来限制后足运动，减轻疼痛，并且矫正可复性后足畸形。UCBL 矫形器的一个优点是可以装在普通鞋子里。但是它材质坚硬，部分患者可能难以耐受[25]。更严重的畸形或关节病变不能单独使用足部矫形器进行治疗，矫形器需要连同踝关节一起为病变关节卸力或矫正畸形。一种常见的足踝矫形器是 Arizona 支具。它是一种定制皮革支具，能够限制踝关节和后足活动，减少了病变关节的疼痛[24]。

皮质醇注射是临时缓解足部关节炎疼痛的一种方式。在一项研究中，38 名患特发性关节炎的儿童接受了距下关节类固醇注射治疗[26]。平均疼痛缓解时间为（1.2 ± 0.9）年。值得注意的是，这些患者中有 53% 在注射后出现了色素减退或皮下萎缩[26]。在成年人群中，类固醇注射的益处往往更为有限。一项 2011 年的研究报告了 63 例接受类固醇注射的中足关节炎患者[27]。大约 60% 的患者在注射后 3 个月内疼痛持续缓解，而 3 个月以上该数据降到了 15%。考虑到长期疗效缺乏及潜在并发症的可能性，类固醇注射治疗后足关节炎应当慎重使用。

手术治疗

后足关节炎非手术治疗失败后的标准治疗方式仍然是关节融合。历史上，曾经的治疗方式是包括距下、距舟、跟骰的三关节融合术。最近，潮流更倾向于进行选择性单关节或双关节融合术以保证运动以及减缓邻近关节退化，减少手术时间和潜在并发症的发生[11, 15, 28]。

活动性感染是后足融合的唯一绝对禁忌证。外周血管疾病及动静脉功能不全患者应该谨慎。这些患者在进行后足关节融合术前应该请血管外科会诊[29]。吸烟是任何足踝关节融合术的另一个相对禁忌证。吸烟者不愈合率比不吸烟者高大约 3 倍[30]。

距下关节融合术

孤立性关节炎通常继发于跟骨关节内骨折，也可能是 RA，距下关节粘连和长期后足畸形的结果[7]。距下关节融合术可以自任何入路进行。后足应外翻 5°，并使用 1 或 2 个螺钉固定，使用无头螺钉外露少，对患者刺激轻。如果使用的是带头螺钉，那么需要保证其远离跟骨负重区，这一点十分重要（图 10-2）。

跟骨骨折后创伤性距下关节炎可能会带来额外几个问题。可能需要进行跟骨外侧截骨来缓解侧向撞击。由于跟骨高度丧失，也可能会出现前方撞击，这就需要进行撑开融合术，恢复后足高度，缓解前踝撞击[31]（图 10-3）。在一项 2008 年的研究中[32]，研究者描述了自后路进行距下关节撑开融合的手术方法。该种方法距下关节暴露良好，并且适用于矫正大的内翻或外翻畸形。距下关节撑开融合术融合率介于 84%～100%[33]。进行距下关节撑开融合和原位融合术的最佳时间存在争议。撑开融合的唯一明确指征仍然是前踝撞击。尽管撑开融合术需要在 2 个表面进行融合，但是两者之间的融合率是一样的。两种技术的临床结果也相似，尽管撑开融合术的并发症往往更多，包括伤口愈合问题，神经性疼痛和内翻畸形愈合[31]。尽管距下关节融合术保留了跗横关节，但邻近关节仍然会发生退行性变。一项研究表明，距下关节融合术后 4 年，邻近关节炎发生率为 10%[34]。

关节镜距下关节融合术

当不需要进行撑开或大畸形矫正时，应该优先考虑进行关节镜距下关节融合术。该术式的一个优点是可以保护距骨和跟骨的血供，因为手术不会破坏相关韧带及血管。患者可以取仰卧位、侧卧位

第三部分　关节炎

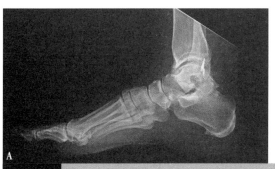
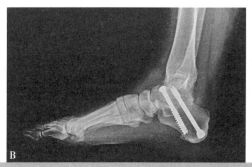
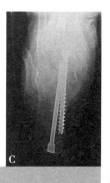

图 10-2　距下关节炎术前侧位（A）和术后侧位（B）和轴位（C）的影像学资料

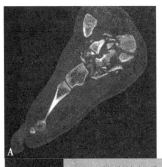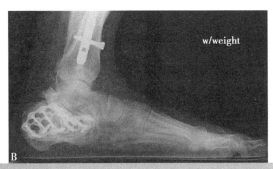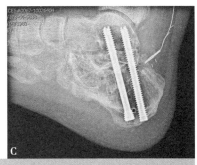

图 10-3　图 A，粉碎性根骨骨折术前 CT；图 B，切开复位内固定侧位 X 线平片；图 C，牵开关节融合术治疗跟骨高度丢失和距下关节炎

或俯卧位进行，结果无明显差异。报道的融合率在 91%～100% 之间。愈合时间在 9～12 周之间。关节镜技术的优点包括住院时间短，伤口并发症少和腓肠神经损害小。临床结果和开放手术结果相近 [33, 35]。

距舟关节融合术

　　距舟关节炎继发于创伤，RA 或骨关节炎（图 10-4）。以上这些情况，以及平足导致的距舟关节不稳定，可能需要进行距舟关节融合术 [9, 36]。足舟状骨坏死可导致关节退变。舟骨坏死最常见于骨折后，但也可能为特发性。Muller-Weiss 病或特发性成人舟骨坏死的特征是硬化和舟骨横向碎裂。确定治疗方案在很大程度上取决于关节病变和塌陷程度。孤立的距舟关节病患者可考虑进行距舟关节融合术，但如果存在大量的碎块和缺损，就可能需要进行植骨来恢复长度。如果有大量的邻近关节破坏，就可能需要

进行其他关节融合，包括全距骨周围融合 [12]。

　　距舟关节融合大大减少了其余后足关节的运动，残余运动可能仅为术前的 8%。尽管距舟关节受到剪切应力和扭转应力的共同作用，且为三关节融合术后不愈合最常见的部位，但是单独的距舟关节融合术融合率相当高，大概在 90%～97% 之间 [37]。单独的距舟关节融合术后相邻关节退变也会发生，特别是距下关节和舟楔关节。然而与三关节融合术相比，单独距舟关节融合术后踝关节的压力负荷峰值较低且分布更均匀 [4]。

跟骰关节融合术

　　单独的跟骰关节融合术很少，通常是在双关节或三关节融合术中进行，或者用于矫正外翻足畸形 [38]。外侧柱延长是外翻足畸形矫正手术常用的方式。可以选择在关节近端 10～15mm 处进行截骨，也可以

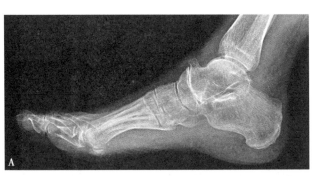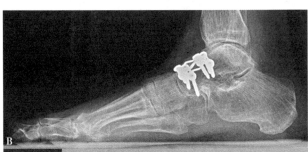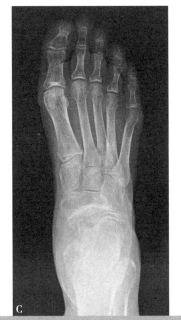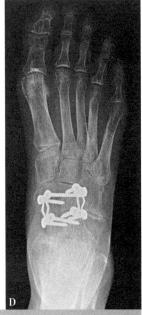

图 10-4　单纯距舟关节融合术 X 线平片。图 A，术前侧位；图 B，术后侧位；图 C，术前 AP 位；图 D，术后 AP 位

通过跟骰关节做撑开融合术（图 10-5）。反对撑开关节融合术的人认为，延长外侧柱增加了跟骰关节的接触压力，加速了其变性退化。尽管多项研究显示，在进行延长手术后跟骰关节处的接触压力增加，但压力增加和跟骰关节加速退化之间没有明确的相关性。赞成截骨术的人指出，这两种术式的效果相同，而撑开融合术的并发症更多[39]。

三关节融合术

三关节融合术包括距下、距舟、跟骰关节融合（图 10-6）。最近的数据显示该手术融合率在 95% 左右。邻近关节退变是主要需要关注的问题，据报道，三关节融合术后踝关节病变发生率在 40%～100%，中足关节病变的发生率在 50% 左右。然而三关节融合术的临床结果和患者满意度仍然很高[1]。在外翻畸形和外侧软组织受压的情况下，外侧伤口裂开的

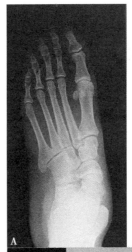
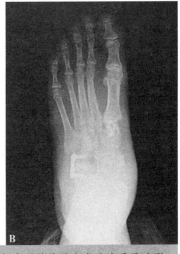

图 10-5　经跟骰关节行牵开关节融合术治疗平足畸形。图 A，术前 AP 位；图 B，术后 AP 位

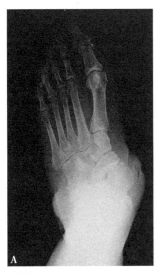
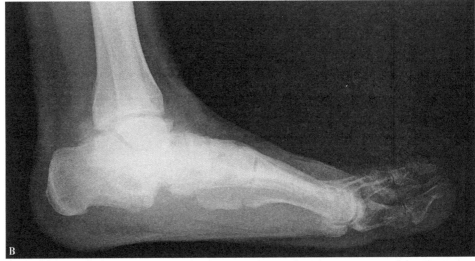
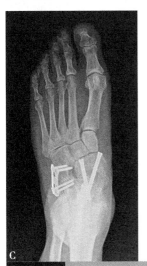
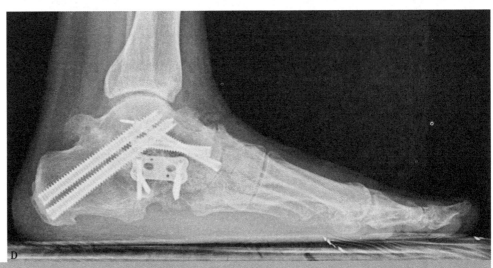

图 10-6　三关节融合术。平足外翻畸形术前 AP 位（A）和侧位（B）及术后 AP 位（C）和侧位（D）影像学资料

第三部分　关节炎

可能性增加,这导致了单一内侧切口进行三关节融合的技术出现。在一项研究中[40],研究者们发现内侧入路三关节融合术的影像学矫正程度和标准的双入路手术结果相似。在尸体研究中,他们能够通过单独内侧入路暴露91%的关节面,而标准双入路仅能暴露88%[41]。尽管仅采用内侧入路可以防止外侧面伤口并发症,但是会导致距骨血运障碍风险增加,三角韧带受损进而导致内侧不稳定[28, 42]。

双关节融合术

双关节融合术是指三个后足关节中的两个进行选择性融合。双关节融合术可以指距下、跟骰关节或距下、距舟关节融合术(图10-7)。这个概念源于只融合病变关节和保留其余关节的想法,医生们想要通过此种方法减轻邻近关节负担,防止或减缓相邻关节的病变。距下/距舟关节双关节融合术具有潜在优势。少一个手术部位就少一个发生并发症的部位。此外,尽管距舟关节是后足关节融合最常见的骨不连部位,但跟骰关节仍可占所有骨不连的20%,在双关节融合术后,跟骰关节仅残余2°的活动度,但仍足以降低相邻关节的应力。

双关节融合术后跟骰关节加速退变一直是人们关注的重点。在一项14例双关节融合术后足的研究中,没有发现一例出现关节炎[28]。然而这项研究随访时间较短,仅6个月到4年时间,更长时间后有可能还会发生关节炎。在另一项16例足的研究中,5例影像学表现出关节炎,但没有症状[15]。该研究随访时间较长,从18个月到9年不等。邻近关节病变

较少,分别有38%和32%的足表现出踝关节和中足关节退行性变,而传统三关节融合术该数据分别为61%和73%[15, 28]。

并发症

几种潜在的并发症都是与手术治疗相关,没有一种是后足关节融合特有的。据报道,3%-30%的患者出现浅表伤口并发症[11]。对于健康的手术患者,伤口并发症发生率约为3%。糖尿病患者总体伤口并发症发生率约为14%,其中50%患者进行了挽救手术。20%的患者可能出现内植物问题,而出现问题的患者50%有必要重新手术[43]。

感染是另一种潜在并发症,3%患者发生浅表感染,在老年人中,感染率高达11%[43]。约2%的病例发生深部感染和骨髓炎[4, 43]。

神经损伤是手术的另一风险,可表现为神经瘤、神经炎或复杂的局部疼痛综合征。直接神经损伤最常见于跟骰关节融合术,腓肠神经损伤发生率高达32%。在一些研究中,高达18%的病例报告了复杂的局部疼痛综合征,然而大多数文献报告的发生率在2%到3%之间[4, 33, 43]。该问题很难处理,通常需要包括物理治疗和疼痛管理的多模式治疗。

骨不连是另一种潜在的破坏性并发症,除非固定稳定且无症状,否则基本都建议进行翻修(图10-8)。三关节融合术后不愈合率介于3%~7%[43],双关节(距下/距舟)融合术融合率较高,不愈合率约为6%[15, 43]。据报道,单关节融合术不愈合率高达35%[4, 43]。

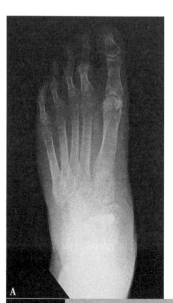
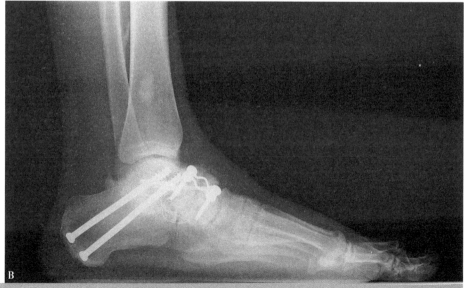

图10-7 双关节融合术。选择性融合距下和距舟关节,保留跟骰关节的AP位(A)和侧位(B)X线平片

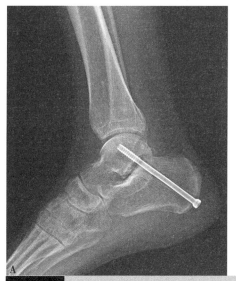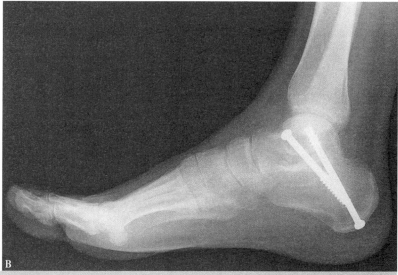

图 10-8　距下关节不愈合行翻修关节融合术。图 A，距下关节融合术后不愈合后行翻修；图 B，距下关节融合

6% 的畸形愈合与后足和中足融合术相关。三关节融合术后畸形率为 3%，但翻修率要高 1 倍。最常见的畸形是马蹄内翻足，其次是后足内翻和外翻[43]。

后足关节融合术辅助治疗

骨骼愈合有三个基本条件：骨基质提供新骨生长的基础；骨诱导生长因子招募成骨母细胞并诱导其分化为成骨细胞；成骨母细胞数量足够多且有足够的骨诱导蛋白存在[44, 45]。

髂骨植骨长期以来一直都是首选的方法，因为它符合所有三个要求且没有疾病传播风险。然而一些并发症与自体移植相关，最常见的是神经损伤、血肿和供体部位疼痛。这些并发症发生的概率为 2.4%～9.5%[46]。常规足部手术没有必要自髂骨取骨。胫骨是另一个常见的取骨部位且距离手术部位更近。然而胫骨中的活跃骨髓含量远低于髂骨[46]。自体植骨的好处使得该种方式越来越多地被使用，现在又出现了骨移植替代物和骨生物制剂等，可以促进骨愈合，且避免自体植骨出现的相关并发症。

同种异体植骨具有骨基质和骨诱导的双重优点。作为骨基质其性能与自体移植相同，但诱导能力较差。相关疾病传播风险存在。其优点包括数量多，可以用于填充较大的空隙或缺损，为骨皮质或骨皮质＋骨松质移植物提供支持[44]。

人工骨主要作用是作为骨基质。这些材料具有类似于松质骨的结构和空隙，有利于毛细血管的生长。钙基陶瓷、硫酸钙、磷酸钙和磷酸三钙是最常用

的材料。所有这些都有骨基质的作用，但其强度和吸收速率各不相同。比如硫酸钙的快速吸收期约为 6 周。尽管这可能是早期骨形成的主要原因，但也可能导致浆液性引流和潜在的伤口并发症。磷酸钙具有比松质骨更高的抗压强度。研究显示，跟骨内固定术中使用后抗压强度和稳定性更好，且有利于早期负重[47]。吸收率取决于其形状，但人工骨通常 6 个月到 1 年后吸收。磷酸三钙具有类似于松质骨的压缩和拉伸强度，但不适用于承重。重新吸收需要 6 到 18 个月。这些移植物通常与骨诱导剂组合使用以增强其功效[44, 47]。

骨生物制剂指用于促进骨愈合的骨诱导蛋白和成骨细胞。常用药物包括去矿质骨基质。骨形态发生蛋白（BMP），骨髓吸出物和富血小板血浆（PRP）。脱矿骨基质是同种异体移植物，加工去除骨骼中的矿物质，留下蛋白生长因子，使其成为有效的骨诱导剂。然而这种成骨诱导剂活性成分和加工方式之间差别很大，难以评估疗效[44]。

BMP 是一组生长因子，其中很多具有骨诱导能力。其中用于商业的 BMP 因子为 rhBMP-2 和 rhBMP-7。这两种因子是目前 FDA 批准适用于急性开放性胫骨骨折，腰椎融合和胫骨不愈合的药物。虽然它们经常用于足踝关节手术以加强固定效果，修复骨不连，但这些都是医生自用，没有写入产品说明的[48-50]。有足够的证据证明 BMPs 在足踝关节融合中的作用。在一项对 69 例高危患者（112 个融合点）进行的研究中，患者使用 rhBMP-2 后，平均 11 周时融合率高达 96%[48]。另一项包含 35 例高危患者研究中，患者

使用 rhBMP-2 后,踝关节和后足的融合率为 84%[49]。2009 年的一项研究报道了 19 例患者使用 rhBMP-7 作为踝关节和后足关节融合术的辅助用药,90% 的患者成功愈合。这些研究均为回顾性研究。"高危"包括但不限于吸烟者,外周血管疾病和(或)糖尿病患者,进行翻修手术且有骨不连病史的患者。数据表明 BMPs 是这些复杂病例的有效辅助治疗手段。

骨髓吸出物和 PRP 已被广泛用于增强骨愈合。骨髓吸出物主要作用成分是其中的成骨干细胞,通常自跟骨、胫骨和髂嵴采集,其中髂嵴中浓度最高。骨髓吸出物通常与同种异体移植物或人工骨混合使用[45]。PRP 源自自体血液,指血小板浓度高于生理水平 5 倍的血浆。血小板含有骨诱导生长因子,PRP 的这些生长因子浓度比普通水平高 300%~500%。在一项研究中,62 例高危患者型 123 处足踝关节融合,使用 PRP 辅助治疗,踝和后足关节融合率分别为 95% 和 92%[51]。在一项 2005 年的研究中[52],研究者比较了 DePuy 踝关节置换术中使用和不使用 PRP 的下胫腓关节融合率。在 6 个月时间里,对照组患者中有 85% 融合成功,而 PRP 组这一数据为 97%。吸烟者 6 个月的融合率分别为 50% 和 80%。

骨生物学"装置"可用于辅助促进骨愈合和关节融合。这其中包括电子和超声骨刺激器和高能量体外冲击波治疗(ESWT)。这些设备的作用机制还没有完全揭开,超出了本章的范围,在此仅作简单介绍。1995 年首次报道了使用电流可以刺激骨形成。骨刺激器可以装于内部或外部,使用电流或低强度超声波来促进愈合。电刺激和骨生长之间已经被证明具有相关性,尤其是在长骨不愈合和脊柱融合中。一项研究表明[53],使用内部骨刺激器作为高危患者后足关节融合术的辅助手段时,92% 的患者融合成功。

ESWT 也被用于治疗足踝部病变,典型的是足底筋膜炎和骨不连。其原理现在的认识是诱导炎症,增加微循环,并刺激细胞促进组织愈合。骨愈合的效果,可能是刺激骨小梁微骨折愈合进而促进骨愈合。但是具体机制尚不完全清楚。ESWT 治疗距骨骨折不愈合在 1 年时成功率有 90%[54]。目前 ESWT 在单纯后足关节融合术中似乎没有具体作用[54]。

总结

后足关节炎可以由创伤、炎症或退变导致。相关技术不断在促进伤口愈合、改善手术效果、提高融合率、减少愈合时间、减少术后残疾等方面取得进步,力求帮助患者获得最佳的治疗结果。合成材料和生物佐剂在后足关节固定术中的作用持续增加,并将在治疗患此疾病的高风险患者中起到至关重要的作用。

(王岩 刑添威 译)

参考文献

1. Seybold JD, Kadakia AR: Foot arthritis, in Parekh SG, ed: *Foot & Ankle Surgery*. New Delhi, India: Jaypee Brothers Medical Publishers, 2012, pp 175-237.

   This text provides a review of the anatomy and biomechanics of the hindfoot. It also reviews diagnosis and treatment options for hindfoot and midfoot arthritis.

2. Sammarco VJ: The talonavicular and calcaneocuboid joints: Anatomy, biomechanics, and clinical management of the transverse tarsal joint. *Foot Ankle Clin* 2004;9(1):127-145.

3. Thordarson DB: Fusion in posttraumatic foot and ankle reconstruction. *J Am Acad Orthop Surg* 2004;12(5):322-333.

4. Crevoisier X: The isolated talonavicular arthrodesis. *Foot Ankle Clin* 2011;16(1):49-59.

   This article provides an overview of the indications, surgical techniques, biomechanical consequences, and results associated with TN arthrodesis, and discusses the relationship between the pathologic conditions treated and the results obtained. Level of evidence: V.

5. Wülker N, Stukenborg C, Savory KM, Alfke D: Hindfoot motion after isolated and combined arthrodeses: Measurements in anatomic specimens. *Foot Ankle Int* 2000;21(11):921-927.

6. Jagadale VS: Arthritis of the ankle and hindfoot, in Means KW, Kortebein P, eds: *Geriatrics*. New York, NY, Demos Medical, 2013, pp 101-103.

   This text provides an overview of the etiology and pathophysiology of ankle and hindfoot arthritis.

7. Radnay CS, Clare MP, Sanders RW: Subtalar fusion after displaced intra-articular calcaneal fractures: Does initial operative treatment matter? *J Bone Joint Surg Am* 2009;91(3):541-546.

   This article presents a consecutive series of 69 patients who underwent ST fusion after calcaneus fracture. Thirty-four patients had previous open reduction and internal fixation (ORIF) of their calcaneus and the other 35 patients were treated nonsurgically. Better functional outcomes and fewer wound complications occurred in the ORIF group. Level of evidence: III.

8. Jeng C, Campbell J: Current concepts review: The rheumatoid forefoot. *Foot Ankle Int* 2008;29(9):959-968.

   This review discusses the diagnosis and pathophysiology of RA and the current options available to manage the effects of this disease on the forefoot. Level of evidence: V.

9. Popelka S, Hromádka R, Vavrík P, et al: Isolated talonavicular arthrodesis in patients with rheumatoid arthri-

tis of the foot and tibialis posterior tendon dysfunction. *BMC Musculoskelet Disord* 2010;11:38.

This is a retrospective review of 26 patients with RA and posterior tibial tendon dysfunction who were treated with isolated TN arthrodesis. They demonstrated excellent pain relief and no progression of deformity. Level of evidence: IV.

10. Trepman E, Nihal A, Pinzur MS: Current topics review: Charcot neuroarthropathy of the foot and ankle. *Foot Ankle Int* 2005;26(1):46-63.

11. Saville P, Longman CF, Srinivasan SC, Kothari P: Medial approach for hindfoot arthrodesis with a valgus deformity. *Foot Ankle Int* 2011;32(8):818-821.

This is a retrospective review of 18 patients with severe valgus deformity who underwent hindfoot arthrodesis through a medial-only approach. They reported excellent deformity correction and only one nonunion and avoided the potential complications associated with the lateral approach. Level of evidence: IV.

12. Doyle T, Napier RJ, Wong-Chung J: Recognition and management of Müller-Weiss disease. *Foot Ankle Int* 2012;33(4):275-281.

An overview of the diagnosis and management of Müller-Weiss disease is presented. The authors introduce a series of 12 patients treated for this condition over a 10-year period. Level of evidence: IV.

13. Coester LM, Saltzman CL, Leupold J, Pontarelli W: Long-term results following ankle arthrodesis for post-traumatic arthritis. *J Bone Joint Surg Am* 2001;83(2):219-228.

14. Knupp M, Stufkens SA, Hintermann B: Triple arthrodesis. *Foot Ankle Clin* 2011;16(1):61-67.

The authors describe their surgical technique for double arthrodesis and compare it to a standard triple arthrodesis. They also discuss the indications for performing a double or triple arthrodesis. Level of evidence: V.

15. Sammarco VJ, Magur EG, Sammarco GJ, Bagwe MR: Arthrodesis of the subtalar and talonavicular joints for correction of symptomatic hindfoot malalignment. *Foot Ankle Int* 2006;27(9):661-666.

16. Ryssman DB, Myerson MS: Tendon transfers for the adult flexible cavovarus foot. *Foot Ankle Clin* 2011;16(3):435-450.

This article discusses the etiology and evaluation of the adult cavovarus foot. It also covers treatment options for the various tendon transfer and arthrodesis procedures in the management of the cavovarus foot. Level of evidence: V.

17. Gluck GS, Heckman DS, Parekh SG: Tendon disorders of the foot and ankle, part 3: The posterior tibial tendon. *Am J Sports Med* 2010;38(10):2133-2144.

This article reviews posterior tibial tendon pathology and the authors' preferred management depending on the stage of involvement. Level of evidence: V.

18. Carmont MR, Tomlinson JE, Blundell C, Davies MB, Moore DJ: Variability of joint communications in the foot and ankle demonstrated by contrast-enhanced diagnostic injections. *Foot Ankle Int* 2009;30(5):439-442.

This study reviews 389 arthrograms of the hindfoot and midfoot and reports on the incidence of various communications between joints in the hindfoot and between the hindfoot and midfoot. Level of evidence: IV.

19. Khosla S, Thiele R, Baumhauer JF: Ultrasound guidance for intra-articular injections of the foot and ankle. *Foot Ankle Int* 2009;30(9):886-890.

This cadaver study demonstrates how ultrasound guidance significantly increased injection accuracy into tarsometatarsal joints compared with palpation alone. Level of evidence: IV.

20. Chen L, Greisberg J: Achilles lengthening procedures. *Foot Ankle Clin* 2009;14(4):627-637.

This article reviews the anatomic and evolutionary basis for human foot structure, implications of tight gastrocnemius, and specific disease states. Surgical releases for lengthening, including proximal gastrocnemius recession, Achilles tendon lengthening, and endoscopic recession, are detailed. Level of evidence: V.

21. Saltzman CL, el-Khoury GY: The hindfoot alignment view. *Foot Ankle Int* 1995;16(9):572-576.

22. Guermazi A, Hayashi D, Eckstein F, Hunter DJ, Duryea J, Roemer FW: Imaging of osteoarthritis. *Rheum Dis Clin North Am* 2013;39(1):67-105.

This article reviews the roles of various imaging modalities including plain radiography, CT, MRI, ultrasound, and nuclear medicine studies as they pertain to evaluation for arthritis. Level of evidence: V.

23. Janisse DJ, Janisse E: Shoe modification and the use of orthoses in the treatment of foot and ankle pathology. *J Am Acad Orthop Surg* 2008;16(3):152-158.

This article reviews the basic shoe modifications and orthoses for common foot and ankle pathologies. Level of evidence: V.

24. Logue JD: Advances in orthotics and bracing. *Foot Ankle Clin* 2007;12(2):215-232, v.

25. Bono CM, Berberian WS: Orthotic devices. Degenerative disorders of the foot and ankle. *Foot Ankle Clin* 2001;6(2):329-340.

26. Cahill AM, Cho SS, Baskin KM, et al: Benefit of fluoroscopically guided intraarticular, long-acting corticosteroid injection for subtalar arthritis in juvenile idiopathic arthritis. *Pediatr Radiol* 2007;37(6):544-548.

27. Drakonaki EE, Kho JS, Sharp RJ, Ostlere SJ: Efficacy of ultrasound-guided steroid injections for pain management of midfoot joint degenerative disease. *Skeletal Radiol* 2011;40(8):1001-1006.

This is a review of 63 patients who underwent ultrasound-guided steroid injection for treatment of midfoot arthritis. Among patients, 57% maintained pain relief for up to 3 months, but fewer than 15% experienced pain relief that persisted beyond 3 months. Level of evidence: IV.

28. Brilhault J: Single medial approach to modified double arthrodesis in rigid flatfoot with lateral deficient skin. *Foot Ankle Int* 2009;30(1):21-26.

This is a retrospective case series of 11 patients (14 feet) with fixed hindfoot valgus who underwent double arthrodesis through a medial incision. They demonstrated adequate deformity correction, successful fusion, no wound complications, and no CC arthrosis. Level of evidence: IV.

29. Sammarco GJ, Conti SF: Surgical treatment of neuroarthropathic foot deformity. *Foot Ankle Int* 1998;19(2):102-109.

30. Ishikawa SN, Murphy GA, Richardson EG: The effect of cigarette smoking on hindfoot fusions. *Foot Ankle Int* 2002;23(11):996-998.

31. Trnka HJ, Easley ME, Lam PW, Anderson CD, Schon LC, Myerson MS: Subtalar distraction bone block arthrodesis. *J Bone Joint Surg Br* 2001;83(6):849-854.

32. Deorio JK, Leaseburg JT, Shapiro SA: Subtalar distraction arthrodesis through a posterior approach. *Foot Ankle Int* 2008;29(12):1189-1194.

The authors describe a surgical technique for performing distraction ST arthrodesis through a posterior approach and report the results of a series of six patients treated with this technique. Level of evidence: IV.

33. Muraro GM, Carvajal PF: Arthroscopic arthodesis of subtalar joint. *Foot Ankle Clin* 2011;16(1):83-90.

This article reviews the indications and contraindications of arthroscopic ST arthrodesis. The surgical techniques are discussed and a literature review is performed to compare open and arthroscopic outcomes. Level of evidence: V.

34. Easley ME, Trnka HJ, Schon LC, Myerson MS: Isolated subtalar arthrodesis. *J Bone Joint Surg Am* 2000;82(5):613-624.

35. Lee KB, Park CH, Seon JK, Kim MS: Arthroscopic subtalar arthrodesis using a posterior 2-portal approach in the prone position. *Arthroscopy* 2010;26(2):230-238.

This is a retrospective review of 16 patients who underwent posterior ST arthroscopy after intra-articular calcaneus fracture. The purpose of this study was to evaluate the results of the posterior arthroscopic approach. Level of evidence: IV.

36. Lechler P, Graf S, Köck FX, Schaumburger J, Grifka J, Handel M: Arthrodesis of the talonavicular joint using angle-stable mini-plates: A prospective study. *Int Orthop* 2012;36(12):2491-2494.

This is a prospective study of 30 patients who underwent TN fusion with locking plate fixation. Outcomes were assessed based on radiographic fusion and American Orthopaedic Foot and Ankle Society score and visual analog scale scores. Level of evidence: IV.

37. Jarrell SE III, Owen JR, Wayne JS, Adelaar RS: Biomechanical comparison of screw versus plate/screw construct for talonavicular fusion. *Foot Ankle Int* 2009;30(2):150-156.

This biomechanical cadaver study compares the strengths of three different TN fusion constructs. No significant differences were demonstrated between plate, plate and cancellous screw, and three screws with regard to bending stiffness or failure.

38. Barmada M, Shapiro HS, Boc SF: Calcaneocuboid arthrodesis. *Clin Podiatr Med Surg* 2012;29(1):77-89.

This article reviews the main conditions of the lateral column and CC joint in particular. The surgical technique for isolated CC arthrodesis is discussed. Level of evidence: V.

39. Grunander TR, Thordarson DB: Results of calcaneocuboid distraction arthrodesis. *Foot Ankle Surg* 2012;18(1):15-18.

This is a retrospective case series of 16 feet that underwent CC distraction arthrodesis. The authors report a high nonunion rate of 44% and recommend against this procedure for lateral column lengthening. Level of evidence: IV.

40. Jeng CL, Vora AM, Myerson MS: The medial approach to triple arthrodesis: Indications and technique for management of rigid valgus deformities in high-risk patients. *Foot Ankle Clin* 2005;10(3):515-521, vi-vii.

41. Jeng CL, Tankson CJ, Myerson MS: The single medial approach to triple arthrodesis: A cadaver study. *Foot Ankle Int* 2006;27(12):1122-1125.

42. Phisitkul P, Haugsdal J, Vaseenon T, Pizzimenti MA: Vascular disruption of the talus: Comparison of two approaches for triple arthrodesis. *Foot Ankle Int* 2013;34(4):568-574.

This cadaver study demonstrates more disruption of talar blood supply with the isolated medial versus two-incision approach to triple arthrodesis.

43. Bibbo C, Anderson RB, Davis WH: Complications of midfoot and hindfoot arthrodesis. *Clin Orthop Relat Res* 2001;391:45-58.

44. Sammarco VJ, Chang L: Modern issues in bone graft substitutes and advances in bone tissue technology. *Foot Ankle Clin* 2002;7(1):19-41.

45. Guyton GP, Miller SD: Stem cells in bone grafting: Trinity allograft with stem cells and collagen/beta-tricalcium phosphate with concentrated bone marrow aspirate. *Foot Ankle Clin* 2010;15(4):611-619.

This article provides a review of two bone graft options. Trinity (Osiris) is a combination of allograft bone and allograft stem cells and offers osteoconductive and osteoinductive as well as osteogenerative sources for new bone formation.

46. Winson IG, Higgs A: The use of proximal and distal tibial bone graft in foot and ankle procedures. *Foot Ankle Clin* 2010;15(4):553-558.

This article provides a review of the indications, techniques, and outcomes related to autograft bone harvest in the proximal and distal tibia for procedures about the foot and ankle. Level of evidence: V.

47. Panchbhavi VK: Synthetic bone grafting in foot and ankle surgery. *Foot Ankle Clin* 2010;15(4):559-576.

This article reviews the basic science and use of synthetic bone graft materials in foot and ankle surgery for conditions related to trauma, tumors, and infection. Level of evidence: V.

48. Bibbo C, Patel DV, Haskell MD: Recombinant bone mor-phogenetic protein-2 (rhBMP-2) in high-risk ankle and hindfoot fusions. *Foot Ankle Int* 2009;30(7):597-603.

    This is a retrospective review of the effect of rhBMP-2 on bone healing in patients undergoing high-risk ankle and hindfoot fusions. A total of 69 patients with 112 fusion sites were included in this review, and they demonstrated a 96% fusion rate. Level of evidence: IV.

49. El-Amin SF, Hogan MV, Allen AA, Hinds J, Laurencin CT: The indications and use of bone morphogenetic pro-teins in foot, ankle, and tibia surgery. *Foot Ankle Clin* 2010;15(4):543-551.

    A review of strategies in tissue engineering and current applications and results of BMP use in tibia, foot, and ankle surgery are provided. Future applications of BMP and novel materials in foot and ankle surgery are also reviewed. Level of evidence: V.

50. Kanakaris NK, Mallina R, Calori GM, Kontakis G, Gi-annoudis PV: Use of bone morphogenetic proteins in arthro-desis: Clinical results. *Injury* 2009;40(suppl 3):S62-S66.

    This is a review of 19 patients who underwent an arthro-desis procedure augmented by rhBMP-7. The authors noted a 90% fusion rate in the study population. Level of evidence: IV.

51. Bibbo C, Hatfield PS: Platelet-rich plasma concentrate to augment bone fusion. *Foot Ankle Clin* 2010;15(4):641-649.

    This article provides a review of the basic science and clinical applications of PRP for the augmentation of bone healing in foot and ankle surgery. A classification system that assesses relative risks for poor bone healing and the need for orthobiologic augmentation is presented. Level of evidence: V.

52. Coetzee JC, Pomeroy GC, Watts JD, Barrow C: The use of autologous concentrated growth factors to promote syn-desmosis fusion in the Agility total ankle replacement: A preliminary study. *Foot Ankle Int* 2005;26(10):840-846.

53. Donley BG, Ward DM: Implantable electrical stim-ulation in high-risk hindfoot fusions. *Foot Ankle Int* 2002;23(1):13-18.

54. Alvarez RG, Cincere B, Channappa C, et al: Extra-corporeal shock wave treatment of non- or delayed union of proximal metatarsal fractures. *Foot Ankle Int* 2011;32(8):746-754.

    This is a retrospective case series of 32 patients undergo-ing ESWT for metatarsal stress fractures. The treatment success rate was 89% at 6 months. Level of evidence: IV.

第11章
中足关节炎

Kathryn L.Williams, MD

简介

　　足踝专家经常会接诊中足关节炎患者,这是导致疼痛和残疾的常见原因。其病因包括原发性病变和炎性病变过程,创伤后病变也是常见原因。轻度到中度的关节炎可以通过矫形鞋、矫形器和注射进行缓解和治疗。但随着病情的发展,畸形和疼痛问题可能需要手术来解决。

解剖及生物力学

　　中足的骨骼和韧带具有复杂的关系和不同程度的稳定性。中足可以分为三个纵向序列:中间、内侧和外侧。内侧柱由内侧楔骨 - 第一跖骨关节组成,中柱包括中间楔骨 - 第二跖骨关节、外侧楔骨 - 第三跖骨关节以及楔间关节组成。外侧柱由骰骨 - 第四跖骨关节和骰骨 - 第五跖骨关节组成(图 11-1)。中足关节复合体形成了一个罗马拱门的结构,其顶点为第二跖骨基底,于外侧楔骨和内侧楔骨内凹约 1~4mm。

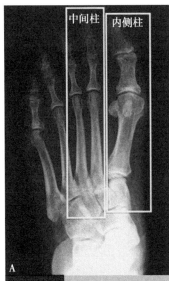
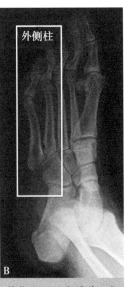

中间柱　内侧柱

外侧柱

A
B

图 11-1　左足负重 AP 位(A)和斜位(B)X 线平片,注意内侧柱、中间柱和外侧柱的标记,显示中足中间柱单纯关节炎

　　除了骨性排列之外,由背侧韧带、足底韧带和楔骨间韧带组成的韧带复合体也为中足增加了稳定性。足底和楔骨间韧带的稳定性比背侧韧带要更重要。内侧楔骨和第二跖骨之间的 Lisfranc 韧带是复合体中最大的,而第二、第三跖骨和内侧楔骨连接的韧带是复合体中最强韧的。

　　中足运动中每个关节的运动都不相同,外侧柱比中柱和内侧柱活动度更大。在矢状面运动和旋前旋后运动中,骰骨 - 跖骨关节有大约 10° 的活动度,而楔骨 - 跖骨关节仅有 0.6°~3.5° 的活动度,其中中间楔骨 - 第二跖骨关节活动度最小[1]。由于这种结构存在,楔骨 - 第二、第三跖骨关节可能是有症状关节炎的源头。中足复合体和 Chopart 关节一起有效地将荷载中心从踝和后足转移到前足。

病理生理学

　　不论是原发性骨关节炎、创伤性还是痛风或类风湿关节炎的炎性疾病引起的中足关节炎,关节软骨损伤通常都是进行性发生的。随着疾病的进展,压力持续作用于跖楔关节和楔间关节,导致这些关节的进一步恶化。骨关节炎常见的关节软骨破坏,关节周围骨赘形成和关节表面磨损会破坏复杂的关节结构,并会导致关节不稳定和疼痛。随着负重增加,中足不稳定会导致足弓塌陷和扁平畸形。中足关节炎疼痛的患者可能会采取减少相应关节活动的方式来缓解。正常行走时,患者会减少第一跖骨的活动。与对照组相比,这会导致跟骨外翻和第一跖骨活动范围增加[2]。这反映了关节破坏后稳定性的丧失。退行性改变也可能导致中足背侧骨赘形成,患者穿鞋困难。随着中足的进一步恶化,会逐渐演变为旋前,背屈和(或)外展畸形。

发病率及病因

　　中足关节炎病因很多,包括类风湿关节炎和痛风等炎性疾病，神经性病变，退行性病变或骨关节炎，以及中足关节复合体创伤等。虽然创伤后中足关节炎可能发生在有创伤史的任意年龄，但中足原发性骨关节炎患者往往年龄较大，可能有多种畸形和多关节受累。原发性退行性关节炎的发生可能涉及解剖学和（或）机械因素，例如第一跖骨过短或第二跖骨过长。严重的成人获得性平足，特别是第一序列过度活动的情况，也可能是中足关节炎的诱发因素。典型的畸形是后足外翻、中足外展和足弓塌陷。

创伤可能是中足关节炎的主要原因，不论是软骨损伤，骨折还是单纯的韧带损伤都可导致跖跗关节（TMT）复合体创伤后关节炎。尽管现在诊断和手术解剖复位跖跗关节复合体都有了明显的进展，但关节炎仍然有可能发生。长期对位不齐，内侧柱或外侧柱塌陷和大的关节损伤均可能导致中足创伤后关节炎的出现。

临床表现

疼痛是中足关节炎患者最常出现的症状，疼痛随负重加剧，休息时也会出现深部疼痛。患者还可能主诉足背骨性隆起和肿胀，穿鞋时症状加重。骨性突起可能会导致伸肌腱炎症，伸趾时疼痛，骨赘受刺激时可能产生神经刺激症状，导致拇指和虎口放射痛。随着病情发展，严重的畸形比如说足弓塌陷可能会出现，导致穿鞋困难。在跖跗关节囊中还可能继发出现神经节囊肿，表现为随着活动而变化的软组织肿块。

查体时检查者首先应该进行站立检查以确定畸形程度。然后应该坐位系统评估双侧踝、后足、中足的活动范围，注意检查是否有腓肠肌和跟腱挛缩。每一个跖跗关节都应该进行触诊和压痛检查和中足旋前外展应力实验。皮肤和神经血管情况也要注意检查，尤其是怀疑神经性关节病时。

影像学检查应该以患足站立 AP 位、侧位和斜位片作为初始评价资料，已确定病变的位置和范围，并确定畸形的数量和重点（图 11-2）。重点需要注意的是塌陷中足冠状面和矢状面的顶点，以便抓住畸形的关键环节进行矫正。例如原发性退行性关节炎继发平足畸形的治疗应该着眼于纠正外展畸形，而不是纠正足弓塌陷和矢状面畸形 [3]。CT 三维重建有助于判断严重畸形或不易通过 X 线平片确定的关节炎，但该检查无法负重进行。如果怀疑有慢性骨髓炎，可以选择进行 MRI 或骨扫描，当然这种检查很少需要。

通常情况下，查体和 X 线平片可能不能获得完整的疾病信息，需要进行进一步的检查。超声或透视引导下对可疑关节选择性注射利多卡因可以指示患者对手术的潜在积极反应。

非手术治疗

中足关节炎的症状可能是由于稳定性缺失，改变了中足力学结构，并且作用于受损关节的结果，因此非手术治疗的目标主要是稳定关节以及改善力学结构。

非甾体抗炎药和（或）对乙酰氨基酚通常被推荐为一线治疗药物。选择性麻醉剂关节内注射（可以同

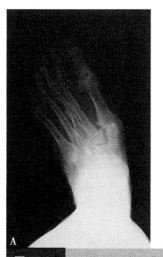
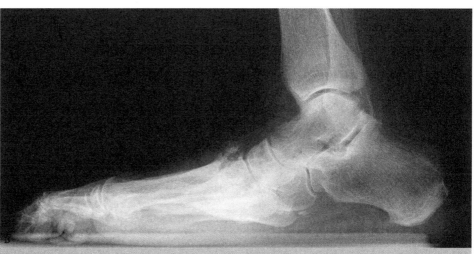

图 11-2　AP 位（A）和侧位（B）X 线平片显示中足内侧柱和中间柱关节背侧骨赘形成以及矢状面和冠状面畸形（由北卡罗来纳州夏洛特市的 Bruce E. Cohen 提供）

时注射或不注射可的松）有助于确定病变关节和患者对手术治疗的潜在反应，但研究显示其有效性很低，仅能取得短暂疗效。对 59 例中足关节炎患者进行超声引导下注射，结果显示注射后 3 个月内均有效果，到 3 个月时仅 57.5% 的患者疼痛仍能缓解[4, 5]。

矫形鞋和矫形器可以最大限度地帮助减少运动并有效改变中足负荷，在非手术治疗中足关节炎中发挥重要作用。通常使用的是具有或不具有金属钢条的摇椅硬底鞋或坡底鞋，但是刚性矫形器已经足以模拟硬底鞋。2009 年的一项研究表明，全长碳石墨插入物可以显著减少中足负荷的量和持续时间，明显缓解症状[6]。对于更为严重的畸形，使用延伸至更近端的支具（如带髌韧带的支具）可以限制踝关节的运动并减轻足底负荷 30%[7]。

手术治疗

内侧中足关节

当非手术治疗中足关节炎失败时，通常就需要考虑手术治疗了。手术治疗的术式选择取决于畸形程度和患者症状的严重程度。单纯切除突出骨赘可以改善穿鞋困难的症状，但可能不会缓解所有的疼痛。中足内侧柱和中柱关节融合术被认为是针对大多数 TMT 关节炎和舟楔关节炎的首选治疗方法。原位关节融合仅仅适用于负重位影像学检查正常的患者，在术中需要进行畸形矫正。关节融合的目标是保证稳定性，通常需要进行第一、第二、第三 TMT 关节手术。楔间关节可能也需要包括进来。如果负重侧位片上存在塌陷，则手术还要包括舟楔关节。

现在已经有多种内固定方法被提出并使用，包括克氏针和螺钉（直径为 2.7～4.5mm 空心或非空心）固定。最近，钢板［背侧、内侧和（或）足底］通常与经关节螺钉（提供内部刚性结构，促进融合）联合使用。多种不同的钢板设计可以保证单个钢板可以为多个关节保证稳定结构（图 11-3）。2012 年的一项使用锁定和非锁定螺钉加新型混合钢板进行 72 例多关节融合术的研究显示，该术式融合率和融合时间比其他手术方式要好，在 16 周内融合率高达 93%[8]。

融合时需要矫正冠状面，矢状面和（或）横截面的畸形，往往需要进行截骨来矫正。外展和跖屈畸形可以分别通过内侧和跖侧楔形截骨矫正。同时可以进行腓骨短肌松解或延长，腓骨长肌移至短肌，跟腱或腓肠肌松解来帮助矫正畸形。使用自体脱钙骨基质植骨或同种异体植骨可以填充融合部位骨缺损并有助于愈合，但是没有随机对照试验来支持在所有中足关节融合术中进行植骨。

在一项 2011 年的研究中，作者报告了 95 例（104

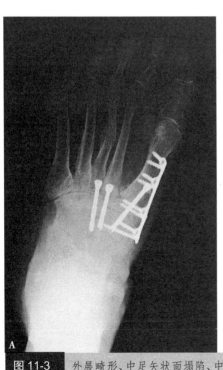
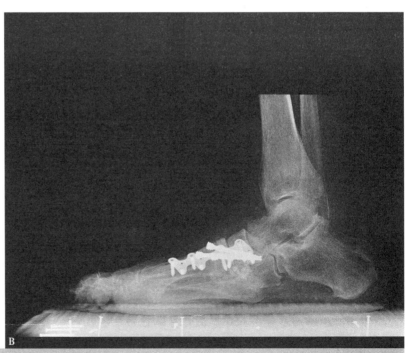

图 11-3　外展畸形、中足矢状面塌陷、中足关节炎患者中间柱、内侧柱关节融合术后 AP 位（A）和侧位（B）X 线平片（由北卡罗来纳州夏洛特市的 Bruce E. Cohen 提供）

足）接受中足关节融合和畸形矫正，伴有或不伴有腓肠肌挛缩的原发性中足关节炎患者，平均手术年龄为 62 岁[9]。在可用于分析的 68 名患者（74 足）中，平均随访 56 个月，62 足接受内侧和中间序列多关节融合。总融合率 92%。8 个未融合患者中有 7 个需要再次进行关节融合。4 例发生严重并发症，其中 3 例深部感染，1 例复杂性局部疼痛综合征（CRPS）。小的并发症包括伤口延迟愈合和不愈合，应力性骨折和内固定失败，发生率为 11%。疼痛评分从术前平均 6.9 分降低到术后平均 2.3 分，AOFAS 评分平均增加 46.7 分[9]。

中足外侧柱关节炎

　　不管病因如何，外侧 TMT 关节炎治疗都充满挑战性。通常情况下关节炎仅表现为影像学证据，而很少或没有症状。然而当症状出现且非手术治疗失败时，手术方式的选择一直是一个争议话题。由于外侧柱相对于内侧柱和中间柱的活动性更大，通常不推荐进行关节融合。外侧柱关节融合术可能导致骨不连，外侧足部慢性疼痛或慢性应力性骨折发生率增加。患神经性关节病摇椅足畸形的患者，外侧柱关节融合可以改善疼痛和功能，但外侧足部僵硬和外侧中足突出仍然需要关注[10]。

　　其他外科技术的重点是保证第四、第五 TMT 关节运动，避免外侧柱关节融合。外侧 TMT 关节切除术＋腓骨肌腱软组织植入术在一小部分患者中取得了疗效，疼痛减少了 35% 且主观上保证了外侧柱的活动度[11]。陶瓷球形关节置换术已经发展成为一种保留关节活动的替代治疗方案（图 11-4）。一项 2007 年的研究中，作者报告了 11 名接受第四和（或）第五 TMT 关节置换术的患者，平均 AOFAS 评分改善 87%，所有患者在 34 个月的随访中均对手术表示满意[12]。1 例发生无症状假体沉降。一项 2012 年的研究，作者对 5 名进行关节置换的骨关节炎和创伤性关节炎患者进行了平均 18 个月的随访[13]。所有患者疼痛均有主观改善，并保证了外侧柱一定活动度，没有植入物失效。陶瓷球形关节置换术可能是外侧柱关节炎的一种可行手术方式，但目前尚缺乏长期研究。

其他截骨术

　　为纠正踝关节，后足或前足的共存畸形，可能需要进行包括截骨术在内的多种手术。有症状的踇外翻和第二锤状趾通常可以通过第一 TMT 关节融

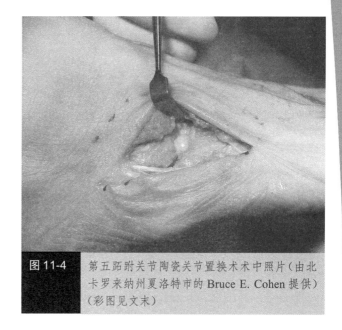

图 11-4　第五跖跗关节陶瓷关节置换术中照片（由北卡罗来纳州夏洛特市的 Bruce E. Cohen 提供）（彩图见文末）

合来纠正，但也可能需要进行踇趾近节趾骨内侧楔形截骨。后足外翻或内翻可能需要分别进行内侧位移跟骨截骨术或外侧闭合楔形跟骨截骨术，伴有严重平足外翻的患者可能还需要进行外侧柱延长。踝内翻或外翻畸形且影像学没有严重退行性改变的可能需要进行远端胫骨截骨术。在确定进行手术治疗时，要评估整个小腿 - 踝 - 足的对线，以避免因未发现某些畸形而引起相关并发症。

并发症

　　中足关节融合术有几种类型的并发症[14]。并发症包括伤口愈合问题、感染（3%，包括深部和浅表）、周围神经损伤（9%）、疼痛性神经瘤形成（7%）和中足关节融合骨不连（3%～8%，在老年患者中貌似比率更高）。植入物并发症包括螺钉刺激或破溃（9%）。长期并发症包括邻近关节继发性关节炎（4.5%）。罕见并发症包括无症状性骨不连、创面溃烂、浅表感染、CRPS 和应力性骨折[3, 9, 15]。据报道，中足融合后仅 40% 的患者会出现包括籽骨疼痛，足外侧疼痛和跖骨疼痛等疼痛症状[3, 15]。

　　伤口愈合并发症可影响 3%～50% 进行翻修手术的糖尿病患者。适当进行患者筛选和合并症评估可以有效减少伤口并发症的发生。可以通过体检和（或）无创动脉检查来评估患者的血管状态。进行经皮氧气检测如压力高于 40mmHg 可能有助于伤口愈合。对于慢性病患者应进行营养状况评估，如果营养不良应在择期手术前改善。通常可以通过局部伤

口护理来处理小的伤口并发症,当伤口问题严重时,也可能需要放置负压引流或清创皮肤移植。

中足关节融合术的不愈合率从 3% 到 8% 不等 [3, 9, 14]。当关节融合术用于治疗中足创伤性关节炎和原发性关节炎时,不愈合率没有统计学差异 [9, 13]。单独或少量关节融合术后骨不连往往比多个关节融合术后骨不连症状表现更显著。

创伤后一期关节融合术

由于创伤后解剖复位和稳定内固定后中足关节炎发生率高,TMT 关节骨折脱位的理想手术治疗已经成为争论的焦点,这种创伤不常见,但很可能导致慢性残疾。传统上切开解剖复位内固定是该创伤的最初治疗方案,而对于发生疼痛性创伤后关节炎和(或)畸形的患者,以关节融合作为挽救手术。然而,一些作者主张将一期关节融合作为 TMT 关节损伤的优先治疗选择。

2006 年,有研究者进行了一项前瞻性随机对照研究,比较一期关节融合与切开复位内固定(ORIF)治疗 Lisfranc 损伤的疗效,平均随访 42 个月 [16]。术后 2 年,关节融合组在 AOFAS 评分和恢复到术前活动的百分比均高于 ORIF 组 [16]。ORIF 组进行后续手术的概率比融合组高 4 倍,75% 的 ORIF 组患者影像学检查显示复位丢失,畸形增加,以及关节退行性变 [16]。作者认为一期稳定关节融合可能是治疗 Lisfranc 损伤的更好选择。

一项对 32 例患者进行平均随访 53 个月的前瞻性随机对照研究,对比了畸形 TMT 关节骨折脱位进行 ORIF 和一期融合的疗效 [17]。两组之间 Short Form 36(SF-36)评分和短肌肉骨骼功能评估(SMFA)评分均无统计学差异,但 ORIF 组翻修手术率高接近 5 倍。2012 年进行的一项回顾性研究比较了关节融合术治疗单纯韧带损伤与骨、韧带联合损伤的疗效,发现 AOFAS 评分,视觉模拟疼痛评分(VAS)及回到伤前活动功能能力评估均无明显差异 [18]。一期关节融合术正在成为治疗 TMT 关节复合体高能量损伤的有效手段。

畸形愈合

中足融合术畸形愈合通常可以通过详细了解足踝关节解剖结构以及详细进行术前检查和手术规划来避免。畸形愈合可以分为内翻或外翻、背屈或跖屈、内收或外展畸形。如果使用矫形鞋和矫形器进

行非手术治疗失败,则应通过截骨术和内固定解决畸形问题。同时还必须对踝、后足、与前足的位置和活动进行评估,并根据需要进行必要的矫正。

骨不连

骨不连的治疗主要取决于患者的症状和任何机械不稳定。单独的或少量关节融合骨不连往往比多个关节融合症状明显。如果是无明显机械不稳定且无痛的骨不连可以尝试使用矫形鞋,比如延长金属护条,摇椅底鞋和矫形鞋底。其他的治疗手段使用矫形支具或外部刺激。如果存在进行性疼痛和(或)畸形,则应考虑翻修手术治疗。

与任何骨不连一样,进行信息收集时应该包括患者病史(吸烟情况),营养和代谢状况,感染史和任何可能影响康复的药物使用情况。应该考虑使用有或没有骨基质蛋白衍生物的同种异体移植物和(或)自体植骨。使用坚强内固定并加压,对伤口愈合并发症风险高的患者,应考虑使用内部或外部骨刺激器。

中足关节融合术后功能情况

由于中足关节炎可以产生很大痛苦,所以成功的关节融合可以显著改善疼痛及功能。一项 2007 年的研究显示,术后患者 AOFAS 评分为 83.9 分,而术前为 34.1 分,术后疼痛、活动受限明显改善 [3]。2001 年的研究报告显示,中足原发性关节炎融合术后有接近 90% 的满意率,AOFAS 评分也有明显的改善。骨不连是最常见的并发症,也是患者不满意和导致预后不良的主要原因 [9]。

总结

中足关节炎有许多病因,带来巨大痛苦。如果非手术治疗失败,手术治疗应该侧重于鉴别和治疗有症状关节,纠正潜在畸形。对 TMT 关节复合体创伤的治疗,一期关节融合是合理的治疗选择。

（王岩　刑添威 译）

参考文献

1. Ouzounian TJ, Shereff MJ: In vitro determination of midfoot motion. *Foot Ankle* 1989;10(3):140-146.

2. Rao S, Baumhauer JF, Tome J, Nawoczenski DA: Comparison of in vivo segmental foot motion during walking and step descent in patients with midfoot arthritis and matched asymptomatic control subjects. *J Biomech* 2009;42(8):1054-1060.

In this study, the authors compared in vivo segmental foot motion during walking and step descent in patients with and without midfoot arthritis. With step descent, there was increased first metatarsal plantar flexion and calcaneal eversion in the midfoot arthritis group, which may have caused increased articular stresses and helps to explain evolution of symptoms in patients with midfoot arthritis. Level of evidence: V.

3. Jung HG, Myerson MS, Schon LC: Spectrum of operative treatments and clinical outcomes for atraumatic osteoarthritis of the tarsometatarsal joints. *Foot Ankle Int* 2007;28(4):482-489.

4. Drakonaki EE, Kho JS, Sharp RJ, Ostlere SJ: Efficacy of ultrasound-guided steroid injections for pain management of midfoot joint degenerative disease. *Skeletal Radiol* 2011;40(8):1001-1006.

   This is a retrospective review of 59 patients with symptomatic midfoot joint degenerative changes who underwent ultrasound-guided steroid injections. Pain relief was seen in the majority of patients at 3 months (57.5%), but after 3 months fewer than 15% reported continued relief.

5. Khosla ST, Thiele R, Baumhauer JF: Ultrasound guidance for intra-articular injections of the foot and ankle. *Foot Ankle Int* 2009;30(9):886-890.

   The authors used a cadaver model to compare the accuracy of intra-articular injections of the foot and ankle using palpation versus dynamic ultrasound. Needle placement into the ankle and the subtalar or first and second TMT joints was confirmed with radiopaque dye/methylene blue mixture. The use of ultrasound significantly improved the accuracy of the injection compared to palpation. Level of evidence: V.

6. Rao S, Baumhauer JF, Becica L, Nawoczenski DA: Shoe inserts alter plantar loading and function in patients with midfoot arthritis. *J Orthop Sports Phys Ther* 2009;39(7):522-531.

   The authors assessed the effectiveness of full-length insert on the function of patients with midfoot arthritis and determined if there was a difference in plantar loading between full-length and three-quarter–length carbon graphite inserts. The full-length insert improved symptoms and reduced the magnitude and duration of loading under the medial midfoot. Level of evidence: IV.

7. Saltzman CL, Johnson KA, Goldstein RH, Donnelly RE: The patellar tendon-bearing brace as treatment for neurotrophic arthropathy: A dynamic force monitoring study. *Foot Ankle* 1992;13(1):14-21.

8. Filippi J, Myerson MS, Scioli MW, et al: Midfoot arthrodesis following multi-joint stabilization with a novel hybrid plating system. *Foot Ankle Int* 2012;33(3):220-225.

   The authors report on a multicenter review of the use of a novel hybrid plating system that incorporates locked and nonlocked compression screw multijoint midfoot arthrodesis. The healing rate and time to fusion compared favorably to other studies, and the described plate was deemed a reasonable alternative in multijoint disease. Level of evidence: IV.

9. Nemec SA, Habbu RA, Anderson JG, Bohay DR: Outcomes following midfoot arthrodesis for primary arthritis. *Foot Ankle Int* 2011;32(4):355-361.

This is a retrospective case series of 68 patients (74 feet) who underwent midfoot arthrodesis for primary midfoot arthritis (mean age of 62 years and mean follow-up of 56 months). Authors reported a union rate of 92% and a complication rate of 4%, including three deep infections and one CRPS. AOFAS scores improved from a mean of 32 preoperatively to a mean of 79 postoperatively. Level of evidence: IV.

10. Raikin SM, Schon LC: Arthrodesis of the fourth and fifth tarsometatarsal joints of the midfoot. *Foot Ankle Int* 2003;24(8):584-590.

11. Berlet GC, Hodges Davis W, Anderson RB: Tendon arthroplasty for basal fourth and fifth metatarsal arthritis. *Foot Ankle Int* 2002;23(5):440-446.

12. Shawen SB, Anderson RB, Cohen BE, Hammit MD, Davis WH: Spherical ceramic interpositional arthroplasty for basal fourth and fifth metatarsal arthritis. *Foot Ankle Int* 2007;28(8):896-901.

13. Viens NA, Adams SB Jr, Nunley JA II: Ceramic interpositional arthroplasty for fourth and fifth tarsometatarsal joint arthritis. *J Surg Orthop Adv* 2012;21(3):126-131.

    This is a retrospective consecutive case series evaluating the short-term results for five patients who underwent ceramic interpositional arthroplasty of the lateral TMTJs. No implant failures or subsidence were reported at 18 months. Level of evidence: IV.

14. Bibbo C, Anderson RB, Davis WH: Complications of midfoot and hindfoot arthrodesis. *Clin Orthop Relat Res* 2001;391:45-58.

15. Rao S, Nawoczkenski DA, Baumhauer J: Midfoot arthritis: Nonoperative options and decision making for fusion. *Tech Foot Ankle Surg* 2008;7(3):188-195.

    The authors discuss strategies for nonsurgical management and detail surgical techniques for TMT fusion. Outcomes including complication rate details are presented. Level of evidence: IV.

16. Ly TV, Coetzee JC: Treatment of primarily ligamentous Lisfranc joint injuries: Primary arthrodesis compared with open reduction and internal fixation. A prospective, randomized study. *J Bone Joint Surg Am* 2006;88(3):514-520.

17. Henning JA, Jones CB, Sietsema DL, Bohay DR, Anderson JG: Open reduction internal fixation versus primary arthrodesis for lisfranc injuries: A prospective randomized study. *Foot Ankle Int* 2009;30(10):913-922.

    This is a prospective randomized trial of 32 patients with a mean follow-up of 53 months who underwent either primary arthrodesis (PA) or primary ORIF for dislocations and fracture-dislocations of the TMT joint. There was no difference in satisfaction rates, SF-36 scores, or SMFA scores between the two groups, but the revision surgery rate was 78.6% in the ORIF group and 16.7% in the PA group. Level of evidence: I.

18. Reinhardt KR, Oh LS, Schottel P, Roberts MM, Levine D: Treatment of Lisfranc fracture-dislocations with primary partial arthrodesis. *Foot Ankle Int* 2012;33(1):50-56.

The authors present their results on 25 patients who underwent primary partial arthrodesis for primarily ligamentous or combined osseus and ligamentous Lisfranc fracture-dislocation in this retrospective comparative study. With a mean follow-up of 42 months, there was an 84% satisfaction rate and an 85% return to preinjury activity level. The mean AOFAS and VAS pain scores were 81 and 1.8, respectively, with no difference between the two groups. Six patients (24%) required further surgeries. Level of evidence: III.

第12章
成人获得性平足及胫后肌腱功能障碍

J.Kent Ellington, MD, MS

简介

　　成人获得性平足畸形（adult-acquired flatfoot deformaity，AAFD）是常见的疾病。AAFD 最常见的病因是胫后肌腱功能障碍（PTTD）。AAFD 的其他病因包括骨关节炎、炎性关节病、创伤后畸形和先天异常。通常于 50～60 岁出现症状，治疗需要考虑疼痛和畸形的程度进行选择。

解剖学与病理生理学

　　胫后肌腱（PTT）是足弓的主要动态稳定结构。它起源于胫腓骨后骨间膜，行于内踝后，主要止于舟骨，同时也连接到楔骨和距骨基部。PTTD 是由于自内踝尖到距远端 2cm 区域内胫后肌腱松弛延长或退行性变引起的 [1]。除了肌腱功能障碍以外，其他结构可能也参与了平足病变并加剧了疼痛和畸形。弹簧韧带，距舟关节和三角韧带等都有可能参与到病变过程中。

　　弹簧韧带由 2 部分组成：上内侧和下侧跟舟韧带，AAFD 可能和上内侧韧带和三角韧带同时受损有关 [2]。单独的弹簧韧带断裂导致 AAFD 很少见。

　　PTT 主要功能是进行足内翻和跖屈，在行走周期中为中足内侧柱提供支持。胫后肌的拮抗肌是腓骨短肌。随着 PTTD 的进展，无对抗力的腓骨短肌会导致弹簧韧带退化 [3]。进一步会发展为距骨头跖屈，跟腱或腓肠肌 - 比目鱼肌复合体挛缩，前足外展，距舟关节外露。进而可复性畸形变为永久畸形，限制了治疗的选择。

病因

　　AAFD 有多种病因，其中 PTTD 是最常见的，因此 AAFD 的治疗大多针对此病因进行。中足创伤也可能导致 AAFD，尤其是未经治疗的 Lisfranc 损伤。未经治疗的 Lisfranc 损伤会导致足弓塌陷、前足外展，且往往伴随有关节炎发生。炎性关节炎如中足类风湿关节炎可能导致关节退变和畸形，进而发展为 AAFD，这种患者也可能同时患有 PTTD。原发性骨关节炎也可能导致 AAFD，但并不常见，如跗骨联合和副舟骨等可能是导致 AAFD 的潜在因素。

　　虽然可能发生 PTT 断裂，但 PTTD 最常见的病因是肌腱缓慢退化或延长。该过程已经被组织学证实，在重建手术中采集的 PTT 样本显示出黏液变性 [4]。术中 PTT 可见肌腱退行性变、纵向撕裂、肌腱变性、腱索减少等改变。该病变可能导致疼痛，而切除病变肌腱被公认为是重建手术中有用的辅助手段，可以减轻患者疼痛。

分期

　　PTTD 分期最早在 1989 年提出 [5]，后在 1996 年进行修订，2007 年被再次修订 [6, 7]（表 12-1，表 12-2）。其他的分期方式也有提出 [8, 9]。Ⅰ 期 PTTD 为保留有一定机械强度的腱鞘炎（患者仍然可以单足提踵）。Ⅱ 期 PTTD 的特征是进行性可复性畸形，足部保持柔软但强度降低，表现为不能单足提踵。Ⅲ 期 PTTD 表现为固定性畸形，Ⅳ 期已经涉及三角韧带损伤，导致踝外翻畸形。

表 12-1

胫后肌腱功能障碍临床分期

Ⅰ 期	胫骨后疼痛无畸形
Ⅱ 期	可复性畸形
	A. 仅内侧疼痛
	B. 外侧疼痛
Ⅲ 期	固定性畸形
Ⅳ 期	固定性畸形，踝关节受累

摘自 Alvarez RG, Price J, Marini A, Turner NS, Kitaoka HB 编写的足踝骨科知识更新第四版，成人获得性平足及胫后肌腱功能障碍一章

表 12-2

胫后肌腱功能障碍临床分型系统

分期	细分	临床特征表现	影像学表现	治疗
I	A：炎症性疾病	解剖正常，PTT 受损	正常	非甾体类抗炎药、固定、冰敷、矫形器、腱鞘切除术、治疗全身性疾病
	B：局部撕裂	解剖正常，PTT 受损	正常	同 I A 期
	C：局部撕裂合并后足轻度外翻	后足轻微外翻，PTT 受损	轻度后足外翻	同 I A 期
II	A1：后足外翻合并前足可复性内翻	后足可复性外翻，前足可复性内翻±PTT 受损	后足外翻，Meary 角异常，跟骨倾斜丢失	矫形器，跟骨内侧滑动截骨，Strayer 或跟腱延长，FDL 转移（如果仅需要矫正踝跖屈畸形）
	A2：后足外翻合并前足固定性内翻	后足可复性外翻，前足固定性畸形±PTT 受损	同 II A1	同 II A1，Cotton 截骨
	B：前足外展	同 A1 和 A2 期，合并前足外展	后足外翻，距舟关节外露，前足外展	跟骨内侧滑动截骨、外侧柱延长、Strayer 或跟腱延长，FDL 转移
	C：内侧柱不稳定	后足可复性外翻，前足固定性内翻，内侧柱不稳，后足矫正后第一序列背屈，跗骨窦疼痛	后足外翻，第一 TMT 关节蹠面间隙变大	跟骨内侧滑动截骨，FDL 转移，Cotton 截骨或第一 TMT 关节融合
III	A：后足固定性外翻	后足固定性外翻，跗骨窦疼痛	距下关节间隙变窄，Gissane 角硬化	三关节融合术，如果不手术行定制 AFO 矫正
	B：前足外展	同 III A 期，合并前足外展	同 III A，前足外展	三关节融合术和外侧柱延长术，如果不手术行定制 AFO 矫正
IV	A：固定性后足外翻，踝关节外翻，三角韧带损伤，最小程度踝关节炎	可复性踝关节外翻	踝关节外翻，后足外翻	纠正后足外翻，修复三角韧带
	B：明显踝关节炎，合并或不合并固定性踝关节外翻	固定性踝关节外翻	踝关节外翻，后足外翻	全距融合或 TTC 融合

来源于 Bluman EM，Title Cl，Myerson MS 的 Posterior tibial tendon rupture：A refined classification system. Foot Ankle Clin 2007；12：233-249

I 期 PTTD 可以归于 PTT 腱鞘炎。患者主诉多为内踝、后足疼痛。其足部活动仍然灵活且可以单足提踵。但患者可能因为反复抬脚跟而产生疼痛。肌腱有正常的功能和长度。

II 期 PTTD 是 AAFD 最常见的表现形式。患者疼痛加重，出现进行性畸形，不能进行单脚着地提起脚跟的动作。但是患者往往还能双足提踵。患足常表现为肿胀，MRI 检查已被证明可以很好的预测 PTTD 的发生。当 MRI 表现为 PTT 远端肿胀时，诊断 PTT 变性的灵敏度为 86%，特异度为 100%[10]。这些患者最初为可复性畸形，随着畸形的进展，可能主诉由于距下、腓骨下撞击或腓骨肌腱炎引起的足外侧疼痛。严重畸形还可能导致腓骨应力骨折。

III 期 PTTD 的特征是固定性畸形，后足外翻，不能单足提踵。通常伴随距下关节炎，也可能存在不同程度距舟关节和跟骰关节炎。随着疾病的进展，畸形可能进一步发展至内侧柱，影响舟楔关节和第一距趾关节（TMT）。可以在侧位 X 线平片上观察舟楔关节塌陷和第一距趾关节距面间隙（图 12-1）。

IV 期 PTTD 涉及踝关节畸形（图 12-2）。随着长期 AAFD 进展，三角韧带损伤松弛，导致踝外翻。患者可以有足部的 II 期（可复性）或 III 期（固定性）畸形。所有 AAFD 患者均应该行踝关节 AP 位 X 线检查，以确保两侧踝关节一致。

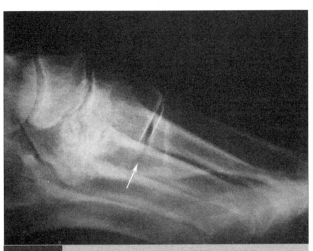

图 12-1　侧位 X 线平片示第一跖趾关节间隙（箭头），表现为不稳定

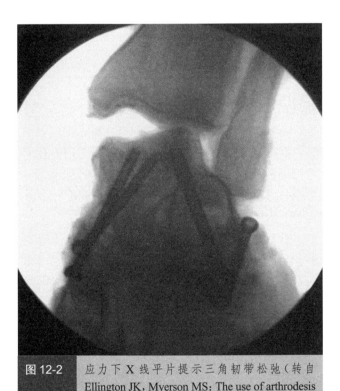

图 12-2　应力下 X 线平片提示三角韧带松弛（转自 Ellington JK, Myerson MS: The use of arthrodesis to correct rigid flatfoot deformity. Instr Course Lect 2011；60：311-320）

临床表现

患者表现为足内侧疼痛，有时为外侧疼痛。内侧肿胀常见，并且长时间的行走及走不平坦地形会加重症状。患者可能会主诉鞋子磨损不均匀，内侧磨损加快。部分患者有创伤史，包括因"踝关节扭伤"而接受治疗。部分患者可能主诉先天平足，医生

这时应当警惕跗骨联合和副舟骨的发生。合并症，尤其是炎症应该进行记录。

查体

查体包括站立位和坐位。站立位从后面观察 AAFD 患者时可以见到足弓塌陷，后足外翻（图 12-3）和多趾征（前足外展）。在坐位时，需要评估后足，跗横关节和腓肠肌 - 比目鱼肌的柔韧性，并与对侧进行比较。可复性畸形可进行截骨和肌腱转移手术，而固定性畸形通常就进行关节融合治疗。足跟僵硬需要判断是跟腱挛缩还是腓肠肌 - 比目鱼肌挛缩，并进行 Silfverskiöld 试验来评估。检查时患者膝关节伸直，踝关节背伸。如果踝关节仅能在膝关节屈曲时背屈至中立位，则只有腓肠肌挛缩（这取决于腓肠肌起点）。如果踝关节背屈程度不随膝关节屈曲而增加，则整个腓肠肌 - 比目鱼肌复合体挛缩。这点对手术计划很重要。如果腓肠肌挛缩就需要对其延长，也就是所谓的 Strayer 法。如果整个复合体均挛缩，那么就要进行跟腱延长。通常是对跟腱进行经皮三重半切。记录在触诊跟腱时的疼痛、肿胀及与触诊舟骨的情况，如果在按压 PTT 时出现了疼痛的突出部位，则可能是凸显出来的副舟骨。额外的体征包括内侧柱下的胼胝体及内侧柱摇椅畸形。患者也可能在跗骨窦、腓骨下区域和腓骨肌腱出现压痛。最后，患者于坐位前足旋后，也就是内翻，随着后足矫正至中立位，前足畸形可以明显观察到（图 12-4）。确定前足旋后是否灵活也十分重要（查体医师需保证内侧柱回复至跖行位），这也涉及手术方式的规划。

检查 PTTD 最敏感的方法就是单足提踵。患者必须把健侧抬起，再抬患侧足跟，医生从后面观察。如果患者因无力、疼痛或跖屈弱无法抬起足跟，且不伴有内翻时则证明肌腱功能不全。

影像学检查

在对 AAFD 患者进行影像学评估时，需要进行负重位足、踝 X 线检查。后足对位片对评估有一定帮助，标准做法应该按以下方式进行：患者取站立位，球管发射头自地面提升 20° 角，接收暗盒放在患者前方，垂直于 X 线。X 线检查可以表现出畸形的范围、位置，关节炎和其他病变。足 AP 位 X 线平片可以显示足外展程度。足侧位 X 线平片可以测量 Meary 角及内侧楔骨高度（图 12-5）。侧位、斜位、跟

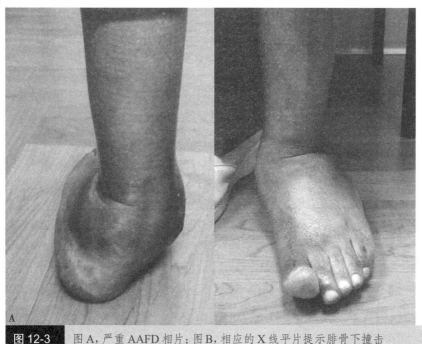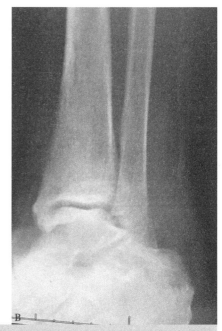

图 12-3　图 A，严重 AAFD 相片；图 B，相应的 X 线平片提示腓骨下撞击

骨轴位 X 线平片可以显示跗骨联合。如果在侧位片或轴位片上发现 C 征，表明患者患有跗骨联合。足斜位 X 线平片可以显示跟舟关节联合。负重正位 X 线平片可以评估Ⅳ期 PTTD 和腓骨下撞击（图 12-3）。

　　超声检查可以用于评估 PTT，但很考验检查者功底，且目前没有基于超声评估预后的相关研究。超声检查也可以用于评估腓骨肌腱。

　　MRI 是负重位 X 线平片检查后常用的影像学检查方法，它不仅可以确诊 PTTD，还可以帮助评估整个踝和后足，因此是十分重要的检查方法。MRI 所提供的信息对制订治疗计划同样有帮助。MRI 还可以评估 PTTD 的严重程度。例如，在图 12-6 中，患者临床评估为Ⅰ期 PTTD，且 MRI 显示结果为没有肌腱病变的腱鞘炎。

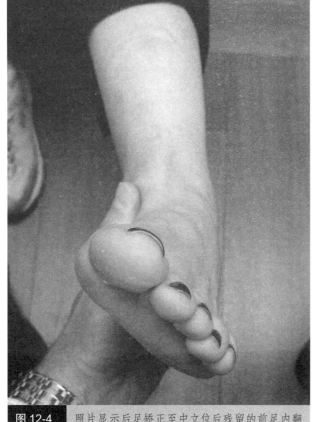

图 12-4　照片显示后足矫正至中立位后残留的前足内翻

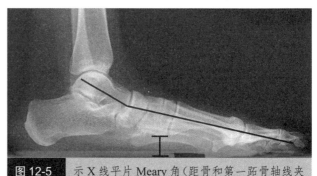

图 12-5　示 X 线平片 Meary 角（距骨和第一跖骨轴线夹角）；正常为 0（±10°）。内侧楔骨高度为从地面到内侧楔骨跖侧的距离（正常为 15～25mm）

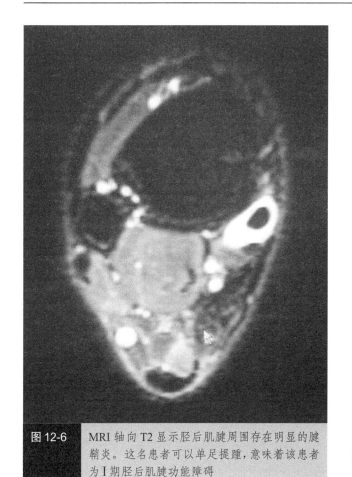

图 12-6　MRI 轴向 T2 显示胫后肌腱周围存在明显的腱鞘炎。这名患者可以单足提踵，意味着该患者为 I 期胫后肌腱功能障碍

CT 通常不用于 PTTD 的诊断，因为 MRI 更加敏感和准确，但有些中心可以进行负重 CT 检查。这种尚处于起步阶段的新技术可以更好地描述畸形、骨联合、关节炎、囊性变和肌腱变性。CT 检查对于评估后足和跗横关节关节炎很有帮助。如果存在关节炎，外科医生可能首先考虑的就是关节融合而不是关节重建了。

非手术治疗

非手术治疗的目标是减轻疼痛，改善功能，保护PTT，并防止进一步的畸形。有多种治疗方式可以选择，从定制支具到成品矫形器都有。可复性畸形可以使用支持装置治疗，固定性畸形需要使用可调节装置进行治疗。PTT 周围不可以使用皮质类固醇注射，但是可以进行关节内注射。

成品矫形器包括足弓支撑矫形装置，各种护踝（特别是 PTTD 支具），内侧后跟贴合助行靴。短腿石膏是另一种治疗策略。短腿石膏和可拆卸短腿支具是固定炎症病变足的有效手段。对于跛行和（或）疼痛、肿胀患者来说，这些矫形器都是很好的治疗选

择。急性炎症症状消失后，可以开始进行物理治疗。已经有研究显示，进行合理的家庭锻炼或有计划地进行治疗可以有效减轻 I 到 III 级 PTTD 患者疼痛并且改善功能[11]。

定制支具包括定制模塑矫形器、铰接式和非铰接式踝足矫形器（AFO）。传统上这些支具包括短腿全长模塑聚丙烯踝足矫形器。加利福尼亚大学生物力学实验室研制的矫形鞋垫已被证明是有效的治疗策略[12]。定制皮革支具也可以使用。最近报道了一项有关成功使用"壳形支具"的研究，受试患者大多保留了后足运动[13]。已经有研究表明，使用定制短腿铰链式 AFO 结合物理治疗和合理锻炼对于 II 期PTTD 治疗有积极作用[14]。在一项 2006 年的研究中，患者进行高度重复性运动，积极跖屈活动，以及包括腓肠肌 - 比目鱼肌复合体肌腱拉伸运动的高重复性家庭锻炼计划[14]。最终只有 11% 的患者进行了手术，而 89% 的患者对疗效满意，临床也表现出力量提升[14]。定制短腿铰链式 AFO 也是 PTTD 患者的首选支具[15]。

手术治疗

非手术治疗失败患者应该进行手术治疗。现今已经有各种术式可根据患者情况进行选择。手术决策过程中需要考虑 PTTD 的严重程度，患者年龄和活动水平 / 需求以及畸形程度。目标是通过手术纠正患足为跖行足，进而减轻疼痛和改善功能。手术禁忌证包括血管疾病或开放伤口，若患者存在这些问题，应在术前进行相应处理。

I 期 PTTD

I 期 PTTD 很少需要手术治疗，绝大多数患者在进行固定后都表示疗效满意。症状改善后可以进一步在矫形器辅助下进行康复锻炼。对于没有畸形的患者，切开腱膜切除术 + PTT 修复术可以改善症状。PTT 腱膜切除术已被证明是治疗 I 期 PTTD 微创且有效的手术疗法[16]。该术式具有伤口疼痛轻，瘢痕小，伤口并发症少等优点。作者主张，如果在术中发现肌腱撕裂，就必须在开 3～4cm 切口的情况下用不可吸收线进行修复[16]。然而，腱膜切除术不是 I 期PTTD 的标准治疗方式。这种技术需要高超的手术技巧，术野暴露难以充分是难点所在，也存在着显著的学习曲线。腱膜切除术后，需要固定 4 周，之后开始在辅助矫形器的帮助下进行康复锻炼。

Ⅱ期PTTD

软组织重建方案

Ⅱ期PTTD患者非手术治疗失败,通常需要进行截骨和肌腱转移的重建手术。软组织修复手术很少单独进行。不建议直接修复PTT,因为此时肌腱往往处于退化状态,不愈合风险增加。核心治疗是内侧移位跟骨截骨术(MDCO)及趾长屈肌腱(FDL)转移术。在PTTDⅡA1期可能不需要进行MDCO。踇长屈肌腱(FHL)转移术也有报道,有些医生较喜欢更为强健的FHL[17]。沿肌腱走行分离FDL至足弓,仔细进行肌腱切割注意避免损伤周围神经血管。将FDL转移到PTT残端。更常见的方式是通过钻孔转移到舟骨,并用生物肌腱螺钉固定。在轻度跖屈和内翻时,转移肌腱被踝关节拉紧。另外,腓骨短肌也成为修复手术的选择之一,可以辅助潜在虚弱的趾长屈肌腱[18]。这些手术的目的是改善疼痛和矫正畸形,避免关节融合。虽然这些治疗改善了临床和影像学评分,但是要明白完全恢复正常是不可能的,也不要以此为目标。

之前讨论的手术不涉及足内侧静态稳定。其他需要考虑进行的软组织手术包括修复弹簧韧带和腓肠肌或跟腱延长术。弹簧韧带由于损伤变薄、变细,可能难以直接修复。可以使用部分胫后肌腱残片来进行增强或修复。最近一项基于平足尸体模型的弹簧韧带重建手术方式被提出[19]。该作者使用肌腱"吊索"通过距骨颈并以生物肌腱螺钉固定于内侧楔骨[19]。重建后,所有影像学参数均有统计学意义的改善。另一种MDCO,外侧柱延长+FDL转移术后使用腓骨长肌腱加强重建弹簧韧带的手术方式也被提出[20]。如果前足外展畸形没有矫正就需要进行弹簧韧带修复。该研究包括13名患者,进行了8～9年随访,结果显示所有的影像学评分均有统计学意义上的改善,且没有明显的外翻。

通过小腿后内侧切口进行腓肠肌延长有助于避免损伤后外侧腓肠神经。水平切开筋膜,直到中立位踝关节背屈可达约10°以上。也可以进行跟腱三重半切术来达到相同的效果。

关节周围截骨术

尽管MDCO是重建骨性结构的主要术式,但还需要其他截骨术进行配合。标准的MDCO是进行斜行截骨,然后将后结节向内侧滑动约1cm。该术式矫正了后足外翻,并通过恢复足部对线保护了FDL肌腱转移。这种截骨术可以使用有头或无头螺钉或新型阶梯钢板固定(图12-7)。一份2013年的报告显示,使用无头螺钉可以减少螺钉取出概率,而钢板由于术中需要暴露更大面积,会面临更多伤口并发症风险[21]。然而生物力学研究表明钢板固定更加坚固,有利于更早期负重[22]。这种截骨术通常与ⅡA1期PTTD软组织重建手术相结合,而不需要进行额外截骨。最近一项对72例足使用不同矫正术式的对照研究发现,相较于单独行MDCO,加做外侧柱延长的患者在所有影像学检查指标上均有更好的改善[23]。对于ⅡA2期,为了解决前足内翻/旋后问题,可以进行内侧楔骨背侧开放楔形截骨术(Cotton截骨术)(图12-8)。该术式保证了足内侧跖屈,恢复跖行足。这种前足畸形是由于长期后足外翻导致的代偿性发展,后足长期外翻的情况下只有前足内翻才能保持跖行足。在后足外翻矫正后,前足内翻将更为明显,如果畸形已经不可恢复,就需要进行Cotton截骨。然而现在也有人提出了内侧楔骨足底闭合楔形截骨的手术方式,并且认为该术式简单易操作,且不需要植骨[24]。有人进行了一项针对Cotton截骨术后的影像学研究,测量侧位片内侧楔骨近端和远端关节面术前、术后负重前的夹角,并且进行随访,结果显示角度平均增加了6.5°,改善了前足内翻[25]。

ⅡB期PTTD的特点在于明显的前足外展,影像

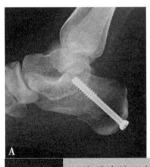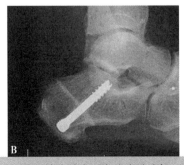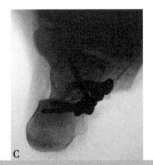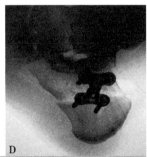

图12-7 X线平片显示内侧跟骨滑动截骨术固定的多种选择。图A,使用有头螺钉;图B,使用无头螺钉;图C和图D,使用钢板固定

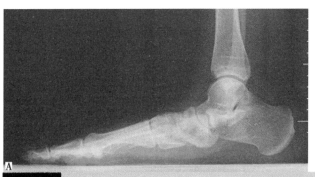
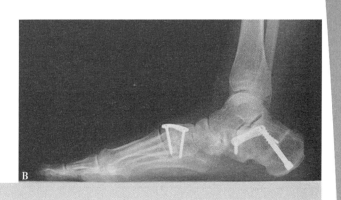

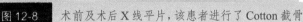
图 12-8 术前及术后 X 线平片,该患者进行了 Cotton 截骨

学上通常表现为特征性的距舟无覆盖增加(**图 12-9**)。根据之前ⅡA1/2 期的手术进行足部矫正,同时还要进行外侧柱跟骨延长截骨术(**图 12-9**)。通常,外侧柱延长和 MDCO 需要自 2 个切口分别进行。跟骨外侧延长也可以通过 Z 型截骨来实现,保证跟骨移位和延长。这个手术增加了内在稳定性,更好地矫正了畸形[26, 27](**图 12-10**)。外侧柱延长可能会导致关节负荷过重进而发生跟骰关节炎,但是生物力学研究表明,外侧柱延长可以在一定程度上减少平足患者跟骰关节压力,延长 8mm 效果最好[28]。如果跟骰关节炎已经发生,可以进行关节撑开融合术来延长外侧柱。但由于不融合率高,这种技术必须谨慎使用。一项研究表明该术式不融合率接近 50%,如果要进行该手术,建议使用锁定钢板内固定并且推迟负重[29]。

ⅡC 期 PTTD 定义为内侧柱不稳定,表现为主观上第一 TMT 关节活动度增加或在 X 线侧位片上表现为第一 TMT 关节间隙增加,内侧柱不稳定也可能发生于舟楔关节,在侧位片上可以观察到。该问题可以通过 Cotton 截骨,第一 TMT 关节融合,舟楔关节融合或联合进行上述手术来解决[30](**图 12-11**)。

最后,可以进行距下关节制动来帮助矫正后足外翻,对于选择金属材料还是生物可吸收材料进行

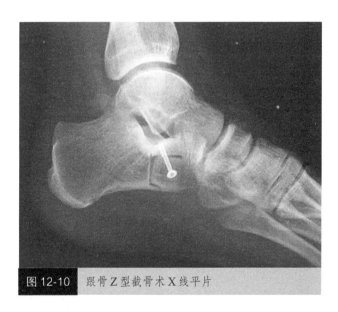
图 12-10 跟骨 Z 型截骨术 X 线平片

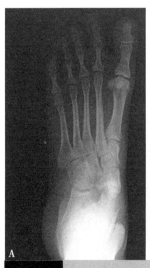
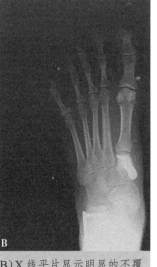
图 12-9 术前(A)和术后(B)X 线平片显示明显的不覆盖和外侧柱延长的需求

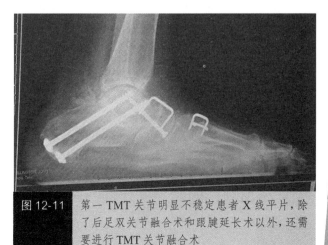
图 12-11 第一 TMT 关节明显不稳定患者 X 线平片,除了后足双关节融合术和跟腱延长术以外,还需要进行 TMT 关节融合术

制动以及取出的问题一直没有定论。这种技术在过去几年应用逐渐减少。该手术推荐与 MDCO 和（或）FDL 转移术联合进行，由于更容易恢复，因此推荐在老年患者上进行，以替代完全重建。对于是否常规使用该手术笔者持谨慎态度[31]。

Ⅲ期PTTD

Ⅲ期 PTTD 定义为固定性平足畸形，所以保留关节的治疗措施已经不能选择。对于Ⅲ期畸形，Ⅱ期 PTTD 伴有明显畸形、肥胖、潜在炎性关节病以及翻修失败的患者应该进行关节融合术。

三关节融合术是标准的手术方式，但是未来邻近关节病是需要解决的问题。因此只有明显畸形伴随三关节炎患者才考虑进行三关节融合（图 12-12）。选择性关节融合术是近期获得普及的另一种手术选择，可以进行单关节融合（距舟或距下关节），也可以进行双关节融合。单纯距舟关节融合是双关节融合有效的替代方法。该术式简单易操作，创伤小，对于后足和跗横关节炎性改变是很好的手术选择[32]。

双关节融合术涉及 Chopart 关节（距舟和跟骰关节），也可能涉及距下关节和跟骰关节。距下关节/距舟关节双关节融合术可以通过单纯内侧，外侧/内侧或外侧/背侧入路进行。通常情况下，外科医生会通过外侧入路处理距下关节，通过背侧或内侧入路处理距舟关节，这取决于医生的喜好。另一个选择是单纯外侧入路。以此入路处理距舟关节富有挑战

性，但是一项尸体研究显示该入路可以处理 90% 的距舟关节[33]。

对于单纯内侧入路，切口从内踝尖端向下延伸至足中线。PTT 可以保留或切除。弹簧韧带也可以根据需要进行修复。外科医生手术时需要小心避免损伤三角韧带，否则可能会导致医源性踝关节外翻。内侧入路可以同时处理距下关节和距舟关节，并有多个优点[34]。长期畸形足外侧皮肤收缩的情况下，采用内侧入路避免损伤外侧皮肤，降低了伤口并发症发生率（具体来说降低了手术困难程度和术后伤口裂开概率）。后足外翻矫正后产生横向张力，会有多余的皮肤堆积于内侧，保证了无张力缝合。一些作者已经报道了单内侧入路这一优势[35]。一项 14 例足的研究证实通过内侧入路进行距下关节和距舟关节融合术联合腓骨延长是固定性平足畸形合并外侧皮肤不足且无跟骰关节退行性变的可靠治疗方式。同时，单纯内侧入路可以获得更好的术野，这对于处理距下关节尤其重要。在一项 18 例患者的研究中，采用该术式无伤口相关并发症，融合率为 89%，2 例发展为外翻畸形，总满意率为 78%[36]。在另一项 15 例足研究中，评分得到改善，后足轴线外翻角从 21° 降至 11°，足弓角改善[37]。最后，在一项 30 例患者共 32 例足的研究中，所有患者经内侧入路行双关节融合术。平均随访 21 个月。所有足在平均 13 周时间里成功融合。除了跟骨倾斜角外，所有角度测量均有明显改善，未发生伤口并发症。相较于标准

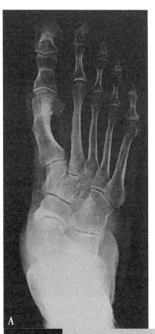
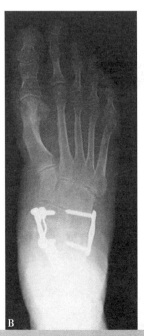
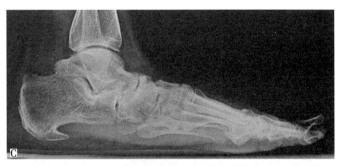
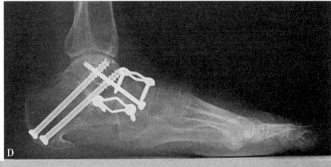

图 12-12 三关节融合术术前（图 A、图 C）和（图 B、图 D）X 线平片

外侧入路，内侧入路伤口并发症更少[38]。距下/距舟双关节融合术后步态分析也有明显改善[39]。

Ⅳ期 PTTD

　　Ⅳ期畸形与踝关节外翻有关，可归因于长期后足外翻和三角韧带功能不全。踝关节畸形可以分为可复性的（Ⅳa 期）和固定性的（Ⅳb 期）。潜在的平足畸形也可以是可复性的或固定性的。根据先前的描述来确定平足矫正方式。通常手术需要进行三关节或双关节融合术。踝关节外翻矫正需要进行三角韧带修复，尽量保证踝关节复位。相关手术技术已经提出和发表，但是还没有足够的临床随访资料。手术技术各不相同，从同种异体肌腱穿过胫骨内侧接入舟骨，到使用 ACL 引导下定位打孔，使用合成材料加强修复都有。这些手术方式在现在都有挑战性，且需要进一步研究。当判断难以保留踝关节时，可能需要进行胫距跟融合术或距下关节融合术。一定要明确告知患者广泛关节融合术的局限性。最后无论修不修复三角韧带，都可以进行全踝关节置换术。全踝关节置换术可以联合进行足部畸形矫正，也可以分期进行。至今没有关于这些手术方式临床效果的数据研究。由于此种畸形都很复杂，因此需要进行详细的术前计划才能获得满意的临床疗效。

并发症

　　PTTD 重建患者可能会出现各种并发症，包括但不限于感染、神经（特别是腓肠神经）和血管损伤、伤口并发症、畸形愈合、骨不连、肌腱移植失败、矫形不足、过度矫正、畸形进展、疼痛或关节炎、深静脉血栓形成等。并发症发生风险与畸形和复杂程度直接相关。仔细设计手术计划，鼓励糖尿病患者密切监测血糖水平，吸烟者停止吸烟均可以降低手术风险。服用糖皮质激素患者和由于慢性畸形引起的皮肤溃疡患者并发症风险增加。此外，对于长期畸形的患者，外侧切口可能会导致足外翻矫正后缝合伤口和愈合困难。内植物相关疼痛或突出可能需要二次手术来取出内植物。截骨术和肌腱转移手术失败后可以通过进行关节融合手术挽救。

总结

　　PTTD 是常见问题，应该明确患者后足内侧或外侧或踝关节疼痛。需要彻底完善病史和体格检查以便明确诊断和有效治疗方案。注意个性化治疗，根据患者年龄、体重、畸形程度、活动水平和治疗期望来确定。初始治疗有很多不同的方式可以选择，当非手术治疗失败，可以进行手术治疗来改善疼痛、对线和功能。术后恢复可能需要 1 年时间。

（王岩　刑添威　译）

参考文献

1. Frey C, Shereff M, Greenidge N: Vascularity of the posterior tibial tendon. *J Bone Joint Surg Am* 1990;72(6):884-888.

2. Davis WH, Sobel M, DiCarlo EF, et al: Gross, histological, and microvascular anatomy and biomechanical testing of the spring ligament complex. *Foot Ankle Int* 1996;17(2):95-102.

3. Mizel MS, Temple HT, Scranton PE Jr, et al: Role of the peroneal tendons in the production of the deformed foot with posterior tibial tendon deficiency. *Foot Ankle Int* 1999;20(5):285-289.

4. Mosier SM, Lucas DR, Pomeroy G, Manoli A II: Pathology of the posterior tibial tendon in posterior tibial tendon insufficiency. *Foot Ankle Int* 1998;19(8):520-524.

5. Johnson KA, Strom DE: Tibialis posterior tendon dysfunction. *Clin Orthop Relat Res* 1989;239:196-206.

6. Myerson MS: Adult acquired flatfoot deformity: Treatment of dysfunction of the posterior tibial tendon. *Instr Course Lect* 1997;46:393-405.

7. Bluman EM, Title CI, Myerson MS: Posterior tibial tendon rupture: A refined classification system. *Foot Ankle Clin* 2007;12(2):233-249, v.

8. Raikin SM, Winters BS, Daniel JN: The RAM classification: A novel, systematic approach to the adult-acquired flatfoot. *Foot Ankle Clin* 2012;17(2):169-181.

   This system classifies adult-acquired flatfoot into three independent levels of involvement: the rearfoot, ankle, and midfoot.

9. Conti S, Michelson J, Jahss M: Clinical significance of magnetic resonance imaging in preoperative planning for reconstruction of posterior tibial tendon ruptures. *Foot Ankle* 1992;13(4):208-214.

10. DeOrio JK, Shapiro SA, McNeil RB, Stansel J: Validity of the posterior tibial edema sign in posterior tibial tendon dysfunction. *Foot Ankle Int* 2011;32(2):189-192.

    The authors identify swelling over the PTT as highly sensitive to the presence of a PTT tear. Knowledge of this sign may help lower the cost of diagnosis by eliminating the need for expensive tests that are not always necessary.

11. Bek N, Simşek IE, Erel S, Yakut Y, Uygur F: Home-based general versus center-based selective rehabilitation in patients with posterior tibial tendon dysfunction. *Acta Orthop Traumatol Turc* 2012;46(4):286-292.

第三部分　关节炎

This study evaluated effectiveness of home- and center-based therapy for PTTD. Both groups received orthotics. Therapy demonstrated a significant improvement in function and pain (home- or center-based). Also, home- and center-based forms of rehabilitation were equally effective.

12. Chao W, Wapner KL, Lee TH, Adams J, Hecht PJ: Nonoperative management of posterior tibial tendon dysfunction. *Foot Ankle Int* 1996;17(12):736-741.

13. Krause F, Bosshard A, Lehmann O, Weber M: Shell brace for stage II posterior tibial tendon insufficiency. *Foot Ankle Int* 2008;29(11):1095-1100.

    The shell brace was highly effective in reducing pain. Patients with a stage III deformity had poorer results with the brace.

14. Alvarez RG, Marini A, Schmitt C, Saltzman CL: Stage I and II posterior tibial tendon dysfunction treated by a structured nonoperative management protocol: An orthosis and exercise program. *Foot Ankle Int* 2006;27(1):2-8.

15. Neville CG, Houck JR: Choosing among 3 ankle-foot orthoses for a patient with stage II posterior tibial tendon dysfunction. *J Orthop Sports Phys Ther* 2009;39(11):816-824.

    Based on gait analysis, the higher-cost custom articulated orthosis was chosen as optimal for the patient. It was associated with the most notable change in flatfoot deformity during gait analysis. The patient also reported that the orthoses seemed to better correct the deformity. Level of evidence: IV.

16. Khazen G, Khazen C: Tendoscopy in stage I posterior tibial tendon dysfunction. *Foot Ankle Clin* 2012;17(3):399-406.

    This article describes a technique using PTT tendoscopic synovectomy as a minimally invasive and effective surgical procedure with which to treat patients with stage I PTTD. It offers the advantages of less wound pain and fewer scar and wound problems.

17. Sammarco GJ, Hockenbury RT: Treatment of stage II posterior tibial tendon dysfunction with flexor hallucis longus transfer and medial displacement calcaneal osteotomy. *Foot Ankle Int* 2001;22(4):305-312.

18. Song SJ, Deland JT: Outcome following addition of peroneus brevis tendon transfer to treatment of acquired posterior tibial tendon insufficiency. *Foot Ankle Int* 2001;22(4):301-304.

19. Tan GJ, Kadakia AR, Ruberte Thiele RA, Hughes RE: Novel reconstruction of a static medial ligamentous complex in a flatfoot model. *Foot Ankle Int* 2010;31(8):695-700.

    A description of this cadaver model demonstrated that reconstruction of the spring ligament with a tendon graft improved the alignment of a severe flatfoot.   —

20. Williams BR, Ellis SJ, Deyer TW, Pavlov H, Deland JT: Reconstruction of the spring ligament using a peroneus longus autograft tendon transfer. *Foot Ankle Int* 2010;31(7):567-577.

    This is a case series of patients who, after flatfoot reconstruction, continued to have persistent forefoot abduction intraoperatively. The treating surgeon added a peroneal longus autograft tendon transfer to reconstruct the spring ligament, with improved alignment and no eversion weakness.

21. Abbasian A, Zaidi R, Guha A, Goldberg A, Cullen N, Singh D: Comparison of three different fixation methods of calcaneal osteotomies. *Foot Ankle Int* 2013;34(3):420-425.

    Calcaneal osteotomies have high union. Fixation using a headed screw is associated with a high rate of secondary screw removal. Hardware problems were less common in the headless screw or lateral plate groups; however, the incidence of local wound complications and radiologic delayed union was higher in the group undergoing fixation with lateral plates.

22. Konan S, Meswania J, Blunn GW, Madhav RT, Oddy MJ: Mechanical stability of a locked step-plate versus single compression screw fixation for medial displacement calcaneal osteotomy. *Foot Ankle Int* 2012;33(8):669-674.

    Eight matched pairs of cadaver limbs were loaded using a mechanical testing rig. The limbs underwent a 10-mm medial displacement osteotomy stabilized either with a single 7-mm screw or a step plate with four locking screws. In this cadaver model, a locked step plate supported a substantially higher maximum force than a single large cannulated screw.

23. Iossi M, Johnson JE, McCormick JJ, Klein SE: Short-term radiographic analysis of operative correction of adult acquired flatfoot deformity. *Foot Ankle Int* 2013;34(6):781-791.

    The 68 patients followed in this study underwent different reconstructions based on their deformity and were divided into three groups. The group that had a lateral column lengthening and MDCO had the best correction based on radiographic findings.

24. Ling JS, Ross KA, Hannon CP, et al: A plantar closing wedge osteotomy of the medial cuneiform for residual forefoot supination in flatfoot reconstruction. *Foot Ankle Int* 2013;34(9):1221-1226.

    Ten feet were followed postoperatively in this study, which demonstrated that a plantar osteotomy can be considered an alternative to the Cotton osteotomy for the treatment of forefoot supination deformity in adult flatfoot reconstruction. The main advantage of this technique over the Cotton osteotomy was simplicity.

25. Castaneda D, Thordarson DB, Charlton TP: Radiographic assessment of medial cuneiform opening wedge osteotomy for flatfoot correction. *Foot Ankle Int* 2012;33(6):498-500.

    The average angle between the proximal and distal articular surfaces of the medial cuneiform on lateral foot radiographs was 1.0° preoperatively (± 0.8°). The average angle postosteotomy at final follow-up was 7.5° (± 2.9°). All patients achieved bony union.

26. Guha AR, Perera AM: Calcaneal osteotomy in the treatment of adult acquired flatfoot deformity. *Foot Ankle Clin* 2012;17(2):247-258.

    This article provides an excellent review of the different calcaneal osteotomies, indications, techniques, complications, strengths, and limitations.

27. Scott RT, Berlet GC: Calcaneal Z osteotomy for extra-articular correction of hindfoot valgus. *J Foot Ankle Surg* 2013;52(3):406-408.

   In recognition of the limitations of traditional lateral column lengthening, these authors describe a new technique to obtain correction and reduce complication rates.

28. Xia J, Zhang P, Yang YF, Zhou JQ, Li QM, Yu GR: Biomechanical analysis of the calcaneocuboid joint pressure after sequential lengthening of the lateral column. *Foot Ankle Int* 2013;34(2):261-266.

   Six cadaver specimens were physiologically loaded and the peak pressure of the calcaneocuboid joint was measured after lateral column lengthening. The pressure reached its minimum value with 8-mm lengthening of the lateral column. Lateral column lengthening to a certain extent will decrease pressure in the calcaneocuboid joint with a flatfoot deformity.

29. Grunander TR, Thordarson DB: Results of calcaneocuboid distraction arthrodesis. *Foot Ankle Surg* 2012;18(1):15-18.

   Seven of 16 feet developed a nonunion; because of the unacceptably high complication rate associated with this procedure, the authors have abandoned it and strongly recommend using rigid locking fixation and a longer period of protected immobilization.

30. McCormick JJ, Johnson JE: Medial column procedures in the correction of adult acquired flatfoot deformity. *Foot Ankle Clin* 2012;17(2):283-298.

   If the elevation of the medial column is identified to be at the first naviculocuneiform or the first TMT joint, the joint should be carefully examined for evidence of instability, hypermobility, or arthritic change. If these issues are not present, the surgeon can consider use of the joint-sparing Cotton medial cuneiform osteotomy to correct residual forefoot varus. However, if these issues are present, the surgeon should consider an arthrodesis of the involved joint to correct residual forefoot varus.

31. Zaret DI, Myerson MS: Arthroerisis of the subtalar joint. *Foot Ankle Clin* 2003;8(3):605-617.

32. Thelen S, Rütt J, Wild M, Lögters T, Windolf J, Koebke J: The influence of talonavicular versus double arthrodesis on load dependent motion of the midtarsal joint. *Arch Orthop Trauma Surg* 2010;130(1):47-53.

   Ten cadavers were compared following talonavicular arthrodesis or a double arthrodesis. Both fusions lead to equal residual tarsal bone motion postoperatively and provide the midtarsal and subtalar joints with comparable biomechanical stability. Isolated talonavicular arthrodesis is a less complicated, less invasive, and functionally equivalent surgical option for arthritic alterations of the hindfoot and transverse tarsal joint.

33. Jeng CL, Tankson CJ, Myerson MS: The single medial approach to triple arthrodesis: A cadaver study. *Foot Ankle Int* 2006;27(12):1122-1125.

34. Jeng CL, Vora AM, Myerson MS: The medial approach to triple arthrodesis. Indications and technique for management of rigid valgus deformities in high-risk patients. *Foot Ankle Clin* 2005;10(3):515-521, vi-vii.

35. Brilhault J: Single medial approach to modified double arthrodesis in rigid flatfoot with lateral deficient skin. *Foot Ankle Int* 2009;30(1):21-26.

   Fourteen feet with deficient lateral skin and a fixed hindfoot valgus deformity for which adequate correction may have led to lateral wound complications were followed after a single medial approach modified double arthrodesis. There were no wound-healing complications. Arthrodesis of the subtalar and talonavicular joints through a medial approach combined with peroneal lengthening is a reliable procedure for the treatment of rigid flatfoot with deficient lateral skin and no calcaneocuboid joint degeneration.

36. Anand P, Nunley JA, DeOrio JK: Single-incision medial approach for double arthrodesis of hindfoot in posterior tibialis tendon dysfunction. *Foot Ankle Int* 2013;34(3):338-344.

   Eighteen feet were followed after a single-incision medial approach for double arthrodesis. The union rate was 89%. There were two malunions, and two feet developed valgus ankle deformity. The overall satisfaction rate among patients was 78%. There were no wound complications.

37. Philippot R, Wegrzyn J, Besse JL: Arthrodesis of the subtalar and talonavicular joints through a medial surgical approach: A series of 15 cases. *Arch Orthop Trauma Surg* 2010;130(5):599-603.

   Fifteen feet were followed. This medial approach procedure permits fusion without developing nonunion and provides a significant correction of fixed deformities.

38. Knupp M, Schuh R, Stufkens SA, Bolliger L, Hintermann B: Subtalar and talonavicular arthrodesis through a single medial approach for the correction of severe planovalgus deformity. *J Bone Joint Surg Br* 2009;91(5):612-615.

   In this large series, 32 feet were followed after undergoing the single medial approach for double arthrodesis. Apart from the calcaneal pitch angle, all angular measurements improved significantly after surgery. Primary wound healing occurred without complications.

39. Schuh R, Salzberger F, Wanivenhaus AH, Funovics PT, Windhager R, Trnka HJ: Kinematic changes in patients with double arthrodesis of the hindfoot for realignment of planovalgus deformity. *J Orthop Res* 2013;31(4):517-524.

   The load changed after double arthrodesis. The hindfoot and hallux represented decreased load in patients who underwent double arthrodesis, whereas load increased in the midfoot region compared with healthy controls.

第四部分

前　足

Clifford L. Jeng, MD

第13章
姆外翻和姆内翻

Jeremy T.Smith MD   Eric M.Bluman, MD, PhD

姆外翻

姆外翻是常见的前足畸形,因为第一跖骨的内收和姆趾的外展旋前,常常导致第一跖骨头的骨突形成。姆外翻的形成既有先天因素,也有后天因素,对于具体的患者,常常可能是两种因素共同作用的结果。

解剖和病理机制

足部第一序列稳定性的维持得力于静力和动力结构、骨与肌肉的平衡,当第一序列的任何一处的平衡被破坏,这种稳定性都会受影响,从而形成姆外翻。维持内侧第一序列稳定的骨性结构包括第一跖跗关节和第一跖趾关节,软组织结构如表13-1所示。而要维持第一序列的稳定需要满足4个条件:稳定的、匹配的跖趾关节,跖骨远端关节角(跖骨远端固有(定)角)正常,静态和动态的肌肉韧带张力的平衡以及稳定的跖跗关节[1]。

表 13-1	
第一跖跗关节脱位和第一跖趾关节的软组织稳定结构	
第一跖跗关节	**第一跖趾关节**
姆长屈肌	姆展肌
胫前肌	姆收肌
足固有肌	姆短伸肌
关节囊	姆长伸肌和伸肌腱腱帽
腓骨长肌	姆短屈肌
跖筋膜	姆短屈肌和籽骨复合体
	关节囊
	内外侧副韧带
	籽骨悬韧带
	跖骨间横韧带

姆外翻的形成是一个分阶段的过程,一般认为,最开始由于维持跖趾关节稳定内侧的结构减弱,外侧结构牵拉,逐渐形成了姆外翻。由于第一跖骨的内翻,籽骨脱位到了跖骨外侧。而且由于姆趾的旋前,导致足三脚架生理负重结构的改变,使得负重应力部位从第一跖趾关节转移到了其他趾跖趾关节。

很多原因可以促进姆外翻的进展。外在的因素包括穿鞋不当和外伤,可能的内在因素包括跖骨头的形态学变异、第一跖骨的内翻、第一跖跗关节活动度过大、扁平足、广泛韧带松弛、跟腱挛缩、感染性骨关节病以及神经肌肉病。关节活动度、足弓高度这些可遗传的解剖学因素对于姆外翻的进展也都很重要,如果是由这些遗传因素的导致的姆外翻畸形,儿童比成人的表现更重。

女性姆外翻比男性多发得多,这和女性更多地穿高跟鞋和窄头鞋不无关系,而且男女之间的解剖学差异,也使女性更易罹患姆外翻。总的说来,相较于男性,女性有更小、更圆的跖骨头,女性第一跖骨更加内收,比男性更容易出现韧带松弛。最近的研究表明,女性、男性姆外翻接受手术的比例为15∶1,这也证实了之前的报道[2]。但男性接受手术的平均年龄较女性患者更小,68% 的男性会有姆外翻的家族史,而女性只有 35%。影像学的测量值发现男性患者的畸形更重,趾跖关节的匹配度更差。这个研究最后得出结论,接受手术的男性姆外翻患者通常是由于遗传因素引起,常常合并增大的跖骨远端关节角,比女性的姆外翻更为严重。

诊断和评估

姆外翻患者通常表现为内侧骨突的疼痛,患者也有其他部位的疼痛,比如第一跖趾关节的疼痛、锤状趾引起的疼痛、足部负重异常(转移性跖痛)等引起的疼痛。穿鞋摩擦引起的皮损也是常见的疼痛原因。治疗方案的制订需要根据患者的症状、条件、诉求和禁忌做调整。

查体包括评估站立时的力线、仔细观察足部有无皮损或者胖肿。问诊或者触诊的时候要留意局部区域的压痛。关节活动度、僵硬程度都需要评估,看是否能被动矫正畸形。检查跖趾关节背伸跖屈活动度时,需要尽可能复位第一跖趾关节。还要记得检查每个患者的神经血管情况。姆外翻的病因也需要留意，检查患者是否有第一跖趾关节的活动度过大、平足、广泛的韧带松弛、跟腱挛缩、感染性骨骨关节病以及神经肌肉病变。

影像学资料需要拍双足负重位片。可以在正位片上测量跖骨间角、跗外翻角、远端跖骨关节面角（图 13-1）。然后和健侧对比，评价畸形的轻中重程度（表 13-2）。对第一跖趾关节关节炎的程度，以及籽骨与跖骨头籽骨嵴的关系也要进行评估。

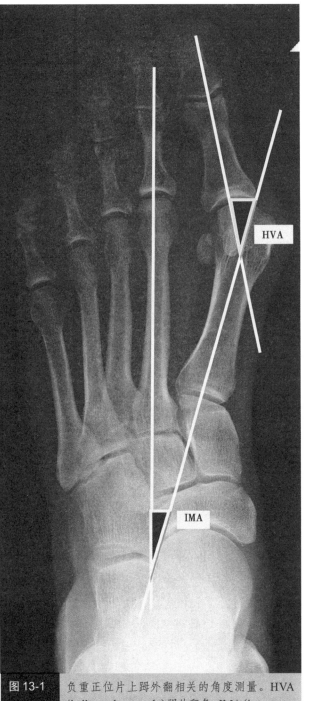

图 13-1　负重正位片上跗外翻相关的角度测量。HVA（hallux valgus angle）跗外翻角，IMA（intermetatarsal angle）第一二跖骨间角

表 13-2

跗外翻严重程度的影像学评估

严重程度	跗外翻角	第一二跖骨间角	跖骨远端关节面角
正常	<15°	<9°	<10°
轻度	<20°	<11°	—
中度	20°～40°	11°～16°	—
重度	>40°	>16°	—

跗外翻的矫正手术，需要考虑第一跖趾关节关节面是否匹配。匹配的跖趾关节，第一跖骨头和近节趾骨是同心圆的关系。不匹配的跖趾关节相对于跖骨，近节趾骨向外侧半脱位（图 13-2）。大多数跗外翻患者是跖趾关节不匹配的畸形。

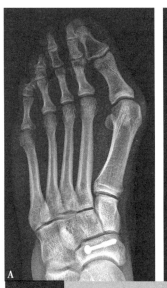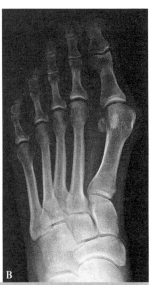

图 13-2　足负重正位片，图 A 和图 B 分别是跖趾关节匹配和不匹配的跗外翻畸形，不匹配的关节近节趾骨有向外侧的半脱位

虽然关于第一跖跗关节不稳定的定义仍然存在争议[3]，但是在临床工作中，首先肯定需要评估第一跖跗关节不稳定情况。有一些专门用来测量矢状面运动的装置[4]，也有一项用动态透视影像装置分析第一序列矢状面运动的研究发现，跗外翻的患者在步态中第一跖跗关节的最大活动度增加了[5]。

非手术治疗

患者的健康教育和穿鞋方式调整是跗外翻非手术治疗的主要方式，患者应该充分了解调整穿鞋方式的重要性。合适的鞋可以减轻跗外翻的症状，建议穿宽头的鞋来适应变宽的前足；避免穿高后跟的鞋，这样可以减轻步态中前足的受力。跗外翻支具、脚趾分开器和衬垫可以一定程度避免内侧骨突的摩擦挤压。矫形鞋垫或者其他鞋内的矫形器可能对转移性跖骨痛有一定的治疗作用，但这些治疗转移性跖痛的鞋垫可能对于跗外翻畸形相关症状的缓解并没有直接的作用。

手术治疗

仅仅为了美观并不是跗外翻恰当的手术指征，只有当患者接受了非手术治疗之后，仍然主诉持续的疼痛，并且影响生活和功能时，才可以考虑手术重建治疗。有报道治疗跗外翻畸形的手术方法超过了 100 余种。可以通过功能评分以及影像学来评估手术的预后，足踝预后评分（foot and ankle outcome score）是使用较多的评估跗外翻患者的评分[6]。

虽然跗外翻手术方式繁多，但是记住几条原则，可以化繁为简，方便重建方法的选择。首先，根据是否存在跖趾关节关节炎，而考虑是否行第一跖趾关节融合术；其次，应注意跗外翻畸形跖趾关节是否是匹配的，如果是匹配的跖趾关节，手术时就应该避免破坏跖趾关节的匹配性，例如，关节外的矫形手术就第一跖趾关节的重建手术更合适；而对于不匹配的关节，则需要矫正第一跖趾关节的对线，比如改良的 McBride 手术就是很好的选择。

第三个跗外翻手术的原则是，畸形越重，越需要靠近跖骨近端手术（表 13-2）。对于一些轻度的畸形，远端软组织的松解或者远端的截骨就足够了；对于中度的畸形，手术常常涉及第一跖骨跖骨干的截骨，并结合远端软组织的松解；对于重度的跗外翻，需要跖骨近端的截骨或者跖楔关节的融合。当然，这个原则也有一个例外，对于有严重的关节炎的畸形，跖趾关节融合术是一个非常有效的方法。

尽管手术方式选择很多，但是有一些细节却对于获得并保持好的手术效果至关重要。首先，要注意对籽骨的复位，籽骨能否获得复位与畸形矫正后的维持或复发有很大关系。跗外翻时，籽骨相对于跖骨籽骨嵴向外侧移位，这种脱位、半脱位的严重程度可以用 Hardy-Clapham 分级通过比较内侧籽骨和第一跖骨长轴的关系进行评估[7]（图 13-3）。研究发现，在早期随访过程中，籽骨脱位的严重程度和术后跗外翻的复发风险显著相关，早期随访时如果发现籽骨位于异常的位置（图中 5～7 级），其跗外翻复发的风险是籽骨位于正常位置（图中 1～4 级）的 10 倍[8]。

对于大部分跗外翻手术，需要松解第一二跖骨间软组织，这样可以获得一个更满意的、持久的跗外

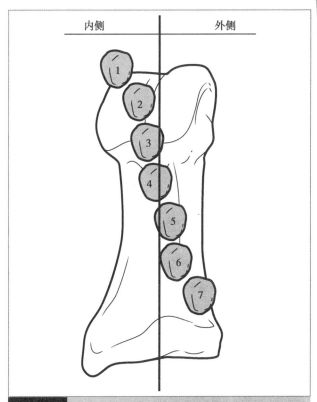

| 内侧 | 外侧 |

图 13-3　图中所示是由 Hardy 和 Clapham 提出的籽骨脱位、半脱位程度的分级系统，分度分级方法由内侧籽骨位置（图中圆圈）和第一跖骨长轴（图中竖线）的相对位置决定

翻畸形的矫正效果。松解时需要松解跗收肌肌腱、籽骨悬韧带以及跖趾关节的外侧关节囊，然后复位近节趾骨和跖骨头，以及籽骨和跖骨籽骨嵴的相对位置。软组织松解的手术入路除了传统的第一趾蹼背侧入路，还有第一趾蹼远端从背侧向跖侧的垂直切口入路、从内侧切口经跖趾关节松解外侧软组织的入路，以及关节镜入路[9, 10]。

转移性跖痛的问题越来越受关注，因此如何维持第一跖列的长度而尽量避免转移性跖痛的发生也成为目前的焦点。用弹性固定的悬吊缝合技术（suture suspensory device）或者跖骨近端的开放楔形截骨可以避免跖趾关节融合手术，而近年来这种悬吊缝合的新技术作为治疗轻、中度跗外翻的方法，被认为可以替代跖骨的截骨矫形术[11]。这个新的术式包括远端软组织的松解、缝合悬吊以矫正并维持第一二跖骨间角（图 13-4）。

最近也有一些研究报道了用悬吊缝合技术成功治疗跗外翻畸形的例子[11-14]。其中的 2 个研究用 AOFAS 评分（American Orthopaedic Foot and Ankle Society 评分）评价了患者术前和术后的情况，都发现

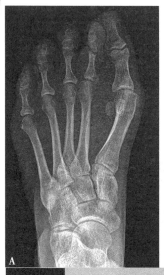
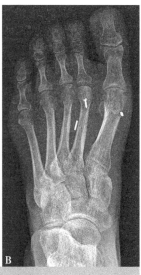

图 13-4　图中所示为术前（A）和术后（B）的负重正位片，可见用悬吊缝合技术矫正了跗外翻畸形，并且做了第二跖骨的短缩

了术后评分的改善。另一些研究仅仅报道了术后的AOFAS评分，因而不是特别有参考价值。但有报道发现该技术有继发跖骨骨折的情况，特别是那些把原本用于固定和复位下胫腓的较大的弹性固定材料用在治疗跗外翻畸形的时候，跖骨继发骨折的情况就更为常见[13-17]。用较小的固定材料，并且手术时不要过分钻孔，可能可以降低继发跖骨骨折的风险[14,17]。但这种新方法还需要经过更大样本量和更长期随访的评估。

　　近端的开放楔形截骨可以矫正第一、第二跖骨间角而不用短缩跖骨，和其他近端跖骨矫形术一样，楔形截骨可以避免第一跖跗关节融合。当然，仍然需要外侧松解和内侧紧缩，来矫正第一跖趾关节畸形。目前的研究表明，该术式不仅可以不用短缩，而且可以适当的延长跖骨[18,19]。能较多延长跖骨也成为Scarf截骨手术的一个优势。虽然关于能延长多少这方面的文献比较少，但是有报道称可以延长多达10mm[20-22]。

　　对于一些跗外翻患者，融合手术是一个首选选择，而且融合手术近年来也受到了新的关注。融合第一跖跗关节和第一跖趾关节都是强有力的矫正跗外翻的手段。许多医生习惯用2～3枚交叉螺钉作为标准的第一跖跗关节融合固定的方法，但是最近基于尸体试验的力学研究发现[23-25]，锁定钢板的强度比交叉螺钉更强。一个回顾性研究发现，锁定钢板相比于交叉螺钉，患者愈合得更好，能更早完全负重[26]。另一个尸体研究发现，相比于非锁定材料，用锁定钢板和螺钉融合第一跖跗关节更牢固坚强[27]。

关于远端跖趾关节融合术后，是否还需要行跖骨近端的矫正手术，也有研究进行了探索。研究表明，在一组平均术前跗外翻角33°、跖骨间角13°的病例里，即使单独用跖趾关节的融合术也能获得一个较好的跗外翻畸形的矫正[28]。研究者认为融合后，跗收肌的拉力其实变成了一个对第一跖趾关节复位的力。因为近节趾骨和跖骨头融合之后，跗收肌的拉力起到了一个减小跖骨间角的作用。另一些研究中，发现第一跖趾关节融合结合跖骨近端手术是一个治疗严重跗外翻畸形非常有用的方法[29]。

跗内翻

　　跗内翻是指跗趾相对于第一跖骨内翻（图13-5），根据跗内翻的严重程度不同，治疗方法也可能是非手术治疗，也可能是手术治疗。

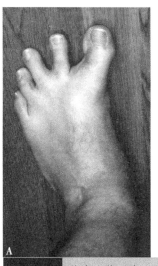
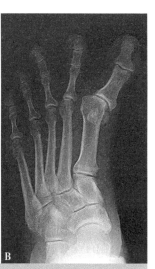

图 13-5　临床大体照片（A）负重位正位影像片（B）显示的是一个创伤后的跗内翻畸形

解剖和病因

　　第一跖趾关节的稳定依赖于它的骨骼结构和周围的软组织结构（表13-1）。如果外侧的软组织结构相比于内侧更为松弛，就容易成为跗内翻畸形。外侧的关节囊、韧带、跗收肌、跗短屈肌外侧部分以及腓侧籽骨对于防止跗内翻的形成都至关重要。

　　跗内翻可以是先天的、自发的或者创伤后引起的，但是最多的还是因为跗外翻的矫枉过正引起的。有报道称跗外翻术后有2%～15%的可能性并发跗内翻[30]。跗外翻手术中造成跗内翻的原因可能有：过度的松解了外侧软组织、切除了腓侧籽骨、截去太多第一跖骨头的内侧、过度紧缩内侧关节囊，或者在截骨、融合过程中矫枉过正了。典型的拇内翻畸形，是在 McBride 手术中切除腓侧籽骨引起，常合并有跖趾关节的过伸和趾间关节的屈曲畸形。

诊断和评估

评估拇内翻的病情，先从主诉和症状开始，患者经常主诉穿宽头鞋的时候拇趾疼痛。查体的时候应该包括观察站立位时的力线、观察胼胝的情况以及检查具体的疼痛区域，检查第一个跖趾关节和趾间关节的活动度，检查畸形是否是僵硬型的。神经血管的情况也需要评估。

之后去回顾之前所有治疗操作的情况及特点，尽量去弄清拇内翻的病因。如果考虑行手术治疗，还要注意之前拇外翻手术的手术切口和瘢痕。

影像学检查包括负重位的正位、侧位和非负重位的斜位，需要仔细考虑图像上的拇内翻角、跖骨间角、籽骨相对于第一跖骨头的位置以及跖趾关节的病变程度（图 13-6）。

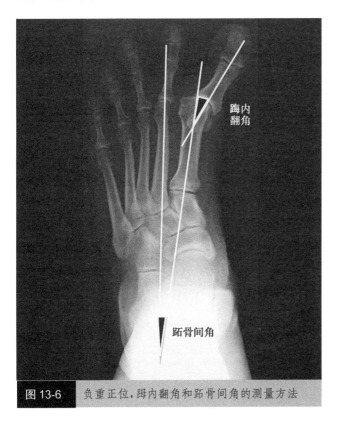

拇内翻角

跖骨间角

图 13-6　负重正位，拇内翻角和跖骨间角的测量方法

非手术治疗

拇内翻的非手术治疗包括患者宣教和调整穿鞋方式，宽头的鞋更适合容纳拇内翻患者的脚趾，还可以采用捆绑的方法或者支具来矫正畸形、改善症状。

手术治疗

下面将介绍一些拇内翻常见的手术方法。首先，术前仔细评价第一跖趾关节的关节炎程度非常重要。如果存在第一跖趾关节的关节炎，行关节融合手术就是最佳选择。如果没有关节的退行性变，可以考虑保留关节的手术，同样也包括骨与软组织的手术，例如软组织的松解和肌腱的转位。

对于矫正非僵硬型的、非关节炎型的拇内翻，伸肌肌腱转位是一个很可靠的手术方式。最初，这个术式介绍的是用整个拇长伸肌（extensor hallucis longus，EHL）肌腱，这个肌腱从远端分离出来，穿过深面的跖横韧带，然后固定在拇趾近节趾骨上。经典的 EHL 肌腱转位手术还要加行趾间关节的融合。但是如果之后需要行跖趾关节融合时，这可能就会有问题。现在比较流行的做法是用劈开的 EHL 肌腱转位，因为劈开的 EHL 肌腱保留了一部分对趾间关节的控制，从而避免了融合趾间关节。也可以用拇短伸肌（extensor hallucis brevis，EHB），而不是拇长伸肌来进行肌腱转位。保留 EHB 的止点的附着，在肌腱近端横断，断端穿到跖骨间韧带深层，固定在第一跖骨头上，以此来实现一个静态的腱性稳定，从而矫正拇内翻畸形。也有文章报道了用小切口实现 EHL 或者 EHB 肌腱转位的方法[31]。

除了拇外翻，悬吊缝合也可以用于治疗拇内翻[17, 32, 33]。悬吊缝合装置从内向外穿过近节趾骨，然后从外向内，穿过第一跖骨头，相当于重复了 EHB 肌腱转位的方法。当缝合线被拉紧，悬吊缝合装置就变成了一个静态稳定的锁链，从而矫正了拇内翻畸形。

如果是第一跖骨截骨过度造成的拇内翻畸形，通常除了软组织手术，还需要行骨的手术。第一跖骨近端截骨或者第一跖趾关节融合是可靠有效的选择。也有报道称远端的反 Chevron 截骨手术也是一个不错的选择[34, 35]。当然骨的矫形手术也还需要结合远端的肌腱、软组织的手术。

总结

拇外翻是一个常见的疾病，通常可以用非手术的方式治疗。如果非手术的方式没能成功，有许多术式可供选择。术前必须考虑很多因素，比如是否存在关节炎、关节是否匹配、拇外翻畸形的程度、软组织是否平衡、是否存在关节面的变形、是否存在脱位，只有考虑了这些因素才能决定采用何种手术方式。有几条基本的原则可以用来指导手术方式的选择：如果有关节炎就行融合手术，避免使用可能导致关节不匹配的手术，越重的畸形手术的部位相对越靠经近端，以及注意籽骨的复位。不管是新的方法，还是传统旧的方法，都需要进一步评估他们长期随访的预后情况。

踇内翻是踇外翻手术最常见的一个并发症，了解造成踇内翻畸形的病因、仔细评估患者的主诉症状很重要。一些踇内翻畸形可以通过非手术的方式治疗，但更多的需要手术重建。重建手术包括软组织手术和骨的矫形手术。影响手术选择的因素包括患者的主诉和预期、之前的手术方式、畸形是柔软的还是僵硬的以及是否存在关节炎。

（武勇　何琦非　译）

参考文献

1. Perera AM, Mason L, Stephens MM: The pathogenesis of hallux valgus. *J Bone Joint Surg Am* 2011;93(17):1650-1661.

   The pathogenesis of hallux valgus was discussed with a focus on the pathoanatomy and anatomy of the deformity. Level of evidence: V.

2. Nery C, Coughlin MJ, Baumfeld D, Ballerini FJ, Kobata S: Hallux valgus in males: Part 1. Demographics, etiology, and comparative radiology. *Foot Ankle Int* 2013;34(5):629-635.

   A study of 31 men with hallux valgus found that, in comparison with women, bunions were more commonly hereditary and had an earlier onset, a greater severity, and a higher distal metatarsal articular angle. Level of evidence: III.

3. Van Beek C, Greisberg J: Mobility of the first ray. *Foot Ankle Int* 2011;32(9):917-922.

   The role of first ray mobility in the development of hallux valgus was reviewed, and techniques for measuring first ray mobility were discussed. Level of evidence: V.

4. Kim JY, Park JS, Hwang SK, Young KW, Sung IH: Mobility changes of the first ray after hallux valgus surgery: Clinical results after proximal metatarsal chevron osteotomy and distal soft tissue procedure. *Foot Ankle Int* 2008;29(5):468-472.

   The change in first ray mobility after hallux valgus surgery was evaluated. There was a significant reduction in dorsiflexion mobility. Level of evidence: IV.

5. Dietze A, Bahlke U, Martin H, Mittlmeier T: First ray instability in hallux valgus deformity: A radiokinematic and pedobarographic analysis. *Foot Ankle Int* 2013;34(1):124-130.

   First ray instability was dynamically evaluated with a mobile fluoroscopic device. Patients with a hallux valgus deformity had increased maximal dorsiflexion of the first ray during gait.

6. Chen L, Lyman S, Do H, et al: Validation of foot and ankle outcome score for hallux valgus. *Foot Ankle Int* 2012;33(12):1145-1155.

   The Foot and Ankle Outcome Score was validated in patients with hallux valgus. Construct validity, reliability, and responsiveness were evaluated.

7. Hardy RH, Clapham JC: Observations on hallux valgus based on a controlled series. *J Bone Joint Surg Br* 1951;3(3):376-391.

8. Okuda R, Kinoshita M, Yasuda T, Jotoku T, Kitano N, Shima H: Postoperative incomplete reduction of the sesamoids as a risk factor for recurrence of hallux valgus. *J Bone Joint Surg Am* 2009;91(7):1637-1645.

   The effect of postoperative sesamoid reduction on hallux valgus recurrence was evaluated. Incomplete reduction of the sesamoids was associated with greater risk of recurrence. Level of evidence: IV.

9. Panchbhavi VK, Rapley J, Trevino SG: First web space soft tissue release in bunion surgery: Functional outcomes of a new technique. *Foot Ankle Int* 2011;32(3):257-261.

   A new technique for first web space soft-tissue release was described, and its results were evaluated. Level of evidence: IV.

10. Choi YR, Lee HS, Jeong JJ, et al: Hallux valgus correction using transarticular lateral release with distal chevron osteotomy. *Foot Ankle Int* 2012;33(10):838-843.

    Outcomes of hallux valgus correction using a transarticular lateral release, distal chevron, and Akin phalangeal osteotomy were reported, and the technique was found to be effective. Level of evidence: IV.

11. Holmes GB: Correction of hallux valgus deformity using the mini TightRope device. *Tech Foot Ankle Surg* 2008;7:(1)9-16.

    Hallux valgus correction using a suture suspensory device was described. Level of evidence: V.

12. Kayiaros S, Blankenhorn BD, Dehaven J, et al: Correction of metatarsus primus varus associated with hallux valgus deformity using the Arthrex mini tightrope: A report of 44 cases. *Foot Ankle Spec* 2011;4(4):212-217.

    A suture suspensory device was used in 44 hallux valgus corrections. Improved functional outcome scores and alignment were reported, with a low rate of recurrence. Level of evidence: IV.

13. Cano-Martínez JA, Picazo-Marín F, Bento-Gerard J, Nicolás-Serrano G: Tratamiento del Hallux valgus moderado con sistema mini TightRope®: Técnica modificada. *Rev Esp Cir Ortop Traumatol* 2011;55(5):358-368.

    A study of 36 hallux valgus corrections using a suture suspensory device found improved angular correction and outcome scores at 24-month follow-up. Level of evidence: IV.

14. Weatherall JM, Chapman CB, Shapiro SL: Postoperative second metatarsal fractures associated with suture-button implant in hallux valgus surgery. *Foot Ankle Int* 2013;34(1):104-110.

A retrospective review of the outcomes of 25 patients treated with a suture suspensory device for hallux valgus correction found that a satisfactory reduction was achieved, but there was a high rate of second metatarsal stress fracture. Level of evidence: IV.

15. Kemp TJ, Hirose CB, Coughlin MJ: Fracture of the second metatarsal following suture button fixation device in the correction of hallux valgus. *Foot Ankle Int* 2010;31(8):712-716.

A case report described a second metatarsal fracture after suture suspensory device correction of a hallux valgus deformity. Level of evidence: V.

16. Mader DW, Han NM: Bilateral second metatarsal stress fractures after hallux valgus correction with the use of a tension wire and button fixation system. *J Foot Ankle Surg* 2010;49(5):e15-e19.

A case report described a bilateral second metatarsal fracture after bilateral hallux valgus correction with a suture suspensory device. Level of evidence: V.

17. Holmes GB Jr, Hsu AR: Correction of intermetatarsal angle in hallux valgus using small suture button device. *Foot Ankle Int* 2013;34(4):543-549.

The short-term outcomes of hallux valgus correction using a suture suspensory device showed improved alignment. Level of evidence: IV.

18. Shurnas PS, Watson TS, Crislip TW: Proximal first metatarsal opening wedge osteotomy with a low profile plate. *Foot Ankle Int* 2009;30(9):865-872.

A proximal opening-wedge first metatarsal osteotomy led to improvement in pain and angular deformity. Level of evidence: IV.

19. Saragas NP: Proximal opening-wedge osteotomy of the first metatarsal for hallux valgus using a low profile plate. *Foot Ankle Int* 2009;30(10):976-980.

A retrospective study examined the results of a proximal opening-wedge first metatarsal osteotomy for hallux valgus correction. Patients had an improved hallux valgus angle and American Orthopaedic Foot and Ankle Society score, but a hallux varus deformity developed in 8%. Level of evidence: IV.

20. Jäger M, Schmidt M, Wild A, et al: Z-osteotomy in hallux valgus: Clinical and radiological outcome after Scarf osteotomy. *Orthop Rev (Pavia)* 2009;1(1):e4.

At 22-month follow-up after 131 scarf first metatarsal osteotomies for hallux valgus, angular measurements were improved and patient satisfaction was high. Level of evidence: IV.

21. Paczesny L, Kruczyński J, Adamski R: Scarf versus proximal closing wedge osteotomy in hallux valgus treatment. *Arch Orthop Trauma Surg* 2009;129(10):1347-1352.

The difference in postoperative hallux valgus correction after a proximal closing-wedge osteotomy or a scarf osteotomy was found to be related to the preoperative distal metatarsal articular angle. Level of evidence: III.

22. Singh D, Dudkiewicz I: Lengthening of the shortened first metatarsal after Wilson's osteotomy for hallux valgus. *J Bone Joint Surg Br* 2009;91(12):1583-1586.

The results of lengthening for iatrogenic first brachymetatarsia in 16 patients were described. Lengthening of as much as 10 mm was achieved with a scarf osteotomy. Level of evidence: IV.

23. Gruber F, Sinkov VS, Bae SY, Parks BG, Schon LC: Crossed screws versus dorsomedial locking plate with compression screw for first metatarsocuneiform arthrodesis: A cadaver study. *Foot Ankle Int* 2008;29(9):927-930.

A cadaver biomechanical investigation examined stiffness and load to failure in two fixation constructs for first tarsometatarsal joint arthrodesis. The addition of a dorsomedial locking plate did not add rigidity to the construct compared with the use of screws alone.

24. Scranton PE, Coetzee JC, Carreira D: Arthrodesis of the first metatarsocuneiform joint: A comparative study of fixation methods. *Foot Ankle Int* 2009;30(4):341-345.

A cadaver biomechanical study found that a new locking plate had better load to failure than crossed screws.

25. Klos K, Gueorguiev B, Mückley T, et al: Stability of medial locking plate and compression screw versus two crossed screws for Lapidus arthrodesis. *Foot Ankle Int* 2010;31(2):158-163.

A cadaver biomechanical investigation of two fixation constructions for first TMT joint arthrodesis found that a medial locking plate with an adjunct compression screw was superior to crossed screws with cyclic loading.

26. DeVries JG, Granata JD, Hyer CF: Fixation of first tarsometatarsal arthrodesis: A retrospective comparative cohort of two techniques. *Foot Ankle Int* 2011;32(2):158-162.

A clinical study of two fixation techniques for first tarsometatarsal joint arthrodesis found that the use of a locking-plate construct led to a better union rate than crossed screw constructs. Level of evidence: III.

27. Hunt KJ, Barr CR, Lindsey DP, Chou LB: Locked versus nonlocked plate fixation for first metatarsophalangeal arthrodesis: A biomechanical investigation. *Foot Ankle Int* 2012;33(11):984-990.

A biomechanical study compared locked and nonlocked plates for first metatarsophalangeal fusion strength and stiffness. Locked plates had less plantar gapping after 10,000 cycles of fatigue endurance testing.

28. Pydah SK, Toh EM, Sirikonda SP, Walker CR: Intermetatarsal angular change following fusion of the first metatarsophalangeal joint. *Foot Ankle Int* 2009;30(5):415-418.

After first metatarsophalangeal fusion without metatarsal osteotomy, the intermetatarsal angle was reliably corrected. Level of evidence: IV.

29. Rippstein PF, Park YU, Naal FD: Combination of first metatarsophalangeal joint arthrodesis and proximal correction for severe hallux valgus deformity. *Foot Ankle Int* 2012;33(5):400-405.

First metatarsophalangeal fusion with the addition of a proximal osteotomy for severe hallux valgus deformity had a high correction capability. Level of evidence: IV.

30. Devos Bevernage B, Leemrijse T: Hallux varus: Classification and treatment. *Foot Ankle Clin* 2009;14(1):51-65.

The etiology, classification, and treatment of hallux varus were reviewed. Level of evidence: V.

31. Lui TH: Technique tip: minimally invasive approach of tendon transfer for correction of hallux varus. *Foot Ankle Int* 2009;30(10):1018-1021.

A minimally invasive technique was described for correction of hallux varus using the extensor hallucis brevis or extensor hallucis longus. Level of evidence: V.

32. Pappas AJ, Anderson RB: Management of acquired hallux varus with an endobutton. *Tech Foot Ankle Surg* 2008;7:(2)134-138.

A technique for hallux varus correction using a suture suspensory device was described. Level of evidence: V.

33. Gerbert J, Traynor C, Blue K, Kim K: Use of the Mini TightRope® for correction of hallux varus deformity. *J Foot Ankle Surg* 2011;50(2):245-251.

A second technique for hallux varus correction using a suture suspensory device was described. Level of evidence: V.

34. Lee KT, Park YU, Young KW, Kim JS, Kim KC, Kim JB: Reverse distal chevron osteotomy to treat iatrogenic hallux varus after overcorrection of the intermetatarsal 1-2 angle: Technique tip. *Foot Ankle Int* 2011;32(1):89-91.

A technique for hallux varus correction using a distal first metatarsal osteotomy was described. Level of evidence: V.

35. Choi KJ, Lee HS, Yoon YS, et al: Distal metatarsal osteotomy for hallux varus following surgery for hallux valgus. *J Bone Joint Surg Br* 2011;93(8):1079-1083.

The outcomes of 19 patients after distal chevron metatarsal osteotomy for hallux varus correction were described. Level of evidence: IV.

第 14 章
跗 僵 硬

John Y. Kwon, MD

简介

跗僵硬为第一跖趾关节痛性退行性病变,其特征性临床表现为进行性关节活动度下降、关节间隙狭窄和骨赘形成,并出现足部疼痛和功能减退。1887 年,首例因退行性骨关节炎出现第一跖趾关节跖屈的跗僵硬病例被报道[1,2]。

病因和病理生理改变

跗趾创伤为跗僵硬的唯一病因,其发生形式可能为关节内骨折、趾过伸、重复累积性的微损伤[3,4]。任何增加跗趾应力的外伤都可使关节受到较大的压力和剪切力,若同时存在过度跖屈或背屈,就可造成骨、软骨损伤。但不是所有的患者都能回忆起类似的创伤经历。此外,在对一些急性跗趾损伤的患者检查过程中发现既往无症状的退行性病变。

与其他关节创伤后改变类似,跖趾关节软骨损伤后,可发生关节软骨丢失和进行性骨结构的改变。软骨的起始病理变化为硬度下降,这与基质中的蛋白多糖减少有关。软骨胶原纤维的暴露和片段化可使关节软骨表面粗糙并使关节纤维化提早出现。随着疾病进展,软骨表面裂隙形成,最后可导致全层软骨消失和骨表面暴露,并可观察到骨囊肿和骨赘形成。

除创伤外,其他一些因素也与跗僵硬相关,如女性、阳性家族史、跗外翻、跖内收、跖骨头畸形[4-10]。跗僵硬一直被认为与第一跖骨抬高相关,但是也有人认为该现象为机体的代偿畸形,而且跖骨的抬高也可通过跗僵硬的手术进行矫正[4,10,11]。然而,另外一项研究发现两者没有明显相关性[12]。目前,没有研究发现跗僵硬与后足挛缩、异常足部姿势、第一跖骨过度活动、跖骨长度、职业或穿鞋习惯有关[4,11]。

鉴别诊断包括晶体性关节炎如痛风和假性痛风、风湿性关节炎、感染以及其他病因所致的关节炎。籽骨炎、籽骨骨折、趾过伸、急性单纯性第一跖趾关节骨软骨损伤、跗内翻和跗外翻也可出现关节周围疼痛,但是这些疾病都不导致关节间隙狭窄和其他第一跖趾关节炎的影像学改变。

临床评估

体格检查

患者可有疼痛和活动受限。跗僵硬早期,疼痛只在第一跖趾关节活动量或负重增加时出现,如跑步和穿高跟鞋。症状间断出现,并可通过服用 NSAIDS、调整穿鞋习惯和减少活动得到控制。随着滑液分泌增多、炎症反应加剧,关节软骨的退行性变化也逐渐加重,疼痛持续时间增加。患者开始出现进行性关节活动度下降,日常活动难以维持。随着关节间隙不断狭窄,关节背侧骨赘形成,疼痛可使患者出现穿鞋困难。简单的活动,如持续行走、站立即可诱发疼痛。

体格检查可发现第一跖趾关节红肿、压痛。部分患者可出现关节周围红斑,但是有别于急性晶体性关节炎樱桃红样的炎性充血改变。虽然足背软组织包裹完整,但是患者(尤其是合并糖尿病神经病变的患者)可出现皮肤溃疡,部分患者还可出现穿鞋不适。跖趾关节触诊可发现关节压痛,此为继发于慢性滑囊炎、滑膜炎和趾伸肌腱炎的改变,部分患者还可出现足背部骨刺。跗趾活动度的改变与疾病的进程相关,过伸、过屈均可诱发疼痛。跗趾活动度的检查应与 2～5 趾和对侧第一跖趾关节进行对比。正常情况下跗趾和 2～5 趾的背伸活动度应该相似。若患者在跗趾活动过程中或轻微施压(研磨试验)即出现疼痛提示关节软骨损失较为严重。疾病的晚期可有关节活动过程中发出咔嗒声、绞锁或摩擦感。患者可出现腓浅神经的皮神经分支因压力性神经病变而出现神经炎或轻触觉丧失等改变,皮神经所受压力主要来源于鞋对足背骨刺的挤压。在没有合并外周神经血管病变的情况下,脚趾的血供通常不受影响。

影像学检查和分类

影像学检查需要患足的前后位、斜位和负重侧位片。平片通常可发现患者双侧关节不对称、关节间隙狭窄、关节硬化、骨膜下囊肿、骨赘形成和跖趾关节的趾偏离；病变的严重程度与疾病的进程相关。前后位片可较好地显示关节间隙的狭窄和趾的排列情况，侧位片可较好地显示足背骨刺。诊断通常不需要MRI或者CT，但对鉴别诊断有一定的帮助。血液检查或关节腔穿刺吸引在鉴别晶体性关节炎时有指导意义，但同样只在姆僵硬诊断不明确时才需要。

目前，人们通常结合临床表现和Coughlin分级系统对患者进行治疗[10]。0级：患者只在进行较剧烈活动或穿高跟鞋时出现疼痛。体格检查触诊发现轻度关节压痛，无关节畸形。活动度几乎没有改变，背伸可达40°～60°，与健侧相比只降低10%～20%。影像学检查可正常。1级：与0级症状相似，但是体格检查可发现关节压痛，足背骨刺形成，足背伸30°～40°（与健侧足相比减少20%～50%）。研磨试验阴性。影像学检查可见足背小骨刺形成（轻中度骨赘），轻微关节狭窄、硬化或形态改变。2级：患者疼痛持续时间更久，日常活动即可出现疼痛，穿鞋不适比1级更为明显。活动度更为受限，背伸10°～30°，比健侧减少50%～70%。骨赘可触及且有压痛。影像学检查发现轻中度（小于50%）关节狭窄，轻中度关节硬化和关节内外侧骨赘形成并通常以背侧骨赘较为显著。特征性的关节周围滑囊的炎性改变并不明显，但是不同患者之间存在差异。3级：患者在日常活动中出现几乎持续不缓解的疼痛，穿鞋更为困难。姆趾只能背伸10°，或者比健侧减少75%～100%，跖屈也可减少10°。骨赘可触及且有压痛。患者可在姆趾活动终点出现疼痛，行研磨试验疼痛

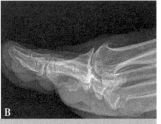

图14-1 姆僵硬3级的前后位（A）和侧位（B）片

可不加重。影像学检查结果与2级相似，但是关节狭窄程度大于50%，出现更为严重的骨囊肿、关节硬化滑囊炎等表现（图14-1）。4级的临床表现和影像学特征与3级相似，但研磨试验阳性。

非手术治疗

姆僵硬的非手术治疗与其他退行性关节炎治疗相似，都需要根据患者的个体情况进行调整。姆僵硬患者的非手术治疗不仅需要根据疾病的分级进行方案制订，也需要考虑患者的症状、禁忌证和参与运动的情况。大体上，非手术治疗包括NSAIDS药物使用、药物注射、制动、改善穿鞋和运动的不良习惯。

姆僵硬0级、1级和2级通常可用NSAIDS药物、趾夹带、更换鞋来适应早期形成的骨赘。硬底或弯底鞋可减少应力从跖趾关节传递并限制关节的活动。患者应避免能诱发疼痛发作的动作。3级或4级的患者也应该进行同样的物理治疗。莫顿牵拉鞋垫（Morton extension）可以用来进一步减少跖趾关节活动。然而，需要注意的是，因为鞋垫减少了前足的空间，穿鞋可造成对足背骨刺的挤压，推荐使用鞋头比较深的鞋。另外，可在鞋内嵌入垫子起到固定作用。

非手术治疗能够有效地控制病情。通过对22例接受非手术治疗的患者（24只病足）进行平均14.4年的随访发现，尽管没有姆僵硬的症状缓解或者影像学上加重的表现，但75%（18/24）的患者不后悔之前的非手术治疗的决定[13]。这项研究是令人感到鼓舞和惊讶的，因为其他退行性关节疾病的患者通常均有不同程度的关节功能减退和症状加重。

临床上并不常规使用关节内激素注射的方法进行治疗。随着关节间隙的狭窄跖趾关节内激素注射的操作难度增加，必要时需要进行X线透视并请放射科医师协助会诊。若患者后期考虑进行手术治疗，则在进行激素注射时需要格外小心其副作用（尤其是使足背软组织变薄和延缓伤口愈合）。关节内激素注射和轻柔的操作后可使轻中度姆僵硬的患者症状缓解6个月[14]。然而对于严重的姆僵硬患者单纯注射激素可能不能有效缓解症状，需要手术治疗。

手术治疗

手术治疗的适应证不仅基于患者的病情分级也应考虑患者症状严重程度和对非手术治疗的反应。

患者本人的意愿及对疾病和生活质量的看法也极为重要。在进行手术治疗前，患者均应进行非手术治疗的尝试。目前对不同手术方法的比较的Ⅰ级研究较少，一篇2010年Cochrane的综述最终确认只有一项研究能满足入选标准[15]。人们需要更多强有力的随机对照试验来进行不同的蹈僵硬的治疗方法之间的比较。一篇循证医学的综述发现基于目前的研究，在使用正确的分析方法进行求证后，无法得出关于不同治疗方法效力的确切结论[16]。人们需要高质量的Ⅰ级研究。尽管如此，很多研究依然发现手术治疗对于蹈僵硬的纠正十分有效。目前的手术治疗方案分为三种：关节保留术、关节矫正术和关节切除术。

关节保留术

关节保留术常用于低级别（1和2级）蹈僵硬患者非手术治疗失败后。跖趾关节滑膜切除术可作为一项单独的操作，但是通常需要附加关节矫正术。一项对第一跖骨头骨软骨损伤患者进行手术治疗的回顾性调查发现，14/24位患者采用了软骨下骨钻孔术，10位采用了骨软骨自体组织移植[17]。无论采用哪种术式，损伤小的患者预后更好，对于存在较大缺损或骨膜下囊肿的患者骨软骨自体组织移植可使其获益更大。

关节矫正术

关节矫正术包括：关节清理术（cheilectomy）、截骨术和跖趾关节镜。通常这些方法可搭配使用。

关节清理术

关节清理术是最常见的关节矫正术，手术需切除足背侧骨赘和第一跖趾关节面背侧退行性变部分（图14-2）。关节清理术是一种有效的缓解患者症状的手术方法，通过切除骨刺患者的跖趾关节周围不再受到包绕活动不再受限。该术式于1930年首先被提出[9]。一篇综述回顾了1920～1950年68例蹈僵硬合并蹈外翻进行足背部骨刺切除术的患者的疗效，虽然大部分患者还进行了其他手术或非手术治疗，但患者足部的功能都恢复良好[5]。1959年一项短期随访研究报道关节清理术可达到90%的手术满意度后，关节清理术曾盛行一时[7]。对80名患者（93病足）进行平均9.6年的随访后，一项大型研究发现其中86例关节清理术（92%）达到成功治愈的效果[10]。平均蹈趾背伸度数由手术前的14.5°恢复

到术后的38.4°。9位患者手术前出现关节活动中疼痛，其中5位之后又进行了关节融合术，剩下4位则术后自述病情没有好转或加重。通过最后的随访结果研究者们发现患者的临床结局与影像学表现没有直接关系。一项最近的对17名患者的步态分析研究发现，手术后一年患者的跖趾关节活动度和矢状面推力峰值增加[18]。

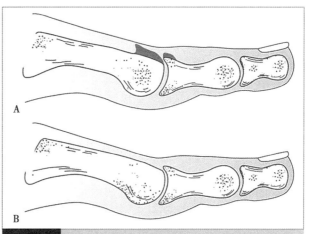

图14-2 关节清理术示意图。图A，暗灰色部分为计划通过关节清理术移除的部分；图B，切除术后的第一跖趾关节（已向作者获得转载许可，Seibert NR, Kadakia AR: Surgical management of hallux rigidus: Cheilectomy and osteotomy (phalanx and metatarsa). Foot Ankle Clin 2009; 14[1]: 9-22)

总体而言，关节清理术是有效的，尤其是对于治疗低级别的蹈僵硬患者，但一些临床研究也表明关节清理术对于高级别蹈僵硬患者仍有效。通过对25名患者平均56个月的随访发现，所有的患者均未进行二次手术治疗，并且只有3名患者出现了手术后的轻微不适[8]。另一项研究对20名患者进行单纯关节清理术治疗，6年后18名（90%）患者几乎完全无疼痛；16名（74%）患者关节活动度增加；13名（68%）患者可背伸超过30°但伴有轻微退行性变进展[19]。一项研究对42名患者进行关节清理术治疗后发现，患者关节活动度增加并可恢复患病前的运动状态，无疼痛（术后3个月），并且对手术满意度高[20]。

与低级别患者相比，单纯关节清理术对于疾病晚期的关节受累较为严重的患者的治疗效果较差。对53名患者进行58例单纯关节清理术的回顾性研究发现，53%的患者术后有满意的治疗效果，19%的患者达到有所保留性满意，28%对治疗不满意[21]。当临床疗效的评估把影像学分级结果考虑在内时，

第四部分 前 足

研究者们发现 1 级患者有 15% 未达到满意疗效,2 级患者有 31.8% 未达到满意疗效,3 级患者中该比例为 37.5%。一项对 52 名患者行内侧入路的关节背侧关节清理术的研究发现,平均 63 个月随访之后患者手术满意度达 90%,患者自测量表评分增加,背屈度数范围从 19° 增加至 39°[22]。所有的 1 级或 2 级患者(占总数 82%)均未进行二次手术,而 67% 的 3 级患者(占总数 18%)出现持续性疼痛,25% 的 3 级患者在随访过程中进行了关节融合术。

但也有一些研究发现分析时不考虑影像学级别系统的影响,关节清理术仍可取得较好的治疗效果。一项研究对 67 位关节清理术后的 57 位患者进行了平均 65 个月的随访[23]。该项研究没有对患者进行影像学的疾病分级,但是把症状达到高级别病变的患者被排除在外。研究发现把需要进行补救手术的患者也包括在内,78% 的患者对手术后结果感到满意,在 60 岁以上的患者中满意率达 91%。

单纯的关节清理术是治疗踇僵硬尤其是低级别踇僵硬患者较好的手术方法,并且对于高级别患者也有部分治疗效果。术中充分的跖趾关节背侧切除对于达到背屈 90° 的术后治疗目标十分重要。选择合适的患者和术前谈话充分告知手术预期对提高患者满意度甚至更为重要。

截骨术

截骨术适用于需要保留关节的踇僵硬患者。关节矫正手术过程包括对近端趾骨和远端第一跖骨截骨。第一跖骨近端截骨可用于跖骨抬高。

Moberg 截骨术是在近端趾骨背侧截骨,可用于踇僵硬患者的治疗(图 14-3)。随着疾病进展,踇僵硬患者的背屈相比跖屈受限更明显。趾骨近端靠近背侧的楔形截骨可将踇趾恢复背伸位,从而改善运动弧度。治疗踇僵硬时,截骨术常同时行关节清理术,首例截骨术在一位痛性踇僵硬儿科患者身上进行[5]。5 位成年患者在接受截骨术后踇趾背伸度由术前的 5° 达到平均随访 28 个月后的 44°[24]。9 位患者有明显的疼痛缓解并可恢复正常的活动,8 位患者短期随访内对手术结果感到满意[25]。另一项研究,17 位 1 或 2 级患者(24 只患足)进行了 Moberg 截骨术和关节清理术[26],通过平均 5.2 年的随访,研究者们发现整体的手术满意度较高:96% 的患者愿意再次进行手术,58% 的患者疼痛消失,只有 42% 的患者自述有轻度疼痛。最近的一项研究对 34 名踇僵硬患者进行踇趾背侧关节清理术合并 Moberg 和 Akin

双重截骨术,随访至 22.5 个月,所有患者均达到影像学治愈标准;90% 患者自述手术效果较好,术后有疼痛缓解、踇趾功能恢复和穿鞋困难缓解[27]。只有一位患者因内置物移除进行了再次手术。最近有一项囊括 81 位患者的关节清理术合并近端趾骨截骨术治疗踇僵硬的疗效研究[28]。平均随访时间至 4.3 年时,第一跖趾关节的背屈角度增加了 27°(从术前的 32.7° 恢复到术后的 59.7°)。美国足踝外科学会(American Orthopaedic Foot and Ankle Society, AOFAS)平均评分从术前的 62.7 分增加至 88.7 分。影像学检查未发现趾间关节炎。69 位患者(85%)对治疗的结果感到满意,4 位患者(5%)进行了关节融合术治疗第一跖趾关节的持续性疼痛。

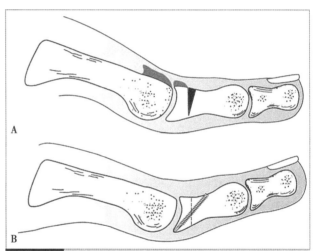

图 14-3　Moberg 截骨术示意图。图 A,计划切除部分已在图中标记;图 B,截骨术后示意图(已向作者获得转载许可,Seibert NR, Kadakia AR: Surgical management of hallux rigidus: Cheilectomy and osteotomy(phalanx and metatarsa). Foot Ankle Clin 2009; 14[1]: 9-22)

也有研究对第一跖骨远端截骨术用于踇僵硬及相关的跖骨抬高的治疗效果进行评估[29-31]。这些截骨术通过对第一跖趾关节的近端进行调整来改善关节的活动度并治疗背侧关节面覆盖。第一跖骨远侧干骺端的背侧四边形的楔形切除可改变跖骨头的跖侧关节软骨面方向,让关节面对合更为合理,保证关节在更好的功能位[32]。现有研究很难确切地解释清楚第一跖骨远端截骨在治疗踇僵硬的机制,原因主要有以下两点:①因为大部分踇僵硬患者其实还接受了关节清理术的治疗;②患者的症状是由踇僵硬或趾骨高位还是两者混合所致,目前并不明确。

关节镜

有研究报道开始使用关节镜治疗踇僵硬，但是目前没有比较性研究，关节镜的疗效仍不明确。关节镜可用于第一跖骨头的剥脱性骨软骨炎[32]。有报道称15位患者进行关节镜下的关节清理术后疗效较好，短期随访发现患者的创伤较小，恢复较快[33]。研究发现，通过关节镜治疗踇僵硬合并骨软骨损伤和籽骨病变的24位患者恢复较好，能很快恢复日常活动；对于不伴骨软骨损伤的患者，单纯关节镜下关节清理术和籽骨切除则效果不佳[34]。关节镜治疗踇僵硬的适应证和疗效目前并不明确，目前也不常规使用。

关节切除术

关节切除和填充成形术

关节切除和成形术最早在1904年被报道，直到现在它仍然是治疗晚期踇僵硬的有效手术方式[35]。虽然对最早的切除术进行了改良，现行的手术方案加入了关节填充技术，但是手术的基础操作仍然是将第一趾骨的基底部切除并联合使用关节清理术和（或）内侧骨突切除术进行关节减压。由于手术的功能后遗症以及实行补救手术的困难，Keller关节切除成形术和植入技术最好用于对活动需求不大的老年患者[36-38]。由于内源性肌肉附着的减少、关节静态和动态约束情况的改变以及因手术会导致骨的短缩，该手术常有后遗症，如，连枷踇、仰趾畸形、锤状趾、转移性跖骨痛、短趾、推力减退和不美观[37-43]。

改良Keller术合并关节填充成形术能够提高手术的治疗效果，并且可用于年轻且不想实施关节融合术患者的治疗。手术改良包括增大近端趾骨切开的倾斜角，保留踇短伸肌附着点同时进行踇短屈肌的自体组织或同种异体组织填充。一项研究对相对年轻、活动需求大的踇僵硬晚期患者实施截骨术合并关节填充成形术，即将踇短伸肌腱固定于踇短屈肌腱上，94%患者术后效果良好[44, 45]。另一项研究报道，11名患者接受增大倾斜角的近端趾骨切开术，保留踇短伸肌附着点并进行踇短屈肌周围填充后获得较好的疗效，所有患者保留了运动功能且未出现不稳定[46]。经过平均38个月的随访后研究发现，18名接受关节填充成形术的患者第一跖趾关节活动度平均增加37°，其中17名患者表示愿意再接受类似的手术[47]。研究者们因此得出结论：填充关节成形术是一种有效的治疗晚期踇僵硬的术式，并且其并发症没有既往报道的那么多。对7名患者进行关节成形术和股薄肌腱的自体填充后发现其屈肌功能得到很好的保留，第一跖趾关节的活动度增加[48]。另一项类似的研究发现，32位患者（42只病足）经过平均7.6年的随访后，有76%对手术完全满意，21.5%部分满意，2.5%对手术不满意。95%的患者术后症状得到改善，但9.5%自述出现转移性跖骨痛，另外19%的患者（全部为女性）表示对术后足部外观感到不满意。对87名Keller关节切除和成形术后的患者进行平均23年的随访后，研究者们发现只有5只病足需要进行二次翻修术[49]。患者AOFAS评分平均为83分。在73位没有二次进行翻修术的患者中有69（95%）位表明愿意接受同样的手术。

关节融合术

晚期踇僵硬患者经非手术治疗或关节保留术治疗无效后可选用第一跖趾关节融合术。关节融合术的首要适应证为晚期关节炎，无论病因为踇僵硬，晶体性、风湿性、炎症性、感染性关节炎均可用于治疗。跖趾关节成形术同样是一种有效的补救手术，它可用于不成功的关节清理术、关节切除与填充成形术和关节置换术的补救，当踇外翻和踇内翻畸形进行关节角度矫正后仍出现关节炎所致的疼痛，关节融合术也可对其进行治疗。

关节融合术一直以来被认为是晚期踇僵硬治疗的标准术式。吸烟、糖尿病、免疫抑制状态和依从性不好的患者在进行关节融合术和其他手术时均应注意。缓解疼痛是关节融合术的首要目的，第一跖趾关节融合后仍可达到生物力学和功能上的恢复。无论经历何种关节融合术，患者关心的仍是术后能否恢复日常的生活和娱乐活动。穿鞋是否受限也是患者关心的问题之一，尤其是对想要穿高跟鞋的女性而言。一项研究发现，为了代偿第一跖趾关节活动度的减少，术后踇趾和足内侧受力增加，正常的踝关节活动也有细微的改变（踝关节跖屈减少，足尖离地的能量也减少）[50]。但是其他的步态分析研究没有发现第一跖趾关节融合术后的变化。

关节固定的方法包括克氏针固定、交叉螺钉固定、齐缝钉、外固定、锁定和非锁定的钢板螺钉固定[51]（图14-4）。每一种固定方法都可有效达到治疗目标，但是临床上方案的选择主要由外科医生的个人偏好决定。除了固定的方法，选择合适的关节固定的位置对于保留关节功能避免术后机体代偿性改变也十分重要。

踇趾应与其功能位进行融合，具体的位置为背

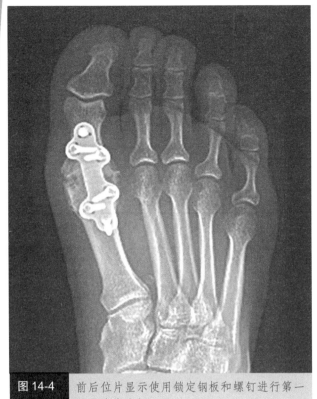

图 14-4　前后位片显示使用锁定钢板和螺钉进行第一跖趾关节融合

屈约 20°～30° 和外翻 5°～15°[51-54]。蹈趾融合后对位不良将有严重运动困难。蹈趾过度背屈位可使趾尖在穿鞋时过度刺激，趾间关节代偿性地负重增加，还可出现转移性跖骨痛。对于有穿高跟鞋需求的患者，蹈趾背屈角度可适当增加，但是实际临床工作中仍需谨慎[51, 55]（图 14-5）。过度跖屈位可使趾尖离地时步态僵硬，还可出现趾间关节代偿性负重增加和趾跖侧过度负重。蹈趾的位置还需要根据中足和后足是否在矢状面存在畸形上进行调整。第一跖骨的倾斜角受其他畸形的影响，如，跖骨抬高、高弓内翻

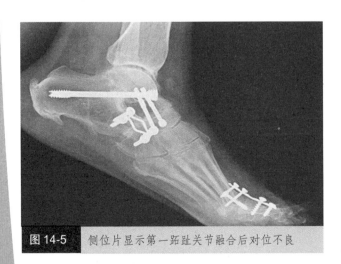

图 14-5　侧位片显示第一跖趾关节融合后对位不良

足和扁平足[51]。术前应对蹈趾的位置进行准确的测量，应包括承重时足外侧的影像学表现和测量第一跖骨与近端趾骨之间的角度。术中确定蹈趾背屈角度最有效的方法是利用无菌手术托盘模仿足在平地受力时的状态。

蹈趾在冠状面上应有 5°～15° 的外侧成角，并且在临床上应考虑与小趾的对线关系，是否存在跖内收和跖骨间角度过大等情况。术后蹈内翻畸形可导致趾与鞋之间的冲击较大产生疼痛，并加剧趾间关节炎的发生。蹈外翻则可增加鞋对第二趾的冲击产生痛感。评估旋转对线的办法主要是通过观察蹈趾甲床与 2～5 趾之间的相对位置关系。虽然对于其他方向上融合对位正常蹈趾的，医源性的旋转对位不良更多的是美观的问题，但也应该把关节融合在一个旋转中立位。

据报道关节融合术后愈合的概率为 90%～100%，患者的足部功能均有较好恢复[10]。平均随访 6.7 年后，一项研究发现所有的 34 名患者手术后有 94% 发生了关节融合，术后效果均较好[10]。对 60 只病足进行平行螺钉融合后，平均 44 个月的随访，研究者发现患者的关节融合率达 100%[56]。手术的满意度一致较高，大多数患者均可恢复正常的体育活动。

假体置换

第一跖趾关节假体置换可使患者疼痛缓解，关节活动度保留，相比关节融合术获得更好的关节功能，预防邻近关节退变或转移性负重。原来用于治疗蹈僵硬的假体与全膝关节置换和髋关节成形术类似，但是现在关节假体有革命性的变化。既往的失败案例和补救重建术困难使假体置换术在临床上不常采用，但是假体设计的改善和相比于关节融合而言关节置换的理论优势使得置换术重新成为人们关注的热点。目前很少有研究将假体置换术与关节融合术的疗效进行比较，而后者长期以来被认为是治疗蹈僵硬的标准术式。

最开始广泛开展的关节置换术使用硅橡胶材料进行半关节成形术，设计目标是保留蹈趾长度和恢复关节功能[57]。因为手术失败率和骨质溶解发生率较高，再次重建手术困难的原因，这种设计很快被抛弃。对 66 名风湿性关节炎、蹈僵硬、手术治疗失败的蹈囊炎患者进行双柄硅胶假体置换后手术失败率达 10%，近 1/3 的患者出现溶骨性改变[58]。一项包括 91 名患者的研究得到相似的结果，移植的失败率较高，但是患者主观上大体满意[59]。除了假体骨折和

骨溶解，关节置换的其他并发症包括硅胶滑膜炎，由硅树脂碎片引发的异体排斥反应和全身性炎症渗出。

后来的移植物设计采用金属材料作为关节承重面[60]。早期的半关节成形术使用钴铬合金作为第一跖趾关节的趾骨关节面。一项研究对 279 名蹈僵硬、风湿性关节炎或蹈囊炎手术治疗失败者进行关节置换并随访 33 年发现，95% 的患者临床结局较好[60]。其他的临床试验则无法达到类似的满意效果。另一项研究对 37 名患者进行半关节成形术，平均随访 33 个月后在继续随访的 28 名患者中 5 位表示对手术结果不完全满意[61]。其中 4 位出现了假体错位，3 位由于手术失误出现了假体下陷和松动。一项包括 41 只病趾并进行为期 6 年随访的回顾性研究发现患者的手术翻修率较高，只有 67% 的患者对手术感到满意[62]。平均手术 29 个月后，17% 的患者进行了二次翻修手术。一项对 Townley 半关节成形术和关节融合术进行疗效比较的研究发现关节融合术能够更好地缓解患者的症状，术后的功能恢复也较好[63]。21 名施行Townley 半关节成形术的患者中有 7 名患者的手术结果不满意，但同样 21 名进行关节融合术的患者中只有 1 位出现不满意的手术结果。

在第一跖骨而不是近节趾骨放置假体的手术于 2005 年被引进，该手术使用与膝关节和肩关节炎治疗中类似的技术和假体。该手术的早期治疗效果较好。30 名接受 HemiCAP（关节面）移植物治疗的患者在平均随访至 27 个月时，关节活动角度、AOFAS 评分和医学结局研究简易量表 -36（SF-36）评分均增加[64]。所有的患者均表示对手术感到满意，5 年随访时移植物的存活率达 87%。

最新的假体使用金属 - 聚乙烯材料作为关节面，并进行加固和压力适配。现有的研究大多数只关注特定假体的治疗效果，很少有针对不同材料治疗效果之间的比较或前瞻性研究[65-68]。一项前瞻性的随机性临床试验比较了第一跖趾关节融合术与全关节置换术对治疗有症状的蹈僵硬患者的疗效差异[69]。经过 2 年的随访，进行关节融合术的 38 只病足中有 82% 病情得到改善，而接受关节置换术的 39 只病足中只有 45% 取得较好的疗效。6 位接受关节置换术的患者出现趾骨移植物松动，并进行了手术移除。其余接受关节置换术的患者关节活动度较差，并且足部承重点向外侧转移。40% 接受关节置换术的患者表示不会再接受这样的治疗。

总体上而言，使用假体置换是治疗蹈僵硬的选择之一，但是目前的比较性研究较少，在许多研究中

均报道了该手术较高的并发症发生率（图 14-6）。随着移植物设计的改善和高质量的随机性临床试验的开展，关节置换技术仍具有广阔的前景。

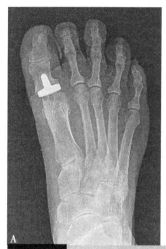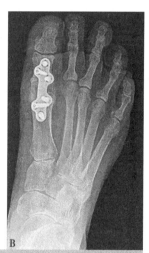

图 14-6　图 A，正位片为一例失败的第一跖趾关节半关节成形术；图 B，此病例翻修行融合治疗

总结

蹈僵硬是以第一跖趾关节进行性关节活动度下降、关节间隙狭窄和骨赘形成为临床特征的关节痛性退行性疾病。在进行手术治疗前患者应尝试非手术治疗进行病情控制。手术方案的选择应结合患者关节炎的病情分级和临床症状。目前仍需要长时间随访的比较性研究确定晚期蹈僵硬的最佳治疗方案。

（武勇　何琦非 译）

参考文献

1. Davies-Colley M: Contraction of the metatarsophalangeal joint of the great toe. *BMJ* 1887;1:728.

2. Cotterill JM: Stiffness of the great toe in adolescents. *Br Med J* 1887;1(1378):1158.

3. Coughlin MJ: Conditions of the forefoot, in DeLee J, Drez D, eds: *Orthopaedic Sports Medicine: Principles and Practice*. Philadelphia, PA, WB Saunders, 1994, pp 221-244.

4. Coughlin MJ, Shurnas PS: Hallux rigidus: Demographics, etiology, and radiographic assessment. *Foot Ankle Int* 2003;24(10):731-743.

5. Bonney G, Macnab I: Hallux valgus and hallux rigidus: A critical survey of operative results. *J Bone Joint Surg Br* 1952;34-B(3):366-385.

6. Coughlin MJ, Mann RA: Arthrodesis of the first metatarsophalangeal joint as salvage for the failed Keller procedure. *J Bone Joint Surg Am* 1987;69(1):68-75.

7. Yee G, Lau J: Current concepts review: Hallux rigidus. *Foot Ankle Int* 2008;29(6):637-646.

   The etiology, nonsurgical management, and surgical treatment of hallux rigidus were summarized. Studies of cheilectomy, osteotomy, arthrodesis, and arthroplasty were evaluated based on level of evidence. Cheilectomy was supported for grade 1 or 2 hallux rigidus. Arthrodesis was the mainstay treatment for advanced disease. There was inadequate evidence to support osteotomy, interposition arthroplasty, or prosthetic arthroplasty.

8. Mann RA, Clanton TO: Hallux rigidus: Treatment by cheilectomy. *J Bone Joint Surg Am* 1988;70(3):400-406.

9. Nilsonne H: Hallux rigidus and its treatment. *Acta Orthop Scand* 1930;1:295-303.

10. Coughlin MJ, Shurnas PS: Hallux rigidus: Grading and long-term results of operative treatment. *J Bone Joint Surg Am* 2003;85-A(11):2072-2088.

11. Coughlin MJ, Shurnas PJ: Soft-tissue arthroplasty for hallux rigidus. *Foot Ankle Int* 2003;24(9):661-672.

12. Horton GA, Park YW, Myerson MS: Role of metatarsus primus elevatus in the pathogenesis of hallux rigidus. *Foot Ankle Int* 1999;20(12):777-780.

13. Smith RW, Katchis SD, Ayson LC: Outcomes in hallux rigidus patients treated nonoperatively: A long-term follow-up study. *Foot Ankle Int* 2000;21(11):906-913.

14. Solan MC, Calder JD, Bendall SP: Manipulation and injection for hallux rigidus: Is it worthwhile? *J Bone Joint Surg Br* 2001;83(5):706-708.

15. Zammit GV, Menz HB, Munteanu SE, Landorf KB, Gilheany MF: Interventions for treating osteoarthritis of the big toe joint. *Cochrane Database Syst Rev* 2010;9:CD007809.

   Only one study of interventions for hallux rigidus fulfilled the inclusion criteria; that study evaluated physical therapy in the treatment of osteoarthritis of the great toe.

16. McNeil DS, Baumhauer JF, Glazebrook MA: Evidence-based analysis of the efficacy for operative treatment of hallux rigidus. *Foot Ankle Int* 2013;34(1):15-32.

   An evidence-based literature review of surgical interventions for hallux rigidus found fair evidence to support the use of arthrodesis for hallux rigidus; poor evidence to support cheilectomy, osteotomy, and arthroplasty; and insufficient evidence for cheilectomy with osteotomy.

17. Kim YS, Park EH, Lee HJ, Koh YG, Lee JW: Clinical comparison of the osteochondral autograft transfer system and subchondral drilling in osteochondral defects of the first metatarsal head. *Am J Sports Med* 2012;40(8):1824-1833.

   A retrospective review of first metatarsal head osteochondral defects treated with the osteochondral autograft transfer system or subchondral drilling in 24 patients found that defect size greater than 50 mm and presence of subchondral cysts were important predictors of poor outcome in subchondral drilling. There was no between-group difference in visual analog scores, but AOFAS scores were substantially poorer after subchondral drilling.

18. Smith SM, Coleman SC, Bacon SA, Polo FE, Brodsky JW: Improved ankle push-off power following cheilectomy for hallux rigidus: A prospective gait analysis study. *Foot Ankle Int* 2012;33(6):457-461.

   Gait analysis 4 weeks before and at least 1 year after cheilectomy in patients with grade 1 or 2 hallux rigidus found substantial postsurgical improvement.

19. Mann RA, Coughlin MJ, DuVries HL: Hallux rigidus: A review of the literature and a method of treatment. *Clin Orthop Relat Res* 1979;142:57-63.

20. Gould N: Hallux rigidus: Cheilotomy or implant? *Foot Ankle* 1981;1(6):315-320.

21. Hattrup SJ, Johnson KA: Subjective results of hallux rigidus following treatment with cheilectomy. *Clin Orthop Relat Res* 1988;226:182-191.

22. Easley ME, Davis WH, Anderson RB: Intermediate to long-term follow-up of medial-approach dorsal cheilectomy for hallux rigidus. *Foot Ankle Int* 1999;20(3):147-152.

23. Feltham GT, Hanks SE, Marcus RE: Age-based outcomes of cheilectomy for the treatment of hallux rigidus. *Foot Ankle Int* 2001;22(3):192-197.

24. Kessel L, Bonney G: Hallux rigidus in the adolescent. *J Bone Joint Surg Br* 1958;40-B(4):669-673.

25. Moberg E: A simple operation for hallux rigidus. *Clin Orthop Relat Res* 1979;142:55-56.

26. Thomas PJ, Smith RW: Proximal phalanx osteotomy for the surgical treatment of hallux rigidus. *Foot Ankle Int* 1999;20(1):3-12.

27. Hunt KJ, Anderson RB: Biplanar proximal phalanx closing wedge osteotomy for hallux rigidus. *Foot Ankle Int* 2012;33(12):1043-1050.

   A retrospective review of 34 patients who underwent cheilectomy and biplanar oblique closing-wedge proximal phalanx (Moberg-Akin) osteotomy for hallux rigidus or hallux valgus interphalangeus found that all osteotomies healed and 90% of patients had a good or excellent result. Radiographic angles were improved.

28. O'Malley MJ, Basran HS, Gu Y, Sayres S, Deland JT: Treatment of advanced stages of hallux rigidus with cheilectomy and phalangeal osteotomy. *J Bone Joint Surg Am* 2013;95(7):606-610.

   In 81 patients who underwent cheilectomy and proximal phalangeal extension osteotomy for grade 3 hallux rigidus, dorsiflexion improved significantly, and 85% were satisfied at 4.3-year follow-up. AOFAS scores were significantly improved, but 5% later required arthrodesis.

29. Seibert NR, Kadakia AR: Surgical management of hallux rigidus: Cheilectomy and osteotomy (phalanx and metatarsal). *Foot Ankle Clin* 2009;14(1):9-22.

   Generally, cheilectomy was found to be indicated for treatment of mild to moderate arthrosis. Metatarsal and phalangeal osteotomies are useful joint-sparing procedures. For severe arthrosis, fusion or joint arthroplasty is appropriate.

30. Malerba F, Milani R, Sartorelli E, Haddo O: Distal oblique first metatarsal osteotomy in grade 3 hallux rigidus: A long-term followup. *Foot Ankle Int* 2008;29(7):677-682.

An oblique distal osteotomy was described for the treatment of hallux rigidus in 20 patients with metatarsus primus elevatus. At a mean 11-year follow-up, AOFAS scores had increased from 44 to 82. The average motion of the first MTP joint increased from 8° to 44°. Patient satisfaction was high, and the complication rate was low.

31. Watermann H: Die arthritis deformans des großzehen-grundgelenkes als selbständiges krankheitsbild. *Z Orthop Chir* 1927;48:346-355.

32. Bartlett DH: Arthroscopic management of osteochondritis dissecans of the first metatarsal head. *Arthroscopy* 1988;4(1):51-54.

33. Iqbal MJ, Chana GS: Arthroscopic cheilectomy for hallux rigidus. *Arthroscopy* 1998;14(3):307-310.

34. van Dijk CN, Veenstra KM, Nuesch BC: Arthroscopic surgery of the metatarsophalangeal first joint. *Arthroscopy* 1998;14(8):851-855.

35. Keller WL: The surgical treatment of bunions and hallux valgus. *NY State Med J* 1904;80:741-742.

36. Shereff MJ, Baumhauer JF: Hallux rigidus and osteoarthrosis of the first metatarsophageal joint. *J Bone Joint Surg Am* 1998;80(6):898-908.

37. Schenk S, Meizer R, Kramer R, Aigner N, Landsiedl F, Steinboeck G: Resection arthroplasty with and without capsular interposition for treatment of severe hallux rigidus. *Int Orthop* 2009;33(1):145-150.

Patients with grade 2 or 3 hallux rigidus were treated with the Keller procedure with cheilectomy and interposition arthroplasty or the Keller procedure alone. At 15-month follow-up, there were no differences in AOFAS scores, patient satisfaction, or range of motion. The rate of osteonecrosis of the first metatarsal head was high in both patient groups.

38. Keiserman LS, Sammarco VJ, Sammarco GJ: Surgical treatment of the hallux rigidus. *Foot Ankle Clin* 2005;10(1):75-96.

39. Reize P, Schanbacher J, Wülker N: K-wire transfixation or distraction following the Keller-Brandes arthroplasty in Hallux rigidus and Hallux valgus? *Int Orthop* 2007;31(3):325-331.

40. Sizensky JA: Forefoot and midfoot arthritis: What's new in surgical management. *Curr Opin Orthop* 2004;15:55-61.

41. Fuhrmann RA, Anders JO: The long-term results of resection arthroplasties of the first metatarsophalangeal joint in rheumatoid arthritis. *Int Orthop* 2001;25(5):312-316.

42. Altınmakas M, Şarlak O, Gür E, Gültekin N, Kırdemir V, Baydar M: Halluks valgus deformitesinde Keller rezeksiyon artroplastisi. *Acta Orthop Traumatol Turc* 1991;25:4-7.

43. Anderl W, Knahr K, Steinböck G: Long term results of the Keller-Brandes method of hallux rigidus surgery[in German]. *Z Orthop Ihre Grenzgeb* 1991;129(1):42-47.

44. Hamilton WG, O'Malley MJ, Thompson FM, Kovatis PE: Capsular interposition arthroplasty for severe hallux rigidus. *Foot Ankle Int* 1997;18(2):68-70.

45. Hamilton WG, Hubbard CE: Hallux rigidus: Excisional arthroplasty. *Foot Ankle Clin* 2000;5(3):663-671.

46. Can Akgun R, Şahin Ö, Demirörs H, Cengiz Tuncay İ: Analysis of modified oblique Keller procedure for severe hallux rigidus. *Foot Ankle Int* 2008;29(12):1203-1208.

Eleven patients with grade 3 or 4 hallux rigidus were treated with a modified oblique Keller resection with interposition arthroplasty. Range of motion and AOFAS scores were significantly improved at 27-month follow-up.

47. Kennedy JG, Chow FY, Dines J, Gardner M, Bohne WH: Outcomes after interposition arthroplasty for treatment of hallux rigidus. *Clin Orthop Relat Res* 2006;445(445):210-215.

48. Coutts A, Kilmartin TE, Ellis MJ: The long-term patient focused outcomes of the Keller's arthroplasty for the treatment of hallux rigidus. *Foot (Edinb)* 2012;22(3):167-171.

A review of patients who underwent Keller excisional arthroplasty for grade 4 hallux rigidus found that 76% were completely satisfied at a mean 7.6-year follow-up, and 95% reported symptom improvement; 9.5% reported transfer metatarsalgia, and 19% were unhappy with cosmetic appearance of the hallux.

49. Schneider W, Kadnar G, Kranzl A, Knahr K: Long-term results following Keller resection arthroplasty for hallux rigidus. *Foot Ankle Int* 2011;32(10):933-939.

Keller resection arthroplasty for hallux rigidus was reviewed in 87 patients at 23-year follow-up. Only 5% required revision surgery, and 94% stated they would have the surgery again. Pedobarograph studies showed moderate weight-bearing alterations. Outcome scores were comparable to age-matched norms.

50. DeFrino PF, Brodsky JW, Pollo FE, Crenshaw SJ, Beischer AD: First metatarsophalangeal arthrodesis: A clinical, pedobarographic and gait analysis study. *Foot Ankle Int* 2002;23(6):496-502.

51. Kelikian AS: Technical considerations in hallux metatarsalphalangeal arthrodesis. *Foot Ankle Clin* 2005;10(1):167-190.

52. Harper MC: Positioning of the hallux for first metatarsophalangeal joint arthrodesis. *Foot Ankle Int* 1997;18(12):827.

53. Conti SF, Dhawan S: Arthrodesis of the first metatarsophalangeal and interphalangeal joints of the foot. *Foot Ankle Clin* 1996;1:33-53.

54. Fitzgerald JA: A review of long-term results of arthrodesis of the first metatarso-phalangeal joint. *J Bone Joint Surg Br* 1969;51(3):488-493.

55. Esway JE, Conti SF: Joint replacement in the hallux metatarsophalangeal joint. *Foot Ankle Clin* 2005;10(1):97-115.

56. Brodsky JW, Passmore RN, Pollo FE, Shabat S: Functional outcome of arthrodesis of the first metatarso-

phalangeal joint using parallel screw fixation. *Foot Ankle Int* 2005;26(2):140-146.

57. Wenger RJ, Whalley RC: Total replacement of the first metatarsophalangeal joint. *J Bone Joint Surg Br* 1978;60(1):88-92.

58. Cracchiolo A III, Weltmer JB Jr, Lian G, Dalseth T, Dorey F: Arthroplasty of the first metatarsophalangeal joint with a double-stem silicone implant: Results in patients who have degenerative joint disease failure of previous operations, or rheumatoid arthritis. *J Bone Joint Surg Am* 1992;74(4):552-563.

59. Granberry WM, Noble PC, Bishop JO, Tullos HS: Use of a hinged silicone prosthesis for replacement arthroplasty of the first metatarsophalangeal joint. *J Bone Joint Surg Am* 1991;73(10):1453-1459.

60. Townley CO, Taranow WS: A metallic hemiarthroplasty resurfacing prosthesis for the hallux metatarsophalangeal joint. *Foot Ankle Int* 1994;15(11):575-580.

61. Taranow WS, Moutsatson MJ, Cooper JM: Contemporary approaches to stage II and III hallux rigidus: The role of metallic hemiarthroplasty of the proximal phalanx. *Foot Ankle Clin* 2005;10(4):713-728, ix-x.

62. Jelinek A, Anderson J, Bohay D: Management of hallux rigidus: The metallic hemiarthroplasty resurfacing prosthesis revisited. *Foot Ankle Surg* 2007;13(2):99-106.

63. Raikin SM, Ahmad J, Pour AE, Abidi N: Comparison of arthrodesis and metallic hemiarthroplasty of the hallux metatarsophalangeal joint. *J Bone Joint Surg Am* 2007;89(9):1979-1985.

64. Kline AJ, Hasselman CT: Metatarsal head resurfacing for advanced hallux rigidus. *Foot Ankle Int* 2013;34(5):716-725.

A prospective study of 26 patients with grade 2 or 3 hallux rigidus treated with HemiCAP metallic resurfacing arthroplasty of the metatarsal head found that active range of motion had increased from 19.7° to 47.9° at 27-month follow-up. Outcome scores had improved significantly. Implant survivorship was 87% at 5-year follow-up.

65. Fuhrmann RA, Wagner A, Anders JO: First metatarsophalangeal joint replacement: The method of choice for end-stage hallux rigidus? *Foot Ankle Clin* 2003;8(4):711-721, vi.

66. Ess P, Hämäläinen M, Leppilahti J: Non-constrained titanium-polyethylene total endoprosthesis in the treatment of hallux rigidus: A prospective clinical 2-year follow-up study. *Scand J Surg* 2002;91(2):202-207.

67. Konkel KF, Menger AG: Mid-term results of titanium hemi-great toe implants. *Foot Ankle Int* 2006;27(11):922-929.

68. Pulavarti RS, McVie JL, Tulloch CJ: First metatarsophalangeal joint replacement using the bio-action great toe implant: Intermediate results. *Foot Ankle Int* 2005;26(12):1033-1037.

69. Gibson JN, Thomson CE: Arthrodesis or total replacement arthroplasty for hallux rigidus: A randomized controlled trial. *Foot Ankle Int* 2005;26(9):680-690.

第15章
次趾的畸形

J.Kent Ellington, MD, MS

简介

次趾的畸形看起来并不十分重要,但其实不管穿鞋还是不穿鞋,次趾的畸形同样可以严重影响患者的日常生活。由于创伤、内在肌肉力量不平衡、神经疾病、感染性疾病、不合适的鞋、糖尿病、姆外翻或者先天疾病的原因,都可能导致次趾的畸形。针对不同人群的研究发现,澳大利亚人和瑞典人前足手术中有 28%~46% 的是对次趾畸形的治疗[1, 2]。对于有症状的、需要干预的次趾畸形,有多种手术和非手术的方式可供选择。

槌状趾、锤状趾和爪形趾

病因和发病机制

要正确认识这些畸形、病变的发生,理解次趾基本解剖结构非常重要。次趾在压力的分担和脚的平衡维持方面有重要作用。次趾的畸形可导致疼痛、胼胝形成、转移性跖痛或皮损以及继发的步态改变。畸形一开始都是柔软的,但是随着病情的进展,畸形会变得僵硬。

槌状趾是由于远端趾间关节(distal interphalangeal,DIP)屈曲造成的,锤状趾是由于近端趾间关节(proximal interphalangeal,PIP)屈曲,可累及也可以不累及远端趾间关节。爪形趾是跖趾关节背伸,并伴有远端、近端趾间关节的屈曲造成的(图 15-1)。

爪形趾常常伴有神经肌肉的病变,多表现为多个脚趾或者双足受累。而锤状趾常常单发,以第二趾最为常见[3]。

次趾的静态稳定结构包括跖板、关节囊、跖侧的腱膜以及侧副韧带,动态稳定结构包括外在肌群[趾长伸肌(extensor digitorum longus,EDL)和趾长屈肌(flexor digitorum longus,FDL)]、内在肌群(趾短伸肌和趾短屈肌)、蚓状肌和骨间肌。趾长屈肌腱至于远节趾骨,有屈远端趾间关节的作用,趾短屈肌腱止于中节趾骨,有屈近端趾间关节的作用。因此没有直接止于近节趾骨的屈肌,跖趾关节没有拮抗肌的作用就一致保持在伸直位,导致只有 DIP 和 PIP 能屈曲。趾长伸肌肌腱在近节趾骨上面分成了 3 束(图 15-2);中间束止于中节趾骨基底、内外侧束沿两侧走形,汇合成终末腱(terminal tendon),止于远节趾骨基底。跖横韧带把内在肌群分为了背侧的骨间肌和跖侧的蚓状肌。这些肌肉都位于跖趾关节的跖侧,为跖趾关节提供跖屈的力。固有肌延跖侧到近端趾间关节和远端趾间关节,起到伸这些关节的作用[4]。锤状趾和爪形趾都是由于脚趾这些长伸肌和屈肌的挛缩力量超过了力量相对较弱的固有肌,导致了肌力不平衡造成的[5]。

这些畸形经常会涉及跖趾关节,跖趾关节的稳定结构有侧副韧带和跖板。当畸形进展,跖板变薄,就导致了近节趾骨相对于跖骨头向跖侧的半脱位。跖骨的脂肪垫被挤到远端,跖骨头向跖侧下沉,从而出现了转移性跖痛。

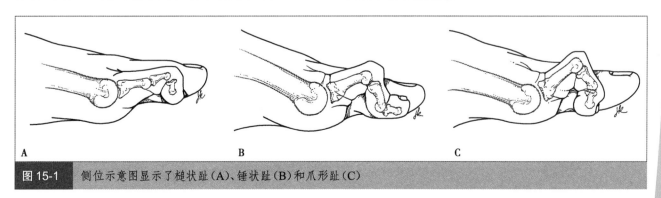

A	B	C

图 15-1　侧位示意图显示了槌状趾(A)、锤状趾(B)和爪形趾(C)

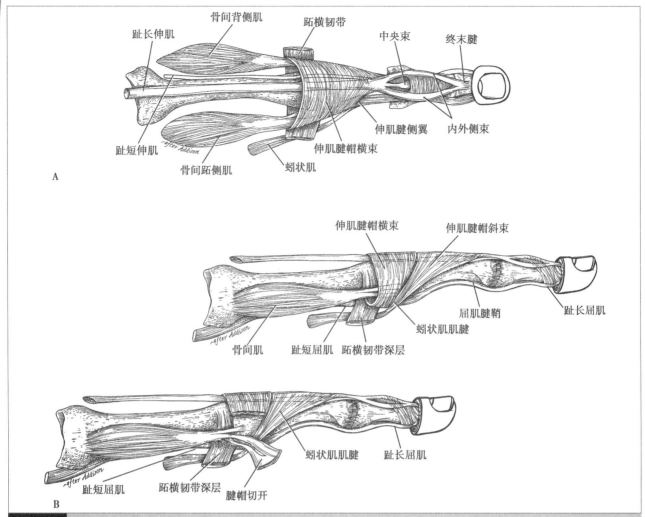

图 15-2　图示为次趾的解剖结构。图 A，为背侧的外在和内在肌肉系统，趾长伸肌（EDL）肌腱经过跖趾关节背侧，分为了 3 束。中央束延伸到近端趾间关节，外侧和内侧束形成终末腱，延伸到了远端趾间关节（DIP）。这条肌腱在跖趾关节的部分穿过伸肌腱腱帽，腱帽包括起于趾长伸肌的内外侧的腱纤维鞘膜。图 B，外侧外在（顶部）和内侧（底部）肌群。趾长屈肌肌腱止于远节趾骨跖侧基底，有屈 DIP 关节的作用，趾短屈肌（FDB）肌腱被中间的 FDL 分为了内外侧两部分，止于中节趾骨基底；这条韧带负责屈近端之间关节

临床评估

患者通常主诉为穿鞋不适，近节跖趾关节处胼胝、鸡眼形成，脚趾尖端疼痛。患者还可能出现跖趾关节下方的胼胝和疼痛。许多畸形在坐位时并不能很好的鉴别，因而站立和坐位的足部查体都是需要的。还应评估踇趾的位置是否可能影响了次趾的畸形。患者神经血管的状态也很重要，因为神经的状况可能是潜在的病因。如果考虑手术治疗，必须评估软组织的情况，看其是否能够顺利愈合。

坐位主要为了检查畸形是柔软的还是僵硬的，当踝关节被动放在跖屈位时，柔软的脚趾畸形是可以矫正的，但是如果是僵硬的畸形就不能矫正。可以用垂直方向的抽屉实验来检查跖趾关节的稳定性。还要

完成标准的 X 负重位平片，因为这样才能很好的评估踇外翻、跖内收的情况和次趾的相对长度。严重的次趾屈曲畸形，还能在正位上观察到所谓的枪筒征（gun barrel sign）（译者注：即 X 正位平片上，由于近节趾骨过伸，投照时相当于趾骨轴向的投照，使近节趾骨远近的端的骨髁重叠，从而表现出枪筒征）。

非手术治疗

大部分患者，一开始都是可以选择非手术治疗的。可以鼓励、建议患者穿鞋头宽大、高的鞋，以适应脚趾的畸形，缓解鞋对脚趾的挤压、撞击。应该避免穿后跟高的鞋，因为这会增大前足的应力。定期修剪或者削除痛性胼胝可能也会有效。如果畸形是

柔软的而非僵硬的，用带子束缚捆扎，也可以改善力线，但是这项技术尚未证实有长期的疗效。在痛性胼胝下面垫硅胶垫或者定制的鞋垫，可以缓解骨突受压的疼痛，但是如果要长期在受压的地方都垫垫子其实也比较繁琐笨重。

手术治疗

　　矫正次趾的畸形有许多手术方式可供选择，包括软组织的松解、骨的矫形手术或者两者的结合。合理有序的入路是手术得于实施的基础。术前谈话需向患者详细地告知解释不能回复到正常的脚趾功能，术后常常存在僵硬、脚趾变短以及长期的感觉麻木。漂浮趾、术后复发、矫正不充分以及血管损伤后的截趾都是可能发生的[6]。

槌状趾

　　槌状趾并不是十分常见，但是一般有锤状趾都会造成脚趾趾尖的疼痛，如果畸形是柔软的，通过在远端趾间关节处经皮切断屈肌腱是比较容易矫正畸形的。这个操作在处置室用脚趾阻滞麻醉就可以完成。僵硬的畸形需要行远端趾间关节的融合或者关节置换，这些手术可以用中央的纵切口，也可以用椭圆的横切口。椭圆切口在切除诸如胼胝这种需要切除多余的皮肤时，更具优势。伸肌腱、关节囊、侧副韧带需要被松解。屈趾长肌也可以通过这个切口进行松解。固定的时候，小到简单的克氏针，大到髓内固定物都可以用[7-9]（图 15-3）。用克氏针的时候，有时可能需要穿过近侧的趾间关节，来获得近侧的把持力。

锤状趾

　　僵硬还是柔软也是影响锤状趾手术决策的一个重要因素。柔软的畸形在站立位时可表现出畸形，但当主动掰脚趾或者让患者跖屈的时候，畸形可以得到矫正；但僵硬的畸形通过这些方法就不能被矫正。一个柔软的畸形可以通过屈趾长肌转位的方式得到矫正，但是如果是僵硬的，就需要进行近端趾间关节的融合和置换。

　　有许多矫正近端趾间关节的手术操作，包括软组织和关节囊切开松解、肌腱的松解和转位、近节趾骨髁的切除、近端趾间关节的置换/融合、骨干切除术、硅胶假体植入、截骨、部分近端趾骨切除术。而且固定方法也各式各样，有用钉、钢丝、螺钉、骨针（栓）、可吸收钉、趾骨植入矫形器或者髓内固定物的[8-20]。

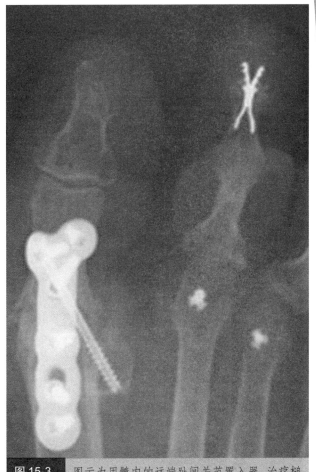

图 15-3　图示为用髓内的远端趾间关节置入器，治疗槌状趾

　　在用肌腱移位矫正屈趾畸形的时候，为了保留有限的活动度，可以劈开趾长屈肌腱转位到近节趾骨的伸肌腱腱帽上[18]。这有时还可以和近端趾间关节置换/融合术一块使用。肌腱转位可以用来防止脚趾的进一步跖屈畸形，也可以矫正锤状趾。在脚趾的跖侧基底显露趾长屈肌，在远节趾骨的位置经皮松解切断趾长屈肌，送到近侧跖侧的切口，劈开肌腱，分别把内外侧两部分放到近节趾骨基底两侧相对应的位置。仔细辨认肌腱的位置，确保在血管神经束的深方，在伸肌腱腱帽的浅层。再在背侧做一个切口，把趾长屈肌的内外两部分分别和伸肌腱帽缝在一起，并使脚趾维持在一个轻度跖屈的位置，保持矫正的张力。

　　僵硬性的畸形需要结合去除骨质的手术才能矫正，通常用的是近端趾间关节置换和融合术。通常是用一个在近端趾间关节上方的纵切口，或者椭圆的横切口。去除伸肌腱腱帽，在平行于关节面、垂直于骨干的方向，用骨刀或者箭矢形的微型锯子，切除近节趾骨髁。

关节面处理好后，固定近端趾间关节。通常，克氏针先顺行从脚趾尖穿出，再逆行穿过近端趾间关节（图 15-4）。用克氏针固定其实有一些缺点，最明显的是给患者带来不便，而且还有折断、移位、针道感染和意外拔出等风险。另外，患者还要忍受直接在诊室拔针可能带来的疼痛，矫形位置也有可能丢失。因而出现了一些其他的替代方法，比如关节成形术。不像融合术，为了能愈合，关节两端都被切除，切除关节成形术，为了术后有活动，只有一半的关节被切除[7-10, 13, 15, 17, 20]（图 15-5）。这些手术都可以用针、钢丝、钉、骨针（栓）、可吸收钉、髓内固定物和趾骨植入术完成。

爪形趾

根据定义，爪形趾有跖趾关节的病变。对爪形趾近端或者远端趾间关节的处理就和前面描述的锤状趾和槌状趾相同。然而，为了充分矫正爪形趾，跖趾关节也需要矫正。出于这个目的，软组织手术、跖板修补以及跖骨的截骨都可能会用到，其中，软组织手术可能涉及跖趾关节的背侧关节囊、侧副韧带、跖板的松解。在跖趾关节上方行纵切口，根据需要，保留、切断或者延长伸肌腱。对于交叉趾畸形（crossover deformity），在近端切断趾短伸肌，移到跖横韧带的深层，并移位固定到松弛的一侧，以此来提供静态的稳定（图 15-6）。

通过横斜形的截骨和软组织松解术，跖趾关节的畸形得到了纠正（图 15-7）。即便术中很仔细，次趾跖趾关节常常术后会轻度转朝上方，这个时候用针固定的时候可以轻微的跖屈，或者术后用石膏支具固定（图 15-8）。

跖板的不稳定近来越来越受到重视，并有学者提出了分级系统，来指导制订治疗计划[21, 22]。在爪形趾的诊疗过程中，应该认识到跖板的重要性。不断有新的技术和器械被发明出来用于直接解剖修补跖板，这些方法中，通过钻好的孔，抓取跖板然后固定到近节趾骨基底上（图 15-9）。

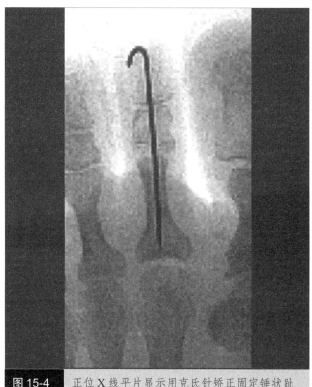

图 15-4　正位 X 线平片显示用克氏针矫正固定锤状趾

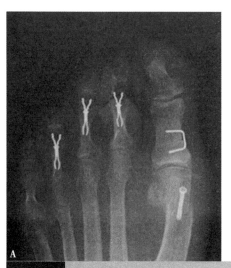
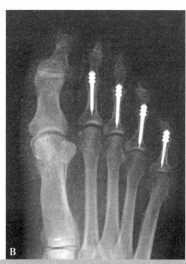
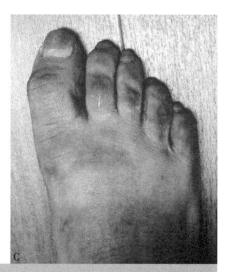

图 15-5　用近节趾骨髓内植入物治疗锤状趾。图 A，正位显示的是固定器；图 B，正位显示的是 Protoe 髓内固定器；图 C. 患者术后体位像

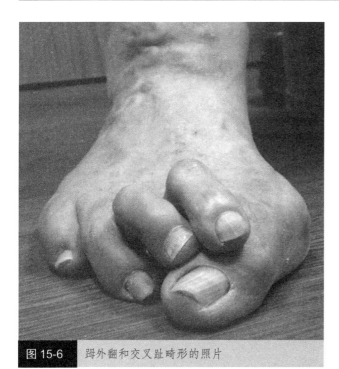

图 15-6　蹈外翻和交叉趾畸形的照片

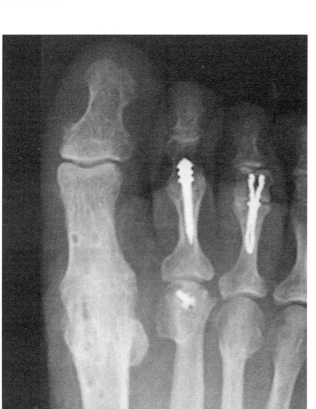

图 15-7　Weil 截骨的正位片

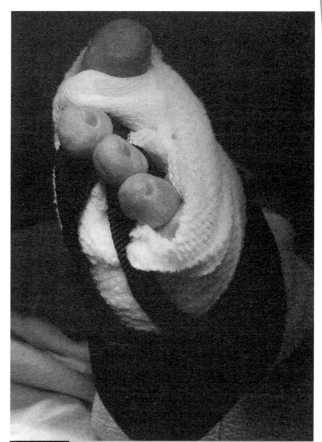

图 15-8　爪形趾术后用支具放置脚趾的位置

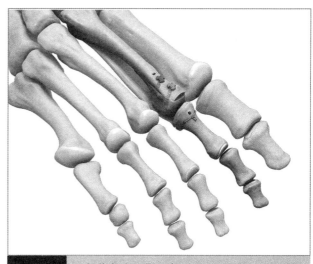

图 15-9　跖板修复的三维图片（彩图见文末）

小趾囊炎

　　小趾囊炎又称"裁缝趾"，是由于第 4～5 趾骨间角增宽，造成了第五趾的跖趾关节内翻移位。随着畸形的加重，外侧也张得越来越宽，有时跖趾关节还会向背侧挛缩，导致第五跖骨头的下方疼痛。通常因为 4～5 趾活动度大，起初很多患者是没有症状的，但是畸形会因为穿鞋不适而恶化，而在跖趾关节下方出现痛性胼胝。

　　通过标准的 X 线平片负重正位可以评估小趾囊炎，4～5 跖骨间角和第 5 趾骨跖趾关节角都可以用来判断畸形（图 15-10）。4～5 跖骨间角平均 9.1°，但是在小趾囊炎的患者中平均为 10.7°[23]。正常的跖趾关节角是 10.2°，但是小趾囊炎患者的角度是 16.6°。

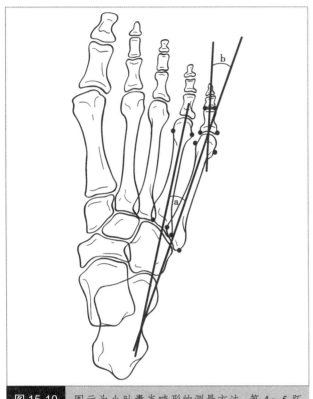

图 15-10　图示为小趾囊炎畸形的测量方法，第 4～5 跖骨间角（a），第 5 跖趾关节关节角（b）

小趾囊炎可以分为 4 型。Ⅰ型，跖骨头的增大；Ⅱ型，4～5 跖骨间角的增大；Ⅲ型，第五跖骨向外侧完成弓形；Ⅳ型，合并了Ⅰ、Ⅱ、Ⅲ型的症状，ⅠⅣ型在类风湿关节炎的患者中最为常见。

小趾囊炎的非手术治疗最主要是缓解疼痛，包括调整穿鞋习惯，在疼痛的部位垫硅胶套或者鞋垫[24]。也常常在做其他畸形的手术时同时给小趾囊炎行手术治疗了，因为常常许多患者都合并有踇外翻，踇外翻矫正之后，也会大大改善前足的增宽症状。并不建议行跖骨头切除术，长期随访显示第五跖骨头的切除会导致复发、疼痛、第四跖骨的转移性跖痛、仰趾畸形和第五趾严重的短缩[25]。而如果简单的切除第五跖骨头外侧的骨突，并没有矫正了潜在的畸形，而且切多了还会导致第五跖趾关节的不稳。矫正小趾囊炎的畸形更适合用第五跖骨截骨术。至今已报道了许多术式。矫正轻、中度畸形，远端的 chevron 截骨或者 Weil 截骨是最常用的（图 15-11）。用小螺钉或者克氏针就可以完成固定，第五跖骨的截骨术

可以纠正减少 2.6°的 4～5 跖骨间角，7.9°的跖趾关节角，减少 3mm 的前足增宽[26]。微创截骨，因为简单、有效、快速、价廉，也被普遍称作"SERI（simple，effective，rapid，inexpensive）截骨"，疗效满意[27]。比较严重的畸形或者远端截骨后没有矫正成功的畸形，可以用骨干和近端的截骨。然而这些截骨术都需要要求术者有较高的专业性，并且这些手术都有较高的不愈合率。

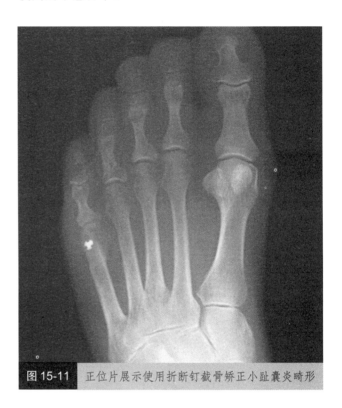

图 15-11　正位片展示使用折断钉截骨矫正小趾囊炎畸形

总结

理解造成次趾畸形的原因，是成功制订手术、非手术治疗方案的基础。必须对患者进行全面的评估，治疗方案要根据每个患者的畸形情况、合并症、预期和既往手术方案做调整。治疗的目的是减少患者疼痛，改善脚趾对线和功能，增加患者穿鞋的选择。

（武勇　何琦非 译）

参考文献

1. Menz HB, Gilheany MF, Landorf KB: Foot and ankle surgery in Australia: A descriptive analysis of the Medicare Benefits Schedule database, 1997–2006. *J Foot Ankle Res* 2008;1(1):10.

Foot and ankle surgery accounted for a considerable healthcare expenditure in Australia, and the number of procedures in patients older than 55 years was found to be increasing.

2. Saro C, Bengtsson AS, Lindgren U, Adami J, Blomqvist P, Felländer-Tsai L: Surgical treatment of hallux valgus and forefoot deformities in Sweden: A population-based study. *Foot Ankle Int* 2008;29(3):298-304.

Forefoot and hallux valgus surgery was more common in urban than rural regions of Sweden.

3. Coughlin MJ, Dorris J, Polk E: Operative repair of the fixed hammertoe deformity. *Foot Ankle Int* 2000;21(2):94-104.

4. Ellington JK: Hammertoes and clawtoes: Proximal interphalangeal joint correction. *Foot Ankle Clin* 2011;16(4):547-558.

Understanding the cause of a lesser toe deformity is important to its treatment, which should be tailored to the patient's deformity, comorbidities, and expectations as well as the surgeon's experience.

5. Sarrafian SK, Topouzian LK: Anatomy and physiology of the extensor apparatus of the toes. *J Bone Joint Surg Am* 1969;51(4):669-679.

6. Femino JE, Mueller K: Complications of lesser toe surgery. *Clin Orthop Relat Res* 2001;391:72-88.

7. Caterini R, Farsetti P, Tarantino U, Potenza V, Ippolito E: Arthrodesis of the toe joints with an intramedullary cannulated screw for correction of hammertoe deformity. *Foot Ankle Int* 2004;25(4):256-261.

8. Ellington JK, Anderson RB, Davis WH, Cohen BE, Jones CP: Radiographic analysis of proximal interphalangeal joint arthrodesis with an intramedullary fusion device for lesser toe deformities. *Foot Ankle Int* 2010;31(5):372-376.

An intramedullary fusion device was efficacious for maintaining PIP alignment in the treatment of lesser toe deformities. The reoperation rate was relatively low at midterm follow-up. Union occurred in 23 of 38 patients (60.5%).

9. Konkel KF, Menger AG, Retzlaff SA: Hammer toe correction using an absorbable intramedullary pin. *Foot Ankle Int* 2007;28(8):916-920.

10. Alvine FG, Garvin KL: Peg and dowel fusion of the proximal interphalangeal joint. *Foot Ankle* 1980;1(2):90-94.

11. Coughlin MJ: Lesser toe deformities. *Orthopedics* 1987;10(1):63-75.

12. Chadwick C, Saxby TS: Hammertoes/Clawtoes: Metatarsophalangeal joint correction. *Foot Ankle Clin* 2011;16(4):559-571.

The etiology and pathophysiology of hammer toe and claw toe deformities were reviewed, with a well-illustrated description of nonsurgical and surgical treatments.

13. Fernández CS, Wagner E, Ortiz C: Lesser toes proximal interphalangeal joint fusion in rigid claw toes. *Foot Ankle Clin* 2012;17(3):473-480.

The reliability of arthrodesis and arthroplasty of the PIP joint was assessed for the treatment of claw toes. Some of the 95 patients had pain from the tip of the 2.4-mm screw.

14. Lehman DE, Smith RW: Treatment of symptomatic hammertoe with a proximal interphalangeal joint arthrodesis. *Foot Ankle Int* 1995;16(9):535-541.

15. Holinka J, Schuh R, Hofstaetter JG, Wanivenhaus AH: Temporary Kirschner wire transfixation versus strapping dressing after second MTP joint realignment surgery: A comparative study with ten-year follow-up. *Foot Ankle Int* 2013;34(7):984-989.

Fifty-four patients were treated for a claw toe deformity using condylectomy of the proximal phalanx and dorsal capsulotomy of the MTP joint with incision of the extensor hood. The postoperative fixation was with a soft dressing or Kirschner wire. There was a significantly lower recurrence of second MTP joint subluxation if Kirschner wire fixation was used rather than a soft dressing. Level of evidence: III.

16. Atinga M, Dodd L, Foote J, Palmer S: Prospective review of medium term outcomes following interpositional arthroplasty for hammer toe deformity correction. *Foot Ankle Surg* 2011;17(4):256-258.

In a prospective study of 24 patients who underwent interpositional arthroplasty to correct hammer toe deformity, the excisional arthroplasty was modified to include the divided extensor tendon as interpositional by suturing it to the flexor tendon. Follow-up of 16 patients (19 hammer toes) found improved scores, with no infections or nerve injury.

17. Klammer G, Baumann G, Moor BK, Farshad M, Espinosa N: Early complications and recurrence rates after Kirschner wire transfixion in lesser toe surgery: A prospective randomized study. *Foot Ankle Int* 2012;33(2):105-112.

A prospective, randomized study of the use of Kirschner wires for fixation of hammer and claw toes found that 6 weeks of fixation was more beneficial than 3 weeks and was not associated with more complications.

18. Taylor RG: The treatment of claw toes by multiple transfers of flexor into extensor tendons. *J Bone Joint Surg Br* 1951;33(4):539-542.

19. Kwon JY, De Asla RJ: The use of flexor to extensor transfers for the correction of the flexible hammer toe deformity. *Foot Ankle Clin* 2011;16(4):573-582.

An excellent review of techniques and outcomes found that flexor-to-extensor transfer is useful for correcting a flexible hammer toe deformity.

20. Edwards WH, Beischer AD: Interphalangeal joint arthrodesis of the lesser toes. *Foot Ankle Clin* 2002;7(1):43-48.

21. Coughlin MJ, Baumfeld DS, Nery C: Second MTP joint instability: Grading of the deformity and description of surgical repair of capsular insufficiency. *Phys Sportsmed* 2011;39(3):132-141.

A clinical staging and anatomic grading classification combined clinical findings and anatomic aspects of plantar plate tears. The described surgical treatment reconstructs the anatomic structures that lead to instability of the second MTP joint.

22. Coughlin MJ, Schutt SA, Hirose CB, et al: Metatarsophalangeal joint pathology in crossover second toe deformity: A cadaveric study. *Foot Ankle Int* 2012;33(2):133-140.

Sixteen below-knee cadaver specimens with a second crossover toe deformity were examined and dissected by removing the metatarsal head, and the pathologic findings were recorded. The types and extent of plantar plate tears associated with increasing deformity of the second ray were described. An anatomic grading system described the progressive anatomic changes in the plantar plate.

23. Nestor BJ, Kitaoka HB, Ilstrup DM, Berquist TH, Bergmann AD: Radiologic anatomy of the painful bunionette. *Foot Ankle* 1990;11(1):6-11.

24. Coughlin MJ: Treatment of bunionette deformity with longitudinal diaphyseal osteotomy with distal soft tissue repair. *Foot Ankle* 1991;11(4):195-203.

25. Kitaoka HB, Holiday AD Jr: Metatarsal head resection for bunionette: Long-term follow-up. *Foot Ankle* 1991;11(6):345-349.

26. Moran MM, Claridge RJ: Chevron osteotomy for bunionette. *Foot Ankle Int* 1994;15(12):684-688.

27. Magnan B, Samaila E, Merlini M, Bondi M, Mezzari S, Bartolozzi P: Percutaneous distal osteotomy of the fifth metatarsal for correction of bunionette. *J Bone Joint Surg Am* 2011;93(22):2116-2122.

Thirty consecutive percutaneous distal osteotomies of the fifth metatarsal in 21 patients were done to treat a painful prominence of the head of the fifth metatarsal. In 73% of feet there was complete resolution of pain at the fifth MTP joint without any functional limitation. The clinical results were similar to those reported after traditional open techniques, with the advantages of a minimally invasive surgical procedure.

第16章
跖 痛 症

Anish Raj Kadakia, MD

简介

虽然跖痛症通常指的是前足的疼痛,但是跖痛其实并非一个明确疾病的诊断,把跖痛症看成一种局限的局部疼痛症状更为恰当,跖痛症可以包括很多疾病,包括 Freiberg 病(译者注:又称跖骨头无菌性坏死或跖骨头骨软骨病)、难治的跖底皮肤角化病(intractable plantar keratosis,IPK),次趾的跖趾关节滑囊炎、应力性骨折、Morton(趾间)神经瘤、籽骨病变、转移性跖痛(第一序列负重不足)以及马蹄挛缩。而且这些疾病并不是排他的,可以同时合并多个诊断,医生必须仔细考虑整个足和踝的情况,给出最恰当的诊断和正确的治疗。

病因和病理机制

Freiberg 病

Freiberg 病(又叫跖骨头无菌性坏死)是次趾跖骨头的骨软骨病,第 2 趾常见,占患者中的 68%,第 3 趾占 27%[1],女性多见,且青春期多见。常和反复的微小创伤有关,但又并非人人都有这样的病史。反复的微小创伤和跖骨的负荷过重造成跖骨头血供的中断,导致缺血、骨吸收和塌陷。常常需要评估整个脚的情况,明确造成患者次趾跖骨负荷过重的原因。而这些原因常见包括腓肠肌挛缩、第一序列的不稳定、第二跖骨相对过长。

难治性跖底皮肤角化病

IPK 通常是由于跖骨头或者籽骨的压力过大,造成跖底相应区域的痛性胼胝(图 16-1)。可分为两类,两者的治疗方法大相径庭。单发型 IPK 只累及单个跖骨,只有一个角化中心,可能继发于跖骨的腓侧髁(图 16-2)或者胫侧籽骨。融合型 IPK 表现为整个跖骨头或者多个跖骨头下的皮肤都长了坚硬的胼胝,不存在单发的角化中心。最开始由于姆外翻、第一跖

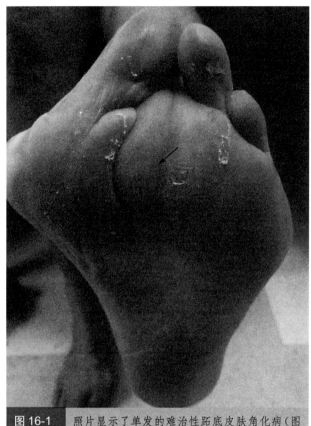

图 16-1　照片显示了单发的难治性跖底皮肤角化病(图中箭头所示),患者合并与严重的姆外翻畸形(彩图见文末)

跖关节不稳或者医源性第一跖骨过短,造成的第一序列功能不足,使得第二跖骨的负荷过大[2]。而如果出现包括第一跖列在内的多个脚趾跖侧的胼胝,目前认为马蹄挛缩足可能是唯一已知的病因。但是不同的患者,马蹄挛缩是既可能造成融合型 IPK,也可能造成单发型 IPK,所以必须要仔细评估分析病因。此外其他可能的诊断包括跖底的疣、异物反应、粉瘤(表皮包涵囊肿)也需要考虑。

Morton 神经瘤

Morton 神经瘤(趾间型)被认为是由于足底趾总神经卡压发展而来。由于趾总神经在跖骨间横韧带

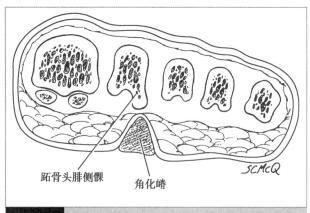

跖骨头腓侧髁　　角化嵴

SCMcQ

| 图 16-2 | 横断面示意图显示了跖侧跖骨髁的骨突导致难治性跖底角化病的机制(获得了原作者 Murphy GA 的允许，原图引用于《坎贝尔手术学》，第 9 版，St.Louis，MO，Mosby，1998，p1746-1783) |

下方走行，慢性受压导致神经周围和神经内的组织纤维化。常常可见髓鞘纤维的退化，但这需要从组织学层面才能确认。从前认为是第 3 趾趾蹼和趾总神经在此的解剖结构使得 Morton 神经瘤更易发生在第 3 趾，认为因为内外侧跖底神经都有分支行径至第 3 趾的趾蹼，这样形成了相对粗的神经，更易受到微小创伤的影响。然而人群中只有 27% 的人存在内侧跖底神经到第 3 趾的交通支，而且也并未发现第 3 趾的趾总神经比其他脚趾的粗[3]。

穿窄头、高跟鞋可能会加重神经瘤。跖趾关节的背伸会造成跖骨头的跖屈，造成跖骨间韧带的牵拉和跖骨头的压迫，使神经反复的受损失。外在的因素也能影响神经瘤，跖趾关节的腱鞘囊肿或者滑囊囊肿也会造成趾总神经的直接受压。由于类风湿等炎性状态，造成跖趾关节关节囊的退化、关节半脱位，也会牵拉神经。跖趾关节的序列紊乱也会压迫韧带周围的滑囊，增加周围组织的压力，形成神经瘤。

籽骨炎

籽骨是前足基本的承重结构，而且还有减少摩擦，增加踇短屈肌的力学优势。籽骨的重要性，还体现在它在跑步的启动期缓冲了 32% 的能量。籽骨炎是由于关节炎、骨坏死、畸形骨折、应力骨折、受力过大引起的籽骨的炎症和疼痛。因为走路时内侧的负重会增加，所以内侧的(胫骨侧)籽骨更容易受累。人群中有 10%～30% 的人有二分籽骨，这需要和籽骨的畸形骨折鉴别。有二分籽骨的人只有 85% 的是双侧都是二分籽骨，所以拍摄对侧的 X 线平片也并不一定能够鉴别是否存在籽骨骨折。籽骨的骨折在

运动员中更为常见，如果发生籽骨骨折也应积极的治疗，避免造成长期的功能障碍。与次趾的跖痛症不同，籽骨的疼痛并不是继发于第一序列的不稳定，而是由于第一序列的僵硬型的背伸(比如高弓足)造成。

转移性跖痛

步态负重期由于内侧柱的功能不全会增加次趾的应力[4]。这个原理可以解释 Freiberg 病、IPK 病、Morton 神经瘤、应力性骨折、滑囊炎、关节的半脱位，对于转移性跖痛的患者也需要考虑这个机制。踇外翻相关的第一跖趾关节不稳定是常见造成应力转移的原因。医源性的第一序列的过短或者过长也需要考虑到。因此在单独次趾的矫形手术中，也要恢复内侧柱的负重功能，才能避免疼痛和畸形的复发。

临床和影像学评价

临床评价

了解患者诱发因素和前足疼痛的位置对于了解可能的病因非常关键。如果疼痛和负重活动，特别是跑步相关，多提示前足的病变。穿紧的鞋症状加重，提示可能和 Freiberg 病、Morton 神经瘤相关。如果患者一穿非常高后跟的鞋(4 英寸，约 10cm)就会加重前足疼痛，而换 1～2 英寸(2.5～5.0cm)后跟的鞋疼痛就会缓解，那么患者可能有腓肠肌挛缩。神经瘤的患者赤脚走路是疼痛缓解，而其他病因的患者赤脚疼痛会加重。此外，Freiberg 病和 Moron 神经瘤的患者用鞋垫疼痛不会缓解。

Freiberg 病疼痛多局限在 1 个脚趾的跖趾关节，但是不会发生第 1 和第 5 跖骨，最初的位置是在受累关节的背侧。胼胝的足底痛和 IPK 有关，1 个胼胝在第 1 和第 5 跖骨头都存在，提示存在高弓足畸形。如果多个脚趾跖骨都存在疼痛，可能继发于 Morton 神经瘤病、转移性跖痛或者腓肠肌挛缩。要诊断 Moron 神经瘤，还要问有无烧灼感、针刺感和麻木的病史。如果单发的第一脚趾跖趾关节下方疼痛，且无胼胝，很可能是由于籽骨病变。如果是踇外翻术后引起的次趾的跖痛，提示转移性跖痛可能性大，而非单纯的脚趾跖骨病变。

查体应该从站立位开始，观察足部力线，特别是内侧柱的力线。前足引起的高弓内翻畸形，会有第一序列的背伸，从而导致籽骨痛，还会有单发的 IPK，而中足的高弓内翻，会有融合型的 IPK。内侧

柱的不稳定可能由于踇外翻畸形所致，这种不稳定会加重次趾的症状。医源性的内侧柱背侧抬高只有当症状很重时才可能被注意到，但是其实通过影像学评估，能更容易发现。对于有踇外翻或者小趾囊炎的前足张开变宽的患足，穿鞋可能会使神经瘤的症状恶化（图 16-3）。如果这些相关畸形通过手术或者非手术的方式能改善，都应该积极治疗。

然后检查软组织情况，这时可能发现腓肠肌挛缩、转移性跖痛、IPK 的痛性胼胝或者 Freiberg 引起的肿胀。所有患者都应该做 Silfverskiöld 试验，来判断是否单纯是腓肠肌的挛缩。这个试验中，距下关节锁定在中立位，分别评估在膝关节完全伸直和屈曲到 90° 时踝关节的背伸情况（图 16-4）。如果踝关节背伸不能超过中立位，那就提示可能是马蹄足；如果在膝关节屈曲的时候，踝关节背伸增加，就提示是单纯的腓肠肌挛缩。

触诊有压痛很重要，可以缩小鉴别诊断的范围，明确疼痛的来源。在 Freiberg 病中，当向跖侧的力作用在背侧时，受累关节会有压痛。除了 IPK 外，在跖侧单纯的向背侧的力通常不会引起疼痛。在关节处加压诱发疼痛，考虑 MTP 滑膜炎和 Freiberg 病可能性大。为了减少由于 IPK 疼痛引起的混淆，检查关节的压痛时应避免在有胼胝的地方用力。可以在背侧触诊摸到 Freiberg 病的骨刺，这可以和 MTP 滑膜炎轻松鉴别。通过在怀疑有神经瘤的趾蹼间隙背侧和跖侧按压试验可以激发 Morton 神经瘤的疼痛，按压时当神经或者滑囊组织在跖骨头上滑动会触到咔哒感（Mulder 咔哒感）。这种咔哒感如果不伴疼痛，可能在没有足病的人群中可能发现。阳性的 Mulder 征并伴所支配区域的放射痛，可以诊断趾间神经炎。按压的部位应该是更靠近跖骨头近端，避免激惹关节，也可能因为跖趾关节的滑囊炎和 Freiberg 病出现假阳性的情况。Freiberg 病随着关节面的塌陷和骨刺的形成，脚趾的活动范围会逐渐减小，除此之外其他病脚趾的活动度通常是正常的。最大的屈伸角度个体差异比较大，和对侧足对比或者和未受累的脚趾对比更有参考价值。锤状趾、爪形趾、交叉趾不同的脚趾畸形也需要用不同的查体方法。垂直抽屉

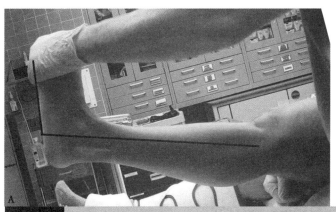

图 16-3　照片为同时合并有踇外翻和小趾囊炎畸形的八字足（图中黑线所示为畸形）。穿鞋受限束缚时，增宽的前足导致了跖骨间应力增大

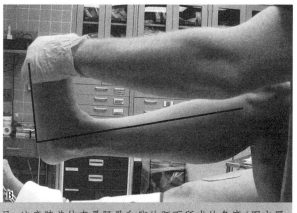

图 16-4　照片为 Silfverskiöld 试验示意图。图 A 为马蹄挛缩的足，注意膝盖伸直是胫骨和脚的距面所成的角度（图中黑线）；图 B 为屈膝到 90° 时，背伸能通过中立位，表明这只是一个单纯的腓肠肌挛缩

第四部分　前

足

试验有 99.8% 的特异性,但是应该排除跖板损伤[5]。背伸产生直接作用于籽骨的力会使籽骨病变的患者产生疼痛。鉴别清楚到底是哪一个籽骨受累非常重要,因为只切除一个籽骨是不会引起仰趾畸形。跖籽关节使得籽骨很好的咬合在跖骨头的跖侧,跖趾关节的疼痛,在背伸时会加重,在跖屈时会缓解。

影像学评估

跖痛症的患者必须拍摄足的三个负重位 X 线平片来评估跖趾关节的病变、第 1 跖骨的抬升以及第 2 跖骨的异常长度。

Freiberg 病影像学上能发现,跖骨关节面周围的骨吸收、跖骨头变扁平、骨软骨游离体(图 16-5)。病变晚期,关节间隙变窄,骨刺生成,可见关节面塌陷(图 16-6)。对于单发的 IPK 的患者,跖趾关节背屈时的前足轴位片可能可以看到腓侧跖骨髁的突起。怀疑有籽骨病变的患者,建议行非负重的斜位以及籽骨轴位检查(图 16-7)。Morton 神经瘤的患者,影像片上通常是正常的,但是如果是跖骨骨折畸形愈合导致跖骨间间隙变小引起的 Morton 神经瘤除外。所有患者都应该评估第一跖骨的短缩或者抬高情况,特别是那些既往做过足部手术的人更应该评估。第一跖骨的短缩、抬高畸形可能导致转移性跖骨痛,也和 Freiberg 病相关,除了治疗 Freiberg 病次趾的骨坏死,踇趾的畸形也需要治疗(图 16-8)。

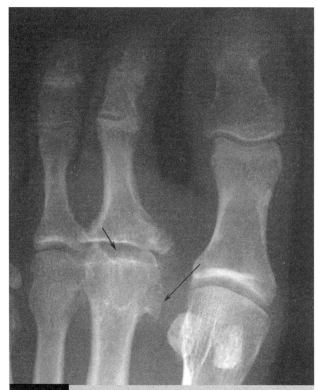

图 16-6　图示为前足前后位片剪截下来的图片,图为长期未经治疗的 Freiberg 病的自然病程和后遗症照片。可见明显的软骨下囊肿(短箭头)以及骨刺(长剪头),多为骨性关节炎的征象

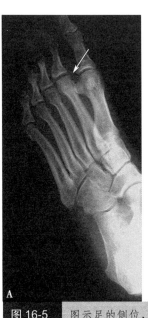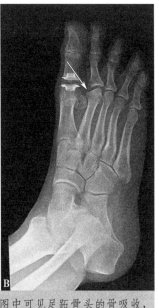

图 16-5　图示足的侧位,图中可见足跖骨头的骨吸收,导致跖骨关节面变扁平(图中箭头所示)。图 A 所示的情况较图 B 更为严重,这些特征都提示 Freberg 病

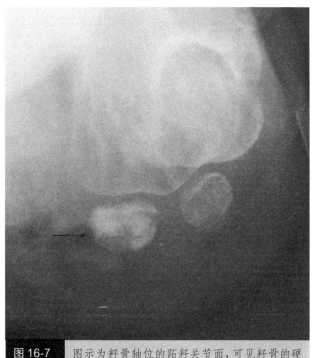

图 16-7　图示为籽骨轴位的跖籽关节面,可见籽骨的硬化(箭头所示)、变扁平、关节炎和骨折

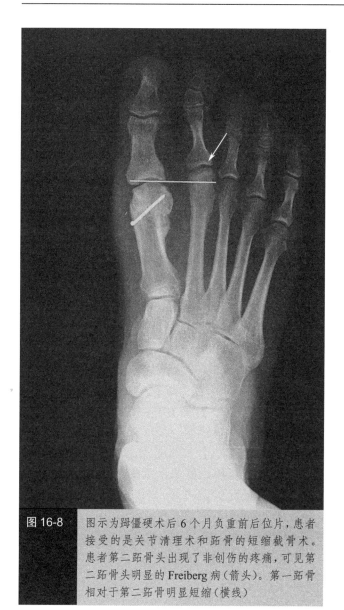

图 16-8　图示为踇僵硬术后 6 个月负重前后位片，患者接受的是关节清理术和跖骨的短缩截骨术。患者第二跖骨头出现了非创伤的疼痛，可见第二跖骨头明显的 Freiberg 病（箭头）。第一跖骨相对于第二跖骨明显短缩（横线）

其他额外的影像学检查并不需要常规做。Freiberg 病的患者，跖骨头的软骨下骨，在 T1 加权相是低脂饱和度的，在 T2 加权相是可变脂肪饱和度的，而且还能看见变扁的跖骨头。最终骨块的剥脱，形成关节间的游离体。可以在高信号的 T2 加权核磁上，看见跖骨和趾骨软骨下骨的骨髓水肿，这提示疾病晚期的关节炎表现。用 MRI 评估 Morton 神经瘤还存在争议。在高分辨率扫描技术发展之前，MRI 的诊断价值比较低。现在核磁能够检测到诸如囊肿和腱鞘囊肿这些病变，但是否在诊断和检测趾间神经瘤方面也依然有效，还需进一步研究。

在诊断神经瘤的时候，超声有很高的敏感度，但特异度变化较大。一项研究发现超声能准确发现 55 个神经瘤中的 98% 大小和位置，而且没有假阳性率，但是其他的研究只有 95% 的敏感度和 65% 的特异

性 [6]。因为神经瘤更多的是靠临床诊断，因而常规行超声检查其实没有必要。

非手术治疗

尽管可能的病因很多，一般提到跖痛症，首先想到的肯定是缓解患者疼痛。一般首先建议患者停止所有可能增加前足负担的活动，比如跑、跳、跳舞或者需要对抗的运动。鼓励患者多进行，诸如骑车、椭圆机锻炼、游泳，这些非对抗的运动。可以服用 NSAIDs 止痛药来缓解疼痛、控制炎症，但是长期服用需要注意胃肠、肾脏、肝脏的相关合并症。并不提倡用麻醉镇痛药来止痛。

早期调整穿鞋和用矫形鞋垫是主要的治疗方式，有的可以不依靠药物实现长期疼痛缓解。硬底鞋，比如步行鞋，可以减少在前足的应力，防止跖趾关节的背伸，避免增加前足的应力和疼痛。对于有次趾跖痛的患者，用 Morton 伸展鞋垫可以起到缓解作用，这是一种不给跖骨头施加额外应力的硬底鞋，如果患者不愿意更换穿鞋方式，Morton 伸展鞋垫是一个不错的选择。穿宽头鞋，对于减少冠状面上对神经瘤患者的挤压非常有效。在跖骨头近端放置跖骨垫，可以抬高跖骨头，一次来稳定跖趾关节。沿着痛性胼胝垫硅胶垫，可以减少 IPK 患者胼胝的疼痛。对于籽骨疼痛的患者，所谓的舞者垫是非常有效的矫形器，一个 C 型的鞋垫在籽骨处有一个凹陷，有效地减轻了籽骨的压力，缓解了籽骨的病痛。马蹄挛缩的患者，在 1～2 英寸（2.5～5.0cm）的跟高鞋里再加半英寸（1.27cm）的跟，可以缓解马蹄挛缩患者症状。这个鞋跟高度和缓解前足疼痛的原则相悖，但是却对治疗马蹄挛缩的很合适。这个高度的鞋跟把踝关节安放在一个允许踝关节更多活动度而且在步态静止期能减少前足应力的位置。

那些用成品的矫形鞋垫就可以缓解症状的患者，如果想获得非手术治疗的长期缓解，可以用定制的矫形鞋垫。考虑到定制矫形鞋垫比起手术的花费，让患者通过矫形鞋垫改变足部压力来缓解症状还是有必要的。全足的鞋垫在跖骨头的地方镂空凹陷，这样的矫形鞋垫很有效（图 16-9）。鞋垫里有可以移动的碳纤维盘，以此来缓解疼痛。虽然矫形鞋垫会比较笨重，但是这却可以在患者想要运动和走路时，缓解他们的疼痛。可以用一个内置添加了局部垫子全足的矫形缓解籽骨患者足底的疼痛，而用一个反向牵拉的鞋垫，可以缓解 Morton 神经瘤的疼痛。

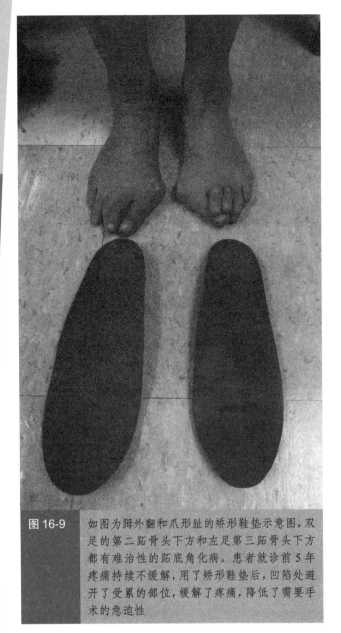

图 16-9　如图为踇外翻和爪形趾的矫形鞋垫示意图，双足的第二跖骨头下方和左足第三跖骨头下方都有难治性的跖底角化病。患者就诊前 5 年疼痛持续不缓解，用了矫形鞋垫后，凹陷处避开了受累的部位，缓解了疼痛，降低了需要手术的急迫性

病灶内注射 20% 的脱水酒精，可以抑制神经瘤细胞的功能。在平均注射 4.1 次之后，有 22% 的缓解率 [8]；相反，另一项的研究发现在 1 年之后有 82% 的完全疼痛缓解率 [9]。此外，也有研究发现酒精硬化注射的效果随着时间的延长会降低，一项基于同一患者队列的研究发现，10 个月时有 84% 的疼痛缓解率，而 5 年的时候只有 29%[10]。虽然没有明显的并发症的报道，但是有一些注射后出现了剧烈疼痛的报道 [8]。鉴于多次酒精注射后缓解率的差异以及可能存在的相关不适，我们并不推荐这些治疗方法。

手术治疗

Freiberg 病

如果早期 Freiberg 病的患者经过非手术治疗后未成功，可以行关节清理，从一个跖侧切口清理所有的有炎性的滑膜、骨赘和游离体。这个手术适用于关节面相对比较完整、跖骨畸形轻微的患者。此外，在受累跖骨干骺端行闭合楔形截骨，再清除炎性滑膜、异常软骨、骨刺骨赘和死骨，许多研究报道这样的手术方式能获得良好的预后（图 16-10）。通常关节面的跖侧面是保留较好的，楔形截骨通过旋转关节面的跖侧面到一个更靠上的位置，来使好的跖骨关节面和趾骨相关节。相应的跖骨也可以做一些短缩，来减少跖骨的应力负荷。用一个微型的外架来牵拉其他关节 6 周，这样可以改善关节的自我修复，防止关节挛缩 [11]。用微型外固定架行关节牵拉之后，18 个月的随访发现，12 个患者的疼痛视觉模拟

关节内注射有一定效果，但可能引起进一步的 Freiberg 病、减弱周围关节囊的约束作用，导致医源性的交叉趾畸形，所以运用关节内注射是必须谨慎小心。注射皮质醇既可以用来诊断，也可以用来治疗 Morton 神经瘤。但是注射皮质醇的成功率报道结果却差别很大，一项超声引导下注射的前瞻研究发现，9 个月的随访过程中，28% 的患者完全缓解 [7]，44% 的患者缓解明显，仅留有轻微残余疼痛。单用皮质醇注射可以用作诊断性检查，也有神经瘤的治疗效果，因而有潜在可能性起到长期疼痛缓解且并发症少的效果。然而多次注射会引起脂肪垫萎缩，软组织瓦解的后果，应格外注意。酒精注射也被用来作为外科手术治疗的替代疗法。体外研究发现，

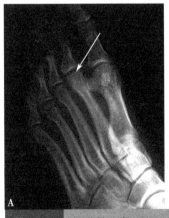
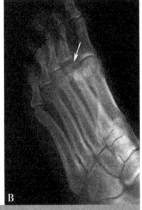

图 16-10　如图所示为 Freiberg 病术前（A）术后（B）的斜位片。图 A 可见变扁平的跖骨头（长剪头），图 B 为闭合楔形截骨术后的斜位，可见跖骨头的轮廓已经得到了重建（箭头）

评分有所改善,平均从 8.2 降到了 2.2,跖趾关节的活动度平均增加了 37°。关节牵拉的手术效果,还需要和单纯的关节清理和截骨的效果进行比较,还待进一步研究。

也可以使用关节外截骨术,最近一项研究表明关节外截骨,使得 12 名患者的 VAS 疼痛评分从 7.5 降到了 1,关节活动度平均改善 6.2°[12]。关节外截骨的优势在于操作简单,仅仅用 2 枚交叉的克氏针简单固定,然后在 4~8 周之后拔出即可。也需行关节清理,但不需要切除病灶。先在 MRI 上计算切骨的范围,使跖侧的软骨能成功的移到关节中心处。

还可以使用切除关节成形术,但是切除关节成形术的效果比截骨矫形术差。趾短伸肌肌腱填充关节的关节成形术效果较好[13]。一些病例分析表明自体软骨移植比较有前景[14, 15]。在最短 24 个月的随访过程中,3 个患者全部在术后 3 个月之内回归了运动比赛(分别是羽毛球、足球和篮球)[14]。2 个患者术后 AOFAS 评分达到满分,另一个患者的评分是 95 分。另一个研究中,用 MRI 和关节镜发现,移植的软骨在术后 12 个月随访时愈合。4 个患者中的 2 个有了正常的软骨,另外 2 个有了接近正常的软骨[15]。AOFAS 评分平均从 70.8 改善到了 97.5。因为并发症的原因,应避免用硅胶假体的关节置换术。正在研发金属和陶瓷假体,但是还没有足够的证据推荐使用这两种假体。目前,基于循证推荐最好使用关节清理加背侧的闭合楔形截骨术。

难治性跖底皮肤角化病(IPK)

单发的 IPK 是由于腓侧的跖骨头髁突出引起的,治疗方法为骨髁的切除,其中有 20% 到 30% 的患者需行跖骨头切除(图 16-9)。切除的时候要注意避免平行于跖骨干方向的动作,因为这可能会在跖侧皮质人为造成切迹、凹槽,又可能会造成跖痛[16]。因为单发的 IPK 在籽骨的下方,切除籽骨跖侧的 50% 可以减轻 IPK 处的压力(图 16-11)。

治疗融合性的 IPK 的重点不应该只放在跖骨头上,而应该关注整个脚的畸形。如果是腓肠肌挛缩可能需要腓肠肌松解,而且腓肠肌松解切断比行前足多个脚趾的跖骨截骨术的创伤小。如果伴随其他畸形,比如中足的外翻或者第一序列的不稳定和抬升,也要同时矫正。一个回顾性的研究发现,对于没有其他的潜在畸形的单纯的跖痛症,用腓肠肌切开松解的方法可以取得良好的效果[17]。这项研究中,34 只脚中的 6 只有跖痛的症状,治疗之后在 28 周的随访过程中,患者的疼痛评分从 7.5 分降到了 2.2 分。这个疗效的改善有一定意义,但是也要注意这个研究患者样本数少、随访时间短,缺少对照组。

Morton 神经瘤

如果非手术的治疗方案无效,可以考虑手术切除 Morton 神经瘤(图 16-12)。Morton 神经瘤会继发跖骨间韧带的组织病理改变,但是应该避免单纯的松解跖骨间韧带,因为韧带松解并不能从根本上改变疾病的发展,因而松解并不能缓解疼痛。但是,跖骨短缩截骨加跖骨间韧带的松解却被认为是行之有效的。对于这种 Morton 神经瘤合并有邻近跖骨过长的情况,一项针对 86 例病例的回顾性研究比较了单纯松解和松解加跖骨截骨短缩的疗效[18]。其中,95% 加行跖骨截骨的患者获得了一个好甚至是极好的预后,而单纯松解的患者只有 50% 的预后好。切

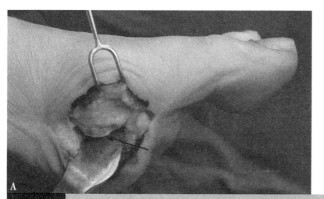
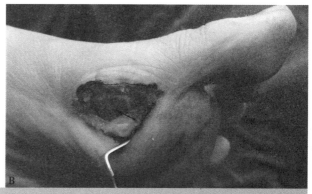

图 16-11 胫侧籽骨切除的术中照片,图 A 长箭头所示为胫侧籽骨的骨突,造成了单发的 IPK,图 B 为切除后的照片,可见切除了 50% 的跖侧骨突,短箭头为切除后光滑平整的跖侧面。这样就减轻了跖侧的压力,还保留了踇短屈肌的完整(彩图见文末)

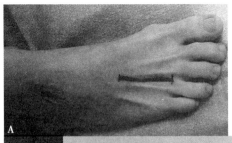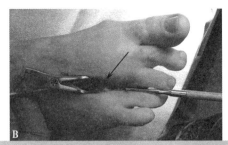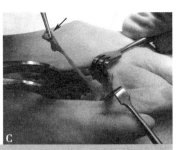

图 16-12　照片所示为趾间神经瘤的切除过程。图 A，标记背侧入路，切口向近侧延伸，暴露充分；图 B，充分显露跖骨间韧带（长箭头），有利于刀片放到跖骨间；图 C，神经瘤被从近侧（箭头）到远侧切断，确认远端神经的两个分支都被切除（彩图见文末）

除神经瘤时，直视下仔细辨认正常外观的神经，然后切除神经瘤，并在趾蹼内切断跖间韧带，这样可以最大程度避免中趾的麻木。但是如果内外两条神经都有增粗和异常的表现，直接切除就行。

跖侧和背侧的切口都可以。1 项基于 125 例患者的用跖侧或背侧切口治疗神经瘤的回顾性研究发现 [19]，跖骨间韧带通过背侧切口可以切断，跖侧切口该韧带却会被完整保留，所有的患者都通过术后病理确认了诊断。2 年随访，术后患者的满意度并无区别，但是跖侧切口的患者术后并发症的比例更低、感觉减少的情况更少、恢复时间更短。约有 5% 的背侧切口会找不到神经瘤，约有 5% 的跖侧切口术后会形成肥大的痛性瘢痕。因为患者满意度差不多，所以用跖侧还是背侧切口就取决于术者的熟练程度了。

籽骨炎

通常如果患者行非手术治疗 6 个月没有缓解，再考虑行手术治疗。手术方式包括腓侧或者胫侧的籽骨切除，或者籽骨的削刨处理。临床上很少同时切除双侧的籽骨，因为这可能导致仰趾畸形或踇趾畸形的加重。一项关于 26 例籽骨（腓侧或胫侧）切除的病例，在平均 86 个月的随访过程中，20 名患者均能回归正常体育运动 [20]。有 19% 的并发症发生率，2 例踇外翻，1 例踇内翻、2 例术后伤口有神经瘤样的症状。对于顽固性能籽骨疼痛的患者，行单纯的胫侧籽骨切除，32 个人中的 29 人（90%）能够恢复术前的日常生活，表示仍愿意再次接受相同的手术 [21]。术后患者足踝功能指数评分（foot function index score）评价 18.4，10 个患者（30%）表示踮脚尖非常困难，7 个患者（21%）表示有跖侧的皮神经炎和转移性跖痛。要注意，在暴露的时候应该避免损失跖侧的神经，确保踇短展肌的完整，从而减少因为切除腓侧或者胫侧籽骨后出现相应的踇内翻或者踇外翻畸形。

转移性跖痛

治疗转移性跖痛的重点是纠正第一跖骨的畸形，第一跖骨的抬高，需要截骨使第一跖骨向跖侧倾斜来恢复正常的负重应力（图 16-13）。踇外翻和第一序列的不稳定和负重的应力转移到了足底中间的跖骨有关 [22]。一项研究发现 40 个患者中的 32 人，在用近端截骨矫正了踇外翻之后，他们跖痛的症状也得到了缓解，未再次行手术治疗 [2]，对于有第一序列不稳定和跖痛的患者，用 Lapidus 手术使第一跖骨向跖侧倾斜能起到有效的治疗。但是另一方面，跖痛还可能和次趾跖骨过长有关，第一跖骨踇外翻的截骨矫形可能会造成内侧柱的短缩，加重跖痛症。如果存在次趾跖骨过长，纠正次趾跖骨过长可以起到缓解跖痛、治疗相关踇外翻的效果。在一项用次趾截骨治疗跖痛症的回顾性研究中，82 名患者中的 71 人（86%）还加行了其他矫形手术 [23]。该研究中加行的其他手术大部分是矫正踇外翻的 Scarf 截骨手术，因此很难去评估单独的次趾跖骨截骨术在其中的作用。虽然 80% 的患者对于第 2 或第 2～4 三个跖骨的 Weil 截骨效果满意，但是我们看到并发症发生率还是相对高的。有 4.3% 的患者复发，60.2% 的患者术后关节僵硬，4.3% 有漂浮趾，7.5% 的患者术后延迟愈合。用跖骨干截骨可以避免因为关节内截骨引起的并发症，但是关节外截骨需要更大范围的软组织剥离，而且因为跖骨干的解剖特征，骨干的截骨比跖骨远端的截骨有更高的不愈合概率。

虽然很少发生，但要知道如何处理医源性的第一跖骨过短，就是行跖骨延长术。跖骨延长术可以是一次的手术，也可以用逐步的微型外架。对于骨延长的效果缺少长期的临床研究，但是如果真的因为严重的短缩导致跖痛症，应该认识到重建前足的横弓的必要性。

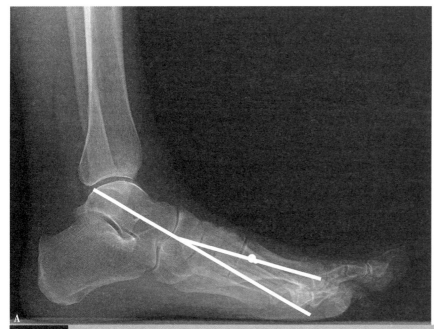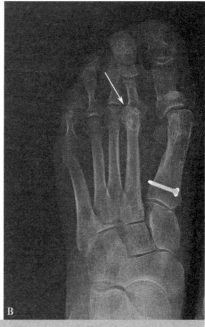

图 16-13　图 A，负重的侧位片通过距骨 - 第一跖骨夹角（Meary 角）来测量第一跖骨的背伸对位不良，并未见明显的纵弓的塌陷；负的 Meary 角因为医源性的第一跖列抬高引起，从而导致了第二跖骨应力增加图 B，负重正侧位上可见转移性跖骨痛导致的关节退行性变（箭头所示）

总结

跖痛症并不是指某个单独的疾病诊断，而是对前足疼痛很广泛的疾病的统称。因此要恰当的评估足踝部情况，明确可能的病因，逐步缩小到正确的诊断上。虽然处理不同情况的跖痛症的非手术治疗方式都相似，但是手术治疗的方式却各不相同，只有准确的诊断，才能最大可能缓解跖痛症状。没有一个手术方式可以治疗所有的跖痛症，跖痛症的手术常常需要用到多种不同的手术方式。

（武勇　何琦非 译）

参考文献

1. Carmont MR, Rees RJ, Blundell CM: Current concepts review: Freiberg's disease. *Foot Ankle Int* 2009;30(2):167-176.

   An overview of the literature on Freiberg disease included a review of recent studies.

2. Lee KB, Park JK, Park YH, Seo HY, Kim MS: Prognosis of painful plantar callosity after hallux valgus correction without lesser metatarsal osteotomy. *Foot Ankle Int* 2009;30(11):1048-1052.

   In a retrospective review of chevron osteotomy for hallux valgus, 32 of 40 feet (80%) had resolution of callosities and pain, with residual symptoms in 7.5%. Level of evidence: IV.

3. Levitsky KA, Alman BA, Jevsevar DS, Morehead J: Digital nerves of the foot: Anatomic variations and implications regarding the pathogenesis of interdigital neuroma. *Foot Ankle* 1993;14(4):208-214.

4. Dietze A, Bahlke U, Martin H, Mittlmeier T: First ray instability in hallux valgus deformity: A radiokinematic and pedobarographic analysis. *Foot Ankle Int* 2013;34(1):124-130.

   An enlarged intermetatarsal angle was associated with an increase in maximal dorsiflexion during gait. The mean maximal dorsiflexion was 2.6° (range, 1.0° to 4.0°). Level of evidence: IV.

5. Klein EE, Weil L Jr, Weil LS Sr, Coughlin MJ, Knight J: Clinical examination of plantar plate abnormality: A diagnostic perspective. *Foot Ankle Int* 2013;34(6):800-804.

   The medical records of 90 patients (109 feet) were reviewed after a plantar plate repair. Clinical examination findings were compared with intraoperative findings, and diagnostic statistics were calculated. Ninety-five percent of patients had a gradual onset of forefoot pain, edema, and a positive drawer sign. Level of evidence: IV.

6. Read JW, Noakes JB, Kerr D, Crichton KJ, Slater HK, Bonar F: Morton's metatarsalgia: Sonographic findings and correlated histopathology. *Foot Ankle Int* 1999;20(3):153-161.

7. Markovic M, Crichton K, Read JW, Lam P, Slater HK: Effectiveness of ultrasound-guided corticosteroid injection in the treatment of Morton's neuroma. *Foot Ankle Int* 2008;29(5):483-487.

   Thirty-five consecutive patients (7 men, 28 women; mean age, 54 years; age range, 29 to 77 years) underwent a single ultrasound-guided corticosteroid injection. Twenty-six of the 39 neuromas (66%) had a positive outcome 9 months later. Level of evidence: IV.

8. Espinosa N, Seybold JD, Jankauskas L, Erschbamer M: Alcohol sclerosing therapy is not an effective treatment for interdigital neuroma. *Foot Ankle Int* 2011;32(6):576-580.

   A retrospective review of 32 consecutive patients who received a series of sclerosing ethanol injections to treat a painful interdigital neuroma found that relief of symptoms was achieved only in 7 patients; 25 had no significant reduction of symptoms and considered or underwent a surgical excision. Level of evidence: IV.

9. Dockery GL: The treatment of intermetatarsal neuromas with 4% alcohol sclerosing injections. *J Foot Ankle Surg* 1999;38(6):403-408.

10. Gurdezi S, White T, Ramesh P: Alcohol injection for Morton's neuroma: A five-year follow-up. *Foot Ankle Int* 2013;34(8):1064-1067.

11. Xie X, Shi Z, Gu W: Late-stage Freiberg's disease treated with dorsal wedge osteotomy and joint distraction arthroplasty: Technique tip. *Foot Ankle Int* 2012;33(11):1015-1017.

    A technique for additional joint distraction to treat Freiberg disease was described.

12. Lee HJ, Kim JW, Min WK: Operative treatment of Freiberg disease using extra-articular dorsal closing-wedge osteotomy: Technical tip and clinical outcomes in 13 patients. *Foot Ankle Int* 2013;34(1):111-116.

    A retrospective review of 13 patients (mean age, 29.1 years) who underwent an extra-articular dorsal closing-wedge osteotomy after débridement of the joint found significant improvement in pain with no nonunions. Level of evidence: IV.

13. Özkan Y, Oztürk A, Ozdemir R, Aykut S, Yalçin N: Interpositional arthroplasty with extensor digitorum brevis tendon in Freiberg's disease: A new surgical technique. *Foot Ankle Int* 2008;29(5):488-492.

    In 10 patients, interpositional arthroplasty for Freiberg disease led to an excellent result in 4 patients, a good result in 5, and a poor result in 1. Level of evidence: IV.

14. Tsuda E, Ishibashi Y, Yamamoto Y, Maeda S, Kimura Y, Sato H: Osteochondral autograft transplantation for advanced stage Freiberg disease in adolescent athletes: A report of 3 cases and surgical procedures. *Am J Sports Med* 2011;39(11):2470-2475.

    A retrospective review of osteochondral autograft transplantation in three young patients with Freiberg disease found that all returned to sports within 12 weeks of surgery. Level of evidence: IV.

15. Miyamoto W, Takao M, Uchio Y, Kono T, Ochi M: Late-stage Freiberg disease treated by osteochondral plug transplantation: A case series. *Foot Ankle Int* 2008;29(9):950-955.

    A retrospective review of osteochondral plug transplantation in four patients with Freiberg disease (mean age, 12 years) found satisfactory results at 12-month follow-up. Two patients had normal cartilage on arthroscopy.

16. Man RA, Mann JA: Keratotic disorders of the plantar skin, in Coughlin MJ, Mann RA, Saltzman CL, eds: *Surgery of the Foot and Ankle,* ed 8. Philadelphia, PA, Mosby Elsevier, 2007, pp 465-490.

17. Maskill JD, Bohay DR, Anderson JG: Gastrocnemius recession to treat isolated foot pain. *Foot Ankle Int* 2010;31(1):19-23.

    A gastrocnemius recession was done in 29 patients (34 feet) for chronic pain without structural abnormality other than an isolated gastrocnemius contracture. At an average 19.5-month follow-up, 27 patients (93%) said they were satisfied with the results of the procedure. Level of evidence: IV.

18. Park EH, Kim YS, Lee HJ, Koh YG: Metatarsal shortening osteotomy for decompression of Morton's neuroma. *Foot Ankle Int* 2013; published online ahead of print July 26.

    Surgical outcomes were retrospectively reviewed in 84 consecutive patients with a total of 86 Morton neuromas. Approximately half were treated with release of the deep transverse metatarsal ligament alone, and the other half were treated with metatarsal shortening osteotomy and deep transverse metatarsal ligament release. The metatarsal shortening osteotomy with deep transverse metatarsal ligament release led to better outcomes. Level of evidence: III.

19. Åkermark C, Crone H, Saartok T, Zuber Z: Plantar versus dorsal incision in the treatment of primary intermetatarsal Morton's neuroma. *Foot Ankle Int* 2008;29(2):136-141.

    Surgical outcomes were retrospectively reviewed after 132 procedures for Morton neuroma. One experienced surgeon used a longitudinal plantar incisions, and another used a dorsal incision. The plantar incision led to significantly better results in terms of long-term sensory loss, postoperative sick leave from work, and complications. Level of evidence: III.

20. Saxena A, Krisdakumtorn T: Return to activity after sesamoidectomy in athletically active individuals. *Foot Ankle Int* 2003;24(5):415-419.

21. Lee S, James WC, Cohen BE, Davis WH, Anderson RB: Evaluation of hallux alignment and functional outcome after isolated tibial sesamoidectomy. *Foot Ankle Int* 2005;26(10):803-809.

22. Greisberg J, Prince D, Sperber L: First ray mobility increase in patients with metatarsalgia. *Foot Ankle Int* 2010;31(11):954-958.

    Dynamic metatarsal elevation was prospectively measured in 352 patients. The 64 patients with transfer metatarsalgia had significantly greater first ray mobility (9 mm versus 7 mm; $P < 0.0002$) and metatarsal elevation (5 mm versus 3 mm; $P < 0.0002$) than the 288 patients without symptoms. Level of evidence: II.

23. Pérez-Muñoz I, Escobar-Antón D, Sanz-Gómez TA: The role of Weil and triple Weil osteotomies in the treatment of propulsive metatarsalgia. *Foot Ankle Int* 2012;33(6):501-506.

    After Weil or triple Weil osteotomy for the treatment of third rocker metatarsalgia, the median AOFAS score was 90 (range, 34 to 100). The results were satisfactory in 80% of patients.

第五部分

足踝部特殊的疾病

Sheldon S. Lin, MD

第17章
非糖尿病性足部感染

Adolph Samuel Flemister Jr, MD

简介

　　尽管大多数足部和脚踝部感染发生于患有糖尿病神经病变的患者中，然而其也可发生在非糖尿患者群中[1, 2]。足部和脚踝部感染可由穿透伤、微创伤、术后创伤损害引起，也可通过血源性途径传播。无论对于是否患有糖尿病的患者而言，足部和脚踝部感染都可导致灾难性的严重后果，如截肢或永久性功能障碍。对于此病快速的诊断和治疗是很有必要的，有助于降低非必要性发病率和减少长期伤残患者的数量。

诊断

病史和体格检查

　　患有足部或脚踝部感染的患者通常伴有并发症，诸如疼痛、肿胀、红斑，伴或不伴有明显的伤口。关键是要确定症状的持续时间、疼痛的严重程度以及是否存在如发烧、寒战和不适等全身症状。慢性肾功能不全、糖尿病、艾滋病、器官移植或炎性关节病可危害患者的免疫系统和抗感染能力。吸烟可影响软组织愈合及血液循环[3]。确定患者是否有痛风病史是很重要的，因为痛风的症状和体征可以与感染症状相似。

　　体格检查的第一步是测量患者的生命体征，包括体温、心率和血压。必须评估患者的整体精神状态。当患者出现心动过速、低血压、发烧和精神状态改变等症状时，医生应警惕早期败血症的发生。应检查患侧肢体是否对线正常，有无畸形、肿胀和红斑。红斑并不是患肢发生蜂窝织炎的征象。必须仔细检查足部和足趾间的皮肤，观察是否存在硬结、水泡、龟裂和开放性伤口。应评估伤口的大小和深度，以及是否存在引流处、引流处的数量和引流液稠度。如果在伤口处可探查到骨头，那么患骨髓炎的风险会随之增加[4]。应观察伤口处是否有肌腱、韧带暴露。无论是否存在伤口，都应注意有无捻发音存在。仔细检查和触诊周围关节是评估关节活动度和稳定性的关键。活动度或稳定性的减低可破坏正常的足部力学，导致足部其他区域的超负荷，而这种重复的微创伤增加了皮肤破裂的风险。关节肿胀、疼痛，伴有可疑积液提示脓毒性关节炎的发生，需要密切关注。

　　进行全面、彻底的神经血管检查是很重要的。虽然糖尿病在美国是最常见的外周神经病变的病因，但由于特发性因素或已知原因，如酒精滥用、化疗、病毒感染或维生素缺乏，神经病变也可发生在非糖尿患者群中。重要的是，通过轻触、用 Semmes-Weinstein 5.07 单丝触及患者足部，观察患者足部的感觉[5]。应仔细评估运动功能。如果患者的足部脉搏不明显，应该测量踝肱指数和脚趾压力。当踝肱指数小于0.45，绝对脚趾压力≤40mm 时，意味着患者可能发生伤口愈合障碍，需要更广泛的血管修复[6]。

影像学检查

　　平片是针对足部和踝关节感染的主要检查方法。如果条件允许的话，应该进行负重试验以评估患者的骨骼和关节是否对齐。平片可显示软组织中的气体或密度不同的局部水肿、气性坏疽或脓肿。骨骼变化如侵蚀、骨膜反应和骨质明显破坏可用于诊断骨髓炎。重要的是，平片阴性并不能排除骨髓炎的可能性[4]。骨髓炎急性期的前2～4周，影像学上可能未见明显变化（图17-1）。

　　CT 对早期骨侵蚀或破坏的检测比平片更为敏感。CT 也能显示软组织中的气体，用于定位脓肿。如果 MRI 是患者的禁忌证，那么最常用 CT 进行检查。超声检查也可用于检测软组织脓肿，并可行超声引导下吸引术。

　　MRI 是诊断软组织疾病最有效的影像学方法，也用于探测脓肿等液体囊。MRI 也易检测骨水肿。随着 T2 加权信号的增强和 T1 加权信号减弱，MRI

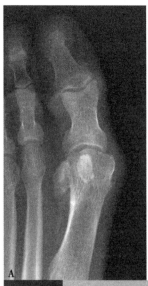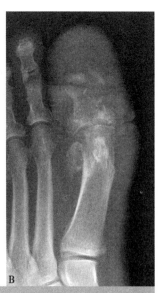

图 17-1　一名 60 岁的患者的姆趾平片（A），他／她在 3 周后患上破坏性骨髓炎，其姆趾平片呈现近端指间性溃疡（B）

白、前白蛋白和转铁蛋白水平都是衡量患者营养状况的指标，应作为观察感染情况的指标。全淋巴细胞计数高于 1500 是一个对患者有益的健康指标。如发现患者营养不足，应指导其服用营养补充剂[12]。

优选的培养组织中应含有软组织或液体，而不只是简单的拭子组织[13]。根据临床适应证，从化脓性关节吸出的脓液应进行革兰染色，培养需氧菌、厌氧菌、真菌以及抗酸杆菌。应对脓液进行白细胞计数，观察脓液中是否存在晶体。如果每毫升脓液中的白细胞计数高于 50 000 个，通常可诊断感染。晶体的有无可被用来排除痛风的诊断[3, 14]。

趾甲疾患

趾甲床周围的感染分为嵌甲感染（甲沟炎），化脓性指头炎以及甲真菌病。嵌趾甲是由指甲的畸形或修剪不当引起的，其周围软组织遭到细菌感染，包括金黄色葡萄球菌、链球菌和假单胞菌[15]。与甲襞内侧或外侧相邻处可存在一红肿引流区。可使用平片诊断骨髓炎。在大多数患者中，早期感染时应当及时行指甲清创术。使用口服抗生素是无效的。耐药或复发性感染的患者可能需要进行部分或完全性拔甲术，以永久性地消除感染病灶[15, 16]。

化脓性指甲炎是一种深部感染，发生在脚趾末梢组织中。金黄色葡萄球菌是其最常见的致病菌。患者脚趾远端可存在一红肿、有波动感的区域。必须进行外科引流术，同时加用局部抗生素治疗。视伤口大小，决定是否需对其进行切开和包扎术。覆盖革兰阳性菌的抗生素可对大多数化脓性指甲炎起效。

甲真菌病是一种真菌感染，是发生于趾甲的最常见疾病之一。临床表现为趾甲变厚、变色、变脆。真菌病最常见的病原体是皮肤癣菌，包括红色毛癣菌和须毛癣菌[17]。念珠菌和霉菌并不是该疾病的常见病原体。甲真菌病很难治疗，通常需要几个月。全身性应用抗真菌药物可增加肝毒性的发生风险，但使用局部药物可能会导致停药后复发。对于普通患者来说，甲真菌病不仅仅是一个美容上的问题[17]。增厚的指甲可能会勾到衣服，偶尔会导致嵌甲，但是可以通过进行频繁的清理控制这一问题。

也可非特异性地检测到骨髓水肿，骨髓水肿也见于骨折、肿瘤、Charcot 关节病或因足部力学不良而导致的骨质过载中。研究方法不同，MRI 检测骨髓炎的敏感性和特异性也各不相同[4, 7-9]。

核医学可以为判断是否存在骨髓炎提供有价值的信息[7, 9, 10]。应用三相 Tc-99m 骨扫描技术可以检测到细微的骨破坏，但它也会在骨折、Charcot 关节病或压力相关骨改变中导致假阳性结果。通过将三相扫描与铟 -111 标的白细胞（WBC）扫描相结合，可以提高慢性骨髓炎核医学检查的敏感性和特异性[10]。

实验室检查

实验室检查是诊断和治疗感染的重要辅助方法。应对患者的白细胞计数、红细胞沉降率（ESR）和 C 反应蛋白（CRP）水平进行检验[11]。在急性感染中，白细胞计数通常会升高，中性粒细胞左移。年龄大于 65 岁或存在免疫功能障碍的患者，白细胞计数可能很少或没有升高。ESR 和 CRP 水平是炎症标志物，通常会随着感染而升高，但可以因任何炎症或术后数周升高。ESR 和 CRP 水平可用于监测患者的治疗效果，通常情况下，它们会随着感染治疗有效而逐渐恢复正常[11]。在有效治疗下，CRP 水平通常迅速下降，但 ESR 在几周内仍有一定程度的升高[11]。

患者的营养状况对治疗效果影响很大。白蛋

软组织感染

蜂窝织炎是一种皮肤和皮下组织感染。其最常见的原因是开放性伤口遭到污染，或者是继发于微创伤的无法检测出的伤口遭到污染。蜂窝织炎的发病率随患者年龄的增加而增加，它在患有淋巴水肿、慢性静脉淤滞、慢性水肿或使用类固醇的患者中最为常见[18]。由于足部和踝关节为负重部位、多骨突起，且为鞋子覆盖区域，所以具有患蜂窝织炎的天然倾向，这些因素都增加了周围软组织的微损伤发生风险。蜂窝织炎表现为红斑、肿胀、疼痛和硬化，患者也可能有发烧或其他症状。淋巴结病可发生于膝部或腹股沟附近，病变部位的初始轮廓可有助于指导治疗。

耐甲氧西林金黄色葡萄球菌和链球菌是导致蜂窝织炎的最常见致病菌。这些细菌通常存在于趾间[19]。通常根据病情的严重程度，炎细胞会在 1～2 天内对口服或静脉抗生素治疗作出反应。大多数蜂窝织炎可用抗生素治疗，它可有效地应对耐甲氧西林金黄色葡萄球菌和链球菌感染。患者应密切关注症状的变化，因为疾病过程中，波动区域或关节疼痛可能会变得更为明显，出现脓肿或脓毒性关节炎[20]。

坏死性筋膜炎是一种侵袭性的，可快速传播的软组织感染。坏死性筋膜炎最常发生于下肢，通常由外伤引起。尤其需警惕它在足部的发生。感染通常由多种微生物引起，包括革兰阴性和革兰阳性菌，以及需氧和厌氧微生物[21, 22]。常见的致病微生物包括 A 组和溶血性链球菌、金黄色葡萄球菌、大肠杆菌和假单胞菌。多种微生物可分泌毒素，导致患者发生脓毒症休克，继而出现多器官衰竭[21-23]。免疫功能受损的患者如糖尿病患者，尤其需警惕该病的发生。

在坏死性筋膜炎的早期，患者有不明确的肌肉关节疼痛。然而这些症状会迅速恶化，而且患者可能出现全身毒性的迹象，如低血压[21]。患侧肢体可迅速肿胀、出现红斑，也可能出现充满液体的大疱及坏死迹象，脓毒症可迅速发展[21, 22]。由于起病隐匿，可导致延误诊断，发生危及患者生命的后果。

皮下组织、筋膜和皮肤均可发生坏死，急诊手术清创是根除感染的必要选择[21-23]。多次重复清创是一种暂时、阶段性的治疗方法。为了避免患者死亡，可能需要对其进行截肢。在感染被根除后，包括植皮在内的重建过程是很有必要的[21, 22]。

深部感染

由于足部为负重部位，它容易受到多种形式的创伤，例如穿透性创伤和重复性微创伤。足部的深部感染包括足底脓肿、骨髓炎以及脓毒性关节炎。

在穿透性创伤中，最常见的是穿刺损伤。金黄色葡萄球菌、链球菌和铜绿假单胞菌都是这种损伤中最常见的致病菌[24, 25]。创伤发生最开始的几天，大部分伤口可用局部冲洗、清创术以及口服抗生素（通常是头孢菌素）来治疗。如果在几天或几周后，伤口发生了更深部的感染，就需要进行彻底的手术清创，术中应识别和去除所有的外源性物质[26]。

患有周围神经病变的患者尤其容易出现继发性微创伤。对患有浅表性溃疡的糖尿病患者，应对其进行局部清创，并使用全接触石膏来治疗。如果溃疡较深，肌腱、骨头、或关节组织遭到了暴露，那就需要更广泛的清创，接着使用全接触石膏进行治疗。

足底脓肿使患者的足部外观红肿、温度升高，足底表面有压痛，但可能不存明显的伤口或波动区域。在脓肿位置不明确时，MRI 有助于定位并标出脓肿范围。此疾病需要手术引流、去除创面组织，并进行特定抗生素治疗以根除感染。

骨髓炎可由致病菌直接种植在创伤或手术伤口组织中导致，或由血源性途径传播。血源性骨髓炎在儿童和成人中最常见[27]。患者可出现急性疼痛、局部皮肤发红、发热、压痛等症状。在儿童中，由于其高度血管化的特质，干骺骨特别容易发生感染的血源性传播[27]。MRI 有助于评估疾病程度，诊断髓内脓肿。对于儿童，许多感染可经过静脉注射抗生素得到有效的治疗。但是骨脓肿必须被引流干净，对于使用静脉抗生素治疗不及时的感染，则需进行手术治疗。

发生于手术或创伤前几周内出现的骨髓炎被归类为急性骨髓炎。急性骨髓炎有典型的感染症状：红斑、皮温升高、压痛，并且通常伴有发烧、寒战和不适等全身症状。与之相反，慢性骨髓炎病程进展缓慢，其特点是伤口或窦道持续或间歇性的引流。根据感染的程度，引流液可能呈浆液性、血性、浑浊或脓性。为根除慢性骨髓炎，需清除感染和坏死的骨头，其次使用特定抗生素进行治疗[28, 29]。

在早期确诊后，急性骨髓炎可以用特定静脉抗生素进行治疗[28]。需要进行骨活检的细菌培养及药敏试验结果，明确使用的抗生素类型。在开放性伤口处进行活检可导致标本污染[30]。最好是在伤口外的区域进行活检，但允许在活检中接触到可疑的骨感染部位。急性骨髓炎可能累及足部的多个小骨，并且想要获取准确的活检标本可能比较困难。最佳的活检标本在是清创术中清除的坏死骨头和受损软组织。

化脓性关节炎表现为急性发作的疼痛、肿胀、发热和红斑以及该关节活动范围受限。在免疫系统受损的儿童和成人中，血源性传播的发生率很高。如怀疑发生血源性传播，应对患者进行仔细检查，以确定其他感染源或传播部位。化脓性关节炎最常见的病因是致病微生物在跖趾关节周围被刺破或患有足部溃疡的部位直接接种。化脓性关节炎的体征和症状类似于痛风或其他炎症性关节病。关节吸引术是准确诊断该病的必要条件[14]。对于吸引出的脓液，应进行一系列化验，包括白细胞计数、革兰染色、培养和确定有无晶体存在。每毫升脓液中的白细胞计数如果超过 5 万个即为可疑的，但并不能诊断感染[3, 14]。如果每毫升脓液中的白细胞计数少于 5 万个，应根据革兰染色结果确定是否有早期感染[3]。诊断化脓性关节炎后，应立即进行手术引流。治疗延迟可导致早期蛋白多糖丢失、软骨损伤和严重的关节破坏，并且骨髓炎会扩散到邻近的骨头[31]。对于大多数化脓性关节炎，需要进行包括滑膜切除术在内的开放清创。如果病变累及较大的关节，如踝关节或距下关节，可在关节镜下行清创治疗，这取决于外科医生的手术舒适度和发生感染的可能程度。

足部和脚踝部的外科清创术

在清创术中，应充分考虑足部和踝关节的生物力学和负重特征。由于足距面需要有很强的耐久性，如果可能的话，术中应尽量避免足距面皮肤和脂肪的损伤。幸运的是，足部的大多数解剖结构可以通过内侧、外侧、背部或联合切口显露出来。

发生于踇趾和小脚趾的骨髓炎

对于发生于踇趾和小脚趾的骨髓炎，最好的治疗是清除所有病骨，有时甚至需要进行截肢。小脚趾骨髓炎的最佳清创范围是去除所有受感染的骨骼和软组织，并确保残余组织结构稳定，可防止相邻脚趾的迁移。然而在骨头切除后留下一个很软的残余脚趾，会导致脚趾上出现新的伤口，以及穿鞋困难。在大脚趾中，应保留尽可能长的长度，因为它对功能的保持比直接经跖趾关节离断要好。当保留近 1cm 的近节趾骨近端骨时，对于籽骨的平衡和相对正常的负重功能可达到最好的状态[32]。如果需要经跖趾关节进行截趾，最好切除剩余的籽骨，因为它没有明显的功能，甚至可能是患者发生复发性溃疡或不适的来源。

如果脚趾的跖骨和趾骨都受到感染累及，则需要进行纵列的切除（全部或部分距骨截趾）。即使在脚趾本身没有感染的情况下，为避免在距骨切除术后出现过软的残余脚趾，也应首选纵列切除。在两条纵列切除后，足部仍可保持功能和负重作用。只行第一纵列切除，则可能导致足部功能损伤或负重作用失效。足部负重功能的丧失可以通过使用适合的成型鞋垫来克服，这比经距骨截趾更可取。三条或更多的中央列切除，或单独第一、二条内侧列切除，都会造成足部结构不稳定、功能不正常，经趾骨截趾可能是最好的治疗方法[32]。

中足、后足或脚踝部感染

中足、后足或脚踝部感染通常涉及多块骨骼及关节。为了根除这种感染，通常需要进行多次侵入性清创。对于存在的腔性骨缺损，可暂时填补带抗生素的水泥珠、抗生素可生物降解载体或垫片[33, 34]。确定骨缺损的程度和骨的相对稳定性是至关重要的。外固定常用于根除感染所导致的骨不稳定。使用圆形或半圆形框架的外固定架具有最大限度减少软组织损伤的优点。环形外固定器可保持多平面稳定性，比使用传统的针管外固定架可使足部的负重功能更早地得到痊愈[35-37]。许多感染的救治性手术需要使用关节固定术，它通常采用环形外固定架，但有时也会进行内固定。在行内固定前要进行仔细的术前评估，以确定感染是否已被根除。自体骨优先被用于植骨[38]。足部和踝关节周围的软组织薄弱，手术清理通常会留下软组织缺损，需要进行局部皮瓣或软组织移植来覆盖这些缺损[38]。建议同整形外科医生进行早期会诊。

骨髓炎是由于外伤伤口、脚跟压疮或术后感染所致[39-41]。许多跟骨的感染存在伤口愈合的延迟。大多数关节内骨折切开复位和内固定术后可发生感染[39]。为了尽可能保留骨，建议行冲洗和清创术。如果感染未得到控制或患者患上骨髓炎，则应对骨头进行彻底清创术，并移除所有受感染骨头。通常存在腔性骨缺损，可用带抗生素的骨水泥对其进行填充。清创术常造成软组织缺损，需用皮瓣覆盖缺损区域。使用 VSD，可有助于减少软组织缺损，但建议再次与整形外科医生进行会诊[42]。在由脚后跟压疮引起的骨髓炎患者中，骨髓炎最初仅局限于粗隆。在无糖尿病的患者中，将部分或全部的跟骨切除术作为一种保肢手术，还尚未作出很深入的研究，但是用这种方法治疗早期糖尿病患者还是有希望的。最近的研究发现，糖尿病患者进行跟骨切除术后，功能结果较差，截肢率高[43-45]。

踝关节感染是严重距骨或胫骨骨折治疗后的最常见的并发症[37, 38]。近年来，全踝关节置换术的手术频率越来越高，但失败手术后的感染发生率也有所增加[46]。血源性感染传播可导致化脓性踝关节炎的发生，随之骨髓炎也会发生，尤其是在免疫系统受损的患者中。对踝关节感染的初步治疗包括多次清创，直到所有受损的骨头和软组织都被切除。如果患者在骨折手术后的第一个周内发生感染，可尝试保留硬组织，然而受感染的骨不应被保留。腔性骨缺陷可用抗生素水泥或生物降解性载体填充，以维持患者原来的外形[33, 34]。外固定通常也需要保持稳定性。在感染控制后，可行关节固定术治疗化脓性关节病或骨缺失。融合方法因骨质缺失、累及的骨头和外科医生的偏好而异。对于 Pilon 骨折后发生的骨髓炎，沿着关节线的胫骨远端部分通常是完整的，以保持骨的长度。胫骨骨缺损造成的缺陷通常使用自体骨进行移植[38]。术后，可对患者使用内固定或外固定进行治疗，这取决于外科医生的偏好和确信感染已根除。在距骨骨折后，通常需要切除整块距骨，这会导致明显的短缩。外科医生必须决定是否进行胫骨关节固定术或将大块股骨头移植到缺损中以保持原来的高度（图 17-2）。胫骨关节固定术可有不同的术后结果，但几乎都会导致部分功能缺陷和步态异常的发生[37, 47]，可以选择内固定或外固定。

腓骨的骨髓炎最常发生在足部畸形的患者中，其中许多患者患有神经病变。腓骨异常负重可导致继发感染。需切除感染的腓骨。如果切除导致胫距关节不稳定，可行踝关节融合术。切除患侧腓骨可完全根除骨髓炎，切除后，可用于各种内固定或外固定技术进行关节融合术（图 17-3）。

多学科管理

在无糖尿病的患者中，对足部感染的管理较为复杂。感染通常包括严重创伤或严重术后感染。许多患者有多重并发症或免疫缺陷。足部或踝关节感染很可能导致软组织的损害和多种微生物入侵。可能需要一个医疗团队，包括医疗专家、传染病专家、整形外科医生和血管外科医生共同进行协作[28, 48]。骨外科专科医师毫无疑问应当包含在这个医疗团队里。

总结

管理非糖尿病患者的足或踝关节感染的目标是实现肢体的稳定性和无感染，为达到这个目标，需要及时的诊断和治疗。尽管许多浅部感染可以通过非外科手术方法进行治疗，但深部或复杂的感染往往需要进行反复积极的手术清创，肢体的稳固性治疗以及肢体重建治疗。

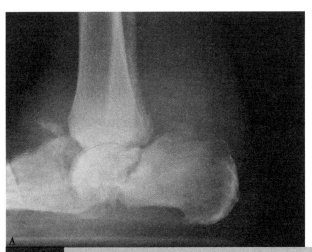
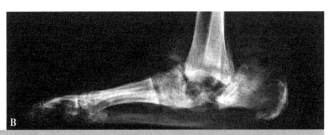

图 17-2　患有神经病变但未患糖尿病的骨髓炎患者的踝关节侧位片，距骨体切除术和关节固定术术前（A）和术后 5 个月（B），患者目前有稳定性良好的距行足

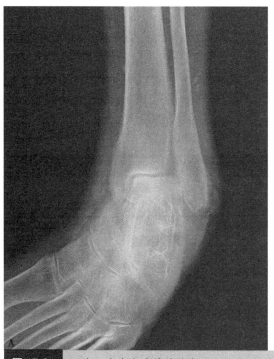
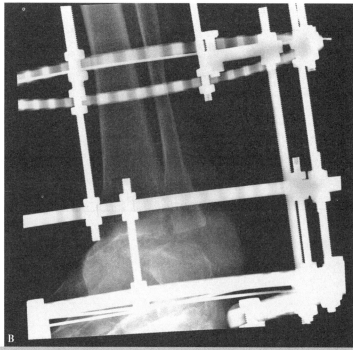

图 17-3　图为一名患有腓骨骨髓炎以及 10cm 长的外侧溃疡的 75 岁 CMT 固定内翻畸形患者的侧位片，切除累及的腓骨、切除部分距骨、外固定架固定术前（A）及术后（B）。患者被置于静态环形外固定架中

（武勇　杨磊 译）

参考文献

1. Wukich DK, McMillen RL, Lowery NJ, Frykberg RG: Surgical site infections after foot and ankle surgery: A comparison of patients with and without diabetes. *Diabetes Care* 2011;34(10):2211-2213.

   A prospective study of 1,465 consecutive patients treated by a single surgeon found a surgical site infection in 9.5% of patients with diabetes and 2.4% of patients who did not have diabetes. The presence of peripheral neuropathy strongly determined the development of postoperative infection. Level of evidence: II.

2. Wukich DK, Lowery NJ, McMillen RL, Frykberg RG: Postoperative infection rates in foot and ankle surgery: A comparison of patients with and without diabetes mellitus. *J Bone Joint Surg Am* 2010;92(2):287-295.

   A retrospective study of 1,000 patients after orthopaedic foot or ankle surgery found a 2.8% infection rate in those who did not have diabetes. Peripheral neuropathy was a more significant factor than diabetes for the development of postoperative infection. Level of evidence: III.

3. Lee JJ, Patel R, Biermann JS, Dougherty PJ: The musculoskeletal effects of cigarette smoking. *J Bone Joint Surg Am* 2013;95(9):850-859.

   Cigarette smoking was a significant risk factor for perioperative complications including nonunion, delayed union, inadequate wound healing, and infection.

4. Butalia S, Palda VA, Sargeant RJ, Detsky AS, Mourad O: Does this patient with diabetes have osteomyelitis of the lower extremity? *JAMA* 2008;299(7):806-813.

   A systematic review found that the factors most indicative of osteomyelitis of the lower extremity were an ulcer larger than 2 cm², a positive probe-to-bone test, and a positive MRI.

5. Kanji JN, Anglin RE, Hunt DL, Panju A: Does this patient with diabetes have large-fiber peripheral neuropathy? *JAMA* 2010;303(15):1526-1532.

   A systematic literature review found that abnormal results on Semmes-Weinstein 5.07 monofilament and vibratory perception tests were the most helpful signs for detecting large-fiber peripheral neuropathy.

6. Apelqvist J, Castenfors J, Larsson J, Stenström A, Agardh CD: Prognostic value of systolic ankle and toe blood pressure levels in outcome of diabetic foot ulcer. *Diabetes Care* 1989;12(6):373-378.

7. Dinh MT, Abad CL, Safdar N: Diagnostic accuracy of the physical examination and imaging tests for osteomyelitis underlying diabetic foot ulcers: Meta-analysis. *Clin Infect Dis* 2008;47(4):519-527.

   The accuracy of diagnostic tests for osteomyelitis in patients with a foot ulcer was analyzed. MRI was more accurate at diagnosing osteomyelitis than leukocyte scanning. Probe-to-bone testing of a large ulcer was moderately predictive.

8. Kapoor A, Page S, Lavalley M, Gale DR, Felson DT: Magnetic resonance imaging for diagnosing foot osteomyelitis: A meta-analysis. *Arch Intern Med* 2007;167(2):125-132.

9. Termaat MF, Raijmakers PG, Scholten HJ, Bakker FC, Patka P, Haarman HJ: The accuracy of diagnostic im-

aging for the assessment of chronic osteomyelitis: A systematic review and meta-analysis. *J Bone Joint Surg Am* 2005;87(11):2464-2471.

10. Johnson JE, Kennedy EJ, Shereff MJ, Patel NC, Collier BD: Prospective study of bone, indium-111-labeled white blood cell, and gallium-67 scanning for the evaluation of osteomyelitis in the diabetic foot. *Foot Ankle Int* 1996;17(1):10-16.

11. Michail M, Jude E, Liaskos C, et al: The performance of serum inflammatory markers for the diagnosis and follow-up of patients with osteomyelitis. *Int J Low Extrem Wounds* 2013;12(2):94-99.

    A prospective study found that WBC count, CRP level, and procalcitonin serum level returned to near-normal values at day 7 after initiation of treatment with antibiotics in patients with foot osteomyelitis. The ESR remained high for 3 months. Level of evidence: II.

12. Kavalukas SL, Barbul A: Nutrition and wound healing: An update. *Plast Reconstr Surg* 2011;127(Suppl 1):38S-43S.

    Advances in the understanding of nutrition in wound healing were reviewed, with emphasis on the effect of nutritional history and nutritional intervention.

13. Aggarwal VK, Higuera C, Deirmengian G, Parvizi J, Austin MS: Swab cultures are not as effective as tissue cultures for diagnosis of periprosthetic joint infection. *Clin Orthop Relat Res* 2013;471(10):3196-3203.

    A prospective study found that tissue cultures had greater sensitivity and specificity for infection than swab cultures. Swab cultures had more false-negative and false-positive results than tissue cultures. Level of evidence: II.

14. Mathews CJ, Kingsley G, Field M, et al: Management of septic arthritis: A systematic review. *Ann Rheum Dis* 2007;66(4):440-445.

15. Heidelbaugh JJ, Lee H: Management of the ingrown toenail. *Am Fam Physician* 2009;79(4):303-308.

    Outcomes were not improved by the use of oral antibiotics before or after débridement of an ingrown toenail, with or without phenolization.

16. Eekhof JA, Van Wijk B, Knuistingh Neven A, van der Wouden JC: Interventions for ingrowing toenails. *Cochrane Database Syst Rev* 2012;4:CD001541.

    A Cochrane database review of interventions for ingrown toenails cited 24 studies. Surgical interventions were more effective than nonsurgical interventions in preventing the recurrence of ingrown toenails. Surgery in which phenol was used appeared to be least likely to lead to recurrence.

17. de Berker D: Fungal nail disease. *N Engl J Med* 2009;360(20):2108-2116.

    A complete review of fungal nail disease emphasized the need for an accurate diagnosis as well as the multiple available medical treatment options. The likelihood of a complete cure was low.

18. McNamara DR, Tleyjeh IM, Berbari EF, et al: Incidence of lower-extremity cellulitis: A population-based study in Olmsted county, Minnesota. *Mayo Clin Proc* 2007;82(7):817-821.

    In this population-based survey, the incidence of lower extremity cellulitis was correlated with increasing age but was not influenced by sex. Level of evidence: III.

19. Hirschmann JV, Raugi GJ: Lower limb cellulitis and its mimics: Part I. Lower limb cellulitis. *J Am Acad Dermatol* 2012;67(2):163.

    An extensive review pointed to an aging population and obesity as contributors to the incidence of lower extremity cellulitis. The involved organisms were identified. The interdigital toe spaces were identified as the area of colonization.

20. Picard D, Klein A, Grigioni S, Joly P: Risk factors for abscess formation in patients with superficial cellulitis (erysipelas) of the leg. *Br J Dermatol* 2013;168(4):859-863.

    A retrospective review of 164 patients with cellulitis of the lower extremity found that abscess formation was correlated with a history of alcohol abuse and delayed initiation of antibiotic treatment. Level of evidence: III.

21. Endorf FW, Cancio LC, Klein MB: Necrotizing soft-tissue infections: Clinical guidelines. *J Burn Care Res* 2009;30(5):769-775.

    Clinical guidelines for the management of necrotizing fasciitis were reviewed. Prompt and aggressive surgical débridement with immediate initiation of broad-spectrum antibiotics were found to be essential. The postoperative use of hyperbaric oxygen was noted to be controversial.

22. Wong CH, Chang HC, Pasupathy S, Khin LW, Tan JL, Low CO: Necrotizing fasciitis: Clinical presentation, microbiology, and determinants of mortality. *J Bone Joint Surg Am* 2003;85(8):1454-1460.

23. Tsai YH, Hsu RW, Huang KC, Huang TJ: Laboratory indicators for early detection and surgical treatment of Vibrio necrotizing fasciitis. *Clin Orthop Relat Res* 2010;468(8):2230-2237.

    A retrospective review of the laboratory indicators in *Vibrio* necrotizing fasciitis found that initial systolic blood pressure lower than 90 mm Hg, segmented leukocyte counts, hypoalbuminemia, and severe thrombocytopenia were associated with increased mortality. Level of evidence: III.

24. Eidelman M, Bialik V, Miller Y, Kassis I: Plantar puncture wounds in children: Analysis of 80 hospitalized patients and late sequelae. *Isr Med Assoc J* 2003;5(4):268-271.

25. Gale DW, Scott R: Puncture wound of the foot? Persistent pain? Think of Pseudomonas aeroginosa osteomyelitis. *Injury* 1991;22(5):427-428.

26. Chang HC, Verhoeven W, Chay WM: Rubber foreign bodies in puncture wounds of the foot in patients wearing rubber-soled shoes. *Foot Ankle Int* 2001;22(5):409-414.

27. Bouchoucha S, Gafsi K, Trifa M, et al: Intravenous antibiotic therapy for acute hematogenous osteomyelitis in children: Short versus long course. *Arch Pediatr* 2013;20(5):464-469.

    A randomized prospective study found that acute hematogenous osteomyelitis in children could be treated with intravenous antibiotics for a period as short as 7 days. Level of evidence: I.

28. Rao N, Ziran BH, Lipsky BA: Treating osteomyelitis: Antibiotics and surgery. *Plast Reconstr Surg* 2011;127(Suppl 1):177S-187S.

A nonsystematic literature review of the treatment of acute and chronic osteomyelitis emphasized the need for a multidisciplinary team approach, surgical débridement, and culture-specific antibiotics to eradicate the infection.

29. Conterno LO, Turchi MD: Antibiotics for treating chronic osteomyelitis in adults. *Cochrane Database Syst Rev* 2013;9:CD004439.

A Cochrane database systematic review of the treatment of chronic osteomyelitis in adults found limited, low-quality evidence to suggest that the route of antibiotic administration affected the rate of disease remission. All patients had surgical débridement in addition to antibiotic treatment.

30. Malone M, Bowling FL, Gannass A, Jude EB, Boulton AJ: Deep wound cultures correlate well with bone biopsy culture in diabetic foot osteomyelitis. *Diabetes Metab Res Rev* 2013;29(7):546-550.

Deep wound cultures were found to be well correlated with osseous cultures. These cultures were believed to be adequate if a bone biopsy was not possible.

31. Montgomery CO, Siegel E, Blasier RD, Suva LJ: Concurrent septic arthritis and osteomyelitis in children. *J Pediatr Orthop* 2013;33(4):464-467.

A retrospective review of 200 children with septic arthritis found that septic elbow, hip, knee, and ankle joints were less likely than shoulder joints to have concurrent osteomyelitis. Advanced imaging was necessary for an early diagnosis of concurrent osteomyelitis.

32. Ng VY, Berlet GC: Evolving techniques in foot and ankle amputation. *J Am Acad Orthop Surg* 2010;18(4):223-235.

Successful amputation planning and techniques for the foot and ankle were extensively reviewed with postoperative prosthetic and orthotic management.

33. Melamed EA, Peled E: Antibiotic impregnated cement spacer for salvage of diabetic osteomyelitis. *Foot Ankle Int* 2012;33(3):213-219.

A retrospective review of 20 patients with diabetic foot osteomyelitis found that extensive débridement and the use of antibiotic-impregnated cement spacers helped surgeons avoid amputation. Level of evidence: IV.

34. Ferrao P, Myerson MS, Schuberth JM, McCourt MJ: Cement spacer as definitive management for postoperative ankle infection. *Foot Ankle Int* 2012;33(3):173-178.

The use of an antibiotic-impregnated cement spacer as definitive treatment to eradicate deep ankle infection was reviewed. The spacer was well tolerated in seven of nine patients. Two of the patients underwent below-knee amputation. Level of evidence: IV.

35. Kugan R, Aslam N, Bose D, McNally MA: Outcome of arthrodesis of the hindfoot as a salvage procedure for complex ankle pathology using the Ilizarov technique. *Bone Joint J* 2013;95-B(3):371-377.

Arthrodesis using a circular external fixator for complex ankle pathology including infection was retrospectively reviewed. Infection was eradicated in all 30 patients with infection, and successful arthrodesis was achieved in 40 of 46 patients. Level of evidence: IV.

36. Pinzur MS, Gil J, Belmares J: Treatment of osteomyelitis in Charcot foot with single-stage resection of infection, correction of deformity, and maintenance with ring fixation. *Foot Ankle Int* 2012;33(12):1069-1074.

In a study of 178 patients with Charcot arthropathy and osteomyelitis of the midfoot who were treated with débridement and realignment using a circular external fixator, limb salvage was achieved in 68 of 71 patients using a single-stage procedure. Level of evidence: IV.

37. Rochman R, Jackson Hutson J, Alade O: Tibiocalcaneal arthrodesis using the Ilizarov technique in the presence of bone loss and infection of the talus. *Foot Ankle Int* 2008;29(10):1001-1008.

In a retrospective review of tibiocalcaneal arthrodesis using an Ilizarov technique, 9 of 11 patients had successful fusion after infected talar nonunion or extrusion. All patients had débridement of all nonviable talus. Level of evidence: IV.

38. Zalavras CG, Patzakis MJ, Thordarson DB, Shah S, Sherman R, Holtom P: Infected fractures of the distal tibial metaphysis and plafond: Achievement of limb salvage with free muscle flaps, bone grafting, and ankle fusion. *Clin Orthop Relat Res* 2004;427:57-62.

39. Kline AJ, Anderson RB, Davis WH, Jones CP, Cohen BE: Minimally invasive technique versus an extensile lateral approach for intra-articular calcaneal fractures. *Foot Ankle Int* 2013;34(6):773-780.

A retrospective comparative review of 112 fractures found a higher rate of patient satisfaction and a significantly lower incidence of wound complications with the use of a minimally invasive approach. Level of evidence: III.

40. Dickens JF, Kilcoyne KG, Kluk MW, Gordon WT, Shawen SB, Potter BK: Risk factors for infection and amputation following open, combat-related calcaneal fractures. *J Bone Joint Surg Am* 2013;95(5):e24.

Lower extremity amputation after an open calcaneal fracture was predicted by the injury mechanism, wound size and location, and severity of the open fracture.

41. Wiersema B, Brokaw D, Weber T, et al: Complications associated with open calcaneus fractures. *Foot Ankle Int* 2011;32(11):1052-1057.

In a retrospective review of 127 open fractures treated with initial débridement and delayed fixation, the superficial wound infection rate was 9.6% and the deep infection rate was 12.2%. Culture-positive osteomyelitis was found in 5.2% of patients. Level of evidence: IV.

42. Mendonca DA, Cosker T, Makwana NK: Vacuum-assisted closure to aid wound healing in foot and ankle surgery. *Foot Ankle Int* 2005;26(9):761-766.

43. Faglia E, Clerici G, Caminiti M, Curci V, Somalvico F: Influence of osteomyelitis location in the foot of diabetic patients with transtibial amputation. *Foot Ankle Int* 2013;34(2):222-227.

Osteomyelitis of the heel was associated with a higher rate of transtibial amputation than osteomyelitis of the midfoot or forefoot in patients with diabetes. Level of evidence: III.

44. Brown ML, Tang W, Patel A, Baumhauer JF: Partial foot amputation in patients with diabetic foot ulcers. *Foot Ankle Int* 2012;33(9):707-716.

A retrospective review of partial or total calcanectomy in 33 patients found a higher rate of below-knee amputation and 5-year mortality in patients with diabetic foot ulcers. Level of evidence: III.

45. Bollinger M, Thordarson DB: Partial calcanectomy: An alternative to below knee amputation. *Foot Ankle Int* 2002;23(10):927-932.

46. Jeng CL, Campbell JT, Tang EY, Cerrato RA, Myerson MS: Tibiotalocalcaneal arthrodesis with bulk femoral head allograft for salvage of large defects in the ankle. *Foot Ankle Int* 2013;34(9):1256-1266.

Thirty-two patients underwent tibiotalar calcaneal arthrodesis using femoral head allograft for large segmen-

tal bony defects. The indications included osteomyelitis. Nonunion rates were high, and 19% of patients later required a below-knee amputation.

47. DeVries JG, Berlet GC, Hyer CF: Predictive risk assessment for major amputation after tibiotalocalcaneal arthrodesis. *Foot Ankle Int* 2013;34(6):846-850.

Tibiotalocalcaneal arthrodesis with a retrograde intramedullary nail was studied in 179 limbs. The likelihood of amputation after this procedure was three times greater if the patient had a preoperative ulcer and six times greater if the patient had undergone revision surgery.

48. Copley LA, Kinsler MA, Gheen T, Shar A, Sun D, Browne R: The impact of evidence-based clinical practice guidelines applied by a multidisciplinary team for the care of children with osteomyelitis. *J Bone Joint Surg Am* 2013;95(8):686-693.

The use of a multidisciplinary approach in treating children with osteomyelitis was retrospectively studied. Children treated by a multidisciplinary team were believed to have a more efficient diagnostic workup, better adherence to their antibiotic plan, and a shorter hospital stay.

第五部分　足踝部特殊的疾病

简介

足跟跖侧的疼痛较为常见，具有多种病因。跖侧足跟疼痛要与后足跟疼痛进行区别，后者发生在跟腱止点或跟骨后方。跖筋膜炎是最常见的诊断，但也有许多其他疾病可能会导致患者存在此类症状[1]，详细的病史和体格检查对于准确诊断和治疗是至关重要的。

诊断

确定病史、起病情况及当前症状的细节非常重要。体格检查需要医生准确了解足部表面解剖结构。辅助检查有助于记录，并排除缺乏详细病史和检查时可能产生错误的诊断[2]。

病史可用于确定病因是机械性、神经性、肿瘤、感染性或外伤性，表 18-1 列出了可能病因。患者可能会主诉久远或近期急性创伤性事件。损伤会影响皮肤、脂肪垫、筋膜、神经、血管系统或骨骼，也可能

表 18-1
跖疼痛病因
神经综合征（神经卡压，神经瘤）
踝管综合征
踝管综合征伴慢性跖筋膜炎
外侧跖神经包埋
第一支外侧跖神经损伤（中央足跟垫综合征）
内侧跖神经卡压
跟骨神经损伤
腓肠神经损伤
跟骨骨髓炎
跖筋膜炎
跖筋膜破裂
足跟垫皮肤病变或异物
跟骨应力性骨折
足跟肿瘤

损伤会导致体内异物，进一步导致感染。然而此类事件并不总是与疾病有关。快速步行、跑步或负重活动可能会使跖侧组织拉伤，并导致疼痛自发性发展。

患者当前症状的性质对于确定相关的解剖系统非常有用。对于某种疾病是由真正的机械性病因所导致，还是由机械活动带来而实际上不是机械性（准机械）的原因，其鉴别尤其困难。随着患者位置或活动程度改变，神经性疼痛可能增加。医生应该询问患者是否在起床时的第一步感到足部疼痛，并随着步行增加而消失，而久坐后又出现疼痛；还是因站立或行走而使疼痛加重；在晚上疼痛发生导致患者忽然从睡梦中醒来。询问患者描述疼痛的确切位置也是有帮助的：是在跟部内侧、中央还是外侧；疼痛是否会分散开来，如果是的话，在哪里。该类信息应该允许医生确定患者解剖系统或疼痛中所涉及的系统。

在体检过程中，医生需定位确切的压痛区域，常可以确定病变部位。疼痛可以是在足跟垫中央或在内侧软组织区域，其中神经血管束进入足部或在跟骨内侧结节跖筋膜的止点。触诊可能提示皮下异物或跖筋膜内侧缘不够明显，踝关节和踇趾的背伸（跖筋膜的诱发试验）可以提示结构性异常。

病史和体格检查应为医生提供必要的信息，以确定疼痛类型、所涉及的解剖结构以及进行最终诊断最佳方法[3]。基本的辅助检查是 X 线平片，任何其他成像都基于病史和体格检查的发现。磁共振成像（MRI）广泛应用且十分敏感，但价格昂贵、特异性不高。足跟部的软组织病变，可以通过较便宜的超声检查或 MRI 进行诊断，如肿瘤、异物和跖筋膜异常。然而超声检查可用的部位有限，且检查结果解释比 MRI 的更加困难。

在 MRI 上，跟骨信号变化是非特异性的，可以显示应力性骨折、骨髓炎、骨挫伤或单纯的止点处跖筋膜炎。如果病史提示感染，应考虑感染标志物的血液检测；这些应包括白细胞计数和分类、血沉、C 反应蛋白水平和标记白细胞扫描。如果怀疑是应力性骨折，则应进行 CT 检查。

足底足跟病及其治疗

跖筋膜炎

跖筋膜炎是一种特殊的情况，累及到附着于跟骨内侧结节的跖筋膜。本病是跖筋膜止点的反复轻微创伤引起的，其位于跖侧和趾短屈肌止点的浅表。一块骨性突起与此肌肉相延续，但是骨骼本身不会引起足跟痛，尽管有所谓的跟骨骨刺综合征。这种结构被错误地理解为在跟骨侧位片上的骨刺。

跖筋膜炎通常随着负重活动增加或更换跑鞋和其他类型鞋子而发生，但有时症状是自发的[4]。典型症状是在晨起后走第一步时足跟疼痛，在几步之后消失，但可在久坐后站立或行走时再次发生。疼痛不会在夜间或早起之前发生，也不会随着活动而加剧。这种症状在患者病史中的变化提示可能存在不同诊断，这可能涉及跖筋膜炎向另一种疾病的进展。

体格检查显示跖筋膜起点局部的特异性压痛，诱导试验说明跖筋膜是完整的（图18-1）。尽管所谓的骨刺可能仍然存在，但平片常不显著。虽然MRI没有显示，但它说明跖筋膜止点存在反应并常存在于相邻骨骼中。

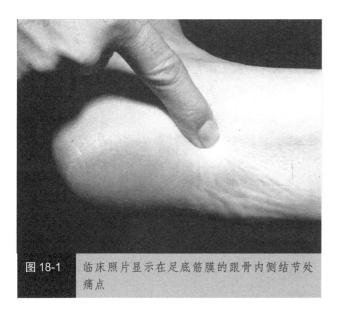

图18-1　临床照片显示在足底筋膜的跟骨内侧结节处痛点

建议患者进行多种治疗。一些治疗被随意地用于急性症状和复发性症状，这些症状被认为是持续性跖筋膜炎的表现[5]。许多该类治疗似乎是有用的，是因为跖筋膜炎常自行缓解，或因为治疗结合了组织特异性跖筋膜牵拉，这是基本的有效治疗方法[6]。使用简单的足跟杯或处方性的矫形装置来缓解症状，其可以通过夹板固定跖筋膜和聚集足跟脂肪垫，

从而减少了受刺激的跖筋膜与负重表面的接触[7]。口服非甾体抗炎药也有助于缓解症状。

切开手术行跖筋膜松解在以前已被用于治疗持续性症状，移除或不移除所谓的跟骨骨刺，产生不同的预后，包括持续性和恶化性疼痛、外侧边缘和足背疼痛以及经典的神经源性症状[8]。足跟痛神经的治疗方法也有所尝试，包括跟骨神经的切断。单纯内侧跖筋膜切断也会出现不同的预后。随着内镜出现，推荐行跖筋膜部分松解，但会导致并发症，包括胫神经或血管结构损伤[9]。

最近的一项研究对症状持续时间小于或超过6个月的患者进行比较，发现没有发生慢性跖筋膜炎相关的危险因素[10]，两组患者的疼痛强度和功能受限相同。在21例（71%）晚间非典型跟痛症的患者中，MRI检查发现了其中15例患者跖筋膜止点的异常；在50例接受适当但未成功的非手术治疗的患者中，MRI也发现了其中38例（76%）的异常[11]。5例非典型症状患者有动静脉畸形或跖筋膜撕裂。

有学发现针灸配合冰敷、非甾体类抗炎药（NSAIDs）和拉伸作为标准治疗方案增加了预后收益[12]。物理治疗师比较了解使用弹性贴扎和内侧足弓支具的情况[13]。两组患者均接受超声波和拉伸练习的治疗，除了发现足弓支具更方便之外，没有发现组间差异。跖筋膜炎患者发生单独的腓肠肌挛缩的比例为57%[14]。慢性足部疼痛（包括跖筋膜炎引起的疼痛）的患者在单独腓肠肌挛缩后行松解术的成功率为93%[15]。顽固性跖筋膜炎和腓肠肌挛缩患者行近端腓肠肌内侧松解后，约81%的患者疼痛缓解[16]。在随机选择的42例患者中，针对使用全长硅胶鞋垫与超声引导下类固醇注射于跖筋膜止点的患者进行了比较[17]，手术后一个月，足跟压痛和疼痛缓解的结果相同。接受注射的患者筋膜厚度较薄。研究人员建议使用鞋垫作为主要治疗。在245例慢性跖筋膜炎患者行径向体外冲击波治疗的随机对照研究中，成功率为61%，而安慰剂治疗的组为42%[18]。

推荐非手术治疗急性跖筋膜炎，使用组织特异性拉伸、非甾体抗炎药和简单的全长矫形器具，而不使用肠外或局部类固醇注射。

跖筋膜破裂

无论患者是否有跖筋膜炎病史，都可能在急性背伸牵拉期间突然发生跖筋膜撕裂。通常撕裂与类固醇注射史有关。患者主诉足跟、足弓处及足弓外侧缘和背侧急性疼痛，有时还伴有胫神经分布区域

的神经源性症状。凸出感或突然无力感最为典型。查体可发现在近端筋膜急性压痛、中足淤血和筋膜缺损。可以使用超声检查或 MRI 来确认细小撕裂。

治疗通常是以石膏或步行靴制动 7～10 天，同时应用非甾体抗炎药和口服镇痛药。一个记录纵弓的定制矫形支具可以使用很长一段时间。跖筋膜的肥厚性瘢痕可在破裂部位触及。许多患者在破裂后无限期地继续出现症状[19]。典型地，跖筋膜的内侧边缘破裂，但中央和外侧部分可能保持完整。完全松解剩余的筋膜被推荐，可缓解机械性症状。如果出现神经源性症状，推荐治疗为完全松解剩余跖筋膜并行踝管松解术。

神经综合征

踝管综合征

经典的踝管综合征被描述为在屈肌支持带（屈肌韧带）下胫神经压迫。压迫可由许多原因造成，如神经节、脂肪瘤、神经纤维瘤、纤维瘤、静脉曲张或骨折后的移位骨块。屈肌支持带简单减压可有多种结果。

患者在足跟和踝关节内侧缘处出现轻微的、自发性疼痛[20, 21]。一般情况下，症状会随着活动而加剧，并且通过休息缓慢缓解，但也可能在夜间或休息时发生。疼痛通常被描述为厌烦感，偶尔为灼热感。在踝关节内侧支持带和（或）蹞展肌上有压痛。神经传导速度的检查偶尔为为阳性。MRI 或超声检查可见到刺激性病变[22]。

如果存在单发病变，支持带的松解切除是有用的（图 18-2）。如果辅助肌肉或静脉曲张是压迫的原因，结果则无法预测[23]。

所谓的远端踝管综合征现在被认为是胫神经及其分支的牵引神经病变（图 18-3）[24, 25]。这种情况可能与慢性跖筋膜炎、跖筋膜薄弱或继发于内侧结构塌陷的单侧平足以及胫后肌腱的薄弱有关[26, 27]。患者有足跟和内侧踝关节神经源性疼痛的病史，随着活动加剧，而休息后慢慢缓解。然而疼痛可能在休息和晚上发生，经常渐进发作。在神经血管束进入足部的区域（图 18-4），蹞展肌远端出现压痛。客观检查可能没有帮助。典型的肌电图检查不显示传导延迟，但是可能会在蹞展肌和趾固有展肌呈现异常信号[28]。这种情况可使用特制的全接触矫形鞋垫插入纵弓和用神经黏弹性聚合物形成神经减压通道来进行治疗，后者放置在胫神经和外侧跖神经的后内侧和跖侧[23, 29]（图 18-5）。在经过治疗后，神经源性症状常常得到缓解，而不需要神经松解。

踝管综合征伴慢性跖筋膜炎

跖筋膜炎通常在 6 周到 3 个月内恢复，采用适当的非手术治疗常常更快。然而在一些患者中病变情况持续存在，并且症状发生变化。在早晨的第一步或在白天，疼痛缓解开始减缓。在长时间站立行走后，可能出现更长时间的灼热感、尖锐疼痛、灼热或强烈痒感。坐位或晚上也会发生疼痛。一些症状不一定是多有神经源性疼痛的特点，但也有可能出现，例如跖筋膜炎长时间第一步疼痛特征。在蹞展肌跖侧缘神经处或跖筋膜内侧缘（所谓的 soft spot）存在压痛，可能沿着神经的走行，以及在内侧结节的跖筋膜止点。在踝关节和蹞趾诱导背伸试验中，跖筋膜内侧边缘界限常不清楚，表明筋膜薄弱或断裂[23]。内在肌的肌电图比恢复正常的跖筋膜炎更有可能发生变化[28]。

非手术治疗包括筋膜牵拉锻炼及矫形器具和后内侧神经减压通道的使用。如果 6 周之后无改善，可能建议手术治疗。如果部分改善，应该一直使用矫形器具直到患者症状恢复满意、完全恢复或改善不足后决定行手术治疗。

优选的外科手术是完全松解跖筋膜并减压整个踝管（图 18-6）。后内侧切口开始于内踝后缘和跟腱内侧缘之间。切口沿着神经的走向，在远侧向前弯曲以穿过踝管，并继续越过足跟垫远端的跖侧表面，直到它延伸穿过足底大约四分之三。屈肌支持带被分离，其作为蹞展肌的浅筋膜。整个跖筋膜从蹞展肌至趾固有展肌分离开来。通过蹞展肌下的操作，肌肉的深筋膜被完全分开。在蹞展肌远端边缘与趾短屈肌内侧缘间隔的前方，定位并检查外侧跖神经以确保隔膜不分离和压迫神经。牵拉该神经，并分离神经下跖方肌的肌腱纤维[30-32]。在蹞展肌浅筋膜的跖侧缘汇入深筋膜处，跖筋膜内侧缘越过神经，并且跖方肌位于神经下方，此神经从内侧向足跖侧走行时突然转向。在此区域神经牵拉导致负重时刺激症状和足部旋前。尽管此区域的改变可以在超声和 MRI 上看到，但神经损伤的组织学证据还不确定。

如果隔膜隔离神经，可通过单极烧灼松解蹞展肌，以改善可视性，并将隔膜完全分开。为了探索所谓松解失败，蹞展肌可以被类似地分离开。手术以踝关节部位伤口皮下组织和皮肤的缝合作为结束，皮肤缝合仅在无毛跖侧部分。

患者必须避免负重 4 周，以使跖筋膜在延长后重新恢复，从而防止发生外侧和背侧足弓疼痛。之后再使用矫形器具 9～12 个月，3 个月后可穿高跟

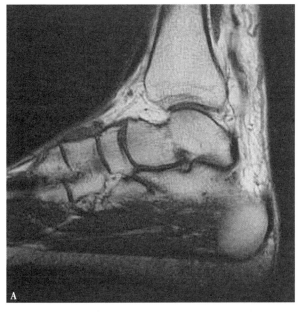

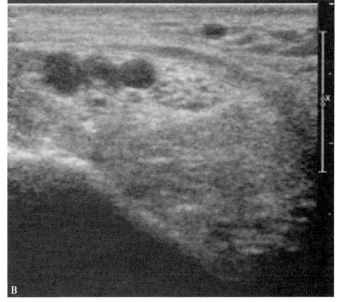

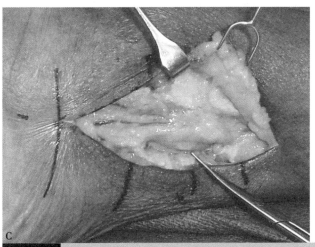

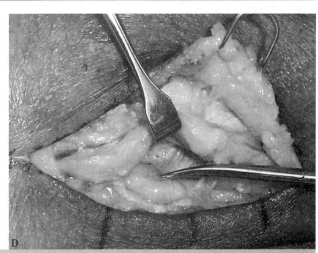

图 18-2　踝管内脂肪瘤。图 A, MRI 显示位于踝管内的胫神经下脂肪瘤;图 B,超显示神经下脂肪瘤;图 C 和图 D,术中照片,其中脂肪瘤可以在剪刀尖处看到;图 C,屈肌支持带已被松解,脂肪瘤是从神经下解剖;图 D,脂肪瘤从神经中分离出来(彩图见文末)

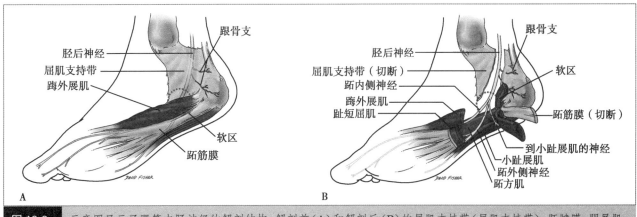

图 18-3　示意图显示了踝管内胫神经的解剖结构,解剖前(A)和解剖后(B)的屈肌支持带(屈肌支持带)、跖腱膜、跛展肌、趾短屈肌(彩图见文末)

鞋。在平均 19.6 个月（范围为 3～24 个月）的随访中，92 例患者中的 93% 完全或显著改善预后，正如所描述的，在跖筋膜和踝管完全松解后疼痛缓解[32]。

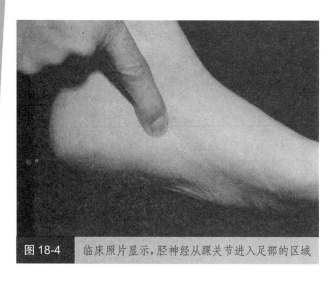

图 18-4　临床照片显示，胫神经从踝关节进入足部的区域

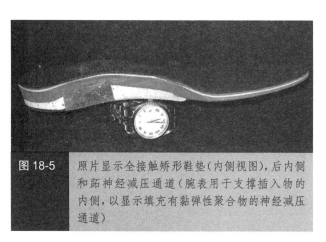

图 18-5　照片显示全接触矫形鞋垫（内侧视图），后内侧和跖神经减压通道（腕表用于支撑插入物的内侧，以显示填充有黏弹性聚合物的神经减压通道）

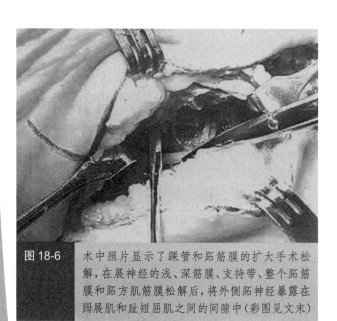

图 18-6　术中照片显示了踝管和跖筋膜的扩大手术松解，在展神经的浅、深筋膜、支持带、整个跖筋膜和跖方肌筋膜松解后，将外侧跖神经暴露在姆展肌和趾短屈肌之间的间隙中（彩图见文末）

外侧跖神经受损

外侧和内侧跖神经在姆展肌上缘或更近端从胫神经分支。跖外侧神经继续向远侧进入足部。内侧跖神经在姆展肌下方走行，伴行内侧跖动脉和静脉，并且不会在姆展肌筋膜的远端边缘和跖筋膜的近端边缘潜在限制区域下面穿过。跖外侧神经通常是远端踝管综合征中受累较大的胫神经分支。通过全接触矫形鞋垫进行治疗，如果需要，手术松解与慢性跖筋膜炎相同。跖筋膜和踝管局部松解并不容易达成效果。

外侧跖神经第一支受损（中央跟垫综合征）

外侧跖神经第一分支典型地从胫神经外侧分支的远端神经中出现，但是偶尔从胫神经本身出现。分支向后走行在姆展肌下方，穿过跖方肌并支配它，穿过骨膜和趾短屈肌；向中央跟垫发出感觉支，并且向趾固有展肌发出运动支。跖外侧神经第一支被认为是跑步者中的中央跟垫综合征病因。因此，姆展肌深筋膜和跖筋膜内侧三分之一的松解是手术治疗的选择[33-34]。推荐的非手术治疗是使用全接触矫形鞋垫，在内侧和跖侧后方增宽神经减压通道，并调整患者运动方案[29]。如果手术必要，应用相对完全松解术。此手术在橄榄球、足球、棒球和跑步运动员中都是成功的。

区分外侧跖神经的第一分支与胫神经的跟骨分支很重要，后者通常走行在更近端并止于内侧皮下组织和足跟后内侧皮肤。外侧跖神经第一分支在姆展肌下方走行，但跟骨神经较浅表。区分这两组神经十分重要，因为它们直径相似，都向后方走行且常常伴行。

中央足跟挫伤伴神经瘤可以通过踝管切口暴露第一分支，切除分支并插入导管，将其放置在跟骨后方。症状基本可以得到解决（图 18-7）。

内侧跖神经受损

内侧跖神经可在踝管远端或近端受累。其与外侧跖神经分离并走行在姆展肌下方，与内侧跖动脉和静脉伴行，有可能单独受损。在更远端，其与趾长屈肌和姆长屈肌在 Henry 结处汇合。在近端纵弓，内侧跖神经可能会受到腱鞘炎影响[35]。疼痛通常位于足弓内，在受累肌腱主动或被动运动时出现，但神经可能在姆展肌后内侧压迫，引起相应的踝管和足跟疼痛。了解此解剖结构使得诊断相对容易。全接触式矫形鞋垫通过延伸神经减压通道而被修改。使用坚硬的圆弧鞋底，或者用扩大钢柄或莫顿延伸鞋垫，也可口服非甾体抗炎药。

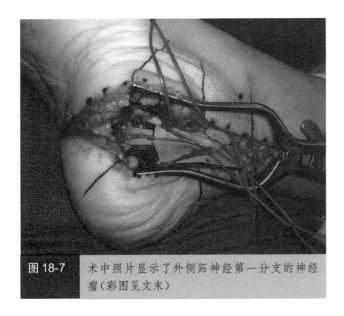

图 18-7 术中照片显示了外侧跖神经第一分支的神经瘤（彩图见文末）

如果症状主要分布在跖内侧，疼痛位于蹈趾和第二趾以及足跟，则使用与踝管和跖筋膜松解中所描述的相同的切口。在手术过程中，蹈展肌完全切开，以便看到内侧跖神经。小动脉和静脉穿支使用双极电灼术烧灼，或使用 Ligaclips 来止血。观察内侧跖神经的确切走行之后，从原始切口延伸出曲线切口以通过蹈展肌探查内侧跖神经。如果切口直接向下进入神经而不破坏皮下组织，伤口愈合则较好。术后治疗与扩大踝管松解术相同。这种松解手术最重要的考虑是决定它应该延伸多远，如果患者沿神经近端有足跟疼痛和压痛，则在肌肉下方分叉处纵向进行松解，直到没有束缚带出现，并且在显微镜下神经无疤且正常。

如果患者患有趾长屈肌和蹈长屈肌腱鞘炎，而没有明显踝管或足跟痛，则沿纵弓进行松解，同时进行滑膜切除术。若踝管没有打开，则跖筋膜没有松解。

跟骨分支损伤

足跟跖内侧由胫神经的跟骨分支支配，在该区域挫伤或手术后可能出现内侧跟痛症[36]。触诊应能够相对直接地识别病变部位。此部位的损伤病史或手术切开史可能同时存在。由于非手术减敏和缓冲存在各种不同反应，所以治疗较为困难。推荐使用无背鞋或凉鞋，而尝试手法脱敏时，应使用局部抗炎和神经炎性药物。可以通过将跟骨神经放置在静脉或胶原导管中达到切除效果，并且如果可能的话，将此导管引导到跟骨后，因为此区域更具保护性且被跟骨后脂肪包绕。虽然患者疼痛已经缓解，但是这项技术的数据十分有限以致无法得出确切结论。

腓肠神经损伤

腓肠神经分支支配跖外侧足跟、足外侧边缘、第五趾跖面以及第四和第五趾的背侧面。外侧跖神经第一分支病变可以引起中央足跟部和外侧足跟垫疼痛，并通过分支扩展至趾固有展肌。腓肠神经的外伤史可能会导致神经损伤以及足跟外侧疼痛，包括可能损伤神经的外科手术[37-38]。该疼痛可能会伴随该部位敏感度的降低和压痛，或在触诊神经时出现阳性 Tinel 征。感觉检查可能会有帮助。腓肠神经阻滞可作为诊断的辅助工具。无背鞋和手动脱敏与局部外用药物，是最初的治疗选择。神经松解术的应用无法预测，但切除神经可以治愈。如果神经瘤从神经切除的地方进展，可能需要在腘窝下方将整个神经近端切除。

跟骨应力性骨折

跟骨应力性骨折可发生在跑步者身上。闭经的年轻女性、骨质疏松人群和跟骨受力增加健康人群都需特别注意[39]。患者经常在受伤时或在刺激性活动后不久就意识到疼痛，最初为持续性疼痛，但随着活动加剧。最终活动时感到疼痛，但休息后缓解，在 6 周的愈合时间后疼痛消失。体格检查示触诊压痛。除了软组织肿胀和淤血外，查体无明显发现。在放射学影像上可以看到肿胀和明显的软组织界限，但直到损伤后的 10~14 天骨折才明显，此时可看到新生骨形成后骨折部位的骨吸收。MRI 显示该部位的信号变化，但对于骨折无特异性。CT 可用于确诊，超声也可以诊断体重较轻的患者。跟痛症患者的典型骨折是跖侧皮质断裂而无移位。治疗主要是休息，如有必要用靴子或石膏制动。

跟骨骨髓炎

从穿透性异物直接感染跟骨是跟骨骨髓炎最常见病因[40]。患者病史、体格检查和 X 线平片应能很容易地确诊。持续疼痛、夜间疼痛和不受活动或休息影响的疼痛是感染性或肿瘤性病因的诊断特征。异物的细小穿透可能非常重要，尤其是异物可透射线时。如果异物不可透射线，MRI 或超声检查中通常可以更容易发现该类异物。诊断骨髓炎增加另一方面的难度，MRI 过度解读往往导致假性诊断。X线平片或 CT 上的骨质破坏使诊断更加明显。明确诊断需要通过革兰染色和通过超声引导（优选方法）或透视法穿刺获得的病原学培养。治疗需要制动、静脉内抗生素应用和清创术。

足跟垫异物或皮肤损伤

跟垫中存在异物可能需要 MRI 或超声检查才能诊断[41]。病史和点压痛是诊断的关键。不透射线的物体可以在无菌条件下借助荧光镜来移除，超声引导可能有助于定位射线可透物体。

足跟垫上的跖疣状病变（疣）可能令人痛苦不堪。当病灶被挤压时疼痛的存在可以将这种疣与胼体区分开来，正如在三点支撑的高弓足中，其中疼痛因直接压力发生。可明确削弱病灶，产生点状出血。理想的情况是将这样的皮肤损伤患者交给皮肤科医师进行治疗。环形曲线可用于治疗性刮宫，患者应用镇静剂，并将局部麻醉剂注射在病灶周围。选择治疗往往是使用水杨酸制剂冷冻疗法（液氮）、病变移除和频繁清创。不建议电镀，包括激光手术，因为病变有不愈合风险，并且足后跟难以整形重建。

足跟垫肿瘤

足跟垫肿瘤很少见。持续疼痛、不受活动或休息影响的疼痛及夜间疼痛而提示此种可能，正如感染性疾病。在没有皮肤病变或穿透伤史的情况下，肿瘤诊断是可能的。MRI 或超声检查可确诊。在一例夜间足部疼痛和负重的病例报道中，可触及的血管平滑肌瘤已存在 3 年；切除是可治愈的[42]。

总结

虽然跖筋膜炎最常见，但跟痛症有多种病因。在慢性跖筋膜严重，神经源性表现可能会进展，需要对诊断和治疗进行调整。根据详细病史和体格检查，并使用归纳法，从确立正确诊断开始治疗，辅助检查可用于确定和记录诊断。需制定系统治疗计划并达到相应水准，尽管近年来对跟痛症不断研究，但其诊断和治疗的基本原则保持不变。

致谢

作者感谢 Mason N. Florence，医学博士，足踝部矫形研究员，协助进行文献检索。

（武勇　杨磊译）

参考文献

1. Riddle DL, Schappert SM: Volume of ambulatory care visits and patterns of care for patients diagnosed with plantar fasciitis: A national study of medical doctors. *Foot Ankle Int* 2004;25(5):303-310.

2. Gould JS: General workup of the foot and ankle patient, in Gould JS, ed: *The Handbook of Foot and Ankle Surgery: An Intellectual Approach to Complex Problems.* Jaypee Brothers Medical Publishers, New Delhi, India, 2013, pp 3-4.

   The author describes the details of history taking, physical examination, and indicated ancillary examinations required in a proper workup of the foot and ankle patient.

3. Gould JS: Making the diagnosis and the discussion of management with the patient, in Gould JS, ed: *The Handbook of Foot and Ankle Surgery: An Intellectual Approach to Complex Problems.* Jaypee Brothers Medical Publishers, New Delhi, India, 2013, pp 5-7.

   After the diagnosis is made, the patient is apprised of recommended treatment options.

4. Riddle DL, Pulisic M, Pidcoe P, Johnson RE: Risk factors for plantar fasciitis: A matched case-control study. *J Bone Joint Surg Am* 2003;85(5):872-877.

5. Wolgin M, Cook C, Graham C, Mauldin D: Conservative treatment of plantar heel pain: Long-term follow-up. *Foot Ankle Int* 1994;15(3):97-102.

6. DiGiovanni BF, Nawoczenski DA, Lintal ME, et al: Tissue-specific plantar fascia-stretching exercise enhances outcomes in patients with chronic heel pain: A prospective, randomized study. *J Bone Joint Surg Am* 2003;85(7):1270-1277.

7. Pfeffer G, Bacchetti P, Deland J, et al: Comparison of custom and prefabricated orthoses in the initial treatment of proximal plantar fasciitis. *Foot Ankle Int* 1999;20(4):214-221.

8. Sammarco GJ, Helfrey RB: Surgical treatment of recalcitrant plantar fasciitis. *Foot Ankle Int* 1996;17(9):520-526.

9. Hogan KA, Webb D, Shereff M: Endoscopic plantar fascia release. *Foot Ankle Int* 2004;25(12):875-881.

10. Klein SE, Dale AM, Hayes MH, Johnson JE, McCormick JJ, Racette BA: Clinical presentation and self-reported patterns of pain and function in patients with plantar heel pain. *Foot Ankle Int* 2012;33(9):693-698.

    No risk factors were found to determine which patients would have chronic pain. Patients with chronic pain had no increase in pain or functional limitation.

11. Chimutengwende-Gordon M, O'Donnell P, Singh D: Magnetic resonance imaging in plantar heel pain. *Foot Ankle Int* 2010;31(10):865-870.

    MRI of patients with plantar heel pain or atypical symptoms including night pain revealed that 76% had changes in the origin of the plantar fascia. Patients with atypical pain had arteriovenous malformation and plantar fascial tears.

12. Karagounis P, Tsironi M, Prionas G, Tsiganos G, Baltopoulos P: Treatment of plantar fasciitis in recreational athletes: Two different therapeutic protocols. *Foot Ankle Spec* 2011;4(4):226-234.

A protocol of ice, NSAIDs, and stretching was compared with a protocol that added acupuncture. The addition of acupuncture led to better results.

13. Abd El Salam MS, Abd Elhafz YN: Low-dye taping versus medial arch support in managing pain and pain-related disability in patients with plantar fasciitis. *Foot Ankle Spec* 2011;4(2):86-91.

    A comparison of the use of a taping technique and an orthotic device also used ultrasound treatments and stretching. No difference was found other than a patient preference for the orthotic device.

14. Patel A, DiGiovanni BF: Association between plantar fasciitis and isolated contracture of the gastrocnemius. *Foot Ankle Int* 2011;32(1):5-8.

    An isolated gastrocnemius contracture was found in 57% of patients with a diagnosis of plantar fasciitis.

15. Maskill JD, Bohay DR, Anderson JG: Gastrocnemius recession to treat isolated foot pain. *Foot Ankle Int* 2010;31(1):19-23.

    A 93.1% success rate was achieved in patients with an isolated gastrocnemius contracture associated with chronic foot pain, including patients with plantar fasciitis, after a gastrocnemius recession.

16. Abbassian A, Kohls-Gatzoulis J, Solan MC: Proximal medial gastrocnemius release in the treatment of recalcitrant plantar fasciitis. *Foot Ankle Int* 2012;33(1):14-19.

    A proximal medial gastrocnemius release for patients with an isolated gastrocnemius contracture and plantar fasciitis led to pain relief in 81% of patients.

17. Yucel U, Kucuksen S, Cingoz HT, et al: Full-length silicone insoles versus ultrasound-guided corticosteroid injection in the management of plantar fasciitis: A randomized clinical trial. *Prosthet Orthot Int* 2013;37(6):471-476.

    The use of a full-length silicone insole was compared with an ultrasonically guided steroid injection in 42 randomly selected patients. The results related to heel tenderness and pain relief were equivalent at 1-month follow-up, but there was less thickness of the fascia in the patients who received the injection.

18. Gerdesmeyer L, Frey C, Vester J, et al: Radial extracorporeal shock wave therapy is safe and effective in the treatment of chronic recalcitrant plantar fasciitis: Results of a confirmatory randomized placebo-controlled multicenter study. *Am J Sports Med* 2008;36(11):2100-2109.

    In a randomized controlled study, radial extracorporeal shock wave therapy in 245 patients with chronic plantar fasciitis had a 61% success rate.

19. Acevedo JI, Beskin JL: Complications of plantar fascia rupture associated with corticosteroid injection. *Foot Ankle Int* 1998;19(2):91-97.

20. Keck C: The tarsal-tunnel syndrome. *J Bone Joint Surg Am* 1962;44(1):180-182.

21. Lam SJ: A tarsal-tunnel syndrome. *Lancet* 1962;2(7270):1354-1355.

22. Lopez-Ben R: Imaging of nerve entrapment in the foot and ankle. *Foot Ankle Clin* 2011;16(2):213-224.

    MRI and ultrasonography findings are described for nerve entrapment syndrome of the foot and ankle.

23. Gould JS: Tarsal tunnel syndrome. *Foot Ankle Clin* 2011;16(2):275-286.

    Proximal and distal tarsal tunnel syndromes are described, with nonsurgical management and the author's surgical technique.

24. Heimkes B, Posel P, Stotz S, Wolf K: The proximal and distal tarsal tunnel syndromes: An anatomical study. *Int Orthop* 1987;11(3):193-196.

25. Lau JT, Daniels TR: Effects of tarsal tunnel release and stabilization procedures on tibial nerve tension in a surgically created pes planus foot. *Foot Ankle Int* 1998;19(11):770-777.

26. DiGiovanni BF, Gould JS: Tarsal tunnel syndrome and related entities. *Foot Ankle Clin* 1998;3:405-426.

27. Labib SA, Gould JS, Rodriguez-del-Rio FA, Lyman S: Heel pain triad (HPT): The combination of plantar fasciitis, posterior tibial tendon dysfunction and tarsal tunnel syndrome. *Foot Ankle Int* 2002;23(3):212-220.

28. Roy PC: Electrodiagnostic evaluation of lower extremity neurogenic problems. *Foot Ankle Clin* 2011;16(2):225-241.

    The fine points of electrodiagnostic evaluation of nerve entrapment syndromes of the lower extremity are described.

29. Gould JS, Ford D: Orthoses and insert management of common foot and ankle problems, in Schon LC, Porter DA, eds: *Baxter's The Foot and Ankle in Sports*. Philadelphia, PA, Mosby Elsevier, 2008, pp 595-593.

    The orthotic devices and shoe modifications used for foot and ankle diagnoses are described, including tarsal tunnel syndrome.

30. DiGiovanni BF, Abuzzahab FS, Gould JS: Plantar fascia release with proximal and distal tarsal tunnel release: Surgical approach to chronic disabling plantar fasciitis with associated nerve pain. *Tech Foot Ankle Surg* 2003;2:254-261.

31. Gould JS, DiGiovanni BF: Plantar fascia release in combination with proximal and distal tarsal tunnel release, in Weisel SW, ed: *Operative Techniques in Orthopaedic Surgery, vol. 4.* Philadelphia, PA, Wolters Kluwer/Lippincott Williams & Wilkins, 2011, pp 3911-3919.

    A detailed description was provided of the author's technique of combined plantar fascia and tarsal tunnel release.

32. Gould JS: Entrapment syndromes, in Gould JS, ed: *The Handbook of Foot and Ankle Surgery: An Intellectual Approach to Complex Problems.* New Delhi, India, Jaypee Brothers Medical Publishers, 2013, pp 247-269.

    Nerve entrapment syndromes of the foot and ankle are described.

33. Baxter DE, Thigpen CM: Heel pain: Operative results. *Foot Ankle* 1984;5(1):16-25.

34. Rondhuis JJ, Huson A: The first branch of the lateral plantar nerve and heel pain. *Acta Morphol Neerl Scand* 1986;24(4):269-279.

35. Rask MR: Medial plantar neurapraxia (jogger's foot): Report of 3 cases. *Clin Orthop Relat Res* 1978;134:193-195.

36. Govsa F, Bilge O, Ozer MA: Variations in the origin of the medial and inferior calcaneal nerves. *Arch Orthop Trauma Surg* 2006;126(1):6-14.

37. Pringle RM, Protheroe K, Mukherjee SK: Entrapment neuropathy of the sural nerve. *J Bone Joint Surg Br* 1974;56(3):465-468.

38. Flanigan RM, DiGiovanni BF: Peripheral nerve entrapments of the lower leg, ankle, and foot. *Foot Ankle Clin* 2011;16(2):255-274.

    The anatomy, clinical evaluation, diagnostic studies, and treatment of entrapment syndromes including the sural nerve are described.

39. Leabhart JW: Stress fractures of the calcaneus. *J Bone Joint Surg Am* 1959;41:1285-1290.

40. Fukuda T, Reddy V, Ptaszek AJ: The infected calcaneus. *Foot Ankle Clin* 2010;15(3):477-486.

    The etiologies of calcaneal infection, the effect of comorbidities on healing, and treatment options are described in terms of a multidisciplinary approach.

41. Seminario-Vidal L, Cantrell W, Elewski BE: Dermatologic conditions of the foot. *Orthopaedic Knowledge Online Journal* 12(8). http://orthoportal.aaos.org/oko/article.aspx?article=OKO_FOO060. Accessed August 1, 2014.

    This illustrated survey of dermatologic conditions that may be encountered by the orthopaedic surgeon is organized into infectious, neoplastic, and systemic conditions.

42. Cheung MH, Lui TH: Plantar heel pain due to vascular leiomyoma (angioleiomyoma). *Foot Ankle Spec* 2012;5(5):321-323.

    A tumor causing heel pain was cured with excision of the lesion.

简介

临床上对足踝部肿瘤患者的评估、诊断、治疗和转诊十分重要。骨科医生应对足踝部肿瘤保持警惕。足踝部肿瘤分为良性肿瘤和恶性肿瘤,其中恶性肿瘤发病率较低;肿瘤可原发于足踝部软组织或骨组织。足部创伤、神经病变或骨与软组织感染均可在足部形成肿块。

发病率

足踝部肿瘤发病率低,目前没有有效的流行病学研究。一项回顾性研究对过去 20 年间在三级医疗中心进行了手术治疗的 2660 例骨骼肌肉系统肿瘤患者进行分析发现,其中 153 例肿瘤发生在足踝部的软组织或骨上(5.75%;平均年龄 33.2 岁)[1]。这些足踝部肿瘤中有 60(39.2%)例为恶性,93 例为良性。其中 80 例(52.3%)为软组织来源,以腱鞘巨细胞瘤和色素绒毛结节性滑膜炎最为多见。其余 73 例(47.7%)为骨来源肿瘤患者,骨巨细胞瘤为最常见的病理类型。

患者评估

病史

完整的病史是鉴别足踝部肿物性质的关键。骨病变最常见的症状是疼痛,确定疼痛出现的特点、持续时间、定位和性质对于病因的判断很有帮助。关注能使疼痛加重或缓解的因素也十分重要。总体来说,恶性肿瘤疼痛较为剧烈。许多良性肿瘤都在检查时偶然发现。NSAIDS 可使侵袭性肿瘤和一些特定的肿瘤,如骨样骨瘤的疼痛得到明显的缓解。而软组织肿瘤,无论是良性还是恶性,患者疼痛的症状都不明显,只是在步态习惯改变、肿瘤挤压或侵袭邻近组织时,才出现不适。当发现足踝部肿物时,了解

肿物持续时间、出现的特点以及大小变化、定位和肿物数量能帮助医生更好地制订下一步方案。大多数存在数年且体积无增大的肿物为良性,但是一些良性肿物具有恶变的风险。既往稳定的肿物体积突然增大提示向肉瘤方向发展的可能,并需要转由骨骼肌肉系统肿瘤专家进行评估和治疗。一些类似血管异常的肿瘤有一些特征性的表现,如随着机体运动肿物体积可增大或缩小。一些肿瘤出现的位置有其特征性,如 Morton 神经瘤和跖部纤维瘤。

在询问病史的过程中,除了这次肿物的性质,也需要关注患者既往是否有其他肿瘤病史及是否存在肿瘤的危险因素,如吸烟、化学物质暴露、近期或既往创伤或感染史和肿瘤家族史等。

体格检查

除了患侧足踝,完整的查体还应该包括对侧肢体的查体、肿物引流淋巴结是否肿大和是否有皮损等。通过完备的检查我们可以更好地确定肿瘤为原发灶还是转移灶或者为某种综合征,如多发性神经纤维瘤,跖筋膜纤维瘤病(Ledderhose 病)。检查应包括肿物的大小和浸润深度,因为这两个因素对于判断肿瘤的良恶性很有帮助。大的筋膜下肿物提示恶性可能性大,直接触诊可出现疼痛。虽然临床上大部分的肿物触诊都是有波动感的,如腱鞘囊肿,但是因为肿物受到足部周围组织牵张的影响而触诊感觉坚韧。肿物的活动度可用于帮助确定肿物的深度和来源,例如,施旺细胞瘤通常只沿着神经走行平面方向移动。叩诊出现 Tinel 征提示神经来源肿物。透视检查对鉴别实体肿物较好,对囊性肿物则效果不佳。听诊和触诊发现杂音则指向血管畸形。而对于其他可引起足踝部疼痛的原因需要根据患者的病史进行相应的检查。

影像学检查

影像学检查对于软组织和骨肿瘤的评估十分重要。射线照片可见肿瘤有骨化中心提示有侵袭性。

若影像学上显示肿物向周围侵袭提示恶性可能性大；若肿物周边有蛋壳样骨组织包绕，则恶性度较低。两者之所以出现不同的表现是由于骨组织对肿物的反应不同。骨组织能够对生长相对缓慢、侵袭性不大的作出反应甚至可限制其发展。一些类型的肿瘤倾向于发生在骨干、干骺端和骨骺处，但是由于足部骨小且形状不规则，很难确定具体的骨组织部位来源。骨膜增厚常与肿物相关，常提示肿物为恶性或存在感染。骨膜增厚常表现为日光照射针刺状、洋葱皮样或 Codman 三角。

影像学上肿物外观常为判断肿物来源的重要线索。软骨来源肿瘤常透明，随着肿物矿化可为点状。骨纤维结构发育不良通常为毛玻璃样表现。与正常骨组织相比，其他的肿瘤影像学上可有密度增高、降低或为混合密度，这对鉴别是否为原发灶或转移灶具有帮助。皮质结构破坏常提示肿瘤的具有一定的侵袭性。在一些骨性肿物或软组织肿物周围可有矿化灶。骨外成骨常见于动脉血管畸形和分泌滑液的肉瘤中，但在软组织肉瘤的坏死中心、骨化性肌炎、骨外骨肉瘤中也可见到成骨表现。软组织肿物的密度，如空气、脂肪、水（肌肉）和骨密度可用于鉴别软组织来源。

在平片上矿化结构与骨组织有很多相似的表现，CT 对于评估这类肿物很有帮助。对怀疑有骨肿瘤转移的患者进行胸部、腹部和盆腔的 CT 扫描十分重要[2]。尽管对不能进行 MRI 检查的患者而言，CT 血管造影是评估病情的有效的手段，但 MRI 对于评估足踝部肿物及其重要周围结构更为精确。为获取细微结构，如前足，高质量的 MRI 结果，常需要使用小线圈、高排的仪器。因为对比剂能显示肿物的血流量，建议所有的软组织及多少骨病变均进行钆 Gd 对比现象的 MRI 检查。通过对囊性结构，如腱鞘囊肿、动脉血管畸形和骨囊肿的边缘强化，我们可以将囊性与实性肿物进行区分。弥散加权相（diffusion-weight MRI，DWI）是最常用的评估肿瘤对放疗、化疗和消融术治疗的反应的核磁序列。核磁血管显像在大多数肿瘤的评估中已经取代了传统的血管显像，并且它能够在手术切除或重建以前评估足部的血供。在足踝部软组织和骨肿瘤手术切除之前，通过高质量 MRI 显示软组织的细节十分重要[3]。

Tc-99m 骨扫描对于评估应力性骨折或表现为成骨改变的应力反应十分有效。全身骨扫描通常用于评估其他肿瘤骨转移的情况，但是需要注意的是一些肿瘤，如，多发性骨髓瘤、嗜酸细胞肉芽肿和大肾细胞癌对造影剂的摄取率不高。

超声在对软组织肿瘤诊疗中的应用一直都在发展。超声可用于鉴别实性和囊性肿物，并且是一种发现血管畸形异常血流信号的有效工具。外科医生使用超声的经验越丰富，该检查发挥的作用越大。在肿瘤的治疗过程中，超声可引导软组织穿刺活检或用于血管畸形的治疗。

正电子发射显像（positron emission tomography，PET）在大多数但并非所有恶性肿瘤的评估中有效。多数 PET 扫描不将足部包括在内，需要进行 PET 检测的足踝部肿瘤患者应进行全身扫描。相比于肿瘤科医生，内科医生预定 PET 扫描的次数很少。PET 结合淋巴血管闪烁扫描法和前哨淋巴结活检可以有效评估汗腺腺癌、黑素瘤、上皮样肉瘤淋巴结转移情况[4]。虽然 PET-MRI 是一种有效确定肿瘤转移情况并对疾病进行诊断和分期的工具，但是其具体的效用没有完全确认[5]。

实验室检查

实验室检查对于大多数足踝部肿瘤的诊疗不是必需的。但是当怀疑感染时一些炎性指标、白细胞计数和培养也是必要的。全血细胞计数对于诊断白血病、淋巴瘤也十分有帮助，多发性骨髓瘤或多发转移癌时可有贫血表现。蛋白电泳和轻链蛋白检测可用于诊断多发性骨髓瘤。其他的一些肿瘤有特异的血清肿瘤标志物，如前列腺特异性抗原。代谢分析可发现肝肾功能不全、营养不良或电解质紊乱[2]。对发生骨转移的患者均应检查血清钙离子水平，因为骨组织高转换代谢可增加血清钙水平并可出现致命性心律失常。

活检

应对所有的肿物进行病理学检查。根据肿物的大小、位置、影像学特征和医生的经验可采用切除术、切开或细针穿刺进行活检。当肿物周围有正常组织包绕时可采用切除术，保证切缘阴性。若肿瘤为恶性，这样的方式可以使患者免于更大范围的再次切除。切开活检适用于体积相对较大的肿物，并应在假设肿物为恶性而需要组织学确认的情况下进行。原则上，活检应由经过训练的肢体肿瘤外科医生或其指导下进行。在开放性活检术时应进行冷冻切片保证病变部位被取材，提高确诊率。伴或不伴影像辅助引导均可进行针刺活检。超声或 CT 可提高肿物非坏死区的穿刺成功率，并且可以结合增强

MRI 的结果进行比对。进行细致的针刺活检十分重要，因为深部组织或皮下出血可导致肿瘤扩散，扩大进行需要切除的范围[6]。细针穿刺活检术可用于多种肿物活检中，但是该技术对操作者要求较高。组织芯活检可以获得更多的组织，但由于针管孔径的原因只适用于体积较大的肿物。

由于足踝部皮下组织较少，通常可较早地发现肿物。直径小于 3cm 的肿物通常为良性，大于 3cm 则可能为恶性。然而，一项最近的研究发现足部的恶性肿瘤的大小比其他骨骼系统部位的肿瘤小 5～30 倍[7]。所有的活检均应谨慎操作，非专业的活检可增加二次手术、肿瘤转移和截肢的风险[8]。

良性软组织肿瘤

滑膜肿瘤

腱鞘囊肿

滑膜腱鞘囊肿是最常见的足踝部肿物。一项研究通过 MRI 检查发现踝部和足部腱鞘囊肿的发生率分别为 5.6% 和 0.4%[9]。滑膜腱鞘囊肿产生的原因是滑膜结构的松弛。在 MRI 上，人们发现腱鞘囊肿最常发生于跗骨管足背部[10]。通常这些囊肿不引起疼痛，但是囊肿对周围其他组织产生压迫时了出现症状，穿鞋即可使其激惹。当出现以下症状时可临床诊断腱鞘囊肿：囊肿体积可增大或减小，囊肿位于关节和肌腱表面，囊肿位于皮下，当其体积足够大时可摄片检查。除此以外可用针头对液体进行抽吸。如果囊肿符合以上所有的特征，可立即予以手术切除。然而如果以上证明不明确则需要进行高分辨率

钆增强的 MRI 检查予以确定。影像学上肿物应表现为 T1 均匀低信号，T2 高信号，增强时边缘强化[3]（图 19-1）。使用手 / 足特殊的 MRI 线圈可缩小视野，提高对小肿物的分辨率。腱鞘囊肿的治疗包括期待疗法、激素注射和手术切除。可采用边缘切除将整个囊肿及其包膜完整切下。

色素沉着绒毛结节性滑膜炎

色素沉着绒毛结节性滑膜炎是一种以关节内出血，含铁血黄素沉积，巨细胞和纤维组织细胞增生为特征的疾病，人群发病率为 2/1 000 000。虽然色素沉着绒毛结节性滑膜炎在膝关节中多见，但是也可发生于踝部。疾病早期，患者可有痛性或无痛性渗出。随着发病时间延长，肿物体积可增大，关节活动度下降并可出现关节炎。典型的 MRI 表现为 T1、T2 低信号和边缘强化。体积大的肿物影像学表现更为典型。在足踝部，肿物可向周围蔓延累及多个邻近关节。

色素沉着绒毛结节性滑膜炎可分为局限型和弥漫型。局限型常可手术或关节镜下切除结节，复发率低。弥漫型可进行开放性手术和（或）关节镜下切除进行治疗，但由于完全切除肿物的难度较大复发率较高。对于伴有退行性疾病的患者，可用单纯或与手术相结合的低剂量放疗治疗[11]。一些伴有退行性改变的患者可采用关节融合术或关节成形术。

腱鞘巨细胞瘤

腱鞘巨细胞瘤的组织学类型与色素沉着绒毛结节性滑膜炎相同，但是该疾病发生于关节外并与滑膜结构（如，腱鞘）相关。肿物本身不产生疼痛，但是可对周围结构产生冲击或激惹。MRI 的典型表现与

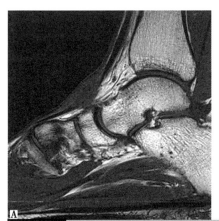
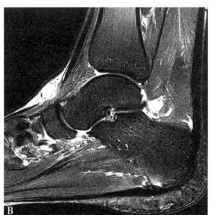
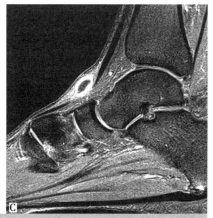

图 19-1　图片展示典型的足背部腱鞘囊肿 MRI 表现。图 A，肿物 T1 均匀低信号；图 B，T2 高信号；图 C，钆增强 T1 加权表现为边缘强化

色素沉着绒毛结节性滑膜炎相似。治疗可采用边缘切除。对于体积较大或生长过快的肿物需要进行细针或切开穿刺，因为此类肿物具有恶变即发展为肉瘤的可能需要进行广泛切除。

滑膜软骨瘤病

滑膜软骨瘤病比色素沉着绒毛结节性滑膜炎更为少见，但是其严重程度不比后者低。其发病机制为滑膜组织的软骨化生并形成游离体。该肿瘤与 6 号染色体的异常相关。可进行开放性手术或关节镜切除。通过小型研究发现滑膜软骨瘤病局部复发率达38.5%，2/3 复发的肿瘤发展为低级别软骨肉瘤[12]。继发的软骨肉瘤很难进行诊断，临床上遇到诊断困难的病例应向经验丰富的骨骼肌肉系统病理学专家请求会诊。

树枝状脂肪瘤

树枝状脂肪瘤是一种极其少见的滑膜病变，其通常表现为关节内脂肪瘤样组织填充，主要病理改变为滑膜绒毛的脂肪组织反应性增生。开放性手术或关节镜可达到治愈[13]。

其他滑膜组织增生性疾病

类似于色素沉着绒毛结节性滑膜炎的其他滑膜增生性疾病可由以下原因导致：急性或慢性感染、痛风、焦磷酸钙代谢相关性疾病、淀粉样变、风湿性疾病和关节内异物沉积。

血管畸形

血管畸形是一大类来源于动脉、静脉、毛细血管、淋巴组织畸形的肿瘤。这类肿瘤可发生在身体的任何一个部位。浅表的血管畸形常表现为皮肤颜色外观上的改变。肌肉深层的血管畸形常伴有活动后肿物大小的变化。通常肿物的生长范围在肌肉之间，因此完整的手术切除十分困难。深部的肿瘤随着其增长导致疼痛和痉挛。影像学上软组织周围常可见钙化。超声和一些 MRI 序列可对高流量性血管畸形和低流量性血管畸形进行鉴别。MRI 上常表现为血管的匍匐形生长，或像螺丝钉的纵行螺纹。虽然手术切除也为治疗的方式之一，但是许多血管畸形可以用超声引导下的连续经皮注射硬化剂治疗有效控制。足部的血管畸形很少需要全身系统性治疗[14, 15]。

结节性筋膜炎

结节性筋膜炎是一种生长迅速的，细胞成分和核分裂象多见的肿瘤。有时易误诊为肉瘤，常由经验丰富的病理学家做出诊断。20～40 岁为其高发年龄。由于肿瘤常向周边软组织浸润，MRI 上显示其边界不清晰；T1 和 T2 上表现为混合信号，钆增强后也表现为混合信号。数周内肿瘤即可生长到较大体积，激惹可产生疼痛。肿瘤具有自限性，活检常常可见病理降级。

纤维瘤

良性纤维瘤常发生于皮下，可出现在身体的任何部位。组织学上可见较多的成熟纤维细胞成分。T1 和 T2 加权相表现为低信号，注射钆后无增强。通常边缘切除即可治愈，复发率低。

跖纤维瘤 / 纤维瘤病

跖纤维瘤可单发或多发，肿瘤常沿跖筋膜内侧生长，在青少年和青年人中多见。组织学上病变与 Dupuytren 和 Peyronie 挛缩相似，但这两种疾病于老年人中多见。病变的体积通常不超过 2cm，且变化不大。约半数的患者双侧起病。MRI 上可见 T1 低信号，T2 低 - 中信号伴变异性增强。

大多数患者无症状。若患者出现疼痛应怀疑存在其他致痛源，并进行非手术治疗，如物理治疗、夜间夹板固定、鞋调试和使用止痛药。通常不建议进行手术切除。单纯手术切除的复发率达 100%，完全跖筋膜剥脱复发率为 25%[16]。切除术后足的跖面可出现过敏区。新型的治疗方法，如体外冲击波治疗可用于缓解患者症状，研究发现患者的疼痛评分下降，肿物变得更为柔软[17]。

腹外纤维瘤病

体外纤维瘤病（又称硬纤维瘤）是一种发生于骨骼肌肉系统的局部进展性单克隆增殖性疾病。肿瘤生长速度变异较大，在一些患者中肿瘤可潜伏较长时间。发病年龄的高峰为 30 岁。肿瘤较为坚硬并可与其肿瘤下组织黏附。典型的 MRI 表现为 T1、T2 低信号，但一些肿瘤可表现为 T2 混合信号；钆增强不明显或表现为混合信号。不同于肉瘤，纤维瘤病常向周边组织浸润，广泛切除常较为困难。28% 的肿瘤与之前的创伤史相关，包括手术瘢痕。纤维瘤病的治疗方法正不断进展，包括：NSAIDS 的使用、抗雌激素治疗和其他的化疗方案。放疗可单独或与手术治疗联和应用于纤维瘤病的治疗。手术切除的局部控制率为 50%～80%[18, 19]。

表皮包涵囊肿

表皮包涵囊肿通常发生于甲下，皮下甲基质受到创伤后角质成分聚集形成囊肿样结构并向趾骨远端扩散。治疗是进行活检和病灶内刮除，如果需要的话进行组织移植。在治疗中可能继发感染。

血管球瘤

血管球瘤常位于甲床下，体积较小，可伴有疼痛，颜色变化可为红色至灰色。寒冷刺激和压力可诱发疼痛。在鉴别诊断时应考虑其他的甲下肿瘤，如恶性黑色素瘤。血管球瘤直径通常小于 1cm。影像学检查较为困难，MRI 上显示为 T1 低信号和 T2 高信号，钆增强显像可见中心低信号。肿瘤对骨的压迫可对趾骨产生侵蚀。肿瘤常发生于青年患者，手术采用边缘切除[20]。

Morton 趾间神经瘤

Morton 神经瘤为趾端神经纤维化，可导致足底疼痛。病变通常发生在第三和第四跖骨头之间，其次是在第二和第三跖骨间。疼痛常沿神经分布区域放射至脚趾。体格检查时可触诊可及肿物，挤压和触摸肿物可加重疼痛。MRI 检查大的神经瘤可表现为典型的 T1 低信号，T2 中信号和钆轻度摄取强化（图 19-2）。非手术治疗包括对鞋进行调整或鞋内矫正器进行症状改善。注射激素可减轻症状和使肿瘤体积缩小。如果这些措施均无效，则可采用边缘切除术缓解症状，并且在大多数患者中有效。

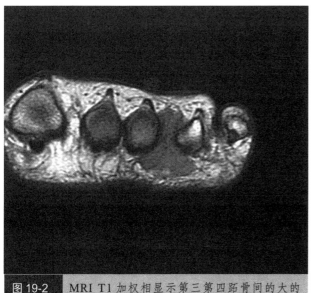

图 19-2　MRI T1 加权相显示第三第四跖骨间的大的 Morton 神经瘤

神经鞘膜瘤或施旺细胞瘤

神经鞘膜瘤或施旺细胞瘤是神经鞘内施旺细胞良性增殖性疾病。该肿瘤的好发年龄为 20～50 岁。肿瘤常发生于肢体的屈侧，90% 单发。肿瘤通常可在体格检查时由于 Tinel 征阳性而被发现，并且由于神经走行的缘故只可沿着某一方向移动。MRI 典型表现为沿着神经走行的中心低信号的肿物，即靶形征。随着病程增加，肿瘤表现可变得不典型，这样的肿瘤被称为原始施旺细胞瘤，这种转变不一定代表恶变。大多数患者为单发肿瘤，但是施旺细胞瘤病综合征则为多发。手术可采用边缘切除，并保留神经的完整性。

神经纤维瘤

神经纤维瘤是一种良性的周围神经纺锤细胞来源肿瘤，通常位于肢体的浅表部位。与施旺细胞瘤一样，90% 患者单发。肿瘤常见于 20～30 岁的患者。在神经纤维瘤病的患者中可见多发病变[1]。神经纤维瘤可有 10% 的几率去分化恶变为神经肉瘤。不推荐将这些肿瘤从大神经上切除，因为神经纤维瘤与神经之间不存在明显的界限。

脂肪瘤

脂肪瘤来源于脂肪细胞并可出现在身体的任何部位。大多数脂肪瘤的患者年龄为 40～60 岁。脂肪瘤本身不带来疼痛，但是可压迫周围的结构或从筋膜表面疝出产生疼痛。小的浅表的脂肪瘤柔软，如面团手感，可通过简单的观察进行监测。大的筋膜下肿瘤通常需要手术切除，因为进行监测较为困难且存在恶变的可能。脂肪瘤不需要活检，仅通过 MRI 即可做出诊断。诊断的关键是在不同的 MRI 序列下进行检查发现均为皮下脂肪信号。若肿瘤，即使仅为肿瘤的一部分，在不同的序列上出现不同的表现，均需要由骨科的肿瘤专家进行进一步评估，因为这些信号可能代表脂肪瘤向高分化或低分化的脂肪肉瘤发生转变。脂肪瘤分为不同的亚型，包括：血管脂肪瘤、纺锤细胞脂肪瘤、脂肪母细胞瘤、蛰伏脂瘤、肌脂瘤、软骨样脂肪瘤和髓脂瘤，不同亚型的脂肪瘤在 MRI 上的表现可能也与正常的皮下脂肪不同。小于 5cm 的边缘切除即可有效治疗脂肪瘤，并且可不需要随访。

恶性软组织肿瘤

软组织肉瘤

　　大多数类型的软组织肉瘤均可发生在足踝部。低级别肿瘤生长缓慢，病程较长；高级别肿瘤在足踝部薄层组织中生长迅速呈菜花样（图 19-3）。病程较长的良性或低级别肿瘤可去分化突变为更高级别的肉瘤，并开始生长。MRI 上肉瘤通常边缘不清晰，诊断通常需要经过活检确定。通常，肉瘤 T1 上为低信号，T2 为高信号或混合信号，强化明显。对怀疑软组织肉瘤的患者均应送至肉瘤医学中心进行广泛切除，并联合辅助/新辅助放疗/化疗。

滑膜肉瘤

　　滑膜肉瘤是足部最常见的肉瘤。超过 25% 的肉瘤发生在膝关节以下，足部肉瘤占 13%[9]。与其他的肉瘤相似，肢体远端的滑膜肉瘤比身体其余部位的肉瘤体积更小。多数滑膜肉瘤中可见矿化[21]。MRI 上滑膜肉瘤可与腱鞘囊肿的表现类似，均为囊性肿物[22]。

黏液炎性成纤维细胞肉瘤

　　黏液炎性成纤维细胞肉瘤是一种定义不明确，腱鞘下生长缓慢的无痛性肿物。大多数患者的年龄为 30～50 岁。这种罕见的肿瘤 30% 发生在足踝部[9]。在 MRI 上，该肿瘤的包膜比大多数其他的肉瘤更不完整。肿瘤转移不常见，但是可局部复发[23]。

上皮样肉瘤

　　9% 的上皮样肉瘤发生在足踝部[9]。大多数患者的年龄为 10～35 岁，2/3 发生于男性。转移途径以淋巴转移为主。患者应考虑进行 PET 和前哨淋巴结检查。肢体隔离灌注，一种治疗局部转移的相对新型的技术或许可以使患者免于截肢。

透明细胞肉瘤

　　透明细胞肉瘤少见。大多数患者的年龄为 20～40 岁，以足踝部为原发灶的患者占 38%[35]。肿瘤通常位于筋膜深部并可产生黑色素。有人认为透明细胞肉瘤是一种恶性黑色素瘤在深部组织的变异。由于肿瘤常经淋巴转移，故应进行前哨淋巴结活检。肢端隔离灌注也是透明细胞肉瘤患者的治疗选择之一。由于肺转移发生率高，疾病的以后较差。

恶性黑色素瘤

　　肢端雀斑样痣黑素瘤是足部最常见的恶性肿瘤。

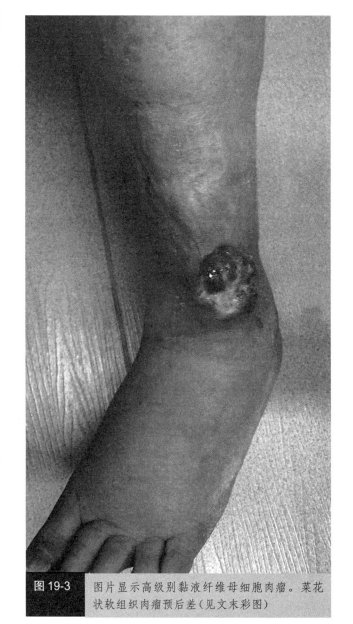

图 19-3　图片显示高级别黏液纤维母细胞肉瘤。菜花状软组织肉瘤预后差（见文末彩图）

大多数患者发病年龄为四十几岁，女性发病率较高。患者出现皮肤色素沉着或皮损应转诊到黑素瘤专家进行诊治。肢端的变异黑素瘤预后比其他的黑素瘤预后都差[24]。这些肿瘤应常规进行前哨淋巴结活检，淋巴结受累情况是预测疾病复发率和患者预后的关键因素[25]。肢体隔离灌输可用于途中转移的黑素瘤的治疗。

良性骨肿瘤

骨软骨瘤

　　骨软骨瘤是最常见的骨肿瘤，可出现在身体的各个部位。肿瘤可单发或多发，并只出现在成熟的

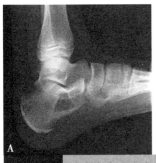
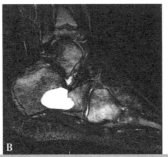
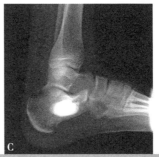
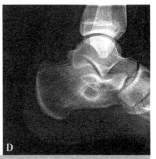

图19-4　伴有疼痛的跟骨单纯性囊肿。图A，侧位片显示跟骨囊肿的病变；图B，MRI T2加权显示囊肿内充满液体；图C，手术切除和经皮注射硫酸钙磷酸盐后表现；图D，X线显示手术一年后病变几乎完全清除

动脉瘤样骨囊肿

大约 10% 的动脉瘤样骨囊肿发生在胫骨远端和足部[27]。患者常在承重和活动时感到疼痛。大多数患者为 10~30 岁。X 线上典型表现为长骨侵袭性、离心性膨胀性生长的透明肿物，伴有周围薄层硬化包膜或反应性成骨区。MRI 可见病变周围多发液平面。病变常用扩大刮除术进行治疗，根据情况可进行辅助治疗或骨移植。目前一些患者仍采用硬化剂注射进行治疗。该技术常需要多次透视下注射十四烷基硫酸钠或其类似物进行治疗，药物可使肿瘤退化或骨的矿化。硬化剂常用于手术难以抵达部位、肿物较小并伴有骨折风险、骨破坏较严重无法进行同种异体移植物重建的肿瘤治疗。动脉瘤样骨囊肿可出现一些继发损害，包括但不限于非骨化性纤维瘤、软骨黏液样纤维瘤、软骨母细胞瘤和骨巨细胞瘤。诊断血管瘤样骨囊肿时应特别小心，因为应与毛细血管扩张型骨肉瘤进行鉴别，后者在影像学上可有相同的表现。在开始治疗前推荐先进行活检。

软骨黏液样纤维瘤

软骨黏液样纤维瘤是一种发生于青少年的肿瘤，足踝部发病占 25%[27]。长骨的软骨黏液样纤维瘤通常为干骺端离心性生长的病变，肿物周围有硬化的边界伴有骨皮质扇形扩张。肿瘤的基质钙化少见。MRI 上，病变常表现 T2 高信号。推荐的治疗为扩大刮除术联合辅助治疗和移植物重建。据报道足踝部肿瘤的复发率为 20%[32]。

非骨化性纤维瘤

大约 25% 的非骨化性纤维瘤（也称为纤维黄瘤）出现在胫骨和腓骨的远端[27]，但足部发病罕见。患者常为为青少年，以踝部扭伤就诊；病变常在疼痛以外的部位偶然发现。观察法是常用治疗方法。对伴有疼痛和高骨折风险的患者可采用手术刮除和移植重建。

骨样骨瘤

骨样骨瘤是一种体积小的发生在皮质骨内的肿瘤，足踝部骨样骨瘤约占全部患者的 10%[27]。患者典型的表现为夜间痛，并可用 NSAIDS 药物缓解。有时疼痛可放射至相邻的关节。靠近关节的肿瘤可引发早发关节炎。影像学上病变常小于 2cm，病变周围有硬化圈包绕，病变内部透明，但中心可有一个小的密度较高的硬化灶如靶状。有些患者局部可明显硬化。在对病变进行影像学检查时，CT 优于 MRI。若 NSAIDS 药物无法控制疼痛，则可采用无线电波切除治疗，通常有较好的疗效。整体切除也为手术方式之一。

成骨细胞瘤

足踝部的成骨细胞瘤罕见。本病的症状与骨样骨瘤相似，但是使用 NSAIDS 药物常无法缓解疼痛。成骨细胞瘤表现各异，但许多病例影像学上可出现侵袭性表现[27]。肿瘤可用刮除术和移植重建进行治疗。

骨内脂肪瘤

跟骨内的骨内脂肪瘤较为常见，且常为跖筋膜炎和跟腱炎患者检查时偶然发现。影像学上肿瘤为良性表现，边界清楚，中心透明有时有矿化分隔区域。MRI 或 CT 可证明肿物含有脂肪组织成分。无症状的患者不需要进行治疗。出现反应性骨水肿或骨折的患者最好采用单纯刮除术和组织移植进行治疗。

恶性骨肿瘤

足踝部原发性骨恶性肿瘤传统的处理方式为截肢，膝关节水平以下的截肢能够使患者达到较好的

第五部分　足踝部特殊的疾病

术后功能恢复。但是现在，大多数患者均进行保肢手术。对怀疑为骨恶性肿瘤病变的患者应转诊至骨骼肌肉系统肿瘤专家进行活检明确诊断。

软骨肉瘤

发生在足踝部的软骨肉瘤只占 3%[27]。60% 的高级别软骨肉瘤可发生部分钙化并伴有皮质破坏[27]。相对而言，较大的肿瘤常伴有软组织肿物。临床上需根据肿瘤的等级选择治疗方案。下肢 1 级软骨肉瘤可采用扩大刮除术进行手术切除，并联合辅助治疗，如，冷冻疗法、氩气、苯酚或骨水泥移植进行治疗。病变切除后需要进行自体移植或同种异体移植进行重建。2 级和 3 级则需要进行扩大切除和重建术或进行截肢。4 级（低分化型）病变，应首先考虑截肢，因为该级别肿瘤局部复发和远隔转移比率较高。

骨肉瘤

大约 3% 的骨肉瘤发生在足踝部[27]。大多数患者为青少年。肿瘤通常伴有疼痛，患者经常述有夜间痛。肿瘤具有侵袭性溶骨性改变，可观察到混合密度病灶，骨膜周围可见新骨形成或软组织矿化。病理学分析显示为恶性骨组织改变。常规治疗包括辅助/新辅助化疗，手术切除原发病灶和转移灶。

尤文肉瘤

大约 8% 的尤文肉瘤发生于胫骨、腓骨远端和足部[27]。患者可于活动后或夜间感到疼痛。肿瘤常向周围扩散，软组织肿物生长迅速。X 线上常显示病变部位溶骨性改变，骨膜反应较为强烈。组织病理学检查常可见小圆形蓝色肿瘤细胞，间质成分少。尤文肉瘤治疗方式与骨肉瘤相似。放疗和代替手术切除治疗，但是由于放疗的疗效稍差，只用于手术难以完成切除的部位的肿瘤的治疗，如脊柱尤文肉瘤。

转移癌

随着患者年龄增加发生骨转移癌的可能性也增大。骨转移癌是 40 岁以上患者最常见的骨破坏性病变，并且大多数患者没有已知的肿瘤史。首发症状常为疼痛。由于发生转移，这些肿瘤的分期常为Ⅳ期。随着肿瘤治疗的发展，多数患者可带瘤生存数年或数十年。随着患者的生存率增加，对已破坏骨的重建显得尤为重要。如果可能，应对足踝部发生骨转移的部位进行固定，以使患者能够很快并长久地承受自身重量。

相对于原发性骨肿瘤，40 岁以上患者发生破坏性骨转移癌的可能性更大。应及时确定肿瘤的原发灶和其余的转移灶。对新发现病变的患者，完整的病史和体格检查是十分重要的，它有助于我们发现发病的高危因素，如，阳性肿瘤家族史或其他相关因素。患者也应进行一系列的实验室检查，包括全血细胞分析以发现血液系统病变或贫血，代谢检查确定是否有肾功能不全以排除多发性骨髓瘤，以及一些疾病的特异性标志物如前列腺特异性抗原、甲状腺激素和 M 蛋白电泳。发现肿瘤原发灶最有效的方法是胸部、腹腔和盆腔的增强 CT。对怀疑发生骨转移的患者应进行全身骨扫描以评估发生骨折的风险和确定不易发生骨折的活检部位。

常见发生骨转移的肿瘤为：乳腺癌、肾癌、甲状腺癌、肺癌和前列腺癌。由于发生肢端转移，肺癌常导致足踝部骨破坏性改变。许多肺癌对放疗敏感，并且接受放疗后疼痛可明显缓解。对于病变体积较大并可能发生病理性骨折的患者，在接受活检、刮除术、辅助治疗和钢板、螺丝、水泥固定后能够很快恢复承重。对于血管组织丰富的肿瘤，如肾癌和甲状腺癌，进行手术治疗时可采用血管栓塞减少术中出血（图 19-5）。骨转移癌患者很少需要截肢。

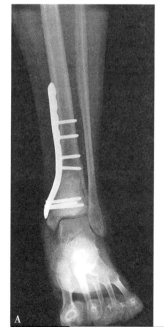
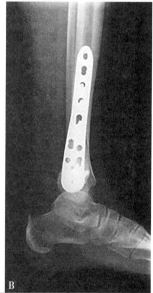

图 19-5　前后位（A）和侧位（B）片显示胫骨远端骨转移癌治疗后的图像。患者手术后可立即负重

多发性骨髓瘤

多发性骨髓瘤是 40 岁以上患者最常见的原发性骨肿瘤。多数患者有多发的射线可透过性高的病

sy, revisited. *J Bone Joint Surg Am* 1996;78(5):656-663.

9. Weiss SW, Goldblum JR: *Enzinger and Weiss's Soft Tissue Tumors,* ed 5. Philadelphia, PA, Mosby, 2008.

10. Weishaupt D, Schweitzer ME, Morrison WB, Haims AH, Wapner K, Kahn M: MRI of the foot and ankle: Prevalence and distribution of occult and palpable ganglia. *J Magn Reson Imaging* 2001;14(4):464-471.

11. Ma X, Shi G, Xia C, Liu H, He J, Jin W: Pigmented villonodular synovitis: A retrospective study of seventy five cases (eighty one joints). *Int Orthop* 2013;37(6):1165-1170.

    Pigmented villonodular synovitis in the ankle was found in 4 of 75 patients. All patients were treated with open débridement, and one patient had arthroplasty. There were no recurrences. Level of evidence: IV.

12. Galat DD, Ackerman DB, Spoon D, Turner NS, Shives TC: Synovial chondromatosis of the foot and ankle. *Foot Ankle Int* 2008;29(3):312-317.

    Eight patients were identified as having synovial chondromatosis of the foot and/or ankle during a 36-year period. Four patients were pain free after synovectomy, and two patients underwent amputation for malignant degeneration. Level of evidence: IV.

13. Babar SA, Sandison A, Mitchell AW: Synovial and tenosynovial lipoma arborescens of the ankle in an adult: A case report. *Skeletal Radiol* 2008;37(1):75-77.

    Lipoma arborescens of the ankle joint was found in an adult, with involvement of the intra-articular synovium as well as the synovial sheath of the tendons around the ankle.

14. Behr GG, Johnson C: Vascular anomalies: Hemangiomas and beyond. Part 1: Fast-flow lesions. *AJR Am J Roentgenol* 2013;200(2):414-422.

    A two-part review of the medical literature and the classification of vascular anomalies clarified common misconceptions and provided guidance for imaging and treatment. Part 1 focused on the fast-flow vascular anomalies.

15. Behr GG, Johnson CM: Vascular anomalies: Hemangiomas and beyond. Part 2: Slow-flow lesions. *AJR Am J Roentgenol* 2013;200(2):423-436.

    Part 2 focused on the slow-flow vascular anomalies.

16. Veith NT, Tschernig T, Histing T, Madry H: Plantar fibromatosis: Topical review. *Foot Ankle Int* 2013;34(12):1742-1746.

    Established procedures and experimental strategies were reviewed for the treatment of Ledderhose disease.

17. Knobloch K, Vogt PM: High-energy focussed extracorporeal shockwave therapy reduces pain in plantar fibromatosis (Ledderhose's disease). *BMC Res Notes* 2012;5(1):542.

    All six patients with painful plantar fibromatosis had excellent pain relief 3 months after treatment. Level of evidence: IV.

18. Pritchard DJ, Nascimento AG, Petersen IA: Local control of extra-abdominal desmoid tumors. *J Bone Joint Surg Am* 1996;78(6):848-854.

19. Bonvalot S, Desai A, Coppola S, et al: The treatment of desmoid tumors: A stepwise clinical approach. *Ann Oncol* 2012;23(Suppl 10):x158-x166.

    Medical, surgical, and minimally invasive treatment of desmoid tumors was comprehensively reviewed.

20. Netscher DT, Aburto J, Koepplinger M: Subungual glomus tumor. *J Hand Surg Am* 2012;37(4):821-824.

    The literature on the diagnosis and treatment of subungual glomus tumor was reviewed.

21. Wilkerson BW, Crim JR, Hung M, Layfield LJ: Characterization of synovial sarcoma calcification. *AJR Am J Roentgenol* 2012;199(6):W730-W734.

    Fine stippled calcifications in a soft-tissue mass should raise suspicion for synovial sarcoma, based on a review of imaging studies in 29 patients. Level of evidence: IV.

22. Bixby SD, Hettmer S, Taylor GA, Voss SD: Synovial sarcoma in children: Imaging features and common benign mimics. *AJR Am J Roentgenol* 2010;195(4):1026-1032.

    Imaging studies of synovial sarcoma were reviewed, with a description of common mimicking conditions.

23. Montgomery EA, Devaney KO, Giordano TJ, Weiss SW: Inflammatory myxohyaline tumor of distal extremities with virocyte or Reed–Sternberg-like cells: A distinctive lesion with features simulating inflammatory conditions, Hodgkin's disease, and various sarcomas. *Mod Pathol* 1998;11(4):384-391.

24. Durbec F, Martin L, Derancourt C, Grange F: Melanoma of the hand and foot: Epidemiological, prognostic and genetic features. A systematic review. *Br J Dermatol* 2012;166(4):727-739.

    A global review of the literature found that hand and foot melanomas represent a subgroup of rare, potentially severe melanomas that require specific management.

25. Egger ME, McMasters KM, Callender GG, et al: Unique prognostic factors in acral lentiginous melanoma. *Am J Surg* 2012;204(6):874-879, discussion 879-880.

    A retrospective study of 85 patients found that sentinel node biopsy was the dominant factor predicting recurrence and survival in acral lentiginous melanoma. Level of evidence: III.

26. Peterson HA: Multiple hereditary osteochondromata. *Clin Orthop Relat Res* 1989;239:222-230.

27. Wold LE, Unni KK, Sim FH, Sundaram M: *Atlas of Orthopaedic Pathology,* ed 3. Philadelphia, PA, Saunders, 2008.

28. Gajewski DA, Burnette JB, Murphey MD, Temple HT: Differentiating clinical and radiographic features of enchondroma and secondary chondrosarcoma in the foot. *Foot Ankle Int* 2006;27(4):240-244.

29. Parodi KK, Farrett W, Paden MH, Stone PA: A report of a rare phalangeal periosteal chondroma of the foot. *J Foot Ankle Surg* 2011;50(1):122-125.

30. Siebenrock KA, Unni KK, Rock MG: Giant-cell tumour of bone metastasising to the lungs. A long-term follow-up. *J Bone Joint Surg Br* 1998;80(1):43-47.

31. AlSulaimani SA, Turcotte RE; Canadian Orthopaedic Oncology Society (CANOOS) collaborators: Iterative curettage is associated with local control in giant cell tumors involving the distal tibia. *Clin Orthop Relat Res* 2013;471(8):2668-2674.

This case series of 31 patients demonstrated a higher local recurrence rate than other giant cell tumor sites. Level of evidence: IV.

32. Roberts EJ, Meier MJ, Hild G, Masadeh S, Hardy M, Bakotic BW: Chondromyxoid fibroma of the calcaneus: Two case reports and literature review. *J Foot Ankle Surg* 2013;52(5):643-649.

33. Frölke JP, van de Meent H: The endo-exo prosthesis for patients with a problematic amputation stump. *Ned Tijdschr Geneeskd* 2010;154:A2010.

This case series of two patients describes the early use of endo-exo prosthesis for selected patients with prosthetic fitting issues.

34. Aho OM, Lehenkari P, Ristiniemi J, Lehtonen S, Risteli J, Leskelä HV: The mechanism of action of induced membranes in bone repair. *J Bone Joint Surg Am* 2013;95(7):597-604.

Retrospective study of 14 patients who underwent biopsy of their induced membranes at the time of bone grafting. Biopsies demonstrated in vitro evidence of improved alkaline phosphate activity and calcium deposition at 1 month over 2 months after spacer placement. Level of evidence: IV.

35. Haddock NT, Alosh H, Easley ME, Levin LS, Wapner KL: Applications of the medial femoral condyle free flap for foot and ankle reconstruction. *Foot Ankle Int* 2013;34(10):1395-1402.

This article is a retrospective case series of five medial femoral condyle flaps used for reconstruction of bone defects in the foot and ankle. There were no flap failures, and all patients went on to union with an average follow-up of 20 months. Level of evidence: IV.

36. Bakri K, Stans AA, Mardini S, Moran SL: Combined massive allograft and intramedullary vascularized fibula transfer: The capanna technique for lower-limb reconstruction. *Semin Plast Surg* 2008;22(3):234-241.

37. Vohra NA, Turaga KK, Gonzalez RJ, et al: The use of isolated limb infusion in limb-threatening extremity sarcomas. *Int J Hyperthermia* 2013;29(1):1-7.

Twenty-two patients underwent isolated limb infusion to treat soft-tissue sarcomas. At a median 11-month follow-up, nine (41%) had a response. Two patients underwent surgical resection of previously unresectable disease. Level of evidence: IV.

38. Kroon HM, Thompson JF: Isolated limb infusion: A review. *J Surg Oncol* 2009;100(2):169-177.

Isolated limb infusion is the preferred treatment option for locally advanced melanoma and sarcoma confined to a limb. The indications, techniques, and risks were discussed.

第五部分　足踝部特殊的疾病

甲长度。严重的嵌甲可能需要剥离部分或全部趾甲，同时进行部分或全部甲床切除。甲床切除可以通过化学或手术方法完成。应该口服抗生素来治疗继发性细菌感染[17, 18]。

皮肤疾病

感染性疾病

足癣

足部是真菌感染最常见的部位。足癣的发生最重要的因素是足部皮脂腺缺乏和穿不透气的鞋子[19]（图 20-2）。足癣有四种临床类型：脚趾型、趾间型、炎症型和溃疡型。足癣未经治疗可能出现细菌双重感染、蜂窝织炎和骨髓炎等并发症。

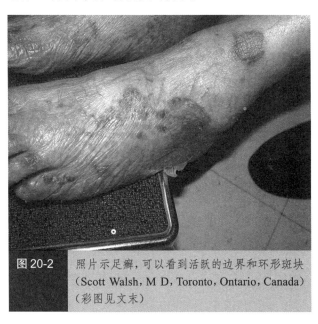

| 图 20-2 | 照片示足癣，可以看到活跃的边界和环形斑块（Scott Walsh, M D, Toronto, Ontario, Canada）（彩图见文末） |

由于未治疗的甲真菌病可能成为足癣的复发感染灶，因此对于患有足癣的患者还要进行甲真菌病的检查。最常见的致病菌是红色毛癣菌和须癣毛癣菌，诊断基于氢氧化钾检查皮肤碎屑是否存在真菌成分。理想状况下，真菌培养可以指导治疗方案选择。使用抗真菌药物进行局部治疗对于大多数感染都是足够的，使用药物包括唑类、特比萘芬乳膏、环吡酮凝胶以及新药物比如萘替芬凝胶[20]。患者患有糖尿病，免疫功能低下或有脚趾型足癣患者应该考虑进行全身治疗。表 20-3 列出了足癣口服药物治疗的方案。

跖疣

跖疣是人乳头瘤病毒引起的疾病，表现为过度角化的丘疹，内里通常出现黑点，为血栓栓塞后微血管和点状出血。多疣合并时形成一个大的板块称为镶嵌状疣。

跖疣治疗非常困难。现在对于人乳头瘤病毒没有特异的抗病毒治疗。目前治疗的目标是消灭和去除感染的皮肤细胞。疣是良性病变，通常为自限性，积极治疗，特别是引起瘢痕和严重疼痛的治疗是没有必要的。有以下几种方法可以破坏感染组织，包括使用水杨酸、冷冻、手术刮除、激光和电外科手术。水杨酸被认为是一种安全有效的治疗方法；包括冷冻治疗和手术治疗在内的其他方法并没有显示出他们的优越性[21]。顽固性疣的非手术治疗包括外用咪喹莫特，局部注射博莱霉素和免疫疗法。

炎症性疾病

银屑病

足部银屑病可以分为脓疱型和非脓疱型。非脓疱型银屑病通常表现为红色清晰的鳞状斑块，角化明显。脓疱型银屑病为多个小而浅的脓疱，最终可能汇合为"脓疱湖"（图 20-3）。银屑病需要与足癣和皮炎相互鉴别。可以通过培养来排除真菌感染。检查头皮、肘部、膝盖、脐部或指甲可以有助于诊断银屑病。

足部银屑病使患者虚弱，极大降低患者生活质量。治疗取决于疾病的严重程度，建议转诊至皮肤科医生处。

接触性皮炎

接触性皮炎表现为慢性鳞屑和瘙痒性斑块。这种情况通常发生于暴露在外接触过敏原的区域。常见的过敏原包括外用药物中的防腐剂、鞋子中所用的皮革、橡胶、黏合剂等材料等[22]。职业暴露史也应该注意。如果怀疑有接触性皮炎，应当嘱患者休息。该病主要治疗是避免接触过敏原，但外用类固醇有助于缓解炎症。

外伤性疾病

鸡眼和胼胝体

鸡眼和胼胝体是过度角化的丘疹，是皮肤的自

表 20-3

口服药物治疗足癣

药物	剂量	持续时间
特比萘芬	250mg，每日 1 次	2 周
伊曲康唑	200mg，每日 2 次	1 周
	100mg，每日 1 次	2～4 周
氟康唑	150mg，每周 1 次	2～4 周

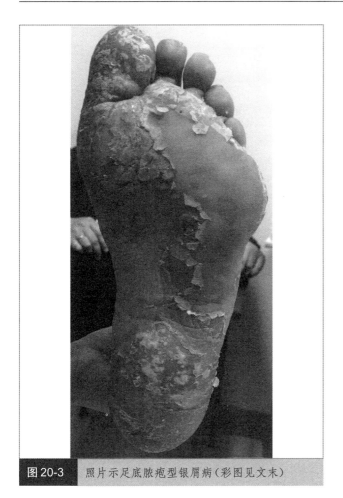

图 20-3　照片示足底脓疱型银屑病（彩图见文末）

然保护反应，在骨骼突出和持续摩擦的区域反复发生机械损伤而产生。虽然是良性生理性改变，但是会引起压迫和疼痛。

鸡眼和胼胝体的治疗包括缓解症状和纠正潜在诱因。使用衬垫、矫形器和化学或机械去除胼胝来止痛。进行手术来纠正机械对线和胼胝[23]。

黑斑

黑斑（黑踵）是皮内出血并在足负重面上表现出来的黑色斑块。该过程是自限的，但其颜色往往会使人不安。基于病变的突发性和创伤史进行诊断。黑色素瘤是最重要的鉴别诊断。黑斑在运动员中很常见，运动突然停止产生的剪切力引起真皮血管破裂，血液渗出时，可能引起黑斑[24]。

足黑色素瘤

足黑色素瘤罕见，仅占所有黑色素瘤的 3%。尽管罕见，但往往发现较晚，治疗非常具有挑战性。在最近的综述中，趾端黑色素瘤占全部足黑色素瘤的一半[25, 26]。也许是足部黑色素瘤发现较晚，以及其他遗传因素或内在因素在发病机制中发挥作用，足

部黑色素瘤的预后比其他部位黑色素瘤更差。男性、色素缺失和较厚的黑色素瘤患者生存率更低[27]。

足黑色素瘤可能表现为色素沉着病变，但正如先前已经提到过的，无色素病变并不罕见。足部任何色素性改变，肿瘤伴出血、溃疡或急性改变均应行病理活检以明确诊断。由于黑色素瘤治疗取决于病变厚度，因此切除术务必保证足够的深度。如果不能保证深度，则应行切口活检以确保切除深度合适（图 20-4，图 20-5）。

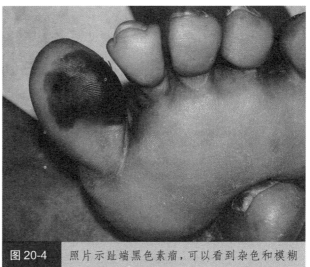

图 20-4　照片示趾端黑色素瘤，可以看到杂色和模糊的边界（Scott Walsh，M D，Toronto，Ontario，Canada）（彩图见文末）

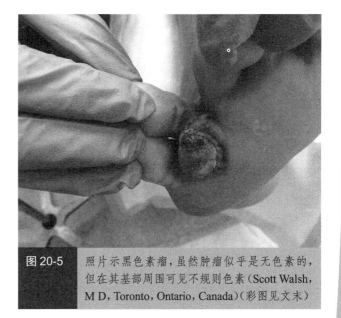

图 20-5　照片示黑色素瘤，虽然肿瘤似乎是无色素的，但在其基部周围可见不规则色素（Scott Walsh，M D，Toronto，Ontario，Canada）（彩图见文末）

总结

足部趾甲和皮肤的疾病可能是创伤性的，感染性的或炎症性的。这些情况可能会导致严重的病

第21章
足 踝 截 肢

G. Alexander Simpson, DO   Terrence M. Philbin, DO

简介

　　足踝截肢术的历史已经有几个世纪之久。在美国，足踝截肢的最常见原因是糖尿病和血管病所致的并发症；超过 60% 的非创伤性下肢截肢为糖尿病患者。超过 6% 的年龄大于 60 岁的患者有外周动脉疾病症状。此外，下肢截肢的发生率是非糖尿病患者的 5～10 倍[1, 2]。足踝截肢的其他原因包括：严重创伤、慢性疼痛、感染、先天性疾病和恶性肿瘤。

　　截肢术的目的在于重建无功能或无活性肢体的功能。有时可将截肢考虑为患者康复的第一步，而非一次治疗的失败[3, 4]。每一例截肢手术的目标在于获得伤口愈合、避免感染，以及使患者恢复截肢前的活动能力。其他目标包括适当平衡残存肌肉以避免挛缩形成，保留对残肢的控制能力[5]。足踝截肢类型从简单的足趾截肢到中足或后足截肢，踝关节离断以及经胫骨截肢术。中足和后足截肢术可保留行走能力因此降低了患者的致残率[6]。

术前处理

　　很多需要行截肢手术的患者均伴多种内科合并症，如糖尿病和血管病。术前评估对于获得良好的手术效果至关重要。需要评估肢体的颜色、温度、动脉搏动、感觉以及组织质量。如果条件允许，术前需评估检查任何可影响手术效果的因素，如畸形愈合或马蹄足挛缩。需行 X 线以及其他影像学检查以评估骨性结构，明确潜在骨髓炎范围。术前评估包括：患者功能状态、社会环境、营养和免疫状态以及精神情况。完善的术前评估包括实验室和血管检查以明确患者的伤口愈合潜能。伤口愈合的预测因素包括：血清白蛋白水平、总淋巴细胞计数、经皮氧分压和踝肱指数[7, 8]（表 21-1）。

　　需组建一支优秀的多学科团队为即将行截肢手术的患者进行术前评估。团队中的医学专家包括：骨外科医生、血管外科医生、内科医生、理疗家、社工、位康复师和心理健康专业人员。患者需感到与医学专家们保持着紧密的联系。术前康复评估非常重要，因为截肢是一件能改变生活的重要事件[9]。术者需精通手术技术、术后治疗、假肢以及穿鞋习惯的改变方法。

截肢术适应证

血管病和糖尿病

　　截肢术的指征是多样的且多因素的。外周血管病合并糖尿病可引起血供减少，进而导致足踝发生严重感染。想要系统性减少足踝截肢数目，血供减少的高风险患者是需要关注的重要目标人群[10]。其中主要亚人群包括非裔美国人、糖尿病患者以及居住在血管疾病诊治不完善区域的人群。在年龄超过 45 岁的人群中，糖尿病患者行血管性经距骨或更近水平截肢术的发生率比非糖尿病患者高 8 倍。4 例行截肢术的患者中就有 1 例需行对侧截肢和（或）更高水平的截肢[11]。在过去的 10 年中，总的医疗保险人群中下肢截肢术的应用明显下降，非手术治疗糖尿病性溃疡有所上升[12-14]。然而，在医保人群中，糖尿病患者的远端、保肢水平部位截肢的发生率有所升高[14]。糖尿病患者中血糖控制不佳的患者较其他糖尿病患者更易行截肢术而非保肢治疗[15, 16]。研究发现，对于严重 Charcot 足畸形的糖尿病患者来说，与截肢术相比，保肢治疗的经济负担更重[17]。

表 21-1

预测下肢截肢术后伤口愈合情况的检查

检查	阳性预测值
血清白蛋白水平	>2.5g/dl
总淋巴细胞计数	>1500/μl
经皮氧分压	20～30mmHg
超声多普勒踝 - 肱指数	>0.5

创伤

在美国,约 16% 截肢术为创伤导致的。传统的创伤严重程度评分并不能预测创伤后是否应行截肢[18]。虽然创伤后行截肢手术的比例相对较低,160 万在世的行截肢术的人群中,将近 45% 为创伤性截肢[5]。行创伤性截肢术的患者经常会发生并发症以及慢性疼痛,回归工作的可能性较低[19, 20]。战时爆炸伤会造成以截肢相关治疗为中心的战伤后治疗。美国现役军人中,发生影响肢体组织活性且康复效果有限的复杂性爆炸伤比例增加[21, 22]。与行保肢手术的患者相比,患者在战伤后行截肢手术的功能预后更好、精神症状更少[23, 24]。然而虽然进行了治疗,战争造成的影响所带来的相关疾患发生水平仍较高[25]。

恶性肿瘤

截肢术曾经是恶性骨肿瘤的一项治疗选择,然而随着影像学、药理学以及手术技术的发展,重建术的应用日益广泛[26]。应用截肢术的主要目的在于完全切除恶性病灶,避免局部复发风险,增加患者的存活率[26]。

截肢平面

截肢术的功能目标是最大程度地保留残肢的长度以最大程度重建术后肢体功能[27]。患者的活动能力和功能自主性得以最大程度的保留。由于截肢平面会影响患者的能量消耗,因此最大程度的保留肢体长度尤为重要[27, 28]。术前肢体状态、相关病变、术中一般情况影响术后残肢的长度。残余骨性结构的覆盖对预防组织坏死起到重要作用;因此需须保留较厚的肌皮瓣覆盖。爆炸伤后,截肢平面主要受到能够覆盖伤口的残余组织量的影响[29]。

可经关节(关节离断)或经骨(经骨截肢术)行截肢手术。关节离断是末端承受负荷;负荷直接经关节表面和干骺端骨传导。与关节离断术相比,经骨截肢术术后残肢横截面积较小,体重间接传导。经骨截肢术后,负荷从全接触假肢经过全肢体进行传导[30]。

截肢平面不同,走路时的能耗显著不同。行 Syme、经胫骨或双侧经胫骨截肢术的儿童,行走时无需增加能量消耗,且与同龄人步速相似[31]。

截肢术类型

足趾截肢术

踇趾截肢术

踇趾截肢术适用于踇趾远侧病变或慢性甲板病变。此术式较跖趾关节离断术的优点有:保留了第 1 跖列的跖屈,一定程度保留了踇趾的负重功能,降低了邻近跖列的应力负荷。踇趾截肢术中,近节趾骨基底需至少保留 1cm[32]。

跖趾关节离断术

若整个踇趾血运较差或感染,可行跖趾关节离断术切除全部趾骨。行跖趾关节离断术时需注意几点技术方面的要求。保留具备充足活性的软组织瓣,且可以无张力关闭伤口。术后密切观察患者伤口并发症情况。待患者伤口愈合后,适配矫形器以便残存的第 1 跖列承载不必要的压力[32]。

次趾截肢术

因缺血或感染性病变如骨髓炎(图 21-1)有时需行次趾截肢术。可行跖趾关节离断术或近节趾骨切除术。术中需保留充足的软组织瓣以降低伤口并发症的风险。截肢术后,邻近足趾可向截肢间隙移位或残余趾骨向背侧移位。

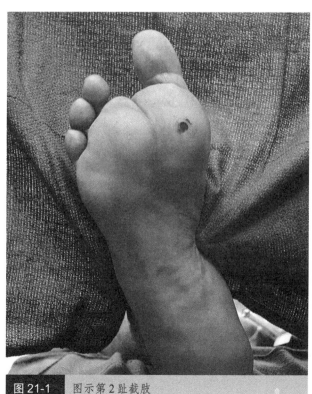

图 21-1 图示第 2 趾截肢

骨。连接跟骨的距侧皮瓣向背侧旋转 90° 成一感知负重面，肢体长度短缩最小（往往小于 5cm）[35]。由于存在伤口愈合不良、感染或胫跟关节融合不愈合风险，Pirogoff 截肢术较少应用于保肢。使用 Ilizarov 外固定架可提高融合率并允许即刻负重[36]。

Boyd 截肢术

Boyd 截肢术中，切除前足、中足和部分后足，保留跟骨。距骨切除后，对跟骨进行塑形以与踝穴相关节。清理胫骨穹隆关节面、踝和跟骨以使跟骨和胫骨穹隆相融合。该截肢术式的最具挑战性的难点在于获得成功融合[37]。

Syme 截肢术

Syme 截肢术是一种踝关节离断术，在此术式中切除跟骨和距骨。Syme 截肢术允许胫骨远端经保留的足跟垫和足跟皮肤进行负重。与经胫骨截肢术相比，残肢长度较长，因此术后行走需要的能耗低。该术式的并发症包括伤口愈合不良，尤其是足跟垫血运差，以及胫骨远端残余踝部压力性溃疡。

经胫骨截肢术

经胫骨（膝下）截肢术常用于足踝难以保肢的情况。通常该截肢术式适用于糖尿病患者发生下肢感染、血运差的情况。虽然与经胫骨截肢相比，部分足截肢术的耐久性更好，但不适用于糖尿病伴后足骨髓炎的患者[6, 38]。挤压伤或贯通伤也可导致需行经胫骨截肢术。

与其他截肢术式相同，术者需尽可能保留残肢长度。通常残肢长度为膝关节下 12.5～17.5cm。在复杂性损伤中（如军事战争中的爆炸伤），可能无法保留理想的残肢长度。1949 年报道的 Ertl 技术，是传统经胫骨截肢术的改良，降低了经胫骨截肢术后由于残留的远端胫骨和腓骨在直接负荷下相互活动而导致的疼痛以及行走困难[39]（图 21-4）。对于年轻、活动量大的患者来说，Ertl 技术可增强末端的承重能力，从而获得功能预后的提升[30, 40]。最初骨桥 Ertl 截肢术需要一皮质骨膜瓣。后续对 Ertl 技术的改良术式多应用带肌肉附着的支撑腓骨移植以获得骨性连接。这些方法统称为改良 Ertl 截肢术或骨桥/桥接骨性连接截肢术[41]。

据报道，与行传统经胫骨截肢术患者相比，行改良经胫骨截肢术患者术后回归工作率高，翻修手术率低，生理和心理预后评分较高[42]。与改良 Burgess 截肢术（将后侧肌皮瓣前移覆盖残余骨端）相比，行 Ertl 截肢术的患者术后非感染性并发症导致的再手术率高[25]。战伤患者，目前尚无证据支持骨桥有利于在全负重表面形成一更高效平台[43]。

经胫骨截肢术的常见并发症包括伤口感染和神经瘤形成。异位骨化、不愈合或内固定物失效也可见于骨桥骨性连接术后患者[44]。

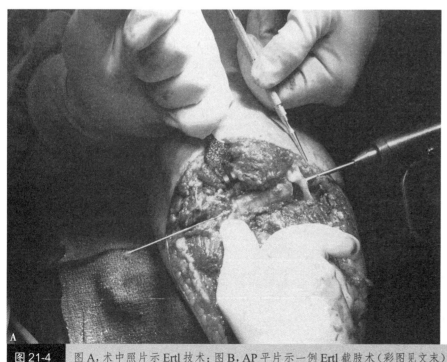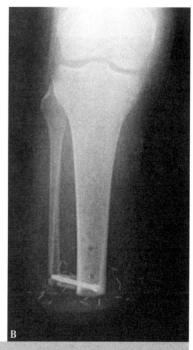

图 21-4　图 A，术中照片示 Ertl 技术；图 B，AP 平片示一例 Ertl 截肢术（彩图见文末）

术后处理

截肢术后的治疗目标是促进伤口愈合、缓解疼痛、减少挛缩、控制水肿和肿胀，定制适配性好的矫形器。残肢往往进行加压包扎以减少肿胀。保持切口干燥，伤口勤于换药。平均术后2～3周拆线，但若肿胀明显可增加伤口裂开的风险，这种情况下应延迟拆线。

有些患者术后即刻佩戴假肢或矫形器，在心理上有所裨益，可降低治疗的总费用、再手术率，缩短住院时间[45]。虽然有上述优点，由于费用高昂以及耗时，需要充分的伤口愈合，早期观察感染，以及可影响早期活动的相关损伤等原因，术后即刻佩戴假肢并不广泛用于创伤性损伤的患者[5]。往往等伤口愈合后才开始负重。骨桥连接后，待骨愈合后（通常10～12周）才开始完全负重。

伤口愈合、患者可负重之后开始康复治疗。往往采用团队治疗方法。总体目标是获得最大功能，具体目标通常包括功能性、无痛行走；回归工作；舒缓心理压力和缓解疼痛[46, 47]。研究发现，战伤后行截肢手术的患者较保肢手术患者康复效果更好[46]。

截肢术后可能难以控制疼痛，造成长期功能障碍。患者可表现为残肢痛、背部或髋部疼痛或幻肢痛。降低急性残肢痛的疼痛程度可使中枢神经系统减少对疼痛的记忆，降低幻肢痛的可能性[48]。提升活动水平也可降低幻肢痛。疼痛治疗的方法包括药物和可植入疼痛控制设备。可通过多模式方法控制创伤性截肢术后疼痛[48, 49]。

总结

足踝截肢多用于治疗糖尿病或外周血管病患者因缺血导致的感染。对创伤性损伤，尤其是战伤相关损伤的治疗非常困难。在截肢术前，需对患者行全面细致的多学科评估，并为手术做好万全准备。术者需善于决定如何才能保留最大的术后功能。不同截肢平面的手术技术需求不尽相同，而手术技术也在日益进展。截肢术后，需有相关团队帮助患者达到功能和疼痛控制的目标。

（孙宁　译）

参考文献

1. Norgren L, Hiatt WR, Dormandy JA, et al; TASC II Working Group: Inter-society consensus for the management of peripheral arterial disease (TASC II). *Eur J Vasc Endovasc Surg* 2007;33(Suppl 1):S1-S75.

2. Centers for Disease Control and Prevention: *National Diabetes Fact Sheet: National Estimates and General Information on Diabetes and Pre-Diabetes in the United States, 2011.* Atlanta, GA, US Department of Health and Human Services, Centers for Disease Control and Prevention, 2011.

   Information on diabetes in the United States was summarized.

3. Pinzur MS, Beck J, Himes R, Callaci J: Distal tibiofibular bone-bridging in transtibial amputation. *J Bone Joint Surg Am* 2008;90(12):2682-2687.

   Patients treated with distal tibiofibular bone bridging did not appear to have better outcomes than patients treated with standard transtibial amputation. More information is needed before the bone-bridging technique can be recommended for standard transtibial amputation surgery. Level of evidence: III.

4. Ng VY, Berlet GC: Evolving techniques in foot and ankle amputation. *J Am Acad Orthop Surg* 2010;18(4):223-235.

   Foot and ankle amputation techniques were reviewed. Level of evidence: V.

5. Tintle SM, Keeling JJ, Forsberg JA, Shawen SB, Andersen RC, Potter BK: Operative complications of combat-related transtibial amputations: A comparison of the modified Burgess and modified Ertl tibiofibular synostosis techniques. *J Bone Joint Surg Am* 2011;93(11):1016-1021.

   A retrospective review of combat-related amputations found that reoperation was needed at a significantly higher rate overall and to treat noninfectious complications after modified Ertl bone-bridging synostosis compared with modified Burgess transtibial amputation. Level of evidence: III.

6. Brown ML, Tang W, Patel A, Baumhauer JF: Partial foot amputation in patients with diabetic foot ulcers. *Foot Ankle Int* 2012;33(9):707-716.

   Longevity, outcome, and mortality after partial foot amputation were examined. The high ambulatory levels and the long durability of transmetatarsal and Chopart amputations suggest these amputations provide an ambulatory advantage over transtibial amputation. Level of evidence: III.

7. Pinzur MS, Pinto MA, Schon LC, Smith DG: Controversies in amputation surgery. *Instr Course Lect* 2003;52:445-451.

8. Bunt TJ, Holloway GA: TcPO2 as an accurate predictor of therapy in limb salvage. *Ann Vasc Surg* 1996;10(3):224-227.

9. Boutoille D, Féraille A, Maulaz D, Krempf M: Quality of life with diabetes-associated foot complications: Comparison between lower-limb amputation and chronic foot ulceration. *Foot Ankle Int* 2008;29(11):1074-1078.

   An improved understanding of the consequences of diabetic foot complications would benefit the general population and general practitioners in particular. Psychologic evaluation and support are important before and after amputation. Level of evidence: III.

10. Goodney PP, Holman K, Henke PK, et al: Regional intensity of vascular care and lower extremity amputation

rates. *J Vasc Surg* 2013;57(6):1471-1479.

The intensity of vascular care provided to patients at risk for amputation varies. Regions with the most intensive vascular care have the lowest amputation rates. Level of evidence: IV.

11. Johannesson A, Larsson GU, Ramstrand N, Turkiewicz A, Wiréhn AB, Atroshi I: Incidence of lower-limb amputation in the diabetic and nondiabetic general population: A 10-year population-based cohort study of initial unilateral and contralateral amputations and reamputations. *Diabetes Care* 2009;32(2):275-280.

Comparison of the incidence of vascular lower limb amputation in patients with or without diabetes found an eightfold greater incidence at or proximal to the transmetatarsal level in patients with diabetes age 45 years or older. Level of evidence: IV.

12. Shojaiefard A, Khorgami Z, Mohajeri-Tehrani MR, Larijani B: Large and deep diabetic heel ulcers need not lead to amputation. *Foot Ankle Int* 2013;34(2):215-221.

A study of large, deep heel ulcers in 37 patients with diabetes found that 33 ulcers healed in 4 to 7 months. Transtibial amputation was performed on 4 feet. Patients with heel ulcers can be treated using a multidisciplinary approach to prevent amputation. Level of evidence: IV.

13. Kim BS, Choi WJ, Baek MK, Kim YS, Lee JW: Limb salvage in severe diabetic foot infection. *Foot Ankle Int* 2011;32(1):31-37.

Forty-five septic feet in patients with diabetes were treated using negative pressure wound therapy between 2006 and 2008. With immediate evacuation of abscess, early vascular intervention, and appropriate débridement, this therapy is a useful adjunct to the management of limb-threatening diabetic foot infections. Level of evidence: IV.

14. Belatti DA, Phisitkul P: Declines in lower extremity amputation in the US Medicare population, 2000-2010. *Foot Ankle Int* 2013;34(7):923-931.

A cost analysis found a marked decline over 10 years in the use of amputation in the Medicare population. Lower extremity amputation was more likely to be performed at distal, limb-conserving locations. Over the same period, orthopaedic treatment of ulcers increased in frequency.

15. Wukich DK, Hobizal KB, Brooks MM: Severity of diabetic foot infection and rate of limb salvage. *Foot Ankle Int* 2013;34(3):351-358.

Patients with a severe diabetic infection had a median hospital stay 60% longer than patients with a moderate infection, and 55% of the patients with a severe infection required an amputation compared with 42% of patients with a moderate infection. Level of evidence: IV.

16. Younger AS, Awwad MA, Kalla TP, de Vries G: Risk factors for failure of transmetatarsal amputation in diabetic patients: A cohort study. *Foot Ankle Int* 2009;30(12):1177-1182.

Glucose control was the primary factor determining the success of a transmetatarsal amputation. The glycohemoglobin value should be less than 8 as a prerequisite for surgery. Level of evidence: III.

17. Gil J, Schiff AP, Pinzur MS: Cost comparison: Limb salvage versus amputation in diabetic patients with Charcot foot. *Foot Ankle Int* 2013;34(8):1097-1099.

Preliminary data on the relative cost of transtibial amputation and prosthetic limb fitting compared with limb salvage in 76 patients found that amputation was less costly than limb salvage. Level of evidence: IV.

18. Brown KV, Ramasamy A, McLeod J, Stapley S, Clasper JC: Predicting the need for early amputation in ballistic mangled extremity injuries. *J Trauma* 2009;66(suppl 4):S93-S97.

Patients who had undergone amputation or limb salvage were retrospectively evaluated with the Mangled Extremity Severity Score for lower extremity trauma. This system was not helpful for deciding whether amputation was appropriate.

19. Ferreira RC, Sakata MA, Costa MT, Frizzo GG, Santin RA: Long-term results of salvage surgery in severely injured feet. *Foot Ankle Int* 2010;31(2):113-123.

Five years after severe foot injury, most patients had painful stiffness and only 40% had returned to work. The long-term clinical and functional outcomes after treatment of a severely injured foot may be disappointing. Level of evidence: IV.

20. Harris AM, Althausen PL, Kellam J, Bosse MJ, Castillo R; Lower Extremity Assessment Project (LEAP) Study Group: Complications following limb-threatening lower extremity trauma. *J Orthop Trauma* 2009;23(1):1-6.

A review of 545 patients with lower extremity trauma found that patients with severe injury had a higher rate of complications, most notably infection, nonunion, wound necrosis, and osteomyelitis.

21. Ramasamy A, Hill AM, Masouros S, et al: Outcomes of IED foot and ankle blast injuries. *J Bone Joint Surg Am* 2013;95(5):e25.

Of 63 soldiers with a blast injury to a total of 89 limbs, 32 (51%) had multisegmental injuries to the foot and ankle. Amputation of 26 legs (29%) was required. Improvised explosive devices were associated with a high amputation rate and a poor clinical outcome. Level of evidence: IV.

22. Fleming ME, Watson JT, Gaines RJ, O'Toole RV; Extremity War Injuries VII Reconstruction Panel: Evolution of orthopedic reconstructive care. *J Am Acad Orthop Surg* 2012;20(Suppl 1):S74-S79.

Limb salvage after war-related injury is complex and challenging. Innovations have been developed for complex limb reconstruction and salvage.

23. Rispoli DM, Mackenzie EJ; Extremity War Injuries VII Outcomes Panel: Orthopaedic outcomes: Combat and civilian trauma care. *J Am Acad Orthop Surg* 2012;20(Suppl 1):S84-S87.

Analysis of two studies determined that a multidisciplinary approach and treatment environment greatly influences patient function.

24. Doukas WC, Hayda RA, Frisch HM, et al: The Military Extremity Trauma Amputation/Limb Salvage (METALS) study: Outcomes of amputation versus limb salvage following major lower-extremity trauma. *J Bone Joint Surg Am* 2013;95(2):138-145.

A retrospective review of 324 soldiers with lower extremity trauma found that those who underwent amputation had a better functional outcome than those who underwent limb salvage. Level of evidence: III.

25. MacKenzie EJ, Bosse MJ: Factors influencing outcome following limb-threatening lower limb trauma: Lessons learned from the Lower Extremity Assessment Project (LEAP). *J Am Acad Orthop Surg* 2006;14(10 Spec No.):S205-S210.

26. DiCaprio MR, Friedlaender GE: Malignant bone tumors: Limb sparing versus amputation. *J Am Acad Orthop Surg* 2003;11(1):25-37.

27. Pinzur MS, Gold J, Schwartz D, Gross N: Energy demands for walking in dysvascular amputees as related to the level of amputation. *Orthopedics* 1992;15(9):1033-1036, discussion 1036-1037.

28. Waters RL, Perry J, Antonelli D, Hislop H: Energy cost of walking of amputees: The influence of level of amputation. *J Bone Joint Surg Am* 1976;58(1):42-46.

29. Andersen RC, Swiontkowski MF: Perceived performance differences: Limb salvage versus amputation in the lower extremity. *J Am Acad Orthop Surg* 2011;19(Suppl 1):S20-S22.

Functional limitations resulting from loss of muscle needed to cover bone and provide limb function are a major factor in the decision to amputate a salvaged limb.

30. Pinzur MS, Gottschalk FA, Pinto MA, Smith DG; American Academy of Orthopaedic Surgeons: Controversies in lower-extremity amputation. *J Bone Joint Surg Am* 2007;89(5):1118-1127.

31. Jeans KA, Browne RH, Karol LA: Effect of amputation level on energy expenditure during overground walking by children with an amputation. *J Bone Joint Surg Am* 2011;93(1):49-56.

Oxygen consumption was measured during overground walking in 73 children with an amputation at a variety of levels. Children with an amputation through the knee or distal to the knee were able to maintain a normal walking speed without substantially increasing their energy cost. Level of evidence: IV.

32. Brodsky J: Amputations of the foot and ankle, in Coughlin M, Mann R, Saltzman C, eds: *Surgery of the Foot and Ankle*, ed 8. Philadelphia, PA, Mosby Elsevier, 2007, pp 1369-1398.

33. Landry GJ, Silverman DA, Liem TK, Mitchell EL, Moneta GL: Predictors of healing and functional outcome following transmetatarsal amputations. *Arch Surg* 2011;146(9):1005-1009.

Factors that predict healing, functional outcome, and survival were evaluated in 62 patients with a transmetatarsal amputation. Healing was found to significantly predict subsequent ambulatory status. Level of evidence: III.

34. Philbin TM, Berlet GC, Lee TH: Lower-extremity amputations in association with diabetes mellitus. *Foot Ankle Clin* 2006;11(4):791-804.

35. Taniguchi A, Tanaka Y, Kadono K, Inada Y, Takakura Y: Pirogoff ankle disarticulation as an option for ankle disarticulation. *Clin Orthop Relat Res* 2003;414:322-328.

36. Gessmann J, Citak M, Fehmer T, Schildhauer TA, Seybold D: Ilizarov external frame technique for Pirogoff amputations with ankle disarticulation and tibiocalcaneal fusion. *Foot Ankle Int* 2013;34(6):856-864.

After 24 patients with infection and Charcot arthropathy underwent Pirogoff amputation with an Ilizarov external frame, 21 patients healed well, and 16 (67%) had a good or excellent functional result. The frame allowed immediate weight bearing and soft-tissue control. Level of evidence: IV.

37. Tosun B, Buluc L, Gok U, Unal C: Boyd amputation in adults. *Foot Ankle Int* 2011;32(11):1063-1068.

Complete wound healing was documented in 7 of 15 feet in 14 patients after Boyd amputation. Revision to a more proximal amputation level was required in 7 feet. Boyd amputation is an option for preserving limb length. Level of evidence: IV.

38. Faglia E, Clerici G, Caminiti M, Curci V, Somalvico F: Influence of osteomyelitis location in the foot of diabetic patients with transtibial amputation. *Foot Ankle Int* 2013;34(2):222-227.

The rate of transtibial amputation was higher if osteomyelitis involved the heel rather than the midfoot or forefoot in patients with diabetes. Level of evidence: III.

39. Taylor BC, Poka A: Osteomyoplastic transtibial amputation: Technique and tips. *J Orthop Surg Res* 2011;6:13.

Distal bone-bridge creation and osteomyoplasty add time and potential morbidity to a transtibial amputation procedure but are intended to lead to a more functional and physiologic residual extremity.

40. Pinzur MS, Stuck RM, Sage R, Hunt N, Rabinovich Z: Syme ankle disarticulation in patients with diabetes. *J Bone Joint Surg Am* 2003;85(9):1667-1672.

41. Berlet GC, Pokabla C, Serynek P: An alternative technique for the Ertl osteomyoplasty. *Foot Ankle Int* 2009;30(5):443-446.

In a modified Ertl technique, tightrope fixation can decrease time to union through compressive forces. Level of evidence: V.

42. Taylor BC, French B, Poka A, Blint A, Mehta S: Osteomyoplastic and traditional transtibial amputations in the trauma patient: Perioperative comparisons and outcomes. *Orthopedics* 2010;33(6):390.

A retrospective comparison of 26 patients with transtibial amputation osteomyoplasty and 10 patients with traditional amputation after severe lower-extremity trauma found that amputation osteomyoplasty appeared to be safe and possibly was more beneficial than traditional amputation in terms of functional outcome.

43. Tucker CJ, Wilken JM, Stinner PD, Kirk KL: A comparison of limb-socket kinematics of bone-bridging and non-bone-bridging wartime transtibial amputations. *J Bone Joint Surg Am* 2012;94(10):924-930.

No difference was found between surgical techniques with respect to bone-socket displacement. These data provided no evidence to support statements that bone bridging contributes to a more efficient platform in the total surface-bearing socket. Level of evidence: III.

44. Gwinn DE, Keeling J, Froehner JW, McGuigan FX, Andersen R: Perioperative differences between bone bridging and non-bone bridging transtibial amputations for wartime lower extremity trauma. *Foot Ankle Int* 2008;29(8):787-793.

Longer surgical and tourniquet times should not be considered a contraindication to using the bone-bridging amputation technique in relatively young and healthy patients. Bone-bridging and non–bone-bridging amputation techniques have comparable rates of short-term wound complications and blood loss. Level of evidence: IV.

45. Schon LC, Short KW, Soupiou O, Noll K, Rheinstein J: Benefits of early prosthetic management of transtibial amputees: A prospective clinical study of a prefabricated prosthesis. *Foot Ankle Int* 2002;23(6):509-514.

46. Gordon WT, Stannard JP, Pasquina PF, Archer KR; Extremity War Injuries VII Rehabilitation Panel: Evolution of orthopaedic rehabilitation care. *J Am Acad Orthop Surg* 2012;20(Suppl 1):S80-S83.

The goal of rehabilitation of patients with severe injury is to restore limb function in the interest of reintegration into society. The US Department of Defense has developed a network of rehabilitation centers to optimize outcomes.

47. Smith DG, Ehde DM, Legro MW, Reiber GE, del Aguila M, Boone DA: Phantom limb, residual limb, and back pain after lower extremity amputations. *Clin Orthop Relat Res* 1999;361:29-38.

48. Richardson C, Glenn S, Nurmikko T, Horgan M: Incidence of phantom phenomena including phantom limb pain 6 months after major lower limb amputation in patients with peripheral vascular disease. *Clin J Pain* 2006;22(4):353-358.

49. Buckenmaier CC III: The role of pain management in recovery following trauma and orthopaedic surgery. *J Am Acad Orthop Surg* 2012;20(Suppl 1):S35-S38.

The US Army Pain Management Task Force evaluated pain medicine practices at 28 military and civilian institutions and provided recommendations.

第五部分 足踝部特殊的疾病

第22章
距骨坏死

Keun-Bae Lee, MD, PhD   Jae-Wook Byun, MD   Thomas H.Lee, MD

简介

由于距骨的解剖位置比较深,血供易受影响,导致了距骨坏死的诊断和治疗都比较困难[1]。距骨坏死不一定都有临床症状,患者需要一直随访到距骨的再血管化和病情稳定不再变化。虽然关于距骨坏死的病理变换和自然病程,已经研究较多,但仍存在争议,虽然有许多治疗方法和手术方法不断被报道,但是却很少有有效的长期随访结果报道。

距骨坏死的发生率随着高能量损伤的增加而有上升的趋势[1]。造成距骨损伤需要一个非常高的暴力,比如高处坠落伤或者机动车碰撞的交通伤[2]。而高速行驶的机动车车祸伤常常都会累及患者的远端肢体。另一方面,随着影像放射技术的进步,可以早期诊断出距骨损伤,也使得距骨损伤患者数也越来越多。

距骨的解剖和血供

了解距骨的解剖和血供对于准确认识距骨坏死至关重要。在水平面和矢状面距骨颈的方向和距骨体的方向都是不同的。在水平面,距骨颈向内侧偏转成角,在矢状面上,距骨颈向下向跖侧偏转。这样复杂的解剖形态,导致了要通过影像学准确判断复位的精确程度困难重重。距骨有7个关节面,占距骨表面积的60%(图22-1),从前内侧入路用螺钉固定就很复杂[1]。因为距骨前宽后窄,距骨在踝穴里面背伸的时候更稳定。距骨背伸的时候胫骨前缘和

胫骨颈的凹陷处相接触,从而使得在过度背伸位的轴向应力易造成距骨颈的骨折。

距骨没有肌腱或者肌肉的附着,整个距骨的血液供应都来自于血管直接进入距骨。因此熟悉每根血管的供区和位置,对于避免医源性的缺血损伤很重要。胫后动脉、足背动脉和腓动脉穿支是距骨主要的三条骨外供应动脉[3](图22-2)。胫后动脉通过跗骨管动脉和其三角动脉支,供应距骨体[4]。跗骨管动脉起自胫后动脉,在内踝下方的三角韧带内走行,穿过趾长屈肌和姆屈肌腱鞘进入到跗骨管。三角动脉起自跗骨管动脉,在三角韧带深浅层间走形,是距骨体重要的骨外吻合祥的来源。在复位和固定距骨颈和距骨体时,保护三角动脉非常重要。跗骨窦血管来自于足背动脉和腓动脉穿支形成的吻合网,并和跗骨管动脉相吻合。这些动脉滋养大部分的距骨颈和距骨头[1, 3, 4]。

流行病学和发生率

距骨坏死有三个主要的原因,大约75%的患者有距骨颈或者距骨体的外伤史,15%的患者是非创伤的内科病因,比如激素服用史(不管服用的浓度或者时长)[1]、酗酒史、镰刀型红细胞贫血症、肾透析史、血友病、高尿酸血症以及淋巴瘤[4-8]。约有10%的患者没有明确的诱因,是特发性的距骨坏死。

距骨颈骨折的 Hawkins 分型根据距骨颈的移位情况和胫距、距下关节的脱位情况进行分类,提示了远期距骨坏死的风险[9]。Ⅰ型距骨坏死的风险为

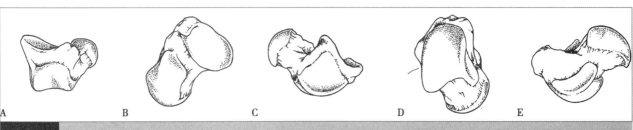

图 22-1　图示展现了距骨重要的解剖特征。图 A,后面观;图 B,下面观;图 C,外侧观;图 D,上面观;图 E,内侧面观

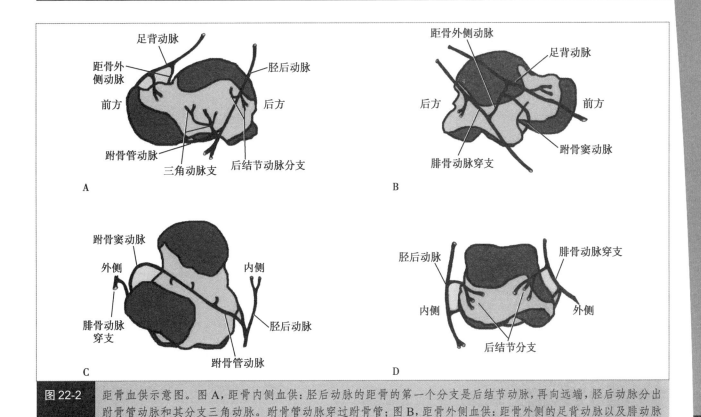

图 22-2	距骨血供示意图。图 A，距骨内侧血供：胫后动脉的距骨的第一个分支是后结节动脉，再向远端，胫后动脉分出跗骨管动脉和其分支三角动脉。跗骨管动脉穿过跗骨管；图 B，距骨外侧血供：距骨外侧的足背动脉以及腓骨动脉穿支相连，发出分支形成跗骨窦动脉；图 C，距骨下方的血供：跗骨窦动脉和跗骨管动脉在跗骨窦内形成吻合袢；图 D，距骨后方的血供：胫后动脉的分支——后结节动脉和腓骨动脉的穿支供应后内侧和后外侧结节

10%，Ⅱ型距骨坏死的风险为 40%，Ⅲ型坏死的风险接近 90%，Ⅳ型的分型甚至比Ⅲ型还要高[4, 10]。关于距骨坏死的风险，距骨体和距骨颈的骨折并没有显著的区别[11]。

在血供受损之后 1～2 周，就能在显微镜下证实造血细胞、毛细血管内皮细胞和淋巴细胞的凋亡。淋巴细胞释放溶酶体，使得组织环境酸化，骨细胞开始萎缩，无机质丢失，水含量增加。最终导致骨的塌陷，脂肪皂化，骨的爬行替代。其中骨的爬行替代指的是坏死组织逐渐被新的成骨组织替代，形成新骨质，但爬行替代的骨质没有修复坏死的作用，这些缺乏血管的新骨最终塌陷，表现成游离的小骨块和硬化带。无保护的负重行走等造成的微小创伤还会加快距骨坏死的进程[4, 12]。

症状和诊断

疼痛是距骨坏死最常见的症状，疼痛的症状和关节面完整性的丢失密切相关。在关节面出现塌陷之前，患者是可以无症状的。当软骨下骨坏死之后，由于关节面缺少了对抗应力的支撑，会出现软骨下骨的塌陷。这个过程也被视为软骨下骨的骨折，会导致疼痛和其他一些症状。

虽然 MRI 和骨扫描对于诊断早期的距骨坏死很有用，但是随访评价有无距骨坏死还是应该从平片开始。早期的硬化改变、囊肿形成，甚至软骨下骨的塌陷也都能在平片上看见。平片上的 Hawkins 征可以作为血管再生的证据，是评估早期距骨血管活性的可靠指征，出现 Hawkins 征坏死风险小[1]（图 22-3）。Hawkins 征指的是在距骨顶面出现软骨下的透亮带，这个透亮带在骨折后 6～8 周从正位片上就能看到，在骨折后 10～12 周从侧位片上就能看到。软骨下塌陷常常是没有症状的，对于距骨坏死早期的软骨下损伤从平片上很少能诊断出来，MRI 被认为是早期诊断的重要手段[3]。因为 MRI 对于脂肪细胞改变的信号很敏感，MRI 用来诊断距骨坏死，并能评价坏死的范围。骨髓里主要含脂肪成分，脂肪在核磁 T1 相是高信号，骨髓 T1 也是高信号，但是坏死早期会出现骨髓水肿[1]，从而在 T2 相是高信号。MRI 也可以用来检查坏死的进展。相比于不锈钢钉，钛钉是非磁性的，为了减少信号的干扰，建议在距骨骨折固定时用钛钉。Tc-99m 的同位素扫描也有助于距骨坏死

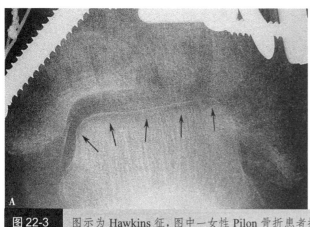
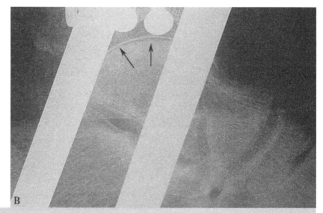

图 22-3　图示为 Hawkins 征，图中一女性 Pilon 骨折患者接受了外固定和内固定治疗。图 A 为踝穴位，图 B 为侧位，图中箭头所示，可见软骨下明显的透亮区，提示距骨仍有血供

的早期诊断，在距骨骨折内固定手术后 6～12 周可以看到距骨的核素摄取减少。影像学上的发现，可以用 Ficat-Arlet 分型来评估坏死的阶段[13]（表 22-1）。

表 22-1

距骨坏死的 Ficat-Arlet 影像学分型

阶段	影像学表现
Ⅰ	正常
Ⅱ	囊肿和硬化形成，正常的距骨轮廓
Ⅲ	新月征，软骨下骨塌陷
Ⅳ	关节间隙变窄，胫骨关节面的继发改变

引用并得到授权于：Delanois RE, Mont MA, Yoon TR, Mizell M, Hugerford Ds: Atraumatic osteonecrosis of the talus. J Bone Joint Surg Am 1998; 80（4）: 529-536.

非手术治疗

　　有许多治疗距骨坏死的方式，但是缺少长期的、可信的研究结果报道，也没有公认的最好的治疗方法。非手术治疗治疗距骨坏死主要适用于 Ficat-Arlet Ⅰ，Ⅱ和Ⅲ的距骨坏死。一些研究发现早期免负重直至再血管化完成有一定疗效[14-16]。一项基于 23 名创伤后骨坏死的患者研究发现，平均非负重拄拐 8 个月后患者获得一般至极好的结局[6]，而那些用膝下支具或者用短腿支具限制踝关节活动部分负重的患者，预后结局为差至好，而未接受治疗的患者（非负重少于 3 个月）预后结局均为差。另一些研究发现膝下支具也能起到良好的疗效，相反延迟负重并没有效果[17, 18]。应该根据患者的损伤部位和症状，制定个性化的负重程度和时长。如果有足够的骨结构

来支撑负重，没有必要限制负重行走[18]。不论如何限制负重程度，都需要注意能保留踝关节的活动度，特别是背伸和跖屈的活动度，同时保证足内外翻力线。膝下支具和带轮轴的行走靴都可以满足这些要求。

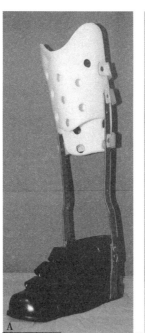
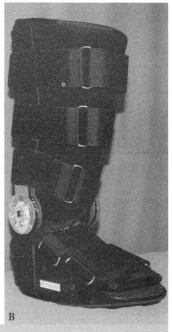

图 22-4　图示为膝下支具（A）和带轮轴的行走靴（B）

　　可以尝试口服或者静脉给予二磷酸盐治疗患者距骨坏死[19]。二磷酸盐抑制成熟的破骨细胞活性，抑制破骨细胞对骨的重吸收，从而改变骨重吸收与骨生成之间的平衡，更多地让骨生成。二磷酸盐似乎还有短暂刺激成骨前体细胞增殖、促进前体细胞分化的作用，此外还能促进成骨细胞生成骨吸收抑制蛋白——骨保护素，减少坏死区域骨髓水肿[20]。然而虽然二磷酸盐被广泛用在治疗股骨头坏死上，

但是该药用来距骨坏死是超说明书适应证用药，该治疗仍有很大争议。

超声也可以用来刺激骨的再生 [19]。低强度的脉冲超声被发现有刺激间充质干细胞的向成骨细胞分化、增殖的作用，还能抑制破骨细胞活性，改善距骨血流关注和新生血管生成，以及加速应力性骨折愈合 [21]。在治疗股骨头坏死方面，体外冲击波治疗被发现是一种很有效的手段，但是是否能用在距骨坏死上，仍然存在争议，而且同样超适应证 [22]。

手术治疗

髓芯减压术

由于细胞坏死、骨髓水肿导致坏死区域压力增高，修复过程使得局部压力增高，从而阻断了血循环，导致进一步损害 [23]。髓芯减压术（core decompression）通过多处钻孔，可以减少了髓腔内的压力，从而增加了再灌注。减压还可以有效地缓解疼痛。在一项基于兔子模型的研究中，在股骨头坏死区域用负压甚至还能加强髓芯减压术的治疗效果 [24]。组织学分析发现加用负压的试验动物比单纯减压的愈合得更好。

根据损伤区域的位置，从传统的后外侧、外侧以及内侧入路，用 1.5～4mm 直径的钻，钻 2～10 个洞，可以对损伤区域进行减压 [25]。37 例Ⅱ期的距骨坏死的患者在标准的非手术治疗之后，仍有严重的症状，32 例接受了髓芯减压术 [13]。在平均 7 年（2～15 年）的随访中，29 例患者获得了一般甚至极好的临床预后，剩下 3 例在减压之后效果不明显，最后进行了踝关节融合。另一项最近的研究对于Ⅰ期的距骨坏死用经皮减压术获得了满意的预后，研究者在皮肤上戳了一个小口，经皮用一个套管钻孔减压 [26]。髓芯减压术操作相对简单，手术时间短，而且不会干扰后期的融合手术或者置换手术。但是髓芯减压术只能用在距骨顶塌陷之前，如果关节面已经出现塌陷，髓内的压力随着坏死解剖结构的改变已经降低了，而不再需要减压。

植骨

在进行最终手术之前，可以考虑行自体或者异体骨移植 [25]。不带血管的自体骨移植通常从髂嵴处取骨。自体骨移植相比于异体骨移植优势在于有更好的生物相容性，能更快地愈合；缺点是可能存在供区处的不适、移植骨量受供区骨量的限制。自体骨

移植到刮除或者去除坏死组织的距骨顶区域。自体髂骨块或者松质骨可以用来填充到缺损的区域。有研究报道，对于大面积距骨坏死经非手术治疗 6 个月无效的患者，行自体骨移植，获得了满意的预后 [25]（图 22-5）。在 2 年的随访过程中，因为新骨不断的爬行替代，患者均获得了症状的缓解。行髂骨植骨结合自体软骨细胞马赛克移植的患者，术后均能恢复之前的日常和娱乐活动，而没有或仅有轻度的活动度受限 [27]。在 12 个月的随访过程中，MIR 在形态学和生化上都发现骨愈合良好，且没有髓内水肿表现。

如果损伤区域较大，而且一开始就累及到关节表面，结构距骨同种异体骨移植是一个好的选择。对于年轻患者涉及关节面的病灶，骨软骨同种异体骨移植可以重建患者的部分关节面 [19]（图 22-6）。因为新鲜供体来源有限、距骨大小难匹配合适、费用昂贵的原因，距骨的同种异体骨移植的适应证范围很窄。而且也缺乏长期的数据来支持距骨异体植骨后能再血管化。

带血管蒂的自体骨植骨已经被用在治疗股骨头坏死方面，带血管蒂的自体骨优点在于能直接恢复坏死区域血供，为防止进一步塌陷提供力学支撑。这项手术需要有显微外科技术，手术时间也较长，尽管手术难度大，但却常有报道。但是游离的血管蒂植骨用在距骨处比用在股骨头处困难得多，因为踝关节处的血管比髋部的血管细得多。有关于一个 16 岁创伤后出现距骨坏死的患者接受用带血管蒂髂骨植骨治疗距骨坏死的病例报道 [28]。此外，尽管手术难度很大，但是还可以用带血管蒂的自体骨瓣植骨，牺牲距骨周围的一些小骨头来作为供体，然后对供体周围的关节进行融合。尸体研究发现了在远端腓骨、骰骨、第一、二楔骨都有恒定的滋养动脉 [29]。从距骨外侧动脉近端到骰骨，可以游离 4.1cm 长的带血管蒂骨瓣，该血管蒂甚至可以转到内踝（图 22-7）。外踝的前外侧动脉可以游离大于长 4cm 的血管蒂骨瓣，但是这条动脉是终末小动脉。20 个距骨坏死的患者接受了带血管蒂的骰骨骨瓣移植以及髂骨松质骨植骨，临床症状得到了完全或部分缓解，坏死区域都长满了新生骨，18 个患者（90%）都有满意甚至非常满意的结果 [30]。带血管蒂的骨瓣植骨虽然手术难度高，但是很有前景，目前还需要更多预后相关研究的报道。

融合术

融合术可以视为其他治疗方式都不成功之后的

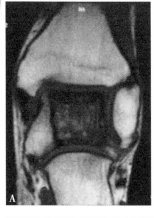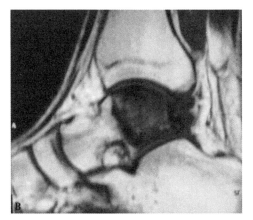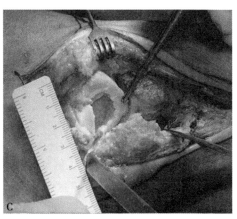
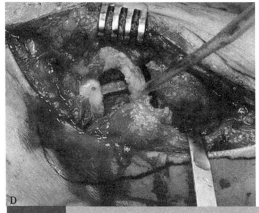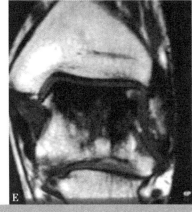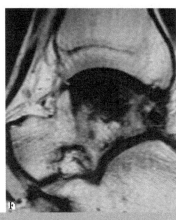

图 22-5　图 A 和图 B，术前核磁大面积的低信号强度提示广泛的距骨坏死；图 C 为术中照片，可见去除、刮除坏死的区域；图 D 为植入自体髂骨骨块和松质骨；图 E 和图 F 为 2 年后 MRI，可见再血管化良好的距骨（彩图见文末）

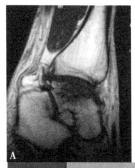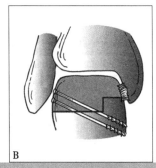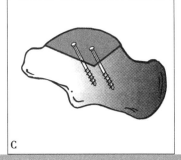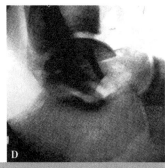

图 22-6　图示为同种异体骨表面置换术治疗距骨坏死。图 A 为术前的 MRI，可见大片的坏死灶；图 B 和图 C 是该手术的术前计划示意图；图 D 为经内踝截骨入路完成植骨和固定后的侧位片

最后选择，或者对于距骨坏死Ⅳ期的患者可以直接行融合术。距下关节融合可以加快距骨内血管生成，避免距骨坏死和后续胫距融合，但是研究发现距下融合后这种效果并不明显 [1, 31, 32]。对于距骨体骨折和塌陷的患者，一开始就可以行胫骨和距骨颈与距骨头的融合 [33]。这个手术过程包括去除距骨体的骨折块，把胫骨插入到距骨颈进行融合。这个术式可以获得一个满意的预后结局 [34-36]。

大的空心螺钉、接骨板、锁定钢板、带锁髓内钉

以及多平面的环形外固定架都可以用来进行踝关节融合，治疗距骨坏死 [19, 37]。手术方式的选择要考虑患者的具体情况、坏死区域的部位和范围以及术者的喜好。

如果只有轻微的或者没有踝关节的对线不良，可以考虑行关节镜下的踝关节融合术 [38]。通过前外侧、前内侧以及后外侧的入路，完全清理掉软骨面，保留骨面，用内固定或者外固定完成原位融合。可以 2 枚或者 3 枚，经皮的松质骨钉，空心或者非空心

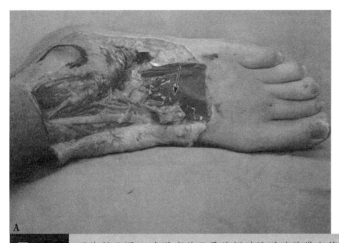
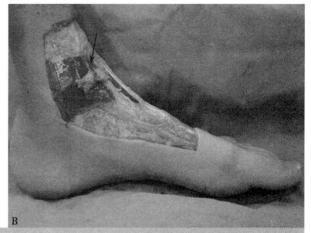

图 22-7　照片所示图 A 为游离从距骨外侧动脉近端的带血管蒂的骨瓣（箭头所示；图 B 可见这个游离的血管蒂足够旋转到内踝（彩图见文末）

的螺钉，平行或者汇聚地进行踝关节融合。关节镜融合的优势是出血少、愈合时间快，对周围的软组织干扰小。对血运破坏小使得之后的愈合率比切开融合手术高。1 项多中心的研究发现，关节镜融合术患者住院时间更短，在第 1 和第 2 年的随访中，预后更好 [39]。

小切口技术和关节镜技术类似，用一个类似于关节镜入口位置的小切口进行操作。优点和缺点也和关节镜技术类似，但是小切口技术可以加行髂骨植骨术 [25]。9 名接受了小切口融合技术的患者术后 55 个月时，获得了满意的临床和影像学结局评价 [40]。

融合时刮除或者切除坏死的区域可能造成短缩，在病变早期坏死还比较表浅的时候就进行融合可以降低这种风险。然而大多数进行融合的患者都是 III 或者 IV 期的距骨坏死，切除之后造成的短缩也不得不面对。有一项关于踝关节关节炎和距骨体坏死后融合术的研究发现，融合时可以保留坏死的距骨，因此就可以保留了踝关节的生物力学和小腿的长度 [41]。这项研究中，19 名患者中的 16 例最终都融合了，这可以用来反驳那些认为坏死距骨融合不了的观点。

距骨体置换和全踝关节置换

为了避免融合带来的不利以及针对距骨大面积坏死患者的距骨全切，全距骨体置换可以作为保留距骨功能的一种尝试。距骨假体的不利因素包括假体收缩、松动，没有韧带附着而出现不稳定，没有特别匹配的假体形状以及高昂手术费用。16 例接受了不锈钢全距骨体假体置换的患者，14 人在疼痛缓解和功能方面获得了满意的预后 [42]（图 22-8，图 A。）氧化铝陶瓷假体是第二代陶瓷距骨体假体 [43, 44]（图 22-8，图 B 和图 C）。因为发现第一代假体距骨颈固定立柱因为应力集中，会出现松动的情况，在之后的设计中假体的距骨颈固定立柱就被去除了。

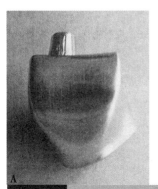
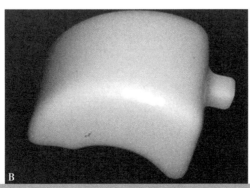
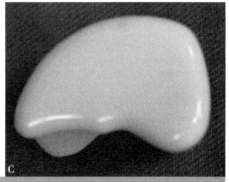

图 22-8　图 A 所示为不锈钢假体；图 B 所示为带距骨颈固定立柱的第一代陶瓷距骨假体；图 C 为第二代不带立柱的陶瓷假体

第五部分　足踝部特殊的疾病

表 22-2

非水泥性全踝置换治疗距骨坏死的研究

研究者（年份）	患者数	随访年限（年）	假体类型（厂家）	结局
Newton[48]（1982）	3	3	Scandinavian 全踝置换假体（Small Bone Innovations）	两个患者出现了塌陷，其中一个进行了融合。另一个长期疼痛。
Buechel 等 [46]（1988）	2	2	Buechel-Pappas 假体（Endotec）	1 个患者术后复杂性区域疼痛综合征（complex region pain syndrome，CRPS）
Buechel 等 [47]（2003）	2	5	Buechel-Pappas 假体	1 例患者出现塌陷，另 1 例患者出现 CRPS
Takakura 等 [49]（2004）	2	2	TNK 踝关节假体（日本医学材料公司）	2 例均出现了塌陷，最终进行了融合

引用并获得授权于 Lee KB, Cho SG, Jung ST, Kim MS: Total ankle arthroplasty following revascularization of osteonecrosis of the talar body: Two case reports and literature review. *Foot Ankle Int* 2008；29：852-858

距全踝关节置换在第一次报道用来治疗距骨坏死到现在已经超过 35 年了 [45]。有一些学者对此进行了研究，但结局都不满意，有的还进行了融合翻修 [46-49]。（表 22-2）融合还是治疗终末期距骨坏死的首选。因为坏死的距骨骨质差，缺少必要的骨量支撑，很少有大夫用全踝关节置换术来治疗距骨坏死。

治疗流程

距骨坏死的治疗方法以保守方法多、分歧大观点不统一为特色。流程上首先推荐的是进行 Ficat-Arlet 分期评价（图 22-9）。治疗成功的标志是疼痛缓解或者关节塌陷终止。MRI 上的变宽的坏死区域或者平片上增宽的硬化带都不能说明治疗没有效果。如果关节面的塌陷停止，即使有坏死的进展，大夫都应该等待血管的再生以及坏死区域的自行吸收。非手术治疗适用于 I 或 II 期的距骨坏死。如果非手术

治疗没有效果，可以考虑髓芯减压或者植骨。如果是 III 期出现距骨关节面塌陷的患者，不适合行髓芯减压术，植骨可能是唯一的选择。一个挽救性手术比如关节融合，适用于终末期出现了关节炎改变的患者。

小结

距骨坏死并不是一个常见的疾病，但是如果不治疗会导致距骨塌陷、关节炎和疼痛进行性加重。移位的距骨颈骨折后的患者，由于距骨血运容易受损，有 90% 的可能性会出现距骨坏死。特别是年轻患者的距骨坏死，都会导致终末期的关节炎，最终需要行关节融合或关节置换手术伴其余生。关于距骨坏死的治疗，只有很少的预后比较研究报道。细致的评价距骨坏死，谨慎地做出治疗决策是很重要的。要会综合运用 X 片、CT、骨扫描以及 MRI 各种影像

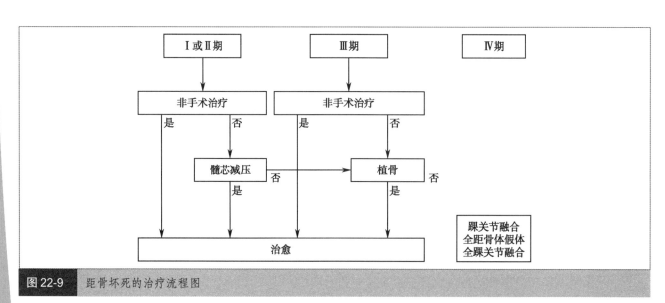

图 22-9 距骨坏死的治疗流程图

学手段，尤其是 MRI，它是最有用的评估距骨坏死的手段。用骨扫描或者 MRI 准确判断距骨再血管化的情况，对于选择最佳的治疗方案很有必要。在关节面出现塌陷之前，非手术的方法主要通过限制负重来保护关节，直至再血管化出现。对于一个非手术治疗不成功的患者，或者是有距骨顶关节面塌陷的患者，需要考虑手术治疗。手术治疗包括髓芯减压术和骨移植。对于终末期出现关节炎改变的患者，或者是对于其他手术方法失效后的患者，可以行关节融合或关节置换手术。

（武勇 何琦非 译）

参考文献

1. Adelaar RS, Madrian JR: Avascular necrosis of the talus. *Orthop Clin North Am* 2004;35(3):383-395, xi.

2. Zwipp H: Severe foot trauma in combination with talar injuries, in Tscherne H, Schatzker J, ed: *Major Fractures of the Pilon, the Talus, and the Calcaneus: Current Concepts of Treatment*. Berlin, Germany, Springer-Verlag, 1993, pp 123-135.

3. Pearce DH, Mongiardi CN, Fornasier VL, Daniels TR: Avascular necrosis of the talus: A pictorial essay. *Radiographics* 2005;25(2):399-410.

4. DiGiovanni CW, Patel A, Calfee R, Nickisch F: Osteonecrosis in the foot. *J Am Acad Orthop Surg* 2007;15(4):208-217.

5. Langevitz P, Buskila D, Stewart J, Sherrard DJ, Hercz G: Osteonecrosis in patients receiving dialysis: Report of two cases and review of the literature. *J Rheumatol* 1990;17(3):402-406.

6. Kemnitz S, Moens P, Peerlinck K, Fabry G: Avascular necrosis of the talus in children with haemophilia. *J Pediatr Orthop B* 2002;11(1):73-78.

7. Miskew DB, Goldflies ML: Atraumatic avascular necrosis of the talus associated with hyperuricemia. *Clin Orthop Relat Res* 1980;148:156-159.

8. David RR: Sports injuries of the ankle, in Canale ST, James HB, eds: *Campbell's Operative Orthopaedics*, ed 12. Philadelphia, PA, Mosby, 2013, pp 4234-4249.

9. Hawkins LG: Fractures of the neck of the talus. *J Bone Joint Surg Am* 1970;52(5):991-1002.

10. Canale ST, Kelly FB Jr: Fractures of the neck of the talus: Long-term evaluation of seventy-one cases. *J Bone Joint Surg Am* 1978;60(2):143-156.

11. Lindvall E, Haidukewych G, DiPasquale T, Herscovici D Jr, Sanders R: Open reduction and stable fixation of isolated, displaced talar neck and body fractures. *J Bone Joint Surg Am* 2004;86(10):2229-2234.

12. Day S, Ostrum R, Chao E, Rubin C, Aro H, Einhorn T: Bone injury, regeneration and repair, in Buckwalter J, Einhorn T, Simon S, eds: *Orthopaedic Basic Science*, ed 2. Rosemont, IL, American Academy of Orthopaedic Surgeons, 2000, pp 317-370.

13. Delanois RE, Mont MA, Yoon TR, Mizell M, Hungerford DS: Atraumatic osteonecrosis of the talus. *J Bone Joint Surg Am* 1998;80(4):529-536.

14. Adelaar RS: The treatment of complex fractures of the talus. *Orthop Clin North Am* 1989;20(4):691-707.

15. Canale ST: Fractures of the neck of the talus. *Orthopedics* 1990;13(10):1105-1115.

16. Kenwright J, Taylor RG: Major injuries of the talus. *J Bone Joint Surg Br* 1970;52(1):36-48.

17. Penny JN, Davis LA: Fractures and fracture-dislocations of the neck of the talus. *J Trauma* 1980;20(12):1029-1037.

18. Comfort TH, Behrens F, Gaither DW, Denis F, Sigmond M: Long-term results of displaced talar neck fractures. *Clin Orthop Relat Res* 1985;199:81-87.

19. Saltzmann CL: Talar avascular necrosis, in Coughlin MJ, Mann RA, Saltzmann CL, eds: *Surgery of the Foot and Ankle*, ed 8. Philadelphia, PA, Mosby, 2007, pp 952-960.

20. Agarwala S, Jain D, Joshi VR, Sule A: Efficacy of alendronate, a bisphosphonate, in the treatment of osteonecrosis of the hip: A prospective open-label study. *Rheumatology (Oxford)* 2005;44(3):352-359.

21. Yan SG, Huang LY, Cai XZ: Low-intensity pulsed ultrasound: A potential non-invasive therapy for femoral head osteonecrosis. *Med Hypotheses* 2011;76(1):4-7.

This study introduces low-intensity pulsed ultrasound for the early stage of osteonecrosis of femoral head. It is indicated to enhance the osteogenic differentiation of mesenchymal stem cells, stimulate the differentiation and the proliferation of osteoblasts, inhibit osteoclasts, and improve the local blood perfusion and angiogenesis.

22. Wang CJ, Wang FS, Yang KD, et al: Treatment of osteonecrosis of the hip: Comparison of extracorporeal shockwave with shockwave and alendronate. *Arch Orthop Trauma Surg* 2008;128(9):901-908.

This prospective study compared the results of ESWT (30 hips) and alendronate with that of ESWT without alendronate (30 hips) in early osteonecrosis of femoral head. They concluded that ESWT is effective with or without the concurrent use of alendronate

23. Urbaniak JR, Harvey EJ: Revascularization of the femoral head in osteonecrosis. *J Am Acad Orthop Surg* 1998;6(1):44-54.

24. Zhang YG, Wang X, Yang Z, et al: The therapeutic effect of negative pressure in treating femoral head necrosis in rabbits. *PLoS One* 2013;8(1):e55745.

The therapeutic effect of negative pressure on femoral head necrosis was found to be superior to that of core decompression.

25. Horst F, Gilbert BJ, Nunley JA: Avascular necrosis of the talus: Current treatment options. *Foot Ankle Clin* 2004;9(4):757-773.

26. Grice J, Cannon L: Percutaneous core decompression: A successful method of treatment of stage I avascular necrosis of the talus. *Foot Ankle Surg* 2011;17(4):317-318.

   Stage I osteonecrosis, diagnosed clinically and on MRI, was successfully treated with percutaneous core decompression of the talus.

27. Dickschas J, Welsch G, Strecker W, Schöffl V: Matrix-associated autologous chondrocyte transplantation combined with iliac crest bone graft for reconstruction of talus necrosis due to villonodular synovitis. *J Foot Ankle Surg* 2012;51(1):87-90.

   Matrix-associated autologous chondrocyte transplantation led to a good clinical outcome, with 100% defect filling as well as excellent integration and surface and signal intensity of the cartilage repair tissue. The American Orthopaedic Foot and Ankle Society ankle-hindfoot score improved from 47 to 79 points.

28. Hussl H, Sailer R, Daniaux H, Pechlaner S: Revascularization of a partially necrotic talus with a vascularized bone graft from the iliac crest. *Arch Orthop Trauma Surg* 1989;108(1):27-29.

29. Gilbert BJ, Horst F, Nunley JA: Potential donor rotational bone grafts using vascular territories in the foot and ankle. *J Bone Joint Surg Am* 2004;86(9):1857-1873.

30. Yu XG, Zhao DW, Sun Q, et al: Treatment of non-traumatic avascular talar necrosis by transposition of vascularized cuneiform bone flap plus iliac cancellous bone grafting. *Zhonghua Yi Xue Za Zhi* 2010;90(15):1035-1038.

   Clinical observation and radiographic examination revealed that function of the ankle joint was completely or almost normal in 16 patients, and the bone repair was excellent after vascularized bone graft. This method may be effective for treating talar osteonecrosis.

31. McKeever FM: Treatment of complications of fractures and dislocations of the talus. *Clin Orthop Relat Res* 1963;30:45-52.

32. Pennal GF: Fractures of the talus. *Clin Orthop Relat Res* 1963;30:53-63.

33. Blair HC: Comminuted fractures and fracture dislocations of the body of the astragalus: Operative treatment. *Am J Surg* 1943;59:37-43.

34. Lionberger DR, Bishop JO, Tullos HS: The modified Blair fusion. *Foot Ankle* 1982;3(1):60-62.

35. Lin SY, Cheng YM, Huang PJ, Tien YC, Yap WK: Modified Blair method for ankle arthrodesis. *Kaohsiung J Med Sci* 1998;14(4):217-220.

36. Hantira H, Al Sayed H, Barghash I: Primary ankle fusion using Blair technique for severely comminuted fracture of the talus. *Med Princ Pract* 2003;12(1):47-50.

37. Devries JG, Philbin TM, Hyer CF: Retrograde intramedullary nail arthrodesis for avascular necrosis of the talus. *Foot Ankle Int* 2010;31(11):965-972.

   The authors present their results in 14 patients undergoing tibiotalocalcaneal arthrodesis with a retrograde nail for talar osteonecrosis, and concluded that it is a possible salvage option and has a high likelihood of successful fusion.

38. Myerson MS, Quill G: Ankle arthrodesis: A comparison of an arthroscopic and an open method of treatment. *Clin Orthop Relat Res* 1991;268:84-95.

39. Townshend D, Di Silvestro M, Krause F, et al: Arthroscopic versus open ankle arthrodesis: A multicenter comparative case series. *J Bone Joint Surg Am* 2013;95(2):98-102.

   Patients treated with arthroscopic ankle arthrodesis had significantly greater improvement on the Ankle Osteoarthritis Scale than those treated with an open procedure at 1- and 2-year follow-up, as well as a shorter hospital stay. Complication rate, surgical time, and radiographic alignment were similar in the two patient groups.

40. Wrotslavsky P, Giorgini R, Japour C, Emmanuel J: The mini-arthrotomy ankle arthrodesis: A review of nine cases. *J Foot Ankle Surg* 2006;45(6):424-430.

41. Kitaoka HB, Patzer GL: Arthrodesis for the treatment of arthrosis of the ankle and osteonecrosis of the talus. *J Bone Joint Surg Am* 1998;80(3):370-379.

42. Harnroongroj T, Vanadurongwan V: The talar body prosthesis. *J Bone Joint Surg Am* 1997;79(9):1313-1322.

43. Tanaka Y, Takakura Y, Kadono K, et al: Alumina ceramic talar body prosthesis for idiopathic aseptic necrosis of the talus. *Bioceramics* 2002;15:805-808.

44. Taniguchi A, Takakura Y, Sugimoto K, et al: The use of a ceramic talar body prosthesis in patients with aseptic necrosis of the talus. *J Bone Joint Surg Br* 2012;94(11):1529-1533.

   Although the use of a second-generation prosthesis improved results, the talar body prosthesis was not recommended. The total talar implant is preferred.

45. Manes HR, Alvarez E, Llevine LS: Preliminary report of total ankle arthroplasty for osteonecrosis of the talus. *Clin Orthop Relat Res* 1977;127:200-202.

46. Buechel FF, Pappas MJ, Iorio LJ: New Jersey low contact stress total ankle replacement: Biomechanical rationale and review of 23 cementless cases. *Foot Ankle* 1988;8(6):279-290.

47. Buechel FF Sr, Buechel FF Jr, Pappas MJ: Ten-year evaluation of cementless Buechel-Pappas meniscal bearing total ankle replacement. *Foot Ankle Int* 2003;24(6):462-472.

48. Newton SE III: Total ankle arthroplasty: Clinical study of fifty cases. *J Bone Joint Surg Am* 1982;64(1):104-111.

49. Takakura Y, Tanaka Y, Kumai T, Sugimoto K, Ohgushi H: Ankle arthroplasty using three generations of metal and ceramic prostheses. *Clin Orthop Relat Res* 2004;424:130-136.

第六部分

创　伤

Andrew Haskell, MD

第23章
踝关节和 Pilon 骨折

André Spiguel, MD　　Mark J. Jo, MD　　Michael J. Gardner, MD

踝关节骨折

简介

踝关节是最容易受损伤的负重关节，也是最常见的骨折类型之一，在 100 000 个人中有 71～187 个人发病 [1-3]。从单纯撕脱骨折到关节面粉碎骨折都属于踝关节骨折，不同程度地影响踝穴稳定性和完整性。踝关节骨折常被认为是简单类型骨折而经常用于最开始的手术训练。然而对一个似乎简单的踝关节骨折的评估、诊断和治疗决策其实可能并不简单。

踝关节内一个微小的不完整便可导致关节面压力分布的剧变，进而导致关节炎 [4, 5]。距骨即使 1mm 的移位就可以导致其在踝穴内丢失 40% 的接触面积。踝关节骨折治疗的目标是恢复并保持踝关节的完整性和稳定性，并且要贯穿整个治疗期包括愈合期。为达到此目标选择手术还是非手术治疗需要权衡利弊，同时也需要考虑患者的个体差异。

评估

患者病史

全面的病史采集需要特别注意患者的合并症。糖尿病、周围神经疾病或周围血管疾病对风险评估和决策具有重要意义 [6, 7]。患者年龄、受伤前的活动水平、职业和业余爱好活动同样重要。应该询问患者是否有骨质疏松症或是否有过脆性骨折，如脊柱的压缩骨折、髋部骨折或桡骨远端骨折 [8]。如果有内科合并症可能导致感染风险增高、不愈合、畸形愈合或者软组织并发症 [7-9]。肥胖患者的软组织并发症风险较一般患者高 [10]。应当警告有烟酒使用史患者其骨折和皮肤伤口愈合的风险，并告诉他戒烟酒后的获益可能 [7, 11]。

需要记录受伤时的情况，因为对受伤机制和暴力的了解有利于评估、原始复位和制订诊疗计划。

体格检查

要对踝关节的软组织进行全面的 360° 的检查，包括后侧。评估踝关节骨折的软组织情况非常重要，因其可能是治疗过程中的决定性因素。踝关节周围软组织覆盖差，即使低能量的踝关节骨折也可能产生严重的水肿、骨折水泡、软组织损伤。踝关节骨折脱位一般需要尽早复位以减少软组织张力变大导致的皮肤并发症。开放性骨折可导致内侧横行伤口。静脉停滞、慢性皮肤变色、溃疡可能是糖尿病或周围血管疾病的征兆。

即使有骨折，内外踝及侧副韧带的压痛需要记录，没有骨折时的压痛触痛可能提示韧带损伤，尽管其准确性存疑 [12, 13]。评估下胫腓联合损伤通常很困难。下胫腓前韧带区压痛或挤压试验（在下胫腓联合上 5cm 处）阳性可能提示此种损伤。需要触诊整个胫腓骨直至膝关节。腓骨近端的压触痛提示可能的 Mainsonneuve 骨折。

需要进行全面的血管神经检查并与对侧相比较。袜套区的感觉减退提示周围神经病变。如果怀疑此病，需要用 5.07 号尼龙单丝检查 [9]。可使用踝臂指数来判断血管损伤或周围血管疾病，并可请血管外科会诊。

影像学检查

踝关节脱位，开放性骨折或急性加重的血管神经损伤需要紧急处理。如果踝关节脱位伴随高张力或血管神经问题，在最基本的病史和查体后就需要尽快复位。比起脱位状态，大致复位后的影像学检查可以提供关于骨折的更多信息。

踝关节骨折的影像学检查应包括踝关节正位、侧位和踝穴位。胫腓骨全长片有利于诊断腓骨近端骨折。影像学检查结果能帮助理解骨折形态和判断稳定性。任何距骨和踝穴的不匹配提示关节的不稳定。内外踝或距骨移位小于 2mm 常有较好的预后，因此被用来作为是否骨折内固定的标准 [14]。在正位片上，胫腓骨重叠小于 10mm 或胫腓骨间隙大于

5mm 提示下胫腓损伤[15]。踝穴位上，内侧间隙大于 5mm 或与上方间隙不等提示内侧韧带损伤。踝穴位片上胫腓骨重叠小于 10mm 同样提示下胫腓损伤。侧位片上可见后踝骨折，腓骨相对胫骨的位置变化和（或）距骨的半脱位。在进行放射学检查时，踝关节的位置非常重要，跖屈加大时，内侧间隙增大，这可能导致对三角韧带深层是否损伤的错误判断[16]。与对侧对比有利于判断不对称或不稳定。

如果距骨或下胫腓位置显得正常但损伤机制或模式提示不稳定可能，应力下的影像学检查就非常有用了。在单纯外踝骨折时，人为外旋或重力下踝穴片常用来评估三角韧带完整性和距骨稳定性[12, 13, 17]。如果不稳定，这种骨折就可以被等同于双踝骨折。类似的，应力位片可用来判断腓骨近端骨折而踝关节位置良好的病例是否存在下胫腓联合损伤。下胫腓关节间隙的增宽，同时存在距骨向外移位即是损伤的阳性表现。矢状面上判断下胫腓联合常比在冠状面上更敏感[18]。

CT 对判断骨折形态及有轴向暴力损伤、怀疑有踝穴或 Pilon 骨折的病例非常有用。CT 对复杂骨折或伴有后踝骨折块的骨折诊治同样有益。

MRI 能用于判断是否有韧带损伤。尽管 MRI 较为昂贵，不是所有患者都能接受，但如果诊断存疑时，MRI 就显得很必要。在鉴别三角韧带是部分还是完全撕裂时，MRI 就非常有效[19, 20]。

分型

理想的分型系统应具有可信，可重复性，对于诊治有指导，同时能帮助判断预后。尽管没有任何关于踝关节骨折的分型能满足以上全部要求，Lauge-Hanse，Denis-Weber 和 AO 分型是最常用的三个分型系统。

Lauge-Hansen 分型根据足受伤时所处位置和暴力的方向分成四型：旋后外旋（SER）、旋后内收（SAD）、旋前外旋（PER）和旋前外展（PAB）[21]。这四个分型根据损伤的严重程度又各分四度（Ⅰ～Ⅳ）。Lauge-Hanse 分型非常受欢迎但很难重复。有尸体研究发现足在旋前时腓骨远端也可出现短斜型骨折，而踝关节外展时可出现高位腓骨骨折[22]。一项有趣的研究，其将网络上的短视频中的踝关节受伤时的机制与伤后的影像学检查，也得到如上结论[23]。Lauge-Hansen 分型对于 SAD 型骨折很准确，但是对于 PER 型骨折只有 29% 的相关性。其对于治疗的决定或提供预后的帮助不大，但因为它将骨折形态与受伤机制相结合，在骨折形态交流中或指导闭合复位有一定作用。逆暴力方向复位并使用石膏，支具或外固定架常能得到有效复位。

Denis-Weber 分型，包括 Weber A，B 或 C 亚型，是一种基于外踝骨折水平的分型系统[24, 25]。A 型是骨折线位于踝穴以下的骨折，B 型是骨折线位于踝穴水平的骨折，C 型则是骨折线位于踝穴上方。无内踝骨折的 A 型骨折很可能是一种单纯撕脱骨折，并不导致距骨向外不稳定，因此常可以非手术治疗。C 型骨折则具有固有的不稳定性，并可能涉及下胫腓联合。B 型骨折的稳定性比较难评估，因其可能有三角韧带损伤并合并下胫腓损伤，也可能是稳定的骨折[26]。应力试验能帮助判断其稳定性。

AO/OTA 分型则应用字母对骨折类型进行分型[27]。此分型具有可重复性，能用于描述很大范围的骨折损伤，同样也适用于特殊类型骨折。尽管 AO/OTA 分型对于数据收集和研究非常有效，但临床应用中较为繁琐，也缺乏相应的诊断和预后支持。

初步处理

复位和初步固定需要及时完成。良好的软组织条件非常重要。对于脱位和半脱位状态的踝关节骨折进行复位有利于减轻皮肤和皮下软组织的张力，良好的复位也有利于减轻血管神经束的压力、栓系和扭曲。复位同样可以减轻关节内不正常的压力，进而有利于减轻创伤后关节炎。要达到满意的复位需要对骨折形态有正确认识，并逆暴力方向进行复位。如对向外侧移位或外旋的踝关节骨折使用 Quigley 手法进行复位，需要经第一跖施加内翻和内旋的力[28]。不正确的复位技术，不恰当的麻醉和周围肌腱或骨块的嵌压都可能导致复位不成功。如果闭合复位失败，则可能需要切开复位。

初步固定对软组织保护也非常重要。固定可以帮助维持复位，同样降低剪切力和软组织损伤可能。但不正确的固定技术也会导致严重的损伤。使用不合适的内衬或塑型时压迫过多会导致局部高压点，进行引起溃疡。而过多的内衬会导致固定松弛，进而增加剪切力，甚至导致复位丢失。一项关于石膏固定的研究发现，在超过 24℃ 的热水中泡石膏会导致烫伤[29]。如果使用多层石膏，如果在末端折叠过多或者使用石膏增厚做成支柱，都有增加温度的可能。建议是将石膏修剪成合适的长度。将正固化的石膏放在枕头上或者再用玻璃纤维包括也都可能增加温度至造成危险[29, 30]。

无移位或轻度移位不需复位的骨折在石膏固定后再常规拍摄 X 线平片增加了患者暴露在放射线下风险，同时增加了等待时间、医疗费用，也不能提供再多有意义的信息，因此不做推荐[31]。

最终处理

对有旋转移位的踝关节骨折，其治疗的目标是踝穴解剖复位并愈合。腓骨骨折是否解剖复位对此并不是绝对需要。如果内踝无骨折，三角韧带深层完整，外旋应力或重力试验下踝穴稳定，则可以考虑非手术治疗。应力试验阳性情况下，距骨外侧移位，内侧间隙明显大于距骨顶上方间隙。应力下内侧间隙越大，则越可能有下胫腓联合损伤[32]。如果踝穴在应力位下稳定，则可考虑非手术治疗，早期功能锻炼和耐受下负重均可实现。早期可使用软的支具、行走靴或者行走支具以提供舒适性及避免进一步损伤。如果症状改善，则可停止使用。

骨折脱位或半脱位需要尽快闭合复位。Quigley复位手法为将患者侧卧至患肢在下，然后提患者大踇指以悬空患肢，利用重力复位让距骨内旋和内移，通过此方法逆脱位暴力方向复位踝关节。踝关节骨折脱位具有内在不稳定性，一般都需要切开复位内固定以确保解剖愈合。Weber B 型骨折如果应力试验阳性但非应力下踝穴复位良好可考虑非手术治疗。一项最近的前瞻随机研究发现踝关节保守与手术治疗在 1 年随访时预后相似，尽管非手术治疗的患者中 20% 有内侧间隙增宽，20% 有延迟愈合或不愈合[33]。

如果需要手术治疗，腓骨骨折则是踝关节复位和稳定性的关键。必须重点注意恢复腓骨的长度、力线和旋转。最常见的骨折类型为具有位于下胫腓水平，骨折线呈螺旋形的 B 型骨折。有效的固定方式包括多枚拉力螺钉，一枚或多枚拉力螺钉配合中和或抗滑钢板。钢板可放置在外侧或后外侧。外侧的钢板因为直接位于皮下，术后会较为突出；后外侧钢板如果放置太远则可能引起腓骨肌腱激惹。

踝关节内侧可因为内踝骨折或内侧韧带损伤而失效。内踝包括三角韧带浅层附着的前丘和三角韧带深层附着的后丘。其临床重要性在于，即使前丘骨折得到解剖复位和固定，三角韧带深层或者说踝穴依然可能是损伤或者不稳定的[34]。经典的内踝固定是在复位后，从内踝尖朝胫骨远端置入两枚拉力螺钉。根据骨折块的大小，可以灵活使用一枚螺钉，一枚螺钉配合一根克氏针或者张力带。生物力学和

临床数据都发现使用皮质骨拉力螺钉，拧到胫骨远端外侧皮质内较螺钉位于干骺端内能提供更强的固定效果[35]。尽管大部分内踝骨折为横行骨折，向内侧的直接暴力可能会导致垂直剪切型骨折，这种类型骨折常伴随胫骨远端关节面在骨折缘压缩。如果有压缩，则需要复位嵌压甚至可能需要植骨，此类骨折典型的固定方式为弹簧钢板和螺钉固定，而且螺钉方向直接从内向外而不是从内踝尖置入（图 23-1）。临床疗效研究发现无论内侧是骨性还是韧带损伤，两者功能没有明显区别[36]。

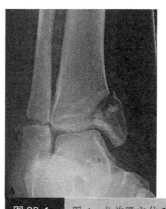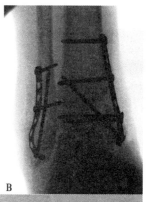

图 23-1　图 A，术前踝穴位 X 线平片提示典型的旋后内收型踝关节骨折，腓骨骨折线位于踝穴水平并横行，内踝骨折线相对垂直并有内侧角的压缩；图 B，术中踝穴位透视提示水平螺钉及内侧抗滑钢板的应用，其能支持复位后的压缩骨块

后踝的治疗越来越受到重视。传统上后踝是否行内固定取决于侧位片中后踝骨折块占关节面的比例。如果受累面积超过 1/4 到 1/3，或伴有距骨向后半脱位，则此后踝骨折需要复位内固定（图 23-2）。现在认为后踝骨折如果涉及胫骨远端后外侧角代表下胫腓后韧带的撕脱，而下胫腓后韧带是下胫腓联合的重要部分。因此，复位和固定此类后踝骨折能恢复下胫腓的张力，使下胫腓联合发挥作用，甚至可能提供比下胫腓螺钉更好的稳定性[37]。后踝组成胫骨切迹的后唇，复位和固定能提高下胫腓复位的准确性。少见的后踝横行骨折涉及更大面积的关节面，并可能延伸到内踝。这类骨折需要经皮或直接后方入路的复位内固定。CT 能帮助判断此类骨折的骨块特征。

复位和固定下胫腓一直存在争议（图 23-3）。两个关键点目前已经明确：下胫腓错误复位比较常见，并且对功能预后存在很大影响[38-40]。下胫腓联合不

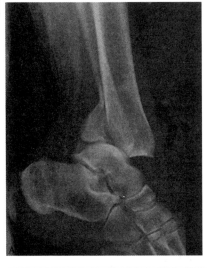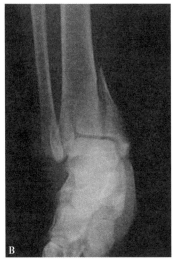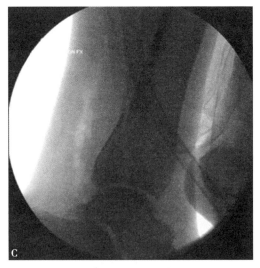
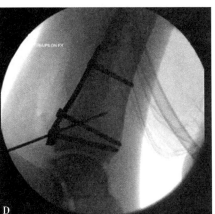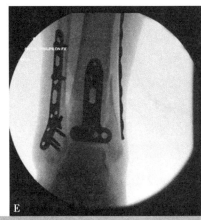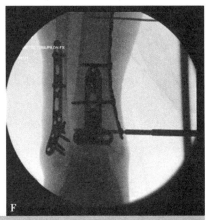

图 23-2 术前踝穴位（A）和侧位（B）X 线平片展示了一例复杂的涉及三踝的踝关节骨折脱位。图 A，注意内踝垂直骨折线，但关节面没有压缩迹象；图 B，距骨后脱位造成前方软组织压力增高。此情况下需要实施复位以保护关节面和软组织。术前计划应当包括后踝是否固定，手术入路（前方或后方）和患者的体位；图 C 和图 D，术中侧位透视片。图 C，在距骨良好复位后，后踝骨折块得到相应复位；图 D，先应用克氏针临时固定后踝骨折块，然后使用一块支撑钢板，钢板近端螺钉位于骨折尖近端，然后于远端使用拉力螺钉固定骨折块。图 E 和图 F，术中踝穴位透视像。图 E，后踝和外踝恰当的复位后，内踝几近解剖复位，经皮使用低切迹钢板放置于合适的位置。钢板经过预弯以起到支撑作用；图 F，初始螺钉置于骨折尖近端，随着拧紧螺钉，通过钢板挤压获得复位。然后使用多枚拉力螺钉水平完成固定。病例中，后踝和内踝骨折块均在软骨下骨水平使用了拉力螺钉以提供近关节面的加压

稳定可通过术中骨折固定后的外旋应力试验诊断，但此试验的准确性也一直存疑[41]。下胫腓联合损伤的证据需要在所有需要手术治疗的踝关节骨折中去寻找；其发生率在 Weber B 型骨折中高达 40%，在 Weber C 型中更是非常高[42]。降低下胫腓联合前后移位可通过复位后踝骨折块，仔细的钳夹，直视复位和术中与对侧踝关节真正的距骨顶侧位片相比较来获得[43-45]。以往认为无论复位时踝关节所处位置如何，对下胫腓的过度加压几乎不可能[46]。但最近的研究发现，过度加压是可能的，并且会影响功能预后[43, 47]。穿 4 层或 3 层皮质固定下胫腓不影响远期疗效[48]。

术后管理

术后即刻使用支具限制患者负重。可以抬高肢体减轻肿胀。2 周左右移除支具，拆线。如果骨折固定坚强可靠，患者可使用可卸式靴子并开始康复锻炼以增加关节活动度。如果患者没有糖尿病并且骨折愈合基本按预期，可以在 4～6 周时开始负重。对于有任何外周神经疾病或者糖尿病肾病、糖尿病视网膜病的患者，为减小神经关节性（Charcot）塌陷，制动和限制负重需要更长的时间。年龄超过 70 岁，踝关节骨折不稳定，骨量差，较难坚持不负重的老年患者，可使用克氏针和水泥加强塑形，此方法可允许较安全的早期负重[49]。

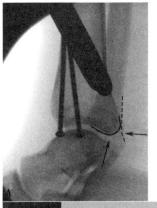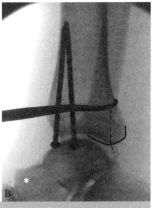

图 23-3　图 A，真实的距骨顶侧位透视片提示巾钳钳夹后的下胫腓错误复位，主要表现在腓骨后缘（虚线）相对踝穴后缘（实线）的后移；图 B，移除巾钳，使用拉钩后，透视下可见腓骨前移并复位。可见腓骨后缘与踝穴后角交叉

并发症

不愈合很少见，在非手术治疗的内踝骨折中有发生，此类情况中常为纤维愈合，不呈现疼痛。畸形愈合在非手术治疗中非常常见。对于手术治疗的骨折，获得踝穴和下胫腓联合的解剖复位能避免创伤后关节炎和复发的不稳定，因此非常重要[50]。伤口愈合并发症相对少见，特别是使用支具制动 2 周时。烟草使用明显地增加所有并发症风险，包括伤口愈合不良[51]。

Pilon 骨折

简介

涉及胫骨远端关节面的骨折叫做 Pilon 骨折，它是最难治疗的骨折类型之一。这种骨折通常由轴向暴力导致距骨向头侧，即胫骨远端穿顶撞击造成。高能量和低能量损伤都有可能。骨折类型和关节面撞击是由受伤时足所处位置和暴力方向决定。对于这种骨折的最佳治疗方案目前没有统一意见。常常需要手术治疗，需要仔细的计划。临床预后难以预测，但通常不理想。

临床和影像学检查

在检查患者时，病史和体格检查都是必需的。详细的病史能帮助判断患者是否有不良的预后（软组织并发症、骨折愈合不佳或内固定失效）。高危因

素包括：烟酒使用、长期使用激素、糖尿病、神经性疾病、营养不良、骨质疏松或外周血管疾病。

受伤的机制与肢体承受的暴力总量有直接关系，软组织损伤在初期也比骨折本身还重要。灌注、肿胀、组织坏死和骨折水泡会直接影响治疗计划，需要仔细评估。闭合复位纠正力线等早期干预对于减小即将发生的由骨折块造成的皮肤问题非常需要，也能恢复循环和神经功能。

影像学检查包括标准的正位、侧位和踝穴位 X 片，同时需要胫腓骨全长片。对于复杂的 Pilon 骨折，对侧肢体的影像学检查有时也有必要，它能帮助理解胫骨远端形态变异及制定术前计划模板。恢复肢体长度和力线后，CT 必须检查。CT 对于理解骨折形态和关节面受累情况非常重要，这能帮助制定术前计划、决定手术入路和内固定方案[52, 53]。

分型

骨折分型系统是一种工具，用来描述骨折形态，理解影响预后和治疗的因素。1968 年提出的 Ruedi 和 Allgöwer 分型系统实用性一般，其根据严重度，从低能量损伤向高能量损伤分为三型。Ⅰ型为无移位型，Ⅱ型为关节面内移位型，Ⅲ型关节面粉碎压缩[54]。

AO/OTA 分型比 Ruedi 和 Allgöwer 分型要细致很多。胫骨远端所有骨折，包括干骺端关节外骨折都采用其他围关节骨折分型一样的分型方式，区别在于区分了部分和完全关节内骨折，A 型是关节外骨折，B 型是部分关节内骨折，C 型是完全关节内骨折（图 23-4）。

初步处理

Pilon 骨折最终治疗的时间非常关键。经典的分期治疗能帮助减小并发症和软组织问题。最初应当重点治疗软组织覆盖与肿胀，恢复胫骨长度和力线，恢复关节间隙。不成熟的最终切开复位内固定可能导致皮肤坏死、裂开和感染等伤口并发症。20 世纪 80 年代和 90 年代的临床研究发现急性期行最终骨折内固定的病例有更高的并发症率和较差的临床疗效[52]。如今被大多数医生所接纳的是分期治疗，急性期先行外固定架治疗，同时有或无有限切开内固定。当皮肤软组织条件良好肿胀消退时再行最终内固定。此种治疗方案明显有助于降低 Pilon 骨折的并发症率[55, 56]。一项最近的针对高能量 Pilon 骨折使用一期外固定（清创如果需要），二期最终内固定的分期治疗方案进行的回顾性研究发现，此方案具

胫骨/腓骨，远端，关节外（43-A）

1. 干骺端简单
骨折（43-A1）

2. 干骺端楔型
骨折（43-A2）

3. 干骺端复杂
骨折（43-A3）

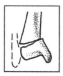 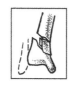

胫骨/腓骨，远端，部分关节内（43-B）

1. 单纯劈裂
（43-B1）

2. 劈裂塌陷
（43-B2）

3. 粉碎压缩
（43-B3）

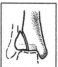 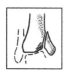 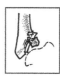

胫骨/腓骨，远端，完全关节内（43-C）

1. 关节面简单，
干骺端简单
（43-C1）

2. 关节面简单，
干骺端粉碎
（43-C2）

3. 关节面粉碎
（43-C3）

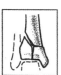

图 23-4 Pilon 骨折 AO/OTA 分型的图解（源自 Marsh JL, Slongo TF, Agel, et al: Fracture and dislocation classification compendium, 2007: Ortuopaedic Trauma Association classification, database and outcomes committee. Jprthop Trauma 2007; 21[suppl 10]: s1-133. 已获授权）

有更好的临床疗效和更低的软组织并发症率[57]。所有患者得到并维持了良好的复位。

可以在长斜形或螺旋形骨折线涉及骨干的 Pilon 骨折中使用外固定配合有限切开内固定。骨干部分的软组织一般都在最大暴力区外，可以通过使用抗滑钢板进行微创复位和固定。这种技术可以帮助恢复肢体长度，旋转和力线，同时可以早期提供与骨干部分骨块的紧密接触以促进愈合和减小二次手术可能。但是，外固定配合有限切开复位内固定只适用于关节内骨块被旷置的情况，且有限内固定可以辅助最终复位[58]。

尽管临时外固定对软组织休息和最终固定有益，但一些医生仍然倾向于早期手术内固定。尽管有一些研究发现分期和一期 ORIF 治疗急性高能量 Pilon

骨折有相似的并发症率和总体功能疗效，但这些研究都仅局限于单个医生，因而结果不具有普遍性[59]。

手术治疗

手术入路

Pilon 骨折的手术入路选择必须非常谨慎，需要基于骨折形态和软组织情况。前内侧、前外侧、后外侧、后内侧和直接内侧切口都可以使用（图 23-5）。前内侧入路，Pilon 骨折常用的经典入路，是延伸性最好的入路，能暴露全部胫骨远端关节面，可供放置内侧、外侧或前方钢板。此入路暴露外侧的 Chaput 结节有困难。此外，可能会有胫骨前内侧切口并发症，因为此处全层皮瓣手术创伤大，能否存活影响伤口愈合。21 例患者在接受跨关节外固定架临时制动后，使用前内侧扩大入路所有伤口均愈合，所有骨折均愈合，1 例有浅表感染[60]。

前外侧入路对完全关节内骨折很有效。此入路能很好地看到踝关节内侧，避免在胫骨远端前内侧表面剥离，因而伤口并发症率可能更低（图 23-6）。前方间室内的肌肉能在钢板表面提供良好的软组织覆盖，但是胫前动静脉和腓浅、腓深神经有损伤或者卡压可能。内侧关节面的塌陷较难通过这个入路复位，并且这个入路因前方间室内附着于腓骨和骨间膜的肌肉起点而向近端延伸受限[61]。

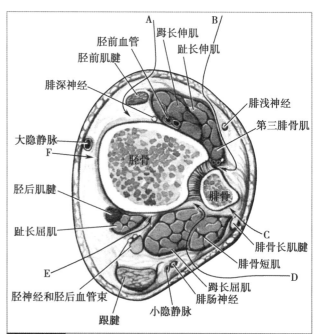

图 23-5 水平位插图展示了常用治疗胫骨穹顶和腓骨骨折的前内侧（A），前外侧（B），后外侧（腓骨）（C），后外侧（胫骨）（D），后内侧（E）和内侧（F）入路

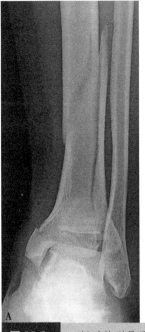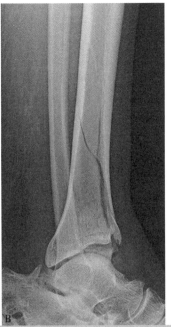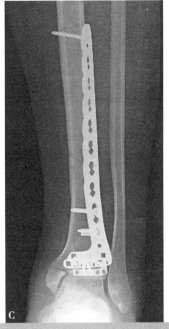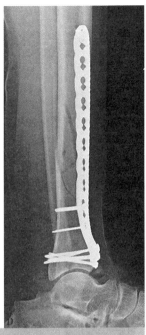

图 23-6　一例延伸到骨干部位的复杂 Pilon 骨折术前正位（A）和侧位（B）片。术后踝穴位（C）和侧位（D）。前外侧入路可以很好地暴露胫骨远端前方关节面，在压缩得到复位和固定后，使用前外侧钢板固定

同样可以使用后外侧或后内侧入路暴露胫腓骨，后外侧入路对于后方骨折和部分关节内骨折（AO/OTA 43B 型）比较有效，直视关节面很困难，关节面复位通常是通过干骺端皮质对合来间接复位。因其同后外侧入路一样，后内侧入路也很难直视关节面，复位也是通过关节外皮质骨对合来间接复位，后内侧入路在 Pilon 骨折中很少应用。后方入路常作为前方入路的补充来治疗复杂的 Pilon 骨折[54]。

目前有一种对于后方有关节内移位骨折的高能量 Pilon 骨折的分期治疗策略[62]，研究者认为单一前方入路无法直接复位后方骨块，因此很难获得准确的关节内复位，疗效不够理想。他们的分期治疗为一期使用外固定，配合后外侧入路行有限切开复位内固定。当软组织条件允许时，使用前方入路，将前方和内侧的骨块复位至相对稳定的后方。基于 CT，研究者认为，使用此种治疗策略比无法直接复位后方的单一前方入路能获得更好的关节内解剖复位。两组病例在术后并发症方面没有显著性差异，但此种治疗（后方有钢板）的功能明显更好[62]。

内固定

Pilon 骨折既往多数采取非手术治疗。一项 1979 对比切开复位内固定和非手术治疗的研究发现前者疗效更佳[63]。研究者推荐治疗 Pilon 骨折手术治疗的四项基本原则：恢复腓骨长度，重建关节面和干骺端，骨移植，内侧支撑以稳定干骺端和辅助骨干复位。但这项研究的结果难以复制，可能跟研究组内的患者都是相对低能量损伤（滑雪伤）致伤，而不是像后来日益增长的高能量损伤（如交通撞击伤）。

尽管内植物和手术入路等进步，但 1979 年的四项原则依然指导着如今的 Pilon 骨折手术治疗。预塑形的胫骨远端锁定钢板和腓骨板可用于骨质疏松和（或）干骺端粉碎的骨折。对软组织的注意也让使用小切口和间接经皮复位技术的微创钢板系统得到发展及应用。这项技术可能减少软组织并发症，但术者不应该因此对关节面和机械轴复位要求降低。

外固定

使用混合外固定架作为最终治疗适用于关节面有较大骨块，污染的开放骨折，或软组织损伤严重无法实施标准的内固定治疗的病例。混合外固定或经皮固定有时还可以配合使用针对关节面的有限切开复位。

一项使用临床，影像学和功能疗效来评估高能量 Pilon 骨折（AO/OTA 43C）使用 ORIF 和铰链外固定架配合有限内固定的回顾性研究发现[64]，两组间在临床，功能疗效或总体并发症和愈合率上没有差异。ORIF 和配合有限内固定的外固定在治疗高能量 Pilon 骨折中疗效相当。一项回顾性研究对比了分期 ORIF 和使用 Ilizarov 环形外固定架做最终治疗

来治疗高能量 Pilon 骨折（AO/OTA 43C）的愈合率和并发症率，发现两组没有显著性差异[65]。两种治疗方式有相似的愈合率、愈合时间和并发症率。

总结

踝关节骨折的治疗目前仍充满挑战。甚至似乎看起来简单的踝关节骨折都可造成困难。对骨折的受伤机制和最佳治疗方式的理解仍在不断进步。踝关节是缺乏软组织保护的皮下关节，因此对软组织的保护格外重要。随着肥胖和糖尿病日益普遍，对合并较差软组织条件的骨折的处理会成为常见的挑战。同时随着人们寿命增加和对活跃活动的要求，骨质差的患者发生骨折的概率也会逐渐增加。尽管新的内植物和技术会持续提供治疗方案，但对踝关节解剖的和骨折形态的全面熟悉仍将是成功治疗此类骨折的基础。

手术治疗 Pilon 骨折在历史上曾有很高的并发症率和不佳的临床疗效。为最大程度降低此类风险，最终手术治疗最好等软组织条件允许后进行。对于此复杂骨折的治疗目前仍没有一致意见，需要让患者清楚其罹患的骨折是会改变其一生的损伤。

（赖良鹏 译）

参考文献

1. Phillips WA, Schwartz HS, Keller CS, et al: A prospective, randomized study of the management of severe ankle fractures. *J Bone Joint Surg Am* 1985;67(1):67-78.

2. Daly PJ, Fitzgerald RH Jr, Melton LJ, Ilstrup DM: Epidemiology of ankle fractures in Rochester, Minnesota. *Acta Orthop Scand* 1987;58(5):539-544.

3. Thur CK, Edgren G, Jansson KA, Wretenberg P: Epidemiology of adult ankle fractures in Sweden between 1987 and 2004: A population-based study of 91,410 Swedish inpatients. *Acta Orthop* 2012;83(3):276-281.

   The Swedish National Patient Register was examined to determine the epidemiology of ankle fractures. Over a 17-year period the annual incidence was approximately 71 ankle fractures per 100,000 persons, and there was a notable increase in fractures among older women.

4. Ramsey PL, Hamilton W: Changes in tibiotalar area of contact caused by lateral talar shift. *J Bone Joint Surg Am* 1976;58(3):356-357.

5. Lloyd J, Elsayed S, Hariharan K, Tanaka H: Revisiting the concept of talar shift in ankle fractures. *Foot Ankle Int* 2006;27(10):793-796.

6. Olsen JR, Hunter J, Baumhauer JF: Osteoporotic ankle fractures. *Orthop Clin North Am* 2013;44(2):225-241.

   A review article examined the unique characteristics of osteoporotic ankle fractures.

7. Miller AG, Margules A, Raikin SM: Risk factors for wound complications after ankle fracture surgery. *J Bone Joint Surg Am* 2012;94(22):2047-2052.

   A review of 478 surgically treated ankle fractures found 20 patients requiring intervention for wound complications. The risk factors included diabetes, peripheral neuropathy, wound-compromising drugs, open fracture, and postoperative noncompliance. Time to surgery did not seem to have an effect. Level of evidence: I.

8. Cummings SR, Melton LJ: Epidemiology and outcomes of osteoporotic fractures. *Lancet* 2002;359(9319):1761-1767.

9. Wukich DK, Kline AJ: The management of ankle fractures in patients with diabetes. *J Bone Joint Surg Am* 2008;90(7):1570-1578.

   This current concepts review discusses the effect of diabetes on the management of ankle fractures. The authors examine the epidemiology of diabetes as it pertains to ankle fractures, characteristics of diabetes that lead to complications in the management of ankle fractures, and evidence regarding the optimal treatment of these patients.

10. Chaudhry S, Egol KA: Ankle injuries and fractures in the obese patient. *Orthop Clin North Am* 2011;42(1):45-53.

    The unique characteristics, diagnosis, and management of ankle fractures in patients who are obese are described.

11. Ovaska MT, Mäkinen TJ, Madanat R, et al: Risk factors for deep surgical site infection following operative treatment of ankle fractures. *J Bone Joint Surg Am* 2013;95(4):348-353.

    This study was performed to identify modifiable risk factors for deep surgical site infection following operative treatment of ankle fractures. The authors found patient-related risk factors for the incidence of deep infection to be diabetes, alcohol abuse, fracture-dislocation, and soft-tissue injury. Surgery-related risk factors included suboptimal timing of prophylactic antibiotics, difficulties during surgery, wound complications, and fracture malreduction. Independent risk factors were identified as tobacco use and duration of surgery more than 90 minutes. Level of evidence: III.

12. Egol KA, Amirtharajah M, Tejwani NC, Capla EL, Koval KJ: Ankle stress test for predicting the need for surgical fixation of isolated fibular fractures. *J Bone Joint Surg Am* 2004;86(11):2393-2398.

13. McConnell T, Creevy W, Tornetta P III: Stress examination of supination external rotation-type fibular fractures. *J Bone Joint Surg Am* 2004;86(10):2171-2178.

14. de Souza LJ, Gustilo RB, Meyer TJ: Results of operative treatment of displaced external rotation-abduction fractures of the ankle. *J Bone Joint Surg Am* 1985;67(7):1066-1074.

15. Joy G, Patzakis MJ, Harvey JP Jr: Precise evaluation of the reduction of severe ankle fractures. *J Bone Joint Surg Am* 1974;56(5):979-993.

16. Saldua NS, Harris JF, LeClere LE, Girard PJ, Carney JR: Plantar flexion influences radiographic measurements of the ankle mortise. *J Bone Joint Surg Am* 2010;92(4):911-915.

    A study of the effect of foot positioning on radiographic appearance of the ankle mortise found that with increasing plantar flexion the medial clear space increased to 0.38 mm at 45°.

17. Michelson JD, Varner KE, Checcone M: Diagnosing deltoid injury in ankle fractures: The gravity stress view. *Clin Orthop Relat Res* 2001;387:178-182.

18. Candal-Couto JJ, Burrow D, Bromage S, Briggs PJ: Instability of the tibio-fibular syndesmosis: Have we been pulling in the wrong direction? *Injury* 2004;35(8):814-818.

19. Koval KJ, Egol KA, Cheung Y, Goodwin DW, Spratt KF: Does a positive ankle stress test indicate the need for operative treatment after lateral malleolus fracture? A preliminary report. *J Orthop Trauma* 2007;21(7):449-455.

20. Cheung Y, Perrich KD, Gui J, Koval KJ, Goodwin DW: MRI of isolated distal fibular fractures with widened medial clear space on stressed radiographs: Which ligaments are interrupted? *AJR Am J Roentgenol* 2009;192(1):W7-12.

    MRI was used to evaluate ligamentous injuries in stress-positive ankle fractures in 19 patients. Partial- to full-thickness tears were seen in all patients, usually of the deltoid or syndesmotic complex. The anteroinferior tibiofibular ligament was disrupted in all patients.

21. Lauge-Hansen N: Fractures of the ankle. II. Combined experimental-surgical and experimental-roentgenologic investigations. *Arch Surg* 1950;60(5):957-985.

22. Haraguchi N, Armiger RS: A new interpretation of the mechanism of ankle fracture. *J Bone Joint Surg Am* 2009;91(4):821-829.

    A cadaver study attempted to recreate the Lauge-Hansen SER ankle fracture. This study generated counterexamples to the Lauge-Hansen classification system showing that pronation and external rotation could cause a short oblique fracture of the distal end of the fibula, and if a lateral abduction force was added, this could result in a high fibular fracture.

23. Kwon JY, Chacko AT, Kadzielski JJ, Appleton PT, Rodriguez EK: A novel methodology for the study of injury mechanism: Ankle fracture analysis using injury videos posted on YouTube.com. *J Orthop Trauma* 2010;24(8):477-482.

    Internet videotaped clips showing incidents of ankle injury were analyzed to identify the mechanism of injury using the Lauge-Hansen classification system, and the result was compared with radiographs of the injured ankle. Injuries of the SAD type had good correlation between the videotape clip and the corresponding radiographs, but videotaped PER-type injuries were found to cause a radiographic PER fracture pattern only in 29% of patients.

24. Danis R: *Theorie et pratique de l' osteosynthese.* Paris, Masson & Cie, 1949.

25. Weber B: *Die verletzungen des oberen sprungge-lenkes. Aktuelle Probleme in der Chirurgie.* Stuttgart, Huber, 1966.

26. Ebraheim NA, Elgafy H, Padanilam T: Syndesmotic disruption in low fibular fractures associated with deltoid ligament injury. *Clin Orthop Relat Res* 2003;409:260-267.

27. Marsh JL, Slongo TF, Agel J, et al: Fracture and dislocation classification compendium, 2007: Orthopaedic Trauma Association classification, database and outcomes committee. *J Orthop Trauma* 2007;21(10, Suppl):S1-S133.

28. Quigley TB: A simple aid to the reduction of abduction-external rotation fractures of the ankle. *Am J Surg* 1959;97(4):488-493.

29. Halanski MA, Halanski AD, Oza A, Vanderby R, Munoz A, Noonan KJ: Thermal injury with contemporary cast-application techniques and methods to circumvent morbidity. *J Bone Joint Surg Am* 2007;89(11):2369-2377.

30. Deignan BJ, Iaquinto JM, Eskildsen SM, et al: Effect of pressure applied during casting on temperatures beneath casts. *J Pediatr Orthop* 2011;31(7):791-797.

    The application of pressure during cast curing was found to increase the cast temperature. In plaster casts overwrapped with fiberglass, the temperature reached 47.9°. Temperatures did not reach the threshold of thermal injury (49° to 50°C). Allowing the plaster cast to cure before applying the fiberglass overwrap substantially reduced the temperature.

31. Chaudhry S, DelSole EM, Egol KA: Post-splinting radiographs of minimally displaced fractures: Good medicine or medicolegal protection? *J Bone Joint Surg Am* 2012;94(17):e128.

    The usefulness of postsplinting radiographs was evaluated for fractures that did not require manipulation. None of the 204 analyzed fractures had any displacement after reduction. Requiring postsplinting radiographs only added to patient waiting time, radiation exposure, and health care cost. Level of evidence: II.

32. Tornetta P III, Axelrad TW, Sibai TA, Creevy WR: Treatment of the stress positive ligamentous SE4 ankle fracture: Incidence of syndesmotic injury and clinical decision making. *J Orthop Trauma* 2012;26(11):659-661.

    Patients with surgically treated stress-positive supination and external rotation type 4 ankle injuries (SE4) had greater medial clear space widening than those treated nonsurgically. Patients treated nonsurgically healed with no subluxation.

33. Sanders DW, Tieszer C, Corbett B; Canadian Orthopedic Trauma Society: Operative versus nonoperative treatment of unstable lateral malleolar fractures: A randomized multicenter trial. *J Orthop Trauma* 2012;26(3):129-134.

    A randomized comparison study of surgical and nonsurgical treatment of stress-positive SE4 ankle fractures found no difference in functional outcomes at 1-year follow-up. Twenty percent of patients treated nonsurgically had at least 5 mm of medial clear space widening at healing.

34. Tornetta P III: Competence of the deltoid ligament in bimalleolar ankle fractures after medial malleolar fixation. *J Bone Joint Surg Am* 2000;82(6):843-848.

35. Ricci WM, Tornetta P, Borrelli J Jr: Lag screw fixation of medial malleolar fractures: A biomechanical, radiographic, and clinical comparison of unicortical partial-

第六部分　创　伤

ly threaded lag screws and bicortical fully threaded lag screws. *J Orthop Trauma* 2012;26(10):602-606.

Medial malleolar fractures treated with bicortical lag screws had better clinical and radiographic outcomes than those treated with partially threaded cancellous lag screws. Biomechanical strength also was superior.

36. Berkes MB, Little MT, Lazaro LE, et al: Malleolar fractures and their ligamentous injury equivalents have similar outcomes in supination-external rotation type IV fractures of the ankle treated by anatomical internal fixation. *J Bone Joint Surg Br* 2012;94(11):1567-1572.

A prospective cohort study found no difference in functional outcome between SER IV ankle fractures with a medial malleolus fracture and those with a medial ligamentous injury.

37. Gardner MJ, Brodsky A, Briggs SM, Nielson JH, Lorich DG: Fixation of posterior malleolar fractures provides greater syndesmotic stability. *Clin Orthop Relat Res* 2006;447:165-171.

38. Gardner MJ, Demetrakopoulos D, Briggs SM, Helfet DL, Lorich DG: Malreduction of the tibiofibular syndesmosis in ankle fractures. *Foot Ankle Int* 2006;27(10):788-792.

39. Sagi HC, Shah AR, Sanders RW: The functional consequence of syndesmotic joint malreduction at a minimum 2-year follow-up. *J Orthop Trauma* 2012;26(7):439-443.

Patients with syndesmotic injury had bilateral CT at 2-year follow-up. The malreduction rate was 39%. Those with a malreduced syndesmosis had a significantly worse functional outcome.

40. Weening B, Bhandari M: Predictors of functional outcome following transsyndesmotic screw fixation of ankle fractures. *J Orthop Trauma* 2005;19(2):102-108.

41. Pakarinen H, Flinkkilä T, Ohtonen P, et al: Intraoperative assessment of the stability of the distal tibiofibular joint in supination-external rotation injuries of the ankle: Sensitivity, specificity, and reliability of two clinical tests. *J Bone Joint Surg Am* 2011;93(22):2057-2061.

An intraoperative study of 140 ankle fractures found that the hook test and external rotation test had poor sensitivity for detecting syndesmotic injury.

42. Stark E, Tornetta P III, Creevy WR: Syndesmotic instability in Weber B ankle fractures: A clinical evaluation. *J Orthop Trauma* 2007;21(9):643-646.

43. Miller AN, Barei DP, Iaquinto JM, Ledoux WR, Beingessner DM: Iatrogenic syndesmosis malreduction via clamp and screw placement. *J Orthop Trauma* 2013;27(2):100-106.

A cadaver study found that malreduction of the syndesmosis was highly sensitive to clamp position and screw vector.

44. Miller AN, Carroll EA, Parker RJ, Boraiah S, Helfet DL, Lorich DG: Direct visualization for syndesmotic stabilization of ankle fractures. *Foot Ankle Int* 2009;30(5):419-426.

Direct visualization of the syndesmotic reduction led to a significantly lower rate of malpositioning of the fibula within the incisura.

45. Summers HD, Sinclair MK, Stover MD: A reliable method for intraoperative evaluation of syndesmotic reduction. *J Orthop Trauma* 2013;27(4):196-200.

Intraoperative use of mortise and true talar dome lateral fluoroscopic views predictably allowed accurate syndesmotic reduction.

46. Tornetta P III, Spoo JE, Reynolds FA, Lee C: Overtightening of the ankle syndesmosis: Is it really possible? *J Bone Joint Surg Am* 2001;83(4):489-492.

47. Phisitkul P, Ebinger T, Goetz J, Vaseenon T, Marsh JL: Forceps reduction of the syndesmosis in rotational ankle fractures: A cadaveric study. *J Bone Joint Surg Am* 2012;94(24):2256-2261.

An eccentric clamp vector used for reducing the syndesmosis was found to lead to malreduction. Overcompression of the syndesmosis was common.

48. Wikerøy AK, Høiness PR, Andreassen GS, Hellund JC, Madsen JE: No difference in functional and radiographic results 8.4 years after quadricortical compared with tricortical syndesmosis fixation in ankle fractures. *J Orthop Trauma* 2010;24(1):17-23.

Long-term follow-up of an earlier study of 48 ankle fractures found no difference between tricortical and quadricortical syndesmotic fixation.

49. Assal M, Christofilopoulos P, Lübbeke A, Stern R: Augmented osteosynthesis of OTA 44-B fractures in older patients: A technique allowing early weightbearing. *J Orthop Trauma* 2011;25(12):742-747.

A fibular fixation construct for ankle fractures, consisting of a lateral plate, intramedullary wires, and cement augmentation, was found to avoid nonunion or reduction loss in older patients.

50. Lübbeke A, Salvo D, Stern R, Hoffmeyer P, Holzer N, Assal M: Risk factors for post-traumatic osteoarthritis of the ankle: An eighteen year follow-up study. *Int Orthop* 2012;36(7):1403-1410.

Advanced radiographic osteoarthritis was common 12 to 22 years after ankle fracture open reduction and internal fixation. The risk factors included Weber type C fibular fracture, medial malleolar fracture, fracture-dislocation, high body mass index, and age older than 30 years.

51. Nåsell H, Ottosson C, Törnqvist H, Lindé J, Ponzer S: The impact of smoking on complications after operatively treated ankle fractures: A follow-up study of 906 patients. *J Orthop Trauma* 2011;25(12):748-755.

Cigarette smoking substantially increased the risk of postoperative complications in patients with an unstable ankle fracture requiring surgery.

52. Liporace FA, Yoon RS: Decisions and staging leading to definitive open management of pilon fractures: Where have we come from and where are we now? *J Orthop Trauma* 2012;26(8):488-498.

Current strategies, decision-making processes, and definitive treatment options for pilon fractures were reviewed. Level of evidence: V.

53. Crist BD, Khazzam M, Murtha YM, Della Rocca GJ: Pilon fractures: Advances in surgical management. *J Am Acad Orthop Surg* 2011;19(10):612-622.

The diagnosis, evaluation, and treatment of pilon fractures were reviewed, with particular attention to advances in surgical management.

54. Stannard JP, Schmidt AH, Kregor PJ: *Surgical Treatment of Orthopaedic Trauma.* New York, NY, Thieme, 2007.

55. Sirkin M, Sanders R, DiPasquale T, Herscovici D Jr: A staged protocol for soft tissue management in the treatment of complex pilon fractures. *J Orthop Trauma* 1999;13(2):78-84.

56. Patterson MJ, Cole JD: Two-staged delayed open reduction and internal fixation of severe pilon fractures. *J Orthop Trauma* 1999;13(2):85-91.

57. Boraiah S, Kemp TJ, Erwteman A, Lucas PA, Asprinio DE: Outcome following open reduction and internal fixation of open pilon fractures. *J Bone Joint Surg Am* 2010;92(2):346-352.

    A staged protocol was designed to minimize the risk of soft-tissue complications and allow optimal fracture reduction of open pilon fractures. Clinical, radiographic, and functional outcomes were assessed. ORIF of open pilon fractures using the staged treatment protocol was found to have an acceptable outcome and a low rate of soft-tissue complications. Level of evidence: IV.

58. Dunbar RP, Barei DP, Kubiak EN, Nork SE, Henley MB: Early limited internal fixation of diaphyseal extensions in select pilon fractures: Upgrading AO/OTA type C fractures to AO/OTA type B. *J Orthop Trauma* 2008;22(6):426-429.

    In pilon fractures with an oblique fracture extension into the diaphysis, the diaphyseal portion of the fracture was reduced during application of the temporary external fixator. Typically a small incision over the fracture spike and application of an antiglide plate were required to help with the reduction and alignment of the fracture fragments and prevent more extensive dissection than may be needed 1 to 3 weeks after injury, when the soft tissues were amenable to definitive fixation and the fracture had begun to heal. The goal was to convert the fracture from an AO/OTA type 43C to a type 43B pattern.

59. White TO, Guy P, Cooke CJ, et al: The results of early primary open reduction and internal fixation for treatment of OTA 43.C-type tibial pilon fractures: A cohort study. *J Orthop Trauma* 2010;24(12):757-763.

    The safety and efficacy of early single-stage ORIF to treat pilon fractures was evaluated in 95 patients with an AO/OTA type 43C injury. Wound dehiscence, deep infection requiring surgery, quality of fracture reduction, and functional outcome scores were evaluated. Surgery was performed within 48 hours in 88% of patients, with anatomic reduction in 90%. A deep wound infection or dehiscence requiring surgical débridement developed in six patients.

60. Assal M, Ray A, Stern R: The extensile approach for the operative treatment of high-energy pilon fractures: Surgical technique and soft-tissue healing. *J Orthop Trauma* 2007;21(3):198-206.

61. Mehta S, Gardner MJ, Barei DP, Benirschke SK, Nork SE: Reduction strategies through the anterolateral exposure for fixation of type B and C pilon fractures. *J Orthop Trauma* 2011;25(2):116-122.

    The anterolateral exposure was found to have advantages for pilon fractures. Novel reduction strategies and implant placement could be used through this approach.

62. Ketz J, Sanders R: Staged posterior tibial plating for the treatment of Orthopaedic Trauma Association 43C2 and 43C3 tibial pilon fractures. *J Orthop Trauma* 2012;26(6):341-347.

    A direct approach with posterior malleolar plating was used in combination with staged anterior fixation in high-energy AO/OTA 43C pilon fractures. Nine patients were treated with posterior plating of the tibia followed by staged surgery using a direct anterior approach, and 10 patients were treated using a standard anterior or anteromedial incision. Four of the 10 patients treated with a direct anterior approach and no patients treated with posterior plating had more than 2 mm of joint incongruity at the posterior articular fracture edge.

63. Rüedi TP, Allgöwer M: The operative treatment of intra-articular fractures of the lower end of the tibia. *Clin Orthop Relat Res* 1979;138:105-110.

64. Davidovitch RI, Elkhechen RJ, Romo S, Walsh M, Egol KA: Open reduction with internal fixation versus limited internal fixation and external fixation for high grade pilon fractures (OTA type 43C). *Foot Ankle Int* 2011;32(10):955-961.

    High-energy pilon fractures in 62 patients were treated with ORIF or external fixation with limited internal fixation. Between-group functional outcome scores, complication rates, and union rates were similar. ORIF and external fixation appeared to be comparable with regard to final range of ankle motion, development of arthritis, and hindfoot scores.

65. Bacon S, Smith WR, Morgan SJ, et al: A retrospective analysis of comminuted intra-articular fractures of the tibial plafond: Open reduction and internal fixation versus external Ilizarov fixation. *Injury* 2008;39(2):196-202.

    A retrospective analysis compared a subset of AO/OTA type C pilon fractures in 42 patients after treatment with definitive external Ilizarov fixation or staged external fixation and conversion to ORIF. Patients treated with ORIF required a longer time to healing, but rates of nonunion, malunion, and infection were lower than in patients treated with Ilizarov fixation. No clinical recommendations could be made.

第24章
距 骨 骨 折

David J. Hak, MD, MBA, FACS

简介

距骨的解剖形态非常特别。距骨表面 3/5 都被关节软骨覆盖，7 个独立的关节面与胫骨、腓骨、跟骨和舟骨形成复杂的关节面。其中跟骨关节面形成距下关节。大约 25% 的距下关节面是由距骨后侧突组成。滑车的前内侧面、滑车中央面和外侧突形成踝关节的距骨部分。距骨是由内外踝组成的骨性限制和踝关节的韧带维持住其位置的。距骨横截面最窄部分位于距骨颈，此处骨皮质相对薄弱，因此也易于在高能量创伤时发生骨折。

距骨骨折在足部骨折中仅有 3%～6%[1]。距骨颈和体部骨折常源自高能量创伤，因此也常合并其他损伤。造成距骨颈骨折移位的高能量创伤常损伤距骨有限的血供，和（或）破坏关节软骨。距骨突骨折则常由低能量的单一损伤引起。

距骨颈骨折

损伤机制

要引起距骨颈较厚的软骨下骨骨折，常需要较大的暴力，如高能量损伤。骨折损伤机制常源自过度背伸暴力。

分型

最广泛应用的距骨颈的骨折分型是 Hawkins 分型，它基于移位和脱位，与推测的距骨血供破坏范围相关联[2]（图 24-1）。Hawkins Ⅰ型骨折时无移位骨折，没有半脱位和脱位；Ⅱ型骨折是垂直距骨颈的移位骨折，伴有距下关节脱位或半脱位，Ⅲ型是移位距骨颈骨折，有距下和胫距关节脱位，Ⅳ型则是除距骨颈骨折外，踝关节和距下关节脱位，伴距舟关节脱位或半脱位[3]。在受伤时的移位和脱位程度即决定了对距骨的血运破坏，有骨坏死的风险。

影像学检查

踝关节常用的 X 线检查（正位、踝穴位和侧位）和（或）足的常用检查（正位、斜位和侧位）被用于距骨颈的诊断。距骨颈 Canale 斜位能非常好地评估距骨颈的成角和短缩[3]（图 24-2）。摄此片时，踝关节最大跖屈位，足旋前 15°，X 线沿水平位 75° 投照。在 X 线平片无法清楚判断骨折但又高度怀疑时应当使用 CT。术前 CT 对于评估骨折粉碎和移位程度以及获得准确的踝关节，距下关节和跗横关节影像学也有帮助。

急诊处理和手术时机

历史上，距骨颈骨折被认为是需要立刻复位内固定以减小骨坏死的急诊手术。然而最近的研究发

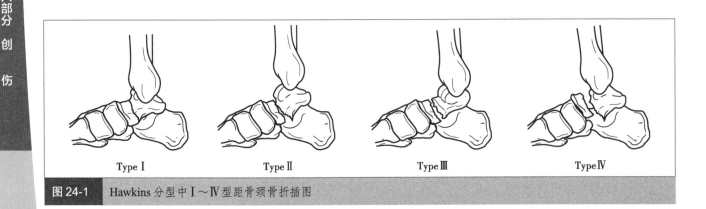

Type Ⅰ   Type Ⅱ   Type Ⅲ   Type Ⅳ

图 24-1   Hawkins 分型中 Ⅰ～Ⅳ 型距骨颈骨折插图

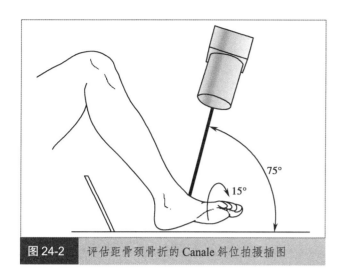

图 24-2 评估距骨颈骨折的 Canale 斜位拍摄插图

现,受伤后到手术时的时间与骨坏死没有关联。在一项 102 例距骨颈骨折的回顾性研究中,发生了骨坏死的患者其平均的术前时间是 3.4 天,而没发生骨坏死的患者平均的术前时间是 5 天。并且研究发现骨坏死与距骨颈粉碎(P < 0.03)和开放骨折(P < 0.05)有关[4]。

另一项回顾性研究中,预示距骨体血运的 Hawkins 征在 59% 的战争导致的距骨体骨折士兵中出现,而伤后到手术时间平均为 12.9 天[5]。延迟固定和骨坏死或创伤后关节炎之间没有明显关联。

又一项针对创伤骨科专家的研究发现,大多数医生并不认为移位距骨颈骨折有急诊手术必要[6]。大部分医生认为 8 小时之后手术没有问题,相当一部分人认为 24 小时后手术都可以接受。因高能量损伤机制和有限的软组织覆盖,21% 的距骨颈骨折为开放骨折,此类骨折则需要急诊清创和冲洗来降低感染几率[2]。

对于任何距骨颈骨折伴随脱位的骨折,都建议尽快闭合复位,以达到距骨颈近解剖复位。一旦复位,脱位的关节因关节面的形态和适配以及周围的结构就能达到比较稳定状态。然而既往也使用过克氏针或跨关节外固定架固定[7]。一些研究者推荐使用外固定架来牵开踝关节以减轻距骨压力,以期降低距骨坏死可能[8, 9]。而另外一些研究则发现外固定架对于距骨颈骨折后预防骨坏死没有任何作用[10]。

切开复位内固定

Hawkings Ⅱ,Ⅲ和Ⅳ型距骨颈骨折适合手术治疗。尽管完全无移位骨折可以非手术治疗,但需要密切复查随访以防骨折继发移位。为避免继发移位和畸形,一些研究者推荐对Ⅰ型距骨颈骨折也行内

固定治疗[7]。此外,内固定可允许踝关节和距下关节早期活动。

治疗距骨颈骨折的目标是活动颈部和距下关节的解剖复位。轻微残留的移位也可导致距下关节力学改变[11]。旋转通常难以判断,但避免旋前、旋后或轴向成角等畸形复位非常重要。大部分医生推荐使用双切口技术(前内和前外)来准确地直视,解剖复位和固定[12, 13]。前内侧入路从内踝前缘至舟骨粗隆,从胫前肌与胫后肌腱之间进入。前外侧切口从 Chaput 结节至第三和第四距骨基底[14]。Ollier 入路,从外踝尖至距骨颈斜行切口,对距骨颈治疗也非常有效,它对距骨外侧突和距下关节后关节面的前部有更好的控制[15]。如果骨折延伸到距骨体后侧,那内侧截骨可能就有必要,但此入路更多用于距骨体骨折[16]。

放置于距骨头和体部骨折块的克氏针可以当做撬棒来复位和纠正畸形。至少需要 2 枚螺钉来达到稳定的内固定,减小畸形愈合可能。

通常推荐从前往后放置螺钉,因为此入针点在前方入路中常已显露[7](图 24-3)。但从后往前放置螺钉在横行非粉碎距骨颈骨折模型中表现出更强的生物力学效应[17]。另一项生物力学研究对比了在粉碎距骨颈骨折模型中,使用 3 枚从前往后螺钉,2 枚空心从后往前螺钉,1 枚从前往后螺钉加内侧钢板的三种情况,并没有发现其在失效点或僵硬方面有显著性差异,三者均能胜任主动活动时距骨颈理论上的压力[18]。从后往前放置螺钉需要额外的后方入路,有潜在的损伤腓动脉及分支的可能,而且突出的钉尾可能会限制踝关节的跖屈。

螺钉置入通常采用拉力螺钉方式来对距骨颈进行加压并提供允许踝关节和距下关节早期活动的强度。但如果是粉碎骨折,特别是内侧柱粉碎的,拉力螺钉一般就不能采用,因其会导致畸形。如果是粉碎骨折,可使用贯穿螺钉来维持距骨颈长度[13, 19]。如果有压缩缺损,有时可能会使用骨移植来恢复距骨颈长度。许多研究者都推荐钢板固定来治疗粉碎距骨颈骨折,配合使用或不使用中和螺钉[7, 12, 13, 20]。2.0 到 2.7mm 系列钢板都可以使用,放置于内侧、外侧或双侧(图 24-4),也即是距骨最粉碎的柱一/双侧。除提供长轴的结构支撑,钢板也能限制远折端的旋转。

术中透视对于评估复位的准确和内植物的位置非常有用。关节镜检查可以提供关节面的直视效果来增加复位的准确性,允许关节内游离体的清理。

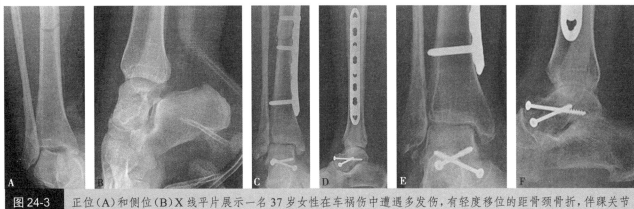

图 24-3　正位(A)和侧位(B)X 线平片展示一名 37 岁女性在车祸伤中遭遇多发伤,有轻度移位的距骨颈骨折,伴踝关节和距下关节半脱位。正位(C)和侧位(D)为初步使用闭合复位跨关节外固定架固定后,在伤后第五天使用双切口行切开复位内固定术后的 X 线平片。正位(E)和侧位(F)为术后 20 个月时 X 线平片,未见骨坏死,但有轻度关节间隙变窄

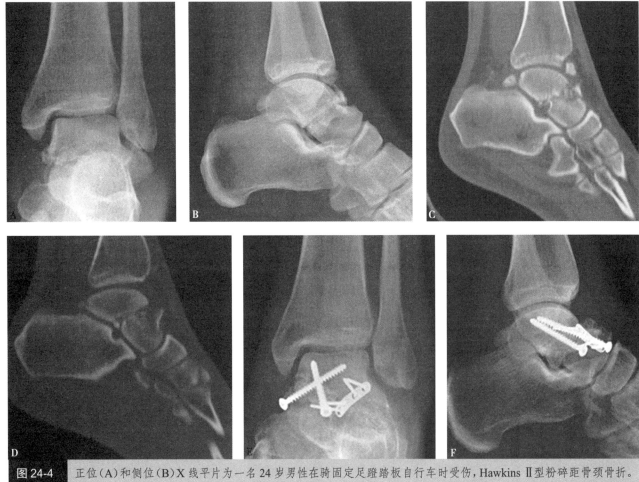

图 24-4　正位(A)和侧位(B)X 线平片为一名 24 岁男性在骑固定足蹬踏板自行车时受伤,Hawkins Ⅱ型粉碎距骨颈骨折。图 C 和图 D 为选出的体现距骨颈粉碎严重程度的矢状位 CT。正位(E)和侧位(F)为术后 7 个月的 X 线平片,术中在外侧使用 2.0mm 系列钢板,内侧使用全螺纹螺钉以防加压和距骨颈短缩

术后主动活动常在伤后预后后开始。常认为关节活动有利于软骨的恢复。完全负重应在6~12周，影像学有充分的证据证实骨折愈合后再开始。

并发症

骨坏死

距骨颈骨折最担心的并发症就是因对距骨血供的破坏引起的骨坏死。骨坏死的风险几乎全是由受伤严重程度决定的，但其可能性可以通过尽早和准确的手术复位降低，并需要仔细剥离避免对血运的进一步破坏。Hawkins Ⅰ型的骨坏死概率低于15%，因其仅有进入距骨颈的血运被破坏；Hawkins Ⅱ型则因跗管和距骨颈背侧血运都被破坏，有20%~50%的坏死率；Ⅲ型和Ⅳ型，则因距骨三条主要血供都被破坏，有69%~100%的坏死率[2,3,21]。随着距骨顶部分或全部塌陷，继发的退变导致踝关节和距下关节疼痛和功能丧失，肢体也会发生短缩[2,22,23]。

Hawkins征在距骨颈骨折后6~8周时可能出现，在踝关节正位或踝穴位X线平片中可见。如果免负重，残留的血运可供距骨顶下的软骨下骨吸收，造成距骨顶下方的X线透光带[2]。在临床中，出现Hawkins征高度提示一般不会有骨坏死。Hawkins征高度敏感，但特异性差，未出现此征也不一定肯定骨坏死[3,21,24]。

在平片上，骨坏死表现为与周围骨相比相对硬化。MRI是评估骨坏死存在及范围的最敏感的检查，能帮助指导恰当的治疗[25]。因此，一些外科医生推荐使用钛钉来减小金属伪影。

已诊断骨坏死的最佳治疗目前尚不明确。全部或部分免负重可以推荐使用来避免距骨塌陷。距骨可能通过爬行替代再血管化，但此过程可能需要数年，而患者可能会被要求避免负重如此久[2]。在一项针对71名距骨颈患者的研究中，免负重平均8个月者有良到优的结果，但免负重少于3个月的效果很差[3]。使用髌腱支具或短腿支具部分限制踝关节活动的患者有差到好的结果。一些研究者认为免负重对预防骨坏死后的距骨塌陷价值存疑[2,26]。目前关于限制负重的时间和程度、支具的作用或限制活动来减小骨坏死后遗症等方面都没有定论[27]。

手术治疗距骨骨坏死极度有挑战。关节融合在骨坏死时很难实施，一般作为最终选择[28]。钻孔加压在过去的报道中对某些有骨坏死但没塌陷的病例有效[29,30]。一名16岁距骨部分坏死的患者使用带血管髂骨骨移植治疗，结果成功再血管化[31]。也有

病例使用不锈钢距骨假体治疗骨坏死或严重的距骨损伤[32]。距骨切除预后较差，常伴疼痛，短肢及踝关节和距下关节的活动丢失。

畸形愈合与不愈合

距骨颈骨折后畸形愈合的概率有报道差不多为30%[3,23]。典型的畸形愈合包括距骨颈内翻畸形和内侧柱畸形。仅2mm的力线不良就会导致距下关节接触压很大的变化，进而可能导致创伤后关节炎的发生[11]。很难在平片上准确的评估残留错位的和力线。CT是最准确的测量畸形愈合的方式，在术前计划中也很有用[33]。

一般推荐对畸形愈合的距骨颈骨折进行再次手术以达近解剖位置，但成功与否取决于软组织状态、关节软骨以及是否有骨坏死[34]。这种挽救性的手术需要经原骨折处进行截骨并配合常常需要的骨移植来恢复内侧柱长度以纠正畸形。关节融合是治疗距骨颈骨折畸形愈合的最主要的术式，但其牺牲了正常足的功能[23,35]。

不愈合在距骨颈骨折中很少见，发病率大约2.5%[4,19]。带血管蒂骨移植是治疗其的办法之一[36]。延迟愈合比不愈合常见。

创伤后关节炎

长期的随访研究发现创伤后关节炎比骨坏死在距骨颈骨折中更常见，发病率50%~100%[23,37]。引起创伤后关节炎的原因是多因素的，包括关节软骨在受伤瞬间的破坏，骨坏死和畸形愈合导致的力线不良和关节不匹配引起的软骨退变。创伤后关节炎受限涉及距下关节但也可以影响踝关节和距舟关节。本病不一定都有临床症状，严重的关节炎有慢性疼痛和功能受限的僵硬，如果非手术治疗无效可能需要关节融合。

距骨体骨折

距骨体骨折不常见，占距骨骨折的7%~38%[38]。距骨体骨折包含的范围非常广，从小块骨软骨损伤到严重的涉及整个距骨体的压缩伤。这些骨折通常由高能量轴向暴力引起，如高处坠落。

小块骨软骨损伤常不明显，但在简单踝关节扭伤后6~8周还有持续性疼痛的患者中应高度怀疑。骨软骨损伤通常位于距骨顶前外侧或后内侧。

一项有38例距骨体骨折病例的研究发现了很高的并发症率。33个月平均随访时，26个患者有完

整的 X 线平片，其中 10 例有骨坏死，17 例有创伤后胫距关节炎，9 例创伤后距下关节炎。总共，23/26（88%）有骨坏死和（或）创伤后关节炎。骨坏死和创伤后关节炎在开放骨折和伴随距骨颈骨折的病例中最常见[38]。19 例距骨体骨折患者平均 26 个月（18～43 个月）随访中，7 例有骨坏死，1 例延迟愈合，1 例畸形愈合[39]。使用 AOFAS 踝与后足评分来评估临床疗效，4 名患者优，6 名良，4 名一般，5 名差。

外侧突骨折

　　距骨的外侧突为楔形样的骨性突起，有两个关节面。较小的关节面与腓骨远端相关节，较大的则构成距下关节的前外侧部分。由于其在滑雪板运动中非常常见，因此也称为滑雪板骨折。外侧突骨折的准确受伤机制仍存在争论。一些研究者认为此骨折是轴线暴力加踝关节背伸和内翻造成，而另一些人则认为外旋或外翻暴力才是致病因素[40]。在一个针对滑雪造成外侧突骨折的研究中，轴线暴力有 20 名（100%），背伸有 19 名（95%），外旋有 16 人（80%），外翻有 9 人（45%）[41]。距骨外侧突骨折经常在平片中漏诊，常被诊断为踝关节扭伤。CT 能判断清楚骨折的大小及位置（图 24-5）。

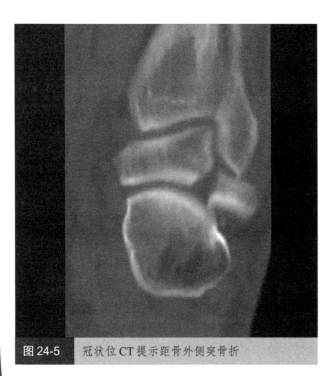

图 24-5　冠状位 CT 提示距骨外侧突骨折

　　无移位的骨折通常制动 6 周然后部分负重，直到有影像学愈合的证据。大的非粉碎的移位骨折需要切开复位内固定，使用 2.0 或 2.7mm 拉力螺钉。

手术切口为跗骨窦表面 5～8cm 的轻度弧形切口，暴露距下关节。手术治疗能改善临床预后，降低距下关节炎可能[41]。移位的粉碎骨折，如无法内固定，则可以切除。

后侧突骨折

　　距骨后侧突通常构成距下关节后关节面的 25%，由内侧和外侧结节组成，中间有供姆长屈肌腱走行的沟隔开。距骨后侧突骨折很少见，大部分都仅涉及单一外侧或内侧结节。未融合的籽骨可能会被误认为是后侧突骨折。

　　引起整个后侧突骨折的原因通常为踝关节极度跖屈位时暴力造成，在后踝与跟骨间产生对后侧突的一股压缩性暴力[42]。后侧突内侧结节骨折一般为足突然处于背伸和旋前位置时，三角韧带的胫距后部处于张力下，引起结节撕脱骨折[43]。外侧结节骨折常为反复的跖屈造成的疲劳骨折[42]。

　　整个后侧突的骨折常对距下关节面影响很大，需要切开复位内固定。手术入路基于主要移位方向。经姆长屈肌腱与神经血管束的后内侧入路在骨折移位向后内侧时适用，如果骨折移位向后外侧，则采用腓骨肌腱与跟腱间的后外侧入路[42]。

总结

　　距骨骨折不常见，但其一般都代表损伤暴力大。能引起距骨颈骨折移位的高能量暴力常导致严重的软组织损伤，包含对距骨血运的破坏。对移位的距骨颈骨折行解剖复位和坚强内固定可能最大程度的降低并发症，但创伤后的后遗症一般不可避免。骨坏死的风险常由损伤时暴力决定。尽管如此，但骨坏死依然可以通过及早和准确的手术，仔细的术中剥离，对血运的保护来适当降低。骨坏死和创伤后关节炎是很具挑战的并发症。距骨体骨折有很高的并发症率。外侧突骨折常容易被忽视，可能导致创伤后后遗症。

（赖良鹏 译）

参考文献

1. Adelaar RS: The treatment of complex fractures of the talus. *Orthop Clin North Am* 1989;20(4):691-707.

2. Hawkins LG: Fractures of the neck of the talus. *J Bone Joint Surg Am* 1970;52(5):991-1002.

3. Canale ST, Kelly FB Jr: Fractures of the neck of the talus: Long-term evaluation of seventy-one cases. *J Bone Joint Surg Am* 1978;60(2):143-156.

4. Vallier HA, Nork SE, Barei DP, Benirschke SK, Sangeorzan BJ: Talar neck fractures: Results and outcomes. *J Bone Joint Surg Am* 2004;86(8):1616-1624.

5. Bellamy JL, Keeling JJ, Wenke J, Hsu JR: Does a longer delay in fixation of talus fractures cause osteonecrosis? *J Surg Orthop Adv* 2011;20(1):34-37.

   A retrospective review of talus fractures in the military Joint Theater Trauma Registry found that the mean time to fixation was 12.9 days. At a mean 16-month follow-up, no correlation was found between osteonecrosis or post-traumatic arthritis and the timing of fixation.

6. Patel R, Van Bergeyk A, Pinney S: Are displaced talar neck fractures surgical emergencies? A survey of orthopaedic trauma experts. *Foot Ankle Int* 2005;26(5):378-381.

7. Rammelt S, Zwipp H: Talar neck and body fractures. *Injury* 2009;40(2):120-135.

   The acute management of talar neck and body fractures and the management of subsequent complications were reviewed.

8. Milenkovic S, Radenkovic M, Mitkovic M: Open subtalar dislocation treated by distractional external fixation. *J Orthop Trauma* 2004;18(9):638-640.

9. Tang H, Han K, Li M, et al: Treatment of Hawkins type II fractures of talar neck by a vascularized cuboid pedicle bone graft and combined internal and external fixation: A preliminary report on nine cases. *J Trauma* 2010;69(4):E1-E5.

   Nine patients with a Hawkins type II fracture were treated with open reduction and internal fixation with screws, external fixation to unload the talus, and a vascularized cuboid pedicle bone graft based on the lateral tarsal artery to improve the talar blood supply. No osteonecrosis was noted in a retrospective review at an average 39-month follow-up.

10. Besch L, Drost J, Egbers HJ: Treatment of rare talus dislocation fractures: An analysis of 23 injuries [in German]. *Unfallchirurg* 2002;105(7):595-601.

11. Sangeorzan BJ, Wagner UA, Harrington RM, Tencer AF: Contact characteristics of the subtalar joint: The effect of talar neck misalignment. *J Orthop Res* 1992;10(4):544-551.

12. Sanders DW, Busam M, Hattwick E, Edwards JR, McAndrew MP, Johnson KD: Functional outcomes following displaced talar neck fractures. *J Orthop Trauma* 2004;18(5):265-270.

13. Herscovici D Jr, Anglen JO, Archdeacon M, Cannada L, Scaduto JM: Avoiding complications in the treatment of pronation-external rotation ankle fractures, syndesmotic injuries, and talar neck fractures. *J Bone Joint Surg Am* 2008;90(4):898-908.

    The potential complications of treatment for three foot and ankle injuries were reviewed, with strategies for preventing common complications.

14. Herscovici D Jr, Sanders RW, Infante A, DiPasquale T: Bohler incision: An extensile anterolateral approach to the foot and ankle. *J Orthop Trauma* 2000;14(6):429-432.

15. Cronier P, Talha A, Massin P: Central talar fractures: Therapeutic considerations. *Injury* 2004;35(suppl 2):SB10-SB22.

16. Gonzalez A, Stern R, Assal M: Reduction of irreducible Hawkins III talar neck fracture by means of a medial malleolar osteotomy: A report of three cases with a 4-year mean follow-up. *J Orthop Trauma* 2011;25(5):e47-e50.

    Clinical case report of three patients with a closed Hawkins type III talar neck fracture in which the posteromedially dislocated talar body was irreducible with combined anteromedial and anterolateral approaches. The talus was successfully reduced using a medial malleolar osteotomy.

17. Swanson TV, Bray TJ, Holmes GB Jr: Fractures of the talar neck: A mechanical study of fixation. *J Bone Joint Surg Am* 1992;74(4):544-551.

18. Attiah M, Sanders DW, Valdivia G, et al: Comminuted talar neck fractures: A mechanical comparison of fixation techniques. *J Orthop Trauma* 2007;21(1):47-51.

19. Fortin PT, Balazsy JE: Talus fractures: Evaluation and treatment. *J Am Acad Orthop Surg* 2001;9(2):114-127.

20. Fleuriau Chateau PB, Brokaw DS, Jelen BA, Scheid DK, Weber TG: Plate fixation of talar neck fractures: Preliminary review of a new technique in twenty-three patients. *J Orthop Trauma* 2002;16(4):213-219.

21. Adelaar RS, Madrian JR: Avascular necrosis of the talus. *Orthop Clin North Am* 2004;35(3):383-395, xi.

22. Berlet GC, Lee TH, Massa EG: Talar neck fractures. *Orthop Clin North Am* 2001;32(1):53-64.

23. Frawley PA, Hart JA, Young DA: Treatment outcome of major fractures of the talus. *Foot Ankle Int* 1995;16(6):339-345.

24. Tezval M, Dumont C, Stürmer KM: Prognostic reliability of the Hawkins sign in fractures of the talus. *J Orthop Trauma* 2007;21(8):538-543.

25. Thordarson DB, Triffon MJ, Terk MR: Magnetic resonance imaging to detect avascular necrosis after open reduction and internal fixation of talar neck fractures. *Foot Ankle Int* 1996;17(12):742-747.

26. Penny JN, Davis LA: Fractures and fracture-dislocations of the neck of the talus. *J Trauma* 1980;20(12):1029-1037.

27. DiGiovanni CW, Patel A, Calfee R, Nickisch F: Osteonecrosis in the foot. *J Am Acad Orthop Surg* 2007;15(4):208-217.

28. Horst F, Gilbert BJ, Nunley JA: Avascular necrosis of the talus: Current treatment options. *Foot Ankle Clin* 2004;9(4):757-773.

29. Mont MA, Schon LC, Hungerford MW, Hungerford DS: Avascular necrosis of the talus treated by core decompression. *J Bone Joint Surg Br* 1996;78(5):827-830.

30. Grice J, Cannon L: Percutaneous core decompression: A successful method of treatment of stage I avascular necrosis of the talus. *Foot Ankle Surg* 2011;17(4):317-318.

Stage I talar osteonecrosis was successfully treated by percutaneous core decompression in a 41-year-old woman with systemic lupus erythematosus who was on long-term steroid therapy.

31. Hussl H, Sailer R, Daniaux H, Pechlaner S: Revascularization of a partially necrotic talus with a vascularized bone graft from the iliac crest. *Arch Orthop Trauma Surg* 1989;108(1):27-29.

32. Harnroongroj T, Vanadurongwan V: The talar body prosthesis. *J Bone Joint Surg Am* 1997;79(9):1313-1322.

33. Chan G, Sanders DW, Yuan X, Jenkinson RJ, Willits K: Clinical accuracy of imaging techniques for talar neck malunion. *J Orthop Trauma* 2008;22(6):415-418.

A cadaver study compared the ability of plain radiographs, CT, and radiostereometric analysis to detect changes in talus fracture fragment position and alignment. All methods underestimated talar neck displacement and rotation as measured, but CT was the most accurate imaging technique for measuring displacement in talar neck malunion.

34. Rammelt S, Winkler J, Heineck J, Zwipp H: Anatomical reconstruction of malunited talus fractures: A prospective study of 10 patients followed for 4 years. *Acta Orthop* 2005;76(4):588-596.

35. Easley ME, Trnka HJ, Schon LC, Myerson MS: Isolated subtalar arthrodesis. *J Bone Joint Surg Am* 2000;82(5):613-624.

36. Doi K, Hattori Y: Vascularized bone graft from the supracondylar region of the femur. *Microsurgery* 2009;29(5):379-384.

Forty-six patients with osteonecrosis of the talus, scaphoid, or lunate were treated with a free vascularized thin corticoperiosteal graft harvested from the supracondylar region of the femur. The graft consisted of periosteum with a thin layer of outer cortical bone, which is elastic and readily conforms to the recipient bed configuration.

37. Lindvall E, Haidukewych G, DiPasquale T, Herscovici D Jr, Sanders R: Open reduction and stable fixation of isolated, displaced talar neck and body fractures. *J Bone Joint Surg Am* 2004;86(10):2229-2234.

38. Vallier HA, Nork SE, Benirschke SK, Sangeorzan BJ: Surgical treatment of talar body fractures. *J Bone Joint Surg Am* 2003;85(9):1716-1724.

39. Ebraheim NA, Patil V, Owens C, Kandimalla Y: Clinical outcome of fractures of the talar body. *Int Orthop* 2008;32(6):773-777.

Medium-term results were retrospectively reviewed in 19 patients with a displaced talar body fracture treated with internal fixation.

40. Funk JR, Srinivasan SC, Crandall JR: Snowboarder's talus fractures experimentally produced by eversion and dorsiflexion. *Am J Sports Med* 2003;31(6):921-928.

41. Valderrabano V, Perren T, Ryf C, Rillmann P, Hintermann B: Snowboarder's talus fracture: Treatment outcome of 20 cases after 3.5 years. *Am J Sports Med* 2005;33(6):871-880.

42. Berkowitz MJ, Kim DH: Process and tubercle fractures of the hindfoot. *J Am Acad Orthop Surg* 2005;13(8):492-502.

43. Kim DH, Berkowitz MJ, Pressman DN: Avulsion fractures of the medial tubercle of the posterior process of the talus. *Foot Ankle Int* 2003;24(2):172-175.

第 25 章
跟 骨 骨 折

Todd S. Kim, MD

简介

跟骨骨折是最容易导致残疾的下肢骨折之一。早期并发症，长期的疼痛，创伤后关节炎和再手术非常常见。这种损伤的治疗很有挑战，最佳治疗方案也存在争议。微创入路近年来得到很好的普及，对降低并发症和改善预后可能有潜在的益处。

病理解剖和流行病学

大部分跟骨骨折由高处坠落和交通伤等高能量暴力引起，为关节内骨折。尽管各个年龄层都可能患病，但多为工业领域的较年轻患者。因此人口学上的特点和伤后致残情况，本病的社会经济学效应非常巨大。有报道伤后 3～5 年有很高的伤残率。跟骨骨折患者的总体健康情况比遭遇其他骨折或有严重内科疾病，如器官移植或心梗的患者都要差。跟骨骨折是一种严重的，改变生活质量的损伤 [1, 2]。

典型的跟骨骨折为下肢轴向暴力时，距骨撞进跟骨造成。而准确的骨折形态则取决于受伤时足的位置、患者的骨量和暴力的大小 [3]。伤后足跟变短、增宽、内翻移位。几乎所有患者都会有显著的软组织肿胀和损伤。严重的肿胀、骨折、水泡，甚至骨筋膜室综合征都可能出现。也常合并腰椎和其他下肢骨折。

距下关节后关节面复位好坏是达到成功治疗，取得良好疗效的挑战因素之一。在损伤时的关节软骨损伤及继发的关节骨块移位会导致创伤后关节炎。跟骨骨折的分型和治疗策略很大程度上由距下关节受累范围决定。

关节内骨折

分型和影像学

跟骨骨折的影像学评估包括平片和 CT。平片应当包含侧位和足正位，以及 Harris 跟骨轴位。在侧位片中，Böhler 角减小，Gissane 角增大，距下关节后关节面塌陷（图 25-1）。如果后关节面仅有外侧部分塌陷移位，可以看到双边征（侧位片中后关节面的关节线内侧部分均可见）（图 25-2）。足的正位可以显示骨折向前结节和跟骰关节延伸范围。轴位片可以展示内翻移位和跟骨结节短缩程度。对大部分关节内骨折来说，CT 能有效的评估关节受累范围和移位程度（图 25-2 图 B，图 C 和图 D 及图 25-3 图 A 和图 B）[4]。

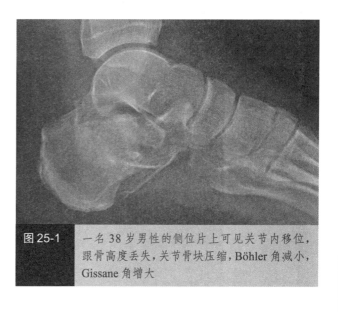

图 25-1　一名 38 岁男性的侧位片上可见关节内移位，跟骨高度丢失，关节骨块压缩，Böhler 角减小，Gissane 角增大

移位的跟骨关节内骨折为关节内压缩骨折或舌型骨折，使用 Essex-Lopresti 分型 [5]。如果暴力方向相对向后，则骨折线延伸进后关节面造成关节压缩骨折，如果暴力方向更靠下，骨折线向下延伸到后关节面，产生舌型骨折。

Sanders 扩展了 Soeur 和 Remy 分型，此分型基于冠状面 CT 上后关节面骨折块的数量和位置进行分型 [6, 7]（图 25-4）。Ⅰ型骨折为无移位骨折；Ⅱ型骨折是两部分骨折，根据原发骨折线位置又被分为几个亚型；Ⅲ型骨折是三部分骨折，常伴有中央压缩骨块；Ⅳ型至少有 4 个关节内骨折块，常为粉碎骨折。

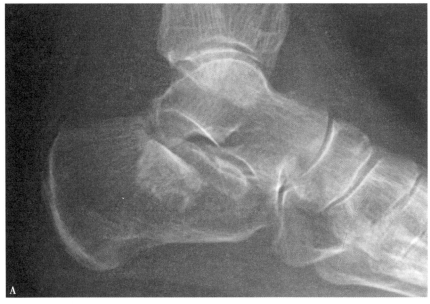
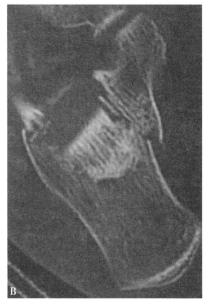
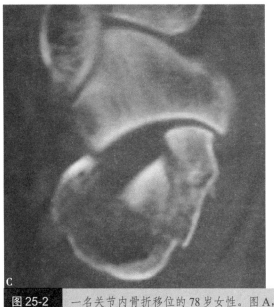
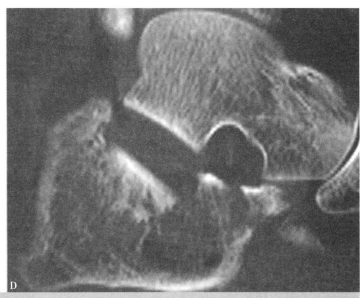

图 25-2 一名关节内骨折移位的 78 岁女性。图 A，侧位片展示因关节骨块压缩出现的双边征。轴位（B），冠状位（C）和矢状位（D）CT 显示了关节内骨折移位的形态

非手术治疗

无移位的骨折（Sanders Ⅰ型）通常非手术治疗。移位骨折，但围术期危险因素很高的患者也可以考虑非手术治疗。吸烟、控制不佳的糖尿病、周围神经病或有严重内科疾病是手术治疗的相对禁忌证。年龄较大不应该是相对禁忌证，一项回顾性研究发现手术治疗跟骨骨折对 50 岁上下的患者疗效相当[8]。

手术与非手术治疗移位骨折的对比

对关节内移位的跟骨骨折的最终治疗仍存在争议。历史上，此种骨折常非手术治疗，其手术治疗的益处很难评估，而围术期并发症率很高，因而手术治疗难以正名。但最近数十年，手术治疗已成为很多跟骨骨折治疗的标准。对软组织损伤认识的进步和处理导致手术技术的发展，并呈相对低的并发症率。同时，术前和术中影像学和更新的内植物使切开复位内固定更具可能。

一些研究对比了手术与非手术治疗关节内移位的跟骨骨折。许多研究受限于样本量过小，缺乏统一的骨折分型，手术技术各异。一项针对 30 例跟骨移位骨折（Sanders Ⅱ或Ⅲ）患者的随机前瞻性研究发现，手术治疗比非手术治疗者在 17 个月随访时在统计学上有更好的疗效[9]。

一项多中心随机研究对比两者治疗关节内移位

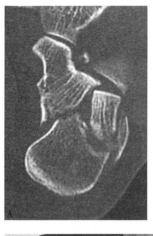
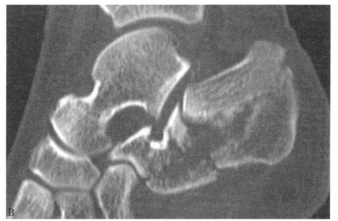
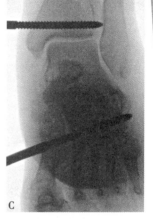
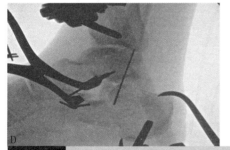
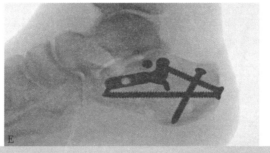
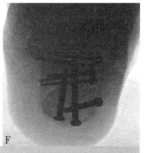

图 25-3　一名 39 岁女性的轴位（A）和矢状位（B）CT 提示关节内骨折，且有舌型骨折块。术中透视影像展示于内侧使用外固定架作为撑开器（C），使用多种间接和直接复位技术（D），固定后的跟骨侧位（E）和轴位像（F）

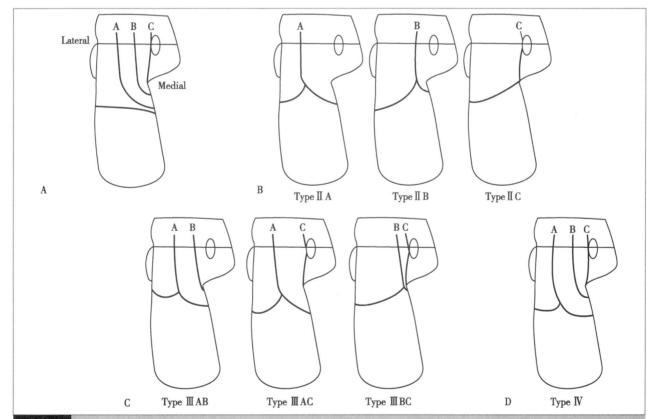

图 25-4　跟骨关节内骨折 Sanders Ⅱ、Ⅲ 和 Ⅳ 型示意图。图 A，冠状位 CT 示意图。外侧，中央和内侧骨折线，相应的分别被定义为 A，B 和 C，为分亚型的参考。在图 B，图 C 和图 D 中，左侧的图像是冠状位 CT 的骨折形态，而右侧则是水平位 CT 的骨折形态。图 B，移位的两部分骨折（Ⅱ型），黑色的区域是后关节面受累部分；图 C，移位的三部分骨折（Ⅲ型）；图 D，粉碎骨折（Ⅳ型）

跟骨骨折，使用经过验证的疗效评估方法发现两者在 2～8 年随访时总体上并没有区别[10]。但在没有工伤补偿的患者中，手术比保守有更好的满意度评分。女性、年轻和关节内移位巨大的患者在手术后也有更好的预后。非手术治疗的患者更有可能因创伤后关节炎需要后期行距下关节融合。尽管此研究样本量够大且方法学合理，但其并没有得出治疗关节内移位的跟骨骨折的最好方案。

切开复位内固定治疗移位骨折

需要前瞻性研究来判断能从手术治疗中获益的患者，但普遍推荐对 Sanders Ⅱ型和Ⅲ型骨折行切开复位内固定，只要没有明确的禁忌证[4]。此类骨折非手术治疗疗效较差。

尽管存在不少手术入路，大部分研究都使用扩大外侧入路（图 25-5）[3, 11-13]。此入路为治疗关节内移位的跟骨骨折最常用的入路。

选用此入路时，其中一个关键点是控制好软组织损伤和肿胀。手术治疗最常见和最严重的早期并发症是伤口延迟愈合和感染[14, 15]。为尽量减小伤口并发症，手术应在软组织消肿后进行，一般为没有凹陷性水肿且足跟外侧出现皮肤褶皱时（图 25-6）[16, 17]。一些术者推荐使用更积极的软组织管理策略来缩短伤后距手术时间，同时降低并发症率[18]。伤后超过 3 周手术因骨折已开始出现愈合和极度困难。

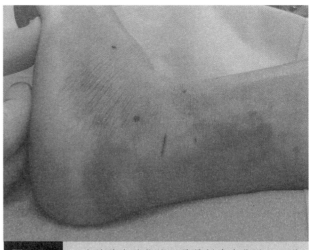

图 25-6　一名关节内移位的跟骨骨折患者伤后 3 天的外侧皮肤照片，可见皮肤有皱褶出现。这名患者从受伤时开始住院接受了积极的软组织管理策略（彩图见文末）

手术治疗舌型骨折

移位的舌型骨折可能需要急诊手术。移位明显的后结节骨块使后方皮肤处于高张力下，可在数小时内导致软组织损伤甚至皮肤坏死（图 25-7）。一项对 139 例舌型骨折的研究发现有 21% 的病例出现后方软组织问题[19]。6 例使用了软组织覆盖手术，1 例截肢。急诊经皮复位的患者避免了软组织并发症。

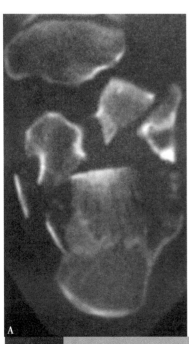
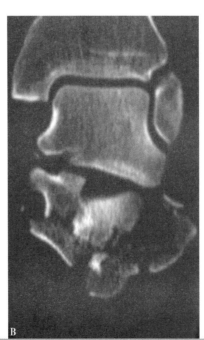
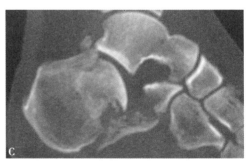
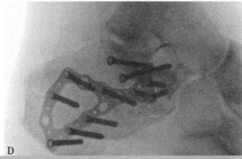

图 25-5　轴位（A），冠状位（B）和矢状位（C）CT 展示了一例 38 岁男性关节内移位的跟骨骨折，关节骨块存在塌陷。图 D，使用扩大外侧入路内固定治疗后的侧位片

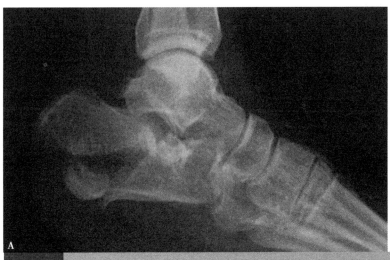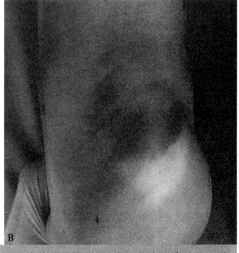

图 25-7 | 图 A，移位的舌型跟骨骨折的侧位片；图 B，同一患者体位相，由于移位的结节骨块顶压，有即将发生皮肤坏死的可能（彩图见文末）

总的来说，简单的或关节外舌型骨折（Sanders ⅡC）使用经皮固定（图 25-8）。导针从跟腱一侧经皮进针，穿入移位的结节[20]。然后被使用来进行复位骨折，然后朝前结节方向进针。最终的固定可通过导针使用大的空心钉。或者也可以使用多枚小螺钉经皮植入来维持复位。为降低僵硬，通常鼓励早期活动。

复杂的关节内骨折，同时伴舌型骨折（Sanders ⅡA，ⅡB 和Ⅲ）的较难通过经皮 Essex-Lopresti 技术进行复位。矢状的骨折线和关节面粉碎的骨折不能达到良好复位。这类骨折应当使用扩大外侧入路或小切口进行切开复位内固定。

Ⅳ型骨折的一期融合

由于存在多个关节内骨折块和粉碎，Sanders Ⅳ型通常很难解剖复位与固定。即使解剖复位可行，关节软骨在损伤时收到的破坏极大，发展成创伤后关节炎不可避免。基于以上，一期融合是手术治疗的选项之一。多个研究都报道过使用扩大外侧入路行切开复位内固定结合一期融合距下关节[21, 22]。在这项技术中，关节外的部分通过切开复位内固定得到解剖复位，在融合处使用髂骨做骨移植。使用此方法治疗严重跟骨骨折时，有报道有高愈合率，更早的重返工作和普遍良好的临床疗效[23]。一期距下关节融合治疗Ⅳ型骨折，即使没有正规的骨折复位，也是一种较好的治疗选择。一项研究有 7 例严重的跟骨骨折一期融合，但没有正规的切开复位内固定，也取得了良好的疗效[24]。

微创治疗移位骨折

近年来，较扩大外侧入路创伤更小的入路得到了更多关注。这些入路可能降低伤口并发症。此外，一些研究发现扩大外侧入路需要过多地剥离软组织，进行容易导致瘢痕和距下关节僵硬[25]。相比扩大外侧入路，微创技术能有更好的疗效以及更好的距下关节活动范围。目前已有的技术有有限切开复位、闭合和经皮复位、经皮内固定和外固定技术。无论何种技术，其目的和经扩大外侧入路切开复位内固定一致：关节面解剖复位，恢复跟骨结节高度和外翻，坚强固定允许早期活动。

使用微创切口，可以在完全消肿前进行手术。因为使用了经皮和间接复位技术，手术需要在骨折早期机化前进行。普遍推荐在伤后 5 天内进行。

经皮复位内固定

在一项使用经皮复位和外固定技术连续治疗 54 例移位跟骨骨折的研究中，49（90.7%）例有优或良的临床和影像学结果[26]。全部没有深部感染，仅 3 例有浅表针道感染。这些结果不输于传统的切开复位内固定，但却没有严重的伤口感染。

37 例移位跟骨骨折接受闭合复位和经皮螺钉固定，患者俯卧位，使用临时外固定架一端固定于胫骨远端，一端固定于跟骨结节上完成初步的闭合复位[27]。然后关节面经皮复位，多枚空心螺钉经皮完成内固定。5 例出现伤口感染。平均 66 个月随访时，2 名患者需要距下关节融合，17（46%）名患者取出了引

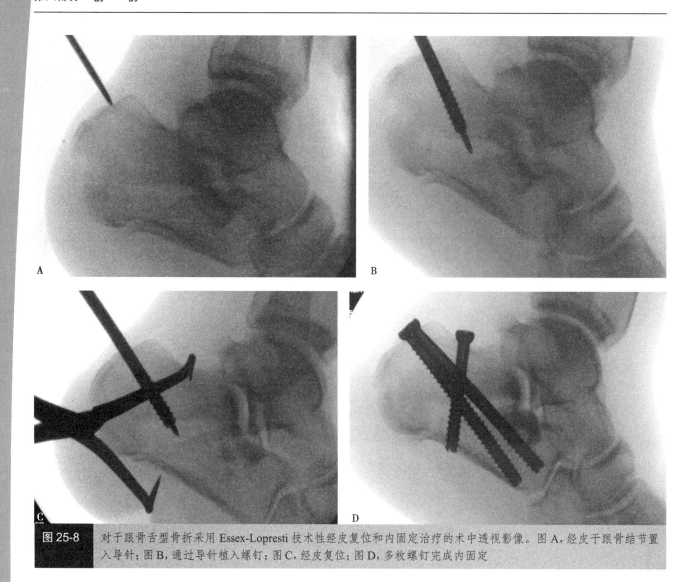

图 25-8　对于跟骨舌型骨折采用 Essex-Lopresti 技术性经皮复位和内固定治疗的术中透视影像。图 A，经皮于跟骨结节置入导针；图 B，通过导针植入螺钉；图 C，经皮复位；图 D，多枚螺钉完成内固定

起疼痛的螺钉。基于患者自评的评分总体良好：平均 AOFAS 评分为 84 分，SF-36 评分为 76 分，患者满意度评分为 7.9 分（10 分满分）。这项研究表明这种治疗方式可靠且相对安全。

一项比较了 83 例经皮复位固定和 42 例使用传统切开复位内固定的回顾性研究发现[28]，使用 Böhler 角，复位的维持和晚期融合率作为比较因素，两种方法结果类似。伤口并发症率在经皮组显著降低。此组中没有深部感染发生，但传统切开复位内固定组有 6 例深部感染。

跗骨窦入路有限切开复位

暴露距下关节的跗骨窦入路常在距下关节融合术中应用。对于移位的跟骨骨折，此入路也能允许切开复位和关节骨块的内固定，切口相对较小且安全。

研究发现

一项实用微创跗骨窦入路和经皮固定治疗移位跟骨骨折的研究发现，19 例患者随访时，16 例有良到优的结果[25]。后关节面的复位在 CT 上评判，22 例中有 14 例复位良好。21 例患者中 3 例（14%）有浅表的伤口并发症，通过恰当的治疗 2 周内缓解。

此有限切开入路被应用于 24 例患者中，另外 26 名接受传统扩大外侧入路[29]。有限切开组手术时间更短，没有伤口并发症，而传统组有 4 例出现伤口并发症。两组功能结果类似，但有限切开组需要再次手术取出螺钉的更多。

在最大的一项对比研究中，33 例接受跗骨窦入路，79 例接受扩大外侧入路，两组在患者满意度或基于患者自评评分（SF-36，FFI 和 VAS 评分）间没有统计学显著性差异[30]。但伤口并发症率却有显著性差异，扩大外侧入路组为 29%，而跗骨窦入路组为 6%。尽管限于回顾性研究固有的限制，这些结果验证了移位骨折可以通过微创入路实现有效复位，且伤口并发症率更低。

手术治疗移位跟骨骨折的金标准仍然是扩大外侧入路。其他入路，在医生的学习曲线早期，应当限于相对简单的骨折。一些复杂的骨折还是需要扩大外侧入路来达到最佳复位内固定。

手术技术

采用跗骨窦入路时，患者侧卧位。骨盆轻度旋后以供髋外旋来方便术中透视轴位像时对足内侧的把控。可使用外固定架作为术中复位工具。外固定针置于胫骨远端内侧和跟骨结节。于内侧放置外固定可纠正结节内翻畸形，同时恢复跟骨高度（图 25-3，图 C 和图 25-9，图 A）。

标准跗骨窦入路为从腓骨尖至第四跖骨基底做横行切口，完整暴露距下关节。将使用克氏针的撑开器插入到距骨和跟骨远端，可以方便直视和复位关节内骨块（图 25-3，图 D 和图 25-9，图 B）。内侧的外固定架有时必须暂时松开，以便从外侧复位和固定后关节面。在最终固定后关节面之前，需要透视确认以内侧皮质的载距突作为参考，跟骨结节已得到复位。使用撑开外固定器对跟骨结节行间接复位有时还是不够充分。从外侧经骨折的直接复位很有必要，但在后关节面复位内固定完成后无法操作。

一旦距下关节后关节面得到了恰当的暴露，就可使用直接和间接复位操作来实现关节面复位（图 25-9，图 D）。初步的关节面固定常用 2.7mm 皮质骨螺钉从外经骨折块向载距突方向植入（图 25-10，图 A 和图 B）。额外的固定可以根据骨折形态或术者喜好使用螺钉或围关节钢板完成（图 25-3，图 E 和图 F；图 25-8，图 C）。此入路可以安全的延伸来获得额外骨折块的复位和经皮钢板植入[31]。只要剥离不进入腓骨肌下支持带深部，经跟外侧动脉至外侧皮瓣的血运就不会被破坏。

跟骨结节和前结节的复位通过术中透视予以确认。多枚经皮螺钉可以根据骨折形态从跟骨结节或前结节植入来完成固定（图 25-3，图 E 和图 F；图 25-10，图 C 和图 D）。在经皮固定结节后，撑开架通常就可以移除。如果骨折非常不稳定或粉碎，则可以保留外固定架直至骨折早期机化。为降低僵硬，患者保持非负重 8～12 周直到骨折愈合，但伤口一旦愈合，即可开始早期活动。

关节外骨折

1/3 的跟骨骨折因未涉及距下关节后关节面被认为是关节外骨折。其受伤机制类似关节内骨折，但通常暴力较小。此类骨折更常见于儿童。相比关节内骨折，此病的发病患者没有明显的男女倾向。大部分此类损伤可以非手术治疗，特别是骨折移位很轻微时[32]。

跟骨体骨折（Sanders Ⅰ型）大部分都非手术治疗。在有严重短缩，可能导致有症状的畸形愈合时才选择手术，这种情况如果不手术，可能会影响腓肠肌 - 比目鱼肌复合体，或者因增宽影响腓骨肌腱。大部分作者推荐对超过 30° 成角或 1cm 移位的跟骨骨折才行手术治疗[3]。

背伸暴力导致的跟骨结节骨折可能会影响一部分跟腱止点。与移位的舌型骨折类似，移位的跟骨撕脱骨折也可危及后方皮肤。如果不急诊治疗，也可能发生皮肤坏死和伤口并发症[33]。此时就需要急诊切开复位内固定。最近的一篇关于跟骨结节撕脱骨折的综述提出了一项改良的分型方法[34]。简单的关节外撕脱骨折（Ⅰ型）是最常见的类型。这种骨折通常在老年人中由低能量损伤引起。真正无移位

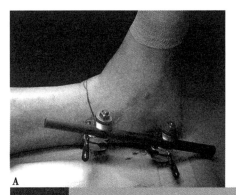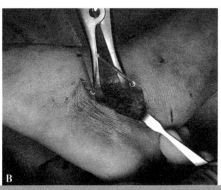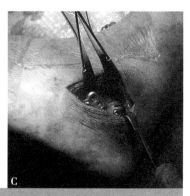

图 25-9　使用跗骨窦入路治疗移位跟骨骨折的术中体位相。图 A，在内侧使用外固定架，针道位于胫骨远端和跟骨结节；图 B，行跗骨窦入路切开，暴露距下关节，使用克氏针撑开器方便直视关节面；图 C，复位关节骨块后，于外侧通过切口放置围关节钢板（彩图见文末）

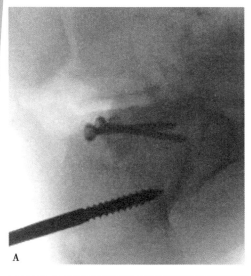
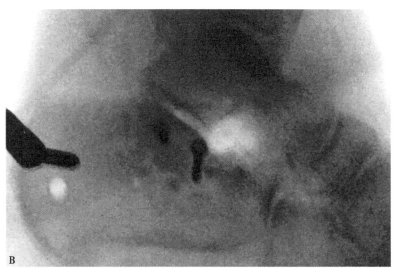
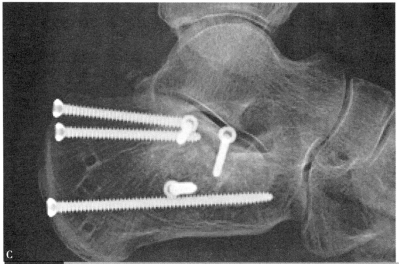
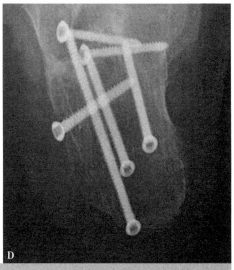

图 25-10　使用跗骨窦入路行有限切开复位内固定。图 A，术中 Broden 位透视显示关节复位情况；图 B，术中侧位透视显示外固定架放置情况；侧位（C）和轴位（D）为术后 6 个月时情况，骨折已愈合

的骨折可以通过跖屈位制动非手术治疗。由于腓肠肌 - 比目鱼肌复合体固有的力量因素，移位的骨折需要切开复位内固定。根据骨折块的大小和骨量，可以使用拉力螺钉或张力带固定。

单独载距突骨折很少见。因平片很难判断，常需要 CT 帮助诊断。涉及后关节面或移位超过 2mm 的载距突骨折需要手术[35]。一项针对 15 例使用内侧入路切开复位内固定治疗载距突骨折的研究发现，所有病例骨折均愈合且位置良好，没有切口并发症[36]。

大部分前结节骨折可以通过石膏或靴子制动非手术治疗。当骨折块超过跟骰关节 25% 时，可以考虑手术治疗[3]。如果骨折块太小或太粉碎，无法切开复位内固定，也可以一期切除。有时也有必要晚期切除因不愈合引起疼痛的小骨块。最近有报道使用关节镜切除有症状的不愈合骨块，效果良好[37]。

并发症

伤口并发症

手术治疗跟骨骨折最常见和最严重的早期并发症就是伤口延迟愈合和感染，有报道在使用扩大外侧入路的病例中，有高达 25% 的发病率[13-15, 17]。尽管做到对软组织肿胀的管理，术中皮瓣的保护，仔细的双层缝合，皮瓣尖部的延迟愈合和坏死仍可能发生。伤口局部护理，使用抗生素，适当手术清创一般有效。小于 5% 的闭合骨折发展成深部感染和骨髓炎。

最近的一项对 490 名跟骨骨折行切开复位内固定治疗的研究发现伤口并发症率为 17.8%[15]。患者相关的危险因素包括：吸烟、糖尿病和 Sanders 分型的骨折。手术相关的危险因素包括：住院医或进修医生在手术室参观、手术时间、估计出血量和术中手术室出现 10 个及以上人员。使用止血带对伤口并发症也有一定的影响，但风险较低。一项早期的研究指出，高 BMI、延迟手术、单层缝合也是皮肤并发症的危险因素[17]。

开放的跟骨骨折比闭合的具有更高的并发症率。最近一项对 115 例开放跟骨骨折的研究发现，浅表感染率为 9.6%，深部感染率为 12.2%，细菌培养阳性的骨髓炎发病率为 5.2%[38]。6 名患者（5.2%）需要截肢。总体的并发症率为 23.5%，比预计的开放骨折的并发症率稍低。一项对 12 例跖内侧开放伤口的跟骨骨折研究发现，其有非常高的并发症率[39]。5 名患者出现感染，3 名需要软组织覆盖手术，3 名出现不愈合，1 名需要膝下截肢。

创伤后关节炎

距下关节的创伤后关节炎是跟骨骨折的常见并发症，无论保守还是手术治疗。高能量损伤造成的移位关节内骨折在受伤瞬间常引起直接的，不可逆的关节软骨损伤，手术时都可见。软骨细胞在撞击时损伤和凋亡的机制已经有阐述[40-43]。如果移位骨折的关节骨块没有解剖复位，远期的关节破坏也将发生。非手术治疗的骨折和手术治疗但关节复位不良会迅速发展成关节炎。一项对危险因素的研究发现有 10% 的晚期距下关节融合率[44]。最能预测远期后遗症的危险因素是基于 Böhler 角和 Sanders 分型的损伤严重程度。非手术治疗与无工伤补偿也提示预后不良和再距下关节融合可能。

因创伤后关节炎疼痛和丧失功能的患者通常需要距下关节融合。一般推荐移除原内固定，行原位融合[45]。一项大的研究调查了跟骨骨折晚期行距下关节融合的患者，其发现伤后行手术治疗的患者比最初保守的患者有更低的伤口并发症和更好的功能疗效[46]。研究者得出结论，由于最初的切开复位内固定恢复了跟骨的形状、力线和高度，即使后期行距下关节融合，此类患者的长期预后也有改善。

跟骨畸形愈合

移位的跟骨骨折非手术治疗常导致有症状的畸形愈合。跟骨高度的丢失引起腓肠肌 - 比目鱼肌复合体短缩，影响踝关节背伸。跟骨结节内翻畸形会影响步态和踝关节稳定性。跟骨增宽会导致腓骨下撞击和腓骨肌腱功能紊乱。

跟骨畸形愈合的分型基于跟骨外侧壁的骨突、距下关节炎和内翻畸形[47]。如果距下关节炎存在，推荐行恢复跟骨高度的融合术。40 例距下关节融合术治疗畸形愈合的研究中，融合率为 93%[48]。功能评分良好，但恢复跟骨高度存在困难。研究者推荐伤后手术来预防跟骨畸形愈合。

一项研究调查了 20 名跟骨畸形愈合患者，他们接受了保留距下关节的跟骨截骨矫形术，结果患者功能评分改善良好且影像学数据也明显改善[49]。平均 34 个月随访时，只有 1 例须行距下关节融合。保留距下关节的截骨矫形术可能是一些跟骨畸形愈合患者的有效治疗方式。

总结

跟骨骨折可能是一种毁灭性的损伤。即使接受了伤后手术，慢性疼痛和残疾仍可能存在。即使对于有经验的术者，手术治疗仍充满挑战，严重的并发症很常见。微创入路目前已展示出良好早期效果和更低的伤口并发症率。需要更多的研究来验证这些新技术是否改善了患者的长期疗效。

（赖良鹏　译）

参考文献

1. van Tetering EA, Buckley RE: Functional outcome (SF-36) of patients with displaced calcaneal fractures compared to SF-36 normative data. *Foot Ankle Int* 2004;25(10):733-738.

2. Potter MQ, Nunley JA: Long-term functional outcomes after operative treatment for intra-articular fractures of the calcaneus. *J Bone Joint Surg Am* 2009;91(8):1854-1860.

   At a mean 12.8-year follow-up, 81 surgically treated calcaneal fractures were retrospectively reviewed with patient-reported functional scores. Level of evidence: III.

3. Sanders R, Clare MP: Fractures of the calcaneus, in Coughlin MJ, Mann RA, Saltzman CL, eds: *Surgery of the Foot and Ankle,* ed 8. Philadelphia, PA, Mosby Elsevier, 2007, pp 2017-2073.

4. Sanders R: Displaced intra-articular fractures of the calcaneus. *J Bone Joint Surg Am* 2000;82(2):225-250.

5. Essex-Lopresti P: The mechanism, reduction technique, and results in fractures of the os calcis. *Br J Surg* 1952;39(157):395-419.

6. Soeur R, Remy R: Fractures of the calcaneus with displacement of the thalamic portion. *J Bone Joint Surg Br* 1975;57(4):413-421.

7. Sanders R: Intra-articular fractures of the calcaneus: Present state of the art. *J Orthop Trauma* 1992;6(2):252-265.

8. Gaskill T, Schweitzer K, Nunley J: Comparison of surgical outcomes of intra-articular calcaneal fractures by age. *J Bone Joint Surg Am* 2010;92(18):2884-2889.

A retrospective review of 175 patients with patient-reported scores and other clinical outcomes found no significant difference based on age group. Level of evidence: III.

9. Thordarson DB, Krieger LE: Operative vs. nonoperative treatment of intra-articular fractures of the calcaneus: A prospective randomized trial. *Foot Ankle Int* 1996;17(1):2-9.

10. Buckley R, Tough S, McCormack R, et al: Operative compared with nonoperative treatment of displaced intra-articular calcaneal fractures: A prospective, randomized, controlled multicenter trial. *J Bone Joint Surg Am* 2002;84(10):1733-1744.

11. Benirschke SK, Sangeorzan BJ: Extensive intraarticular fractures of the foot: Surgical management of calcaneal fractures. *Clin Orthop Relat Res* 1993;292:128-134.

12. Gould N: Lateral approach to the os calcis. *Foot Ankle* 1984;4(4):218-220.

13. Sanders R, Fortin P, DiPasquale T, Walling A: Operative treatment in 120 displaced intraarticular calcaneal fractures: Results using a prognostic computed tomography scan classification. *Clin Orthop Relat Res* 1993;290:87-95.

14. Folk JW, Starr AJ, Early JS: Early wound complications of operative treatment of calcaneus fractures: Analysis of 190 fractures. *J Orthop Trauma* 1999;13(5):369-372.

15. Ding L, He Z, Xiao H, Chai L, Xue F: Risk factors for postoperative wound complications of calcaneal fractures following plate fixation. *Foot Ankle Int* 2013;34(9):1238-1244.

A retrospective review of a large group of patients identified risk factors for development of postoperative wound complications. The overall wound complication rate was 17.8%. Level of evidence: III.

16. Shuler FD, Conti SF, Gruen GS, Abidi NA: Wound-healing risk factors after open reduction and internal fixation of calcaneal fractures: Does correction of Bohler's angle alter outcomes? *Orthop Clin North Am* 2001;32(1):187-192, x.

17. Abidi NA, Dhawan S, Gruen GS, Vogt MT, Conti SF: Wound-healing risk factors after open reduction and internal fixation of calcaneal fractures. *Foot Ankle Int* 1998;19(12):856-861.

18. Bergin PF, Psaradellis T, Krosin MT, et al: Inpatient soft tissue protocol and wound complications in calcaneus fractures. *Foot Ankle Int* 2012;33(6):492-497.

A retrospective study found a decreased time to surgery and a lower complication rate after use of an inpatient soft-tissue protocol. Level of evidence: III.

19. Gardner MJ, Nork SE, Barei DP, Kramer PA, Sangeorzan BJ, Benirschke SK: Secondary soft tissue compromise in tongue-type calcaneus fractures. *J Orthop Trauma* 2008;22(7):439-445.

A retrospective study of 127 patients found a 21% rate of posterior skin compromise in 139 tongue-type fractures. Level of evidence: III.

20. Tornetta P III: The Essex-Lopresti reduction for calcaneal fractures revisited. *J Orthop Trauma* 1998;12(7):469-473.

21. Buch BD, Myerson MS, Miller SD: Primary subtaler arthrodesis for the treatment of comminuted calcaneal fractures. *Foot Ankle Int* 1996;17(2):61-70.

22. Huefner T, Thermann H, Geerling J, Pape HC, Pohlemann T: Primary subtalar arthrodesis of calcaneal fractures. *Foot Ankle Int* 2001;22(1):9-14.

23. Schepers T: The primary arthrodesis for severely comminuted intra-articular fractures of the calcaneus: A systematic review. *Foot Ankle Surg* 2012;18(2):84-88.

A systematic review of published studies found high union rates and good outcomes after primary arthrodesis for severely comminuted intra-articular calcaneal fractures. Level of evidence: II.

24. Potenza V, Caterini R, Farsetti P, Bisicchia S, Ippolito E: Primary subtalar arthrodesis for the treatment of comminuted intra-articular calcaneal fractures. *Injury* 2010;41(7):702-706.

The short-term and midterm results of seven patients with primary subtalar arthrodesis for a Sanders type IV fracture were reported. Level of evidence: IV.

25. Nosewicz T, Knupp M, Barg A, et al: Mini-open sinus tarsi approach with percutaneous screw fixation of displaced calcaneal fractures: A prospective computed tomography-based study. *Foot Ankle Int* 2012;33(11):925-933.

Good to excellent functional and radiographic outcomes were found in 16 of 19 patients (19 fractures). Level of evidence: IV.

26. Magnan B, Bortolazzi R, Marangon A, Marino M, Dall'Oca C, Bartolozzi P: External fixation for displaced intra-articular fractures of the calcaneum. *J Bone Joint Surg Br* 2006;88(11):1474-1479.

27. Tomesen T, Biert J, Frölke JP: Treatment of displaced intra-articular calcaneal fractures with closed reduction and percutaneous screw fixation. *J Bone Joint Surg Am* 2011;93(10):920-928.

A retrospective review of 37 patients found fairly good functional outcomes, although 46% of patients required removal of painful hardware. Level of evidence: IV.

28. DeWall M, Henderson CE, McKinley TO, Phelps T, Dolan L, Marsh JL: Percutaneous reduction and fixation of displaced intra-articular calcaneus fractures. *J Orthop Trauma* 2010;24(8):466-472.

In a retrospective review, patients treated with percutaneous reduction had a lower incidence of deep infection than those treated with open reduction and internal fixation. Level of evidence: III.

29. Weber M, Lehmann O, Sägesser D, Krause F: Limited open reduction and internal fixation of displaced intra-articular fractures of the calcaneum. *J Bone Joint Surg Br* 2008;90(12):1608-1616.

In a retrospective review, 24 patients treated with limited open reduction and internal fixation of a displaced intra-articular fracture of the calcaneum were compared with 26 patients treated with the extensile lateral approach. Level of evidence: III.

30. Kline AJ, Anderson RB, Davis WH, Jones CP, Cohen BE: Minimally invasive technique versus an extensile lateral approach for intra-articular calcaneal fractures. *Foot Ankle Int* 2013;34(6):773-780.

A lower rate of wound complications (6% versus 29%) was found in patients treated using a minimally invasive technique rather than an extensile lateral approach. Level of evidence: III.

31. Femino JE, Vaseenon T, Levin DA, Yian EH: Modification of the sinus tarsi approach for open reduction and plate fixation of intra-articular calcaneus fractures: The limits of proximal extension based upon the vascular anatomy of the lateral calcaneal artery. *Iowa Orthop J* 2010;30:161-167.

Thirteen patients were treated using the sinus tarsi approach and followed for complications. A cadaver study defined the relevant vascular anatomy. Level of evidence: IV.

32. Schepers T, Ginai AZ, Van Lieshout EM, Patka P: Demographics of extra-articular calcaneal fractures: Including a review of the literature on treatment and outcome. *Arch Orthop Trauma Surg* 2008;128(10):1099-1106.

Demographic factors in intra-articular and extra-articular calcaneal fractures were compared. Level of evidence: III.

33. Hess M, Booth B, Laughlin RT: Calcaneal avulsion fractures: Complications from delayed treatment. *Am J Emerg Med* 2008;26(2):e1-e4.

Skin necrosis occurred after three calcaneal avulsion fractures because of a delay in treatment. Level of evidence: IV.

34. Lee SM, Huh SW, Chung JW, Kim DW, Kim YJ, Rhee SK: Avulsion fracture of the calcaneal tuberosity: Classification and its characteristics. *Clin Orthop Surg* 2012;4(2):134-138.

Calcaneal avulsion fractures in 20 patients were retrospectively reviewed, and a classification system was developed. Level of evidence: III.

35. Clare MP: Occult injuries about the subtalar joint, in Nunley J, Pfeffer GB, Sanders R, Trepman E, eds: *Advanced Reconstruction: Foot and Ankle*. Rosemont, IL, American Academy of Orthopaedic Surgeons, 2004, pp 385-391.

36. Della Rocca GJ, Nork SE, Barei DP, Taitsman LA, Benirschke SK: Fractures of the sustentaculum tali: Injury characteristics and surgical technique for reduction. *Foot Ankle Int* 2009;30(11):1037-1041.

A review of 19 surgically treated fractures of the sustentaculum tali found that open reduction and internal fixation through a medial approach was reliable and safe. Level of evidence: IV.

37. Lui TH: Endoscopic excision of symptomatic nonunion of anterior calcaneal process. *J Foot Ankle Surg* 2011;50(4):476-479.

This is a case report of symptomatic nonunion of an anterior process fracture treated with arthroscopic and endoscopic techniques.

38. Wiersema B, Brokaw D, Weber T, et al: Complications associated with open calcaneus fractures. *Foot Ankle Int* 2011;32(11):1052-1057.

A review of 127 open calcaneal fractures found an overall complication rate of 23.5%, which was lower than rates previously reported for open fractures. Level of evidence: III.

39. Firoozabadi R, Kramer PA, Benirschke SK: Plantar medial wounds associated with calcaneal fractures. *Foot Ankle Int* 2013;34(7):941-948.

Twelve open calcaneal fractures with a plantar medial wound were reviewed for complications and healing. Level of evidence: IV.

40. Borrelli J Jr, Silva MJ, Zaegel MA, Franz C, Sandell LJ: Single high-energy impact load causes posttraumatic OA in young rabbits via a decrease in cellular metabolism. *J Orthop Res* 2009;27(3):347-352.

A basic science study found that a single-impact load could lead to posttraumatic arthritis in rabbits by disrupting the extracellular matrix and causing a decrease in chondrocyte metabolism.

41. Borrelli J Jr, Tinsley K, Ricci WM, Burns M, Karl IE, Hotchkiss R: Induction of chondrocyte apoptosis following impact load. *J Orthop Trauma* 2003;17(9):635-641.

42. Borrelli J Jr, Torzilli PA, Grigiene R, Helfet DL: Effect of impact load on articular cartilage: Development of an intra-articular fracture model. *J Orthop Trauma* 1997;11(5):319-326.

43. Torzilli PA, Grigiene R, Borrelli J Jr, Helfet DL: Effect of impact load on articular cartilage: Cell metabolism and viability, and matrix water content. *J Biomech Eng* 1999;121(5):433-441.

44. Csizy M, Buckley R, Tough S, et al: Displaced intra-articular calcaneal fractures: Variables predicting late subtalar fusion. *J Orthop Trauma* 2003;17(2):106-112.

45. Flemister AS Jr, Infante AF, Sanders RW, Walling AK: Subtalar arthrodesis for complications of intra-articular calcaneal fractures. *Foot Ankle Int* 2000;21(5):392-399.

46. Radnay CS, Clare MP, Sanders RW: Subtalar fusion after displaced intra-articular calcaneal fractures: Does initial operative treatment matter? *J Bone Joint Surg Am* 2009;91(3):541-546.

A study of patients undergoing subtalar fusion found that patients initially treated with open reduction and internal fixation had better functional outcomes and fewer wound complications than those initially treated nonsurgically. Level of evidence: III.

47. Stephens HM, Sanders R: Calcaneal malunions: Results of a prognostic computed tomography classification system. *Foot Ankle Int* 1996;17(7):395-401.

48. Clare MP, Lee WE III, Sanders RW: Intermediate to long-term results of a treatment protocol for calcaneal fracture malunions. *J Bone Joint Surg Am* 2005;87(5):963-973.

49. Yu GR, Hu SJ, Yang YF, Zhao HM, Zhang SM: Reconstruction of calcaneal fracture malunion with osteotomy and subtalar joint salvage: Technique and outcomes. *Foot Ankle Int* 2013;34(5):726-733.

A review of 26 calcaneal malunions treated with osteotomy and preservation of the subtalar joint found that functional and radiographic outcomes were satisfactory, with a relatively low complication rate. Level of evidence: IV.

第 26 章
中 足 损 伤

David I Pedowitz, MS, MD   Steven M. Raikin, MD

简介

中足损伤包括近端的舟楔关节至远端的跖跗关节（TMT）损伤。此种损伤包括的范围相当大：从运动场上所受的轻微扭伤至交通伤所致的严重挤压伤。一些患者年龄较小但骨骼已成熟；其他的年龄较大但骨量较差。当处理这些复杂损伤时，谨记以上区别非常重要。

舟骨骨折

尽管舟骨骨折不常见，但理解和认识它非常重要。舟骨在足部与四块骨头相关节，为胫后肌腱的主要附着点，对中足运动非常重要。舟骨因其船样的形态而得名，在距舟关节水平从内到外呈凸型，从背侧到跖侧呈凹型，在舟楔关节处则凸起。舟骨代表了一段移行区，从活动的，允许整个足以距骨为中心旋转的距舟关节到僵硬的舟楔关节。从单纯的背侧和内侧撕脱骨折到体部骨折和应力性骨折都算舟骨骨折。所有这些骨折，如果漏诊，可能会导致中足病变。

撕脱骨折

背侧关节囊撕脱骨折是最常见的舟骨骨折，通常是突然跖屈损伤或踝关节扭伤引起。典型的，对强韧的距舟背侧韧带的创伤导致一小块骨头的撕脱。此类骨折是相对良性的，可通过行走靴制动 6～8 周或到患者没有症状为止（图 26-1）。传统上认为，短期的制动治疗仅轻度影响功能，而如果制动后有疼痛持续，可行骨块切除[1]。另一项推荐是如果有显著的肿胀和淤青，行短期制动并避免负重以供相关韧带足够的时间恢复[2]。如果撕脱骨折位于舟骨关节面的重要区域，为减轻症状，降低创伤后关节炎和继发的中跗关节半脱位可能，常需要切开复位内固定。但不幸的是，目前并没有确凿的标准定义多大范围的舟骨背侧受累需要手术治疗。

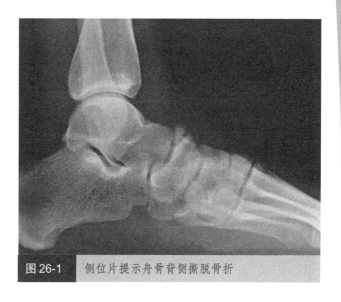

图 26-1　侧位片提示舟骨背侧撕脱骨折

舟骨结节的撕脱骨折是中足暴力外翻引起的。外翻暴力使胫后肌腱止点、胫舟韧带（三角韧带最前部分）、足底跟舟弹簧韧带处于张力下。由于胫后肌腱在中足跖侧广泛的止点，此肌腱通常不会完全撕脱，因此典型的结节骨折移位很少见。这类骨折通常引起内侧疼痛和淤青，在常规足部 X 片上很容易判断。行走靴制动 4～6 周。如果有症状性不愈合，相比内固定，更适合做切除（Kidner 术式）。因有不愈合的风险，一些研究者推荐对超过 5mm 移位的骨折行内固定[2]。

急性骨折应当与Ⅱ型副舟骨相鉴别。此类副舟骨和相应的舟骨内侧边缘更圆滑。这类病例采用类似的治疗方式，但也需根据患者的症状严重程度做分析。

舟骨体骨折

舟骨体骨折因舟骨处于多枚骨头之间的稳定性而很少见。此类骨折常由高能量损伤造成，如高处坠落或轴向暴力。分型基于骨折的形态：Ⅰ型骨折是冠状位的骨折，没有中足的力线异常；Ⅱ型是最常见的类型，有背外侧至跖内侧的骨折线，且外侧骨块背侧移位；Ⅲ型是舟骨体中央或外侧粉碎骨折（图 26-2）。

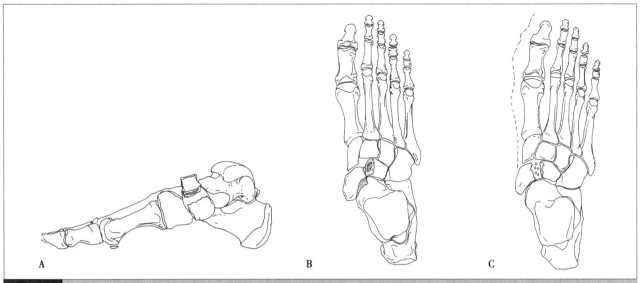

图 26-2 展示 3 种舟骨骨折的示意图。图 A，Ⅰ型在侧位片中最好判断。骨折线位于冠状面，没有中足不稳定，背侧移位程度不一；图 B，Ⅱ型骨折在足正位或斜位片中最好判断。骨折线背外侧至跖内侧，并因胫后肌腱有内侧移位；图 C，Ⅲ型在正位片中最好判断，有中央的粉碎和足外翻成角，后者通过内侧柱与虚线展示的正常力线对比可见

足经粉碎部位塌陷成外展状态。许多研究者认为移位的，粉碎的骨折（Ⅱ型和Ⅲ型）和较大的骨折块适用于内固定治疗。如同其他足踝部创伤一样，需要考虑到软组织的完整性和适合性，一般手术需要在伤后 1～2 周进行。临时跨关节外固定架在非常不稳定状态下可以使用。CT 在术前了解骨折块解剖形态，特别是合并跗横和距跗损伤时非常重要。

手术常通过胫前与胫后肌腱之间的背侧入路完成，这有利于直视和评估。大隐静脉和隐神经在浅层剥离时需要保护。因为舟骨的外侧部分较难完整暴露，通常切口紧邻胫前肌腱内侧而不是靠近胫后肌腱。

简单的骨折通过螺钉骨折可完成。螺钉需要从内向外或从外向内植入，具体根据何种情况下固定更坚强。如果骨折粉碎，可使用仅固定舟骨的锁定或小钢板或临时的跨关节的内侧柱桥接钢板[3-5]。复位骨折块可能需要用到小外固定架或克氏针撑开器，这些设备能消除致舟骨畸形暴力，也能改善直视。

在这些损伤后可能会出现骨坏死，晚期可能引起内侧柱塌陷。创伤后关节炎的症状可通过鞋调整，定制的鞋垫或坚硬的或摇椅样衬垫的鞋控制症状。一些患者需要晚期行距舟、舟楔或内侧柱融合。

应力性骨折

历史上曾认为舟骨因中央 1/3 相对缺血，特别易于应力性骨折。最近的动脉解剖研究提示，相比之

前观点，生物力学和其他临床因素在应力性骨折中扮演更重要的因素[6]。过量的活动后，此区域经历相当大的压力，此压力可导致骨挫伤、应力反应、应力性骨折和舟骨完全骨折等应力性反应。诊断常因症状隐匿、模糊或与扭伤类似而耽误。常在数周甚至数月的持续活动后骨折才被诊断。患者在中足的定位痛比较差，通常无法完成蹦跳试验，此试验需要用受累前足蹦跳完成。需要仔细阅读足部平片来检查应力性骨折的证据。平片通常正常，但需要高度怀疑且用 MRI 判断。MRI 比 CT 更佳，因为后者只能判断出皮质不连续的骨折。

治疗包括避免负重到早期手术干预。使用部分负重的任何治疗比完全免负重或早期手术治疗的病例疗效都差，因此不应当推荐部分负重。尽管对于竞技运动员来说，手术治疗可能是首选的治疗方式，但免负重和早期手术治疗在普通大众中有类似的疗效[7, 8]。

骰骨和楔骨骨折

骰骨骨折

通过与跟骨前结节和第四、第五跖骨基底相关节，骰骨连接着前足外侧和后足。内侧柱相对僵硬。相反的，外侧柱活动度相当大，能适应不平地面和地面反应力。因其周围的骨性保护，骰骨骨折相对少见。患者通常主诉足外侧疼痛且无法负重。外侧、

中足跖侧或后足淤青常见。平片通常就可以诊断，但 CT 或 MRI 对手术计划和评估是否合并其他中足病变很有帮助。

撕脱骨折和压缩骨折是骰骨骨折两种最主要的骨折类型。撕脱骨折更为常见，可见于足或踝轻到中度的扭伤。此损伤源自关节囊撕脱，可通过改良的负重骨折靴非手术治疗，只要症状许可。轻度或无移位的骰骨骨折也可以非手术治疗，4～6 周免负重。

尽管移位的骰骨骨折很少需要手术，但它们通常合并更严重的骨性和软组织中足 Lisfranc 损伤。移位的骨折常由跖屈外翻位时直接撞击或轴向暴力造成。在另一种情况中，骰骨被四五跖骨基底和跟骨前结节挤压，产生类似坚果被钳夹碎裂的情况，也因此叫做"胡桃夹"骨折[9]。在这类挤压伤中，外侧柱被挤压，失去长度而变短（图 26-3）。其有非常高的塌陷风险和致痛畸形愈合可能，因此常推荐手术[10]。但目前并没有关于多大程度的外侧柱短缩需要急诊外固定架手术的研究[11]。

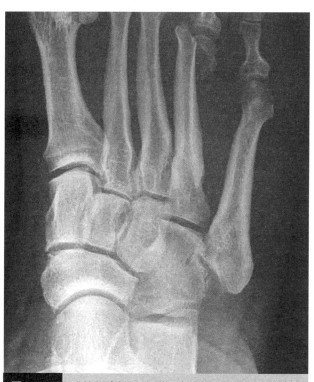

图 26-3　足斜位片提示骰骨压缩骨折，合并第五跖跗关节外侧脱位

手术方式包括内固定并使用骨移植，桥接钢板固定和外固定架固定。很少使用关节融合术，但若关节面难以重建，可以考虑此方法。尽管缺乏对压缩骨折手术治疗的长期随访的大宗病例研究，但及时手术治疗的重要性已经通过中期疗效研究得到强调，这类研究发现，持续性症状通常是由相关的中足损伤造成[12]。

楔骨骨折

楔骨是处于舟骨与内侧三跖骨基底间相对稳定的骨头。强韧的跗骨间韧带只允许楔骨轻微的活动。相应的，移位骨折很少见，而一旦出现，则提示有更凶险的其他中足损伤。受伤通常由直接暴力引起，患者主诉中足中央到内侧的广泛疼痛。应摄取平片，但因平片有骨性重叠影响，为评估轻微骨折，也常需要 MRI 或 CT。无移位的骨折通常用行走靴和改良负重靴治疗，只要症状许可。移位的骨折有时需要内固定，如果合并跖跗关节损伤，可以一期融合。

跖跗关节骨折

跖跗关节损伤可以是韧带损伤、骨折或两者均有。Jacques Lisfranc de St. Martin 在 1815 年报道了一名士兵在下马时被足蹬扭伤后，发生了跖跗关节的骨折脱位。此类损伤过去通常截肢治疗。关于此病，过去的描述与当前的理解大相径庭。尽管如此，跖跗关节也常被称为 Lisfranc 关节，而跖跗关节损伤和 Lisfranc 损伤也常通用。

解剖

跖跗关节复合体包含足纵弓和横弓的一部分，通过强韧的跖侧韧带和相对薄弱的背侧韧带稳定连接。在冠状位上，其内在稳定性由第二跖骨基底特殊的位置所提供，其向近端插入内侧和外侧楔骨之间。在水平位上，跖骨基底特殊的楔形样结构和其对应的楔骨提供了骨性的匹配，使横弓得以维持并提供巨大的稳定性。

稳定跖跗关节的韧带包括背侧、跖侧和骨间韧带。骨间韧带是其中最强的，它存在于外侧四根跖骨基底之间，但在第一、第二跖骨间却缺如。第一序列通过 Lisfranc 韧带连接至第二跖跗关节复合体，此韧带从第二、第三跖骨基底的内侧至内侧楔骨，其跖侧部分最强，最中足稳定性最为重要[13]。

这些关节活动量很小，但跖跗关节为胫前和胫后肌腱提供了坚强的骨性附着点，包含足背动脉、静脉及腓深神经的血管神经束就走形于踇长伸肌腱外、第二跖跗关节背侧。

病史和体格检查

无神经疾病的 Lisfranc 损伤患者通常主诉肿胀和中足疼痛,且因疼痛难以负重。此损伤可由低或高能量暴力直接或间接作用于中足引起。常见于交通伤时,中足遭遇暴力创伤或在巨大负荷下挤压伤。低能量的体育运动中,通常在中足过度背伸时由扭伤混合轴向负荷致伤。为简化对 Lisfranc 损伤的认识,将其按直接和间接损伤分类。直接损伤由通常来自背侧,恰好作用于跖跗关节复合体的负荷引起。由于覆盖跖跗关节的软组织非常薄,对合并的软组织损伤一定要有足够的认识,以免骨筋膜室综合征。间接损伤比直接损伤更常见,由中足跖屈位时扭转混合轴线负荷引起。间接损伤常在足球或美式足球运动时发生,有时也见于踏空楼梯。

由于引起跖跗关节损伤有众多的机制和巨大变异的暴力,对创伤后中足疼痛的患者应高度怀疑此病。严重的损伤可以通过肿胀的严重程度和明显的移位轻易诊断。跖侧淤青是中足损伤的一个主要特点,提示需要进一步检查(图 26-4)。有时,轻微的损伤只引起轻度的肿胀和疼痛。病史和体格检查提示 Lisfranc 损伤可能的都应接受及时的影像学检查。

诊断研究

应当摄取患侧与健侧的负重平片。虽然因疼痛负重片难以获取,但因内侧楔骨与第二跖骨基底间的不稳定在非负重片中不太明显而很有必要(图 26-5)。如果平片模棱两可难以诊断,需要 CT 来判断骨性损伤和其他相关骨折。三维重建 CT 对判断损伤的形态很有帮助(图 26-6)。MRI 对诊断轻微的韧带损伤,如 Lisfranc 撕脱或拉伤,骨挫伤或隐匿性骨折非常有用。MRI 对中足不稳定有很高的判断价值(图 26-7)[14]。

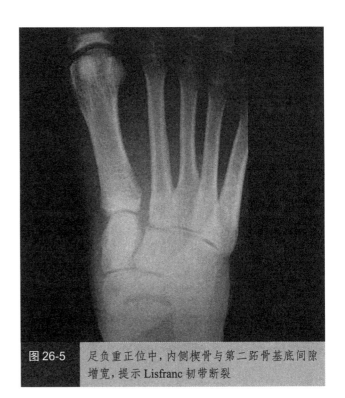

图 26-5　足负重正位中,内侧楔骨与第二跖骨基底间隙增宽,提示 Lisfranc 韧带断裂

在足负重正位片中,第二跖骨基底的内侧缘应当与中间楔骨的内侧缘在一条线上。如果关系不对,则提示强韧的跖侧 Lisfranc 损伤断裂。在足斜位片中,第四跖骨基底内侧缘应当与骰骨内侧缘平齐。在侧位片中,相对各自的楔骨或骰骨,跖骨不应当有背侧或跖侧半脱位。跖骨基底的任何背侧移位都是异常的,需要与跖跗关节复合体创伤后或退变性肿块鉴别。在平片或 CT 中如见到斑片征,则提示 Lisfranc 韧带在第二跖骨基底内侧起点的撕脱骨折(图 26-8)。由于骨 - 骨比腱 - 骨愈合更可靠,常认为斑片征提示更好的预后。

图 26-4　展示患者跖侧淤青的照片,在严重的中足损伤或中足复合体单独的低能量损伤中常见(彩图见文末)

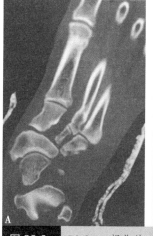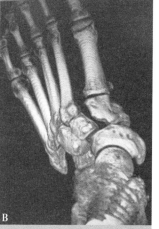

图 26-6　Lisfranc 损伤的 CT。图 A, 含楔骨外侧移位的同侧脱位; 图 B, 此脱位的三维重建提示第四、第五跖骨的完全脱位, 内侧楔骨相对舟骨外侧移位

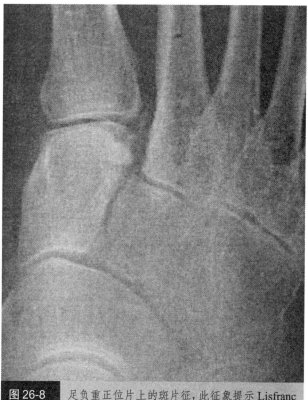

图 26-8　足负重正位片上的斑片征, 此征象提示 Lisfranc 韧带起点的撕脱

便、治疗指导具可重复性与预后判断。由 Quenu 和 Kuss[15] 最初提出的一个分型系统基于足的三柱理论 (图 26-9)。内侧柱包括第一跖骨、内侧楔骨和舟骨关节面; 中间柱包含第二、第三跖骨, 中间和外侧楔骨和对应的舟骨关节面; 外侧柱则包含第四、第五跖骨和骰骨。A 型损伤整体不匹配, 同侧移位; B 型损伤部分不匹配, 部分同侧移位; C 型损伤为分离损伤, 部分或完全移位。尽管临床上此分类使用起来较麻烦, 但对于描述此类损伤, 其能提供有效的标准的术语。

治疗

治疗任何 Lisfranc 损伤的重要目标就是活动无痛的、耐用的和稳定的跖行足。而想要获得此目标, 需要通过解剖复位和恰当的制动来保证其稳定性。

如果患者压痛点位于此区域上, 足负重片正常, MRI 提示 Lisfranc 韧带异常, 那损伤可能仅限于背侧韧带。跖侧韧带完整的情况下, 恰当的治疗方式为休息和使用行走靴或支具制动, 通常 4～6 周时, 只要症状减轻便可以负重。行物理治疗对巩固和步态训练有帮助。在使用行走靴后, 许多患者在穿伤前的鞋垫前, 都愿意使用较硬的衬垫或碳纤维鞋垫来限制中足活动。

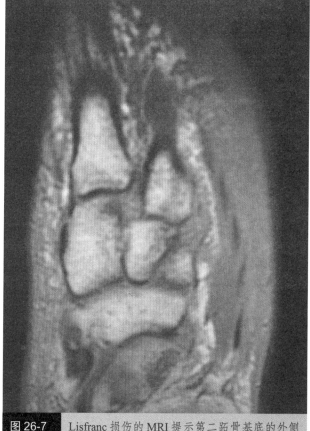

图 26-7　Lisfranc 损伤的 MRI 提示第二跖骨基底的外侧偏移

分型

将 Lisfranc 损伤分类并进行相应的治疗非常困难, 因为损伤严重程度变异很大以及软组织条件不一。没有任何单一的分型方案能恰当地平衡使用方

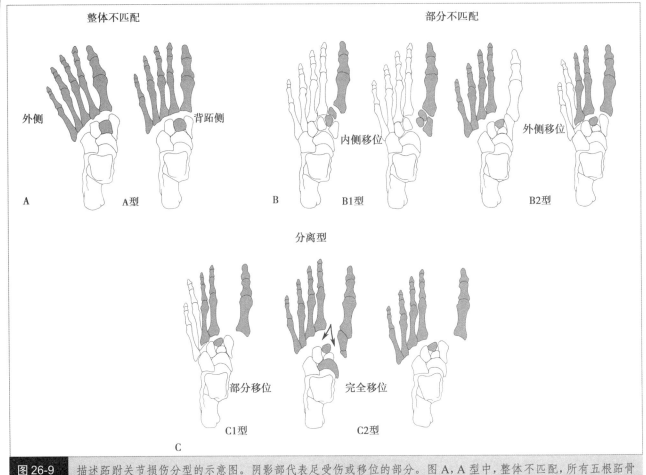

图 26-9 描述跖跗关节损伤分型的示意图。阴影部代表足受伤或移位的部分。图 A, A 型中, 整体不匹配, 所有五根跖骨移位, 伴或不伴第二跖骨基底骨折。常见的移位方向为外侧或背外侧, 跖骨们作为一个整体同时移位。A 型损伤是同侧的; 图 B, B 型中, 1 个或以上关节保持完整。B1 代表部分不匹配, 内侧移位; B2 代表部分不匹配, 外侧移位。第一跖跗关节可能受累; 图 C, C 型为分离性, 部分(C1)或完全(C2)移位。C2 中的箭头代表经足的暴力, 引起分离

难以获得或维持解剖复位并稳定的 Lisfranc 复合体导致过早的中足足弓塌陷和退行性关节炎[16]。对于引起中足不稳定的损伤, 如移位骨折或内侧楔骨相对第二、第三跖骨基底移位等, 常建议行手术稳定治疗。对于手术治疗 Lisfranc 损伤的最佳一期治疗, 始终存在争议。可以用穿关节螺钉和(或)钢针行切开复位内固定, 也可以使用桥接钢板和螺钉行切开复位内固定, 还可以一期中足融合(图 26-10)。对于有严重软组织损伤的病例, 因不切开难以解剖复位, 也可以选择跨关节外固定架或钢针行闭合复位加固定[17]。

手术结果与预后

支持切开复位内固定的人认为, 维持中足关节的活动对良好的长期功能和避免临近关节退变是必需的。一项研究对 30 名 Lisfranc 损伤解剖复位的疗效进行研究, 28 名功能结果良好[18]。但是对移位的 Lisfranc 行解剖复位后, 11 名患者中没有 1 人在步态分析时有正常的步态[19]。对于内植物的类型和放置, 目前并没有统一的认识。有两个方法可以使用: 穿关节螺钉固定或背侧钢板固定。推荐行穿关节固定的人认为关节加压与力线控制用此方法很容易达到, 必要时, 螺钉可以轻松的经皮取出。这些术者认为取出背侧钢板较难, 且增加了行再次取板手术可能。而偏好背侧钢板的术者相信, 穿关节螺钉不融合关节会引起关节软骨明显损伤, 会导致中足过早的创伤后关节炎。需要注意的是, 尸体研究已经证实穿关节螺钉固定和桥接钢板固定对维持复位具有类似的生物力学强度[20]。

支持行一期中足融合的术者注意到中足的内侧柱相比外侧, 内在具有更好的稳定和更少的活动, 因此, 融合后并不会丢失多少活动。一项对 41 例亚

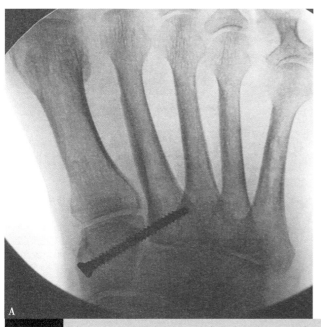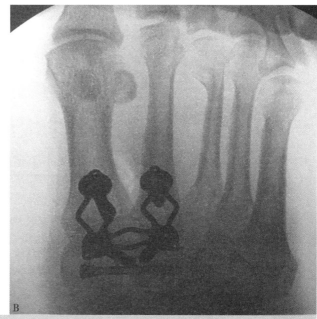

图26-10 单纯Lisfranc不稳定行切开复位内固定（A）和内侧柱一期融合（B）的术中透视影像

急性，纯Lisfranc韧带损伤的前瞻随机研究发现，一期融合组的AOFAS中足评分明显优于切开内固定组[21]。在平均46个月随访时，融合患者认为他们的功能恢复到伤前92%，而切开复位组为65%。5名行切开复位的患者后期因持续性疼痛、畸形或关节炎，接受了融合术。一项类似的前瞻随机研究中，40名患者接受了切开复位内固定或融合治疗Lisfranc骨折和（或）韧带损伤，在术后2年时，使用SF-36或骨骼肌肉功能简评系统（Short Musculoskeletal Function Assessment）做评估，两组间没有显著性差异[22]。一项对此类患者电话调查发现，在53个月平均随访时，就满意率来说，两组间没有差异。但行切开复位内固定的患者中，有78.6%需要再次手术（包括取出穿关节螺钉），而融合组仅为16.7%[22]。

足的骨筋膜室综合征

尽管足的骨筋膜室综合征不常见，但对中足的严重创伤可能导致筋膜室内压力增高，如果没有判断出，可导致超过原始创伤的软组织损伤。最近发现足的骨筋膜室综合征在挤压机制合并前足损伤时容易出现[23]。一项研究发现Lisfranc损伤在造成足的骨筋膜室综合征的原因中占到2/3[24]。

骨筋膜室综合征因在闭合的筋膜间室内，压力不断增高，超过组织毛细血管压，进而导致组织低灌注引起。足可以分为9个间室，跖侧有内、外和中

央/浅表间室。跖骨干之间有4个间室，前足近端有内收肌间室。后足有1个跟骨间室。中央间室又由隔膜分为浅表和深部间室。浅表间室包含趾短屈肌、深部间室包含跖方肌和跖外侧神经。深部间室直接与小腿后方深部间室相通。

严重的直接暴力或挤压伤是许多骨筋膜室综合征的病因。在严重的足部创伤时，因很难判断疼痛是源自原始损伤还是持续增高的间室内压力，与损伤不成比例的疼痛、被动活动趾疼痛等典型的症状和体征对诊断没有多大帮助。可以通过直接测量间室内压力诊断，如果压力超过30mmHg或舒张压10～30mmHg内就可以诊断。可通过背侧双切口完成减压：内侧切口位于一二跖骨间，第二个切口位于四五跖骨间。如要行中央和骨间间室的减压，可能需要内侧切口。如果骨筋膜室综合征是由巨大皮下血肿引起，可使用馅饼皮皮肤切口技术。反复的冲洗和清创，如果软组织肿胀限制一期闭合伤口，可考虑二期闭合伤口或植皮。漏诊的骨筋膜室综合征会导致缺血性挛缩，复杂局部疼痛综合征和永久的功能丧失。因此，对严重挤压和（或）创伤性中足损伤伴深度肿胀的患者，应高度怀疑骨筋膜室综合征。

总结

中足存在无数的损伤。从轻微的扭伤到应力性骨折，到高能量骨折脱位和骨筋膜室综合征。正因

为其临床表现和严重度变化范围大，评估的医生需要对此高度警惕以降低漏诊的可能。只有损伤被判断后，才能依据目前已有的最好的临床证据和数据去选择最佳的治疗方案。

（赖良鹏 译）

参考文献

1. Chapman M: Fractures and fracture dislocations of the ankle and foot, in Mann RA, ed: *DuVries' Surgery of the Foot,* ed 4. St Louis, MO, Mosby,1978.

2. Jackson JB, Ellington JK, Anderson RB: Fractures of the midfoot and forefoot, in Coughlin MJ, Saltzman CL, Anderson RB, eds: *Mann's Surgery of the Foot and Ankle,* ed 9. Philadelphia, PA, Mosby-Elsevier, 2014, pp 2154-2186.

3. Cronier P, Frin JM, Steiger V, Bigorre N, Talha A: Internal fixation of complex fractures of the tarsal navicular with locking plates: A report of 10 cases. *Orthop Traumatol Surg Res* 2013;99(4, suppl):S241-S249.

   A prospective case study found successful union of comminuted navicular fractures treated with locked plates.

4. Evans J, Beingessner DM, Agel J, Benirschke SK: Minifragment plate fixation of high-energy navicular body fractures. *Foot Ankle Int* 2011;32(5):S485-S492.

   Minifragment plate fixation of navicular body fractures in 24 patients led to union of all fractures, although 4 (17%) underwent hardware removal.

5. Schildhauer TA, Nork SE, Sangeorzan BJ: Temporary bridge plating of the medial column in severe midfoot injuries. *J Orthop Trauma* 2003;17(7):513-520.

6. McKeon KE, McCormick JJ, Johnson JE, Klein SE: Intraosseous and extraosseous arterial anatomy of the adult navicular. *Foot Ankle Int* 2012;33(10):857-861.

   A cadaver study of the intraosseous and extraosseous blood supply to the navicular using latex injection found dense posterior tibial and dorsalis pedis contributions to an extensive intraosseous vascular network.

7. Mann JA, Pedowitz DI: Evaluation and treatment of navicular stress fractures, including nonunions, revision surgery, and persistent pain after treatment. *Foot Ankle Clin* 2009;14(2):187-204.

   A systematic review of the literature regarding evaluation, management, and results of navicular stress fractures is presented. Although there is a frequent delay in diagnosis and difficulty in selecting the proper imaging techniques for these fractures, there are good results with surgical management.

8. Torg JS, Moyer J, Gaughan JP, Boden BP: Management of tarsal navicular stress fractures: Conservative versus surgical treatment: A meta-analysis. *Am J Sports Med* 2010;38(5):1048-1053.

   A systematic review of the literature found that nonsurgical management without weight bearing should be considered the standard of care for navicular stress fractures. No advantage was found to surgical treatment over no weight bearing, and a statistical trend favored no weight bearing over surgery.

9. Hermel MB, Gershon-Cohen J: The nutcracker fracture of the cuboid by indirect violence. *Radiology* 1953;60(6):850-854.

10. Brunet JA, Wiley JJ: The late results of tarsometatarsal joint injuries. *J Bone Joint Surg Br* 1987;69(3):437-440.

11. Borrelli J Jr, De S, VanPelt M: Fracture of the cuboid. *J Am Acad Orthop Surg* 2012;20(7):472-477.

    The natural history, evaluation, and management of cuboid fractures were described, including surgical technique.

12. Weber M, Locher S: Reconstruction of the cuboid in compression fractures: Short to midterm results in 12 patients. *Foot Ankle Int* 2002;23(11):1008-1013.

13. Kaar S, Femino J, Morag Y: Lisfranc joint displacement following sequential ligament sectioning. *J Bone Joint Surg Am* 2007;89(10):2225-2232.

14. Raikin SM, Elias I, Dheer S, Besser MP, Morrison WB, Zoga AC: Prediction of midfoot instability in the subtle Lisfranc injury: Comparison of magnetic resonance imaging with intraoperative findings. *J Bone Joint Surg Am* 2009;91(4):892-899.

    MRI was found to be accurate for detecting traumatic Lisfranc ligament injuries and predicting Lisfranc joint complex instability when the plantar Lisfranc ligament bundle was used as a predictor. The usefulness of MRI for the diagnosis of an injury to the Lisfranc and adjacent ligaments was assessed.

15. Quenu E, Kuss G: Etude sur les luxations du metatarse (luxations metatarsotarsiennes) du diastasis entre le 1er et le 2e metatarsien. *Rev Chir* 1909;39:281-336, 720-791, 1093-1134.

16. Myerson MS, Fisher RT, Burgess AR, Kenzora JE: Fracture dislocations of the tarsometatarsal joints: End results correlated with pathology and treatment. *Foot Ankle* 1986;6(5):225-242.

17. Schepers T, Oprel PP, Van Lieshout EM: Influence of approach and implant on reduction accuracy and stability in lisfranc fracture-dislocation at the tarsometatarsal joint. *Foot Ankle Int* 2013;34(5):705-710.

    The authors looked at 28 patients with Lisfranc injuries treated either closed or open Kirschner wire fixation alone or open with Kirschner wires, screws, and/or plates. Open reduction and internal fixation with screws or plate resulted in better reduction and better maintenance of reduction in both low- and high-energy Lisfranc injuries. Level of evidence: III.

18. Arntz CT, Veith RG, Hansen ST Jr: Fractures and fracture-dislocations of the tarsometatarsal joint. *J Bone Joint Surg Am* 1988;70(2):173-181.

19. Wiss DA, Kull DM, Perry J: Lisfranc fracture-dislocations of the foot: A clinical-kinesiological study. *J Orthop Trauma* 1987;1(4):267-274.

第六部分 创 伤

20. Alberta FG, Aronow MS, Barrero M, Diaz-Doran V, Sullivan RJ, Adams DJ: Ligamentous Lisfranc joint injuries: A biomechanical comparison of dorsal plate and transarticular screw fixation. *Foot Ankle Int* 2005;26(6):462-473.

21. Ly TV, Coetzee JC: Treatment of primarily ligamentous Lisfranc joint injuries: Primary arthrodesis compared with open reduction and internal fixation. A prospective, randomized study. *J Bone Joint Surg Am* 2006;88(3):514-520.

22. Henning JA, Jones CB, Sietsema DL, Bohay DR, Anderson JG: Open reduction internal fixation versus primary arthrodesis for lisfranc injuries: A prospective randomized study. *Foot Ankle Int* 2009;30(10):913-922.

   A prospective randomized clinical study compared open reduction and internal fixation to arthrodesis at 24-month clinical and radiographic follow-up. Arthrodesis of tarsometatarsal joint injuries was found to result in a significant reduction in the rate of follow-up surgical procedures.

23. Thakur NA, McDonnell M, Got CJ, Arcand N, Spratt KF, DiGiovanni CW: Injury patterns causing isolated foot compartment syndrome. *J Bone Joint Surg Am* 2012;94(11):1030-1035.

   A review of 364 patients with an isolated foot compartment syndrome found the highest incidence after a crush injury combined with a forefoot injury, followed by an isolated crush injury.

24. Myerson MS: Management of compartment syndromes of the foot. *Clin Orthop Relat Res* 1991;271:239-248.

第六部分 创 伤

第27章
前足、籽骨和草皮趾损伤

Kenneth J. Hunt, MD

简介

　　足部是由28块骨骼及其关节组成的复杂的、生物力学上耐用的结构。足部对步态非常重要，任何此处的骨折都可能对正常功能有巨大影响。多发创伤后，前足损伤更可能导致长期的疼痛与残疾[1]。一项等级 I 创伤中心的研究发现15%的交通伤患者遭遇足踝部创伤，且损伤非常严重[2]。最近治疗技术和内植物的进步可能改善治疗创伤性足损伤的成功和有效性。

前足损伤评估

　　考虑到足部的复杂性和损伤的多样性，能否做出正确的诊断取决于对损伤机制的了解和患者损伤的定位。位置、程度和症状持续时间需要予以确认。患者可能能指出特定的痛点。详尽的病史、手术情况或潜在可能影响足的疾病都非常重要，特别是如果患者有糖尿病、静脉功能不全、遗传性或获得性畸形及使用行走辅助工具情况。了解患者的功能需求，工作和娱乐活动及损伤治疗中和治疗后的需求也很重要。

　　将患侧与健侧对比有利于判断是否与患者正常状态有异。视诊和触诊帮助判断损伤部位与除外未损伤结构。需要评估相关关节的主动和被动活动范围。相关肌肉的抵抗试验能确保肌肉功能正常，肌腱连续性完整。整个足踝都需要评估稳定性及力线，特别是与健侧相比。神经血管情况的记录需要包括脉搏、毛细血管充盈时间、神经反射、足和小腿所有肌肉运动功能和使用轻触（纸片或单层纤维）测试所有五根感觉支状况。在急性损伤时，过度和不断加重的疼痛、肿胀、麻木、刺痛或足部发凉需要立刻再次评估神经血管状态，甚至测量足部筋膜间室压力。为降低并发症，足的骨筋膜室综合征常需要减压。

　　影像学检查对评估骨折和力线是必需的。足的

三个位置的 X 线平片通常必须，如果患者能耐受，还需要负重片。如果需要，还应当拍摄如籽骨片等其他片。如果患者无法负重，可以通过患者坐位或平躺行模拟负重片。高质量的 X 线平片对诊断和治疗决策非常重要；如果片子质量低，需要重摄。对技师的恰当培训有利于提高摄片质量。

前足骨折和草皮趾损伤的治疗

　　大部分但不是所有的前足骨折可以通过保守成功的治疗。标准的创伤原则包括骨折解剖复位、坚强内固定或外固定。评估相关软组织情况非常重要，这能降低切口皮肤坏死、裂开或其他并发症等风险。手术也需要在软组织消肿后进行以降低并发症。

跖骨骨折

　　跖骨骨折相对常见。五根跖骨的每一根发挥各自功能方式不一，理想的骨折愈合需要针对不同跖骨做不同处理。除第五跖骨近端外，目前只有很有限的研究对跖骨骨折的手术指征和长期结果有研究。大部分跖骨骨折非手术治疗有效，但对于明显移位、多发骨折、关节内损伤、开放骨折、骨筋膜室综合征，有潜在开放可能的骨折、任何序列矢状位上明显移位或第一、第五跖骨显著横向移位等损伤，最好选用手术治疗。相比畸形愈合，不愈合或出现皮肤并发症后再手术，一期复位和稳定骨折能引起更少麻烦。

第一跖骨骨折

　　第一跖骨为最宽、最短和最强的跖骨。由于韧带和基底的关节面，其也有更大的活动度。第一跖骨也没有其他跖骨颈间横行的坚韧的跖间韧带。第一跖骨通过前足承担差不多体重的1/3。第一跖骨头骨折朝任何方向的移位都会改变足三脚架样负重结构从而影响前足功能。正因为即使轻度的力线不

良都可以影响行走时重力分布，所以冠状位或矢状位的任何移位都不能接受。治疗第一跖骨骨折的首要目标就是维持正常的跖骨头下压力分布。

非手术治疗

轻度移位或无移位的第一跖骨骨折可以通过保守得到有效治疗。可使用短腿石膏或有限踝关节活动（controlled ankle movement，CAM）的行走靴，或者允许保护下的负重。靴子具有允许调整，可皮肤评估，可直接应用冰敷和抗炎药物等优势。而其缺点则是穿戴困难，医从性差。对于不稳定的损伤，更推荐使用石膏并避免负重 4～6 周，直到有愈合的证据为止。移位或不愈合很少见，但更积极的活动可能增强愈合和康复 [3]。密切复查可以明确有无早期移位。患者应当在症状和软组织允许后，尽早开始使用舒服的、缓冲好的普通鞋，同时也开始脚趾的主动和被动锻炼。

手术治疗

由于畸形愈合会导致负重疼痛，转移性跖骨痛和穿鞋困难，需要仔细评估第一序列的移位，特别是在矢状位和水平位上的移位 [3]。经皮或切开复位后，需要使用内固定或外固定。内固定可选用克氏针、拉力螺钉或低切迹小管状钢板（2.7mm 螺钉的 1/4 管状板）。钢板的位置根据骨折范围和形态以及切口决定。

第一跖骨近端骨折可使用桥接钢板跨跖跗关节固定。如果粉碎严重，特别是邻近跖跗关节的话，使用外固定可得到良好的愈合。一期融合跖跗关节对于严重损伤也是一种选择，并对足部功能影响不大。

手术后需要立刻使用内衬舒服的短腿支具。脚趾需要露出以观察肿胀和血运情况，可方便脚趾活动以避免僵硬。一旦伤口愈合（通常 2～3 周），就可以使用短腿行走石膏或 CAM 行走靴，并逐渐增加负重。普遍来说，通常建议患者在 3～4 周时逐渐增加负重，直到达到无痛行走。一旦有临床和影像学骨折愈合的证据，可以开始用舒服的适应性强的鞋子，并加大活动范围锻炼和抗阻练习。大部分损伤在 2～3 个月时可以恢复，基本不会有功能影响。

中间跖骨骨折

中间（第二、第三或第四）跖骨骨折很常见。这种损伤可以单独发生，也可以因车祸或其他高能量创伤合并其他损伤。通常中间跖骨骨折由直接暴力造成，如挤压伤、贯穿伤或足跖屈时轴向暴力。多发

伤患者需要高度怀疑本病，也需要警惕开放骨折，此损伤在挤压伤中很常见。跖骨根据骨折的部位分为跖骨颈骨折，跖骨干骨折或跖骨基底骨折。

跖骨颈骨折

跖骨颈骨折内在的就比跖骨干和跖骨基底骨折不稳定。通常此类骨折为多发，更进一步降低了骨折稳定性，也降低了闭合复位维持恰当力线的能力。特别是矢状位的畸形，可以导致疼痛性足底胼胝和背侧外生骨疣及鸡眼 [4]。无移位或轻度移位的骨折可以通过硬衬垫鞋治疗，在可忍受范围内负重。移位更大的骨折初始时应在镇静下闭合复位，使用手指牵拉和直接施加在跖骨头上的压力来复位。不稳定的骨折或有持续矢状位畸形的骨折可以通过闭合复位，克氏针逆行固定，切开复位顺行克氏针固定或小管状钢板（如果头部足够大）内固定。纵行皮肤切口因可以同时兼顾邻近跖骨而常用 [5]。此外，闭合复位后，可从完好的第五跖骨颈贯穿克氏针以固定邻近的骨折跖骨颈 [6]。

跖骨干骨折

通跖骨颈骨折类似，轻度移位或无移位的之骨干骨折可以通过硬衬垫鞋非手术治疗，在可忍受范围内负重。中度的额状位畸形一般不导致功能障碍，但矢状位的畸形却易引起症状。在矢状位上明显的畸形愈合会导致疼痛性足底胼胝和背侧外生骨疣及鸡眼。骨干骨折向背侧成角，这种畸形源自力量强大的屈肌腱牵拉远折端。一般来说，骨折越靠远，成角的角度越大，也更可能需要切开复位 [7]。对于每一个足部损伤，需要拍摄包括正位、侧位和斜位在内的足部片。因侧位片上跖骨有重叠，斜位片尤其重要。

大部分骨干骨折可以通过非手术治疗。手术指证仅限于跖骨短缩、明显移位或成角、多根跖骨骨折移位。固定的方式包括髓内克氏针，小钢板螺钉和外固定架。克氏针对于绝大部分骨折形态都适用，除非粉碎且长度不稳定，此种情况下钢板螺钉可能更合适（图 27-1）。克氏针和外固定架对于软组织损伤明显的病例特别适用。

术后应当适用内衬合适的短腿支具，免负重 1～2 周，直到急性期肿胀消退。如果跖侧有钢针，可使用短腿行走石膏；如果没有钢板，患者就可以逐渐使用 CAM 行走靴。在最初 1～2 周后，患者就可以足跟负重。钢针在 4～6 周根据骨折愈合情况移除。总的来说，年轻人在影像学上比年纪大的人愈合更快。

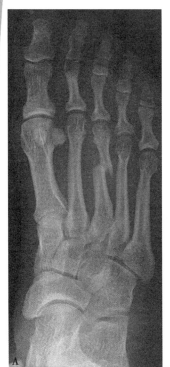
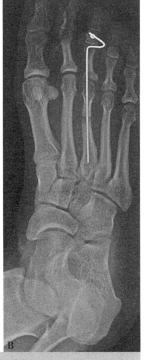

图 27-1　图 A，开放的移位的第三跖骨干骨折正位片；图 B，使用髓内克氏针治疗后的斜位片

跖骨基底骨折

　　因致畸的屈肌力臂更短，周围的骨间韧带和关节囊附着，跖骨基底比颈部或干部骨折内在更稳定[4]。大部分基底骨折都可以通过使用硬衬垫鞋闭合治疗，在可忍受范围内负重。在选择此治疗方案时需要仔细除外 Lisfranc 损伤。如果可能，拍摄负重片或断层

扫描（MRI 和（或）CT）（图 27-2）。切开复位内固定在骨折移位明显，开放骨折或不稳定骨折（图 27-3）时适用。可以选用钢板、螺钉和经皮克氏针完成固定。跨跖趾关节（MTP）钢板可以考虑。一期融合对于粉碎关节内骨折也可行。

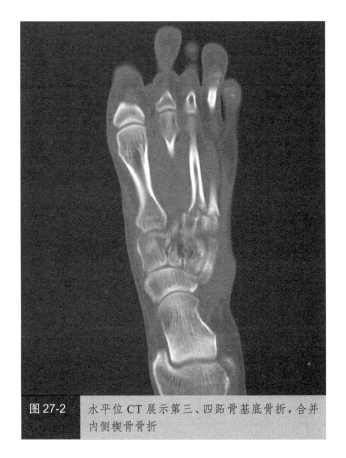

图 27-2　水平位 CT 展示第三、四跖骨基底骨折，合并内侧楔骨骨折

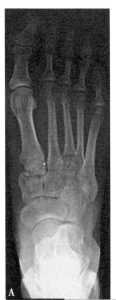
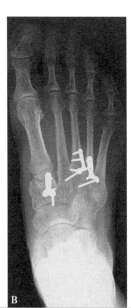
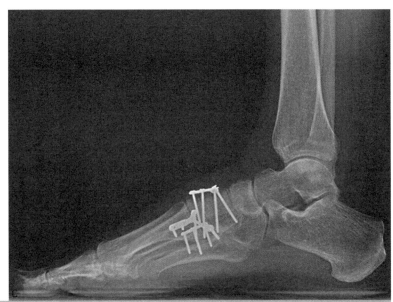

图 27-3　图 A，正位片提示不稳定骨折，包括内侧楔骨骨折移位，第三、第四跖骨基底骨。复位和固定术后正位（B）和侧位（C）片

第五跖骨骨折

第五跖骨骨折在所有跖骨骨折中占差不多 1/4[8]。而其在某些方面与第二、第三和第四跖骨不太一样。它是唯一有足外在肌腱附着的骨，即腓骨短肌腱和第三腓骨肌腱，都止于其基底。第五跖骨在外侧和跖侧的软组织覆盖很少。有一束很强的韧带连接于跖腱膜。第五跖骨在近端有一个血运分水岭区域，常在此发生骨折，通常较难治疗，可能引起愈合障碍[9]。

第五跖骨骨折可以分为干部骨折和近端（基底）骨折。这些骨折类型都有特殊的病因，治疗与预后[10]。干部骨折的处理类似其他跖骨。大部分可以非手术治疗。手术指证常限于短缩，成角畸形，明显移位和多发跖骨骨折。

第五序列的近端（基底）通常被分为三个区。Ⅰ区为粗隆部；Ⅱ区为干骺端；Ⅲ区为骨干近端区。Ⅰ区、Ⅱ区和Ⅲ区分别对应撕脱骨折（图 27-4），Jones 骨折（图 27-5）和（常见的）应力性骨折。

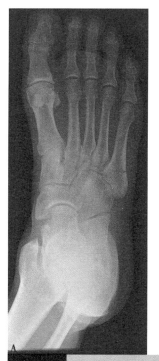
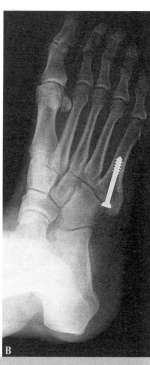

| 图 27-5 | 图 A，第五跖骨 Jones（干骺端）骨折的斜位片；图 B，经皮髓内螺钉固定后成功愈合的斜位片 |

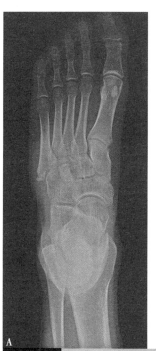
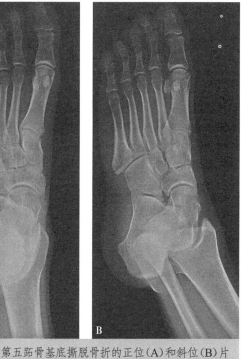

| 图 27-4 | 第五跖骨基底撕脱骨折的正位（A）和斜位（B）片 |

撕脱骨折

几乎所有的第五跖骨为基底部的撕脱骨折[11]。常认为此损伤继发于强大的腓骨短肌腱和外侧跖腱膜作用于基底部。跖腱膜可能扮演了关键因素；此类骨折很少移位，一些腓骨短肌腱仍然完好[12]。损伤常因突然内翻暴力引起，如从马路沿走下。许多患者描述受伤时听到砰的一声，有急性的肿胀、淤青和步行困难。疼痛和肿胀的定位决定是否行足或踝部的影像学检查以判断是否有第五跖骨基底撕脱骨折或其他也能发生于此区域的损伤，如跟骨前结节骨折或腓骨远端骨折。

本病常通过行走靴或行走石膏成功地非手术治疗。当肿胀和疼痛消退后，通常 4～6 周时，换为硬垫但缓冲良好的鞋。治疗的进展通常基于临床症状，影像学与疗效关系不大，影像学上的愈合可以延迟甚至不出现。大部分损伤临床上在 6～8 周时恢复。疼痛性不愈合很少见，通过切除骨块和修补腓骨短肌治疗，或者对于更大的骨块，可以植骨内固定。一期内固定适用于累及跖骰关节且超过 2mm 移位的较大骨块。固定通常选用张力带或小管状板。

Jones（干骺端）骨折

发生于第五跖骨近端干骺端部分的骨折称为 Jones 骨折，常因内收暴力和轴向负荷作用于跖屈位的足引起[13]。此机制与撕脱骨折的机制不同，后者的情况下，Jones 骨折避开了跖间关节而不是跖骰关节。尽管 Jones 骨折通常可以成功的非手术治疗，但不愈合和再骨折很常见，影响也很大，特别是对运动员[14]。有认为此骨折的发病位置和高不愈合率与此区域缺乏血运有关[9]。

成功的非手术治疗一般需要石膏制动和免负重很长时间（>6周）。基于此，Jones 骨折在年轻人和活动要求高的人群中常手术治疗。骨折为急性损伤还是应力性骨折也会影响治疗决定，后者可以通过以下准确诊断：慢性症状，损伤机制，影像学提示骨折缘硬化或不愈合以及有易于应力性骨折的因素，如高弓内翻足。

非手术治疗

对于无移位，非运动员，在与其交待手术的风险与获益后选择非手术治疗的患者，可以考虑非手术治疗。应当适用衬垫舒适的，免负重石膏或行走靴。如果在 6 周后有愈合迹象，在接下来 2～3 周，患者可以开始逐渐负重。大部分适用此方案治疗的患者都能成功愈合。如果有持续症状，在第 10 周时还未见影像学愈合，或如果为复发骨折，就可以考虑手术治疗。

手术治疗

经皮髓内螺钉固定是治疗急性移位骨折或高表现运动员骨折的标准方法[15]。手术治疗能明显缩短骨折愈合时间，比非手术治疗更早重返运动[16]。骨移植或其他生物学补剂可以对慢性骨折，不愈合或再骨折的骨折有所帮助[14]。有人也使用张力带技术，但这需要更大的切口和更大的软组织剥离。手术的风险包括腓肠神经损伤，局部伤口并发症，如感染和延迟愈合，医源性骨折，钉帽所致疼痛等。同时也有再骨折风险，特别是如合并其他力学或生物学危险因素。

跖骨应力性骨折

当反复运动导致的微小损伤与骨修复不匹配时，就产生因过度使用损伤引起的应力性骨折。这类损伤在活动活跃的人群中常见，如新兵、运动员和舞蹈员，常与最近增加的活动水平有关。前足特别易于应力性骨折，而跖骨又最为常见[17, 18]。内在和外在的因素共同导致应力性骨折的发生。内在的因素包括健身水平、解剖对线、骨骼形态、月经情况和骨骼血管化情况；外在的因素包括训练计划、穿鞋和运动地面[17, 19]。第五跖骨因其干骺端区域较差的血运特别易于应力性骨折，但所有的跖骨也有相同风险。

跖骨应力性骨折的诊断基于病史、体格检查和影像学。从历史上看，关键的特点就是疼痛隐匿性发作，常伴活动水平或设备的改变而发生。患者的营养状况，内分泌情况，风湿情况和月经情况都需要记录。在体格检查时可能发现局部的压痛和软组织肿胀。一些研究者推荐使用音叉作为诊断工具，但其有效性没得到证实[20]。影像学检查包括足正位、侧位和斜位片。特征性的影像学结果包括皮质透光线、骨膜反应、骨痂形成和局灶硬化。提示应力性骨折的影像学迹象可能比临床症状晚数周，可能需要数周后重复拍片以明确诊断。更先进的影像学检查可以用来确诊。CT，Tc-99m 骨扫描和 MRI 都很有效；MRI 是最敏感的方法（图 27-6）[21, 22]。

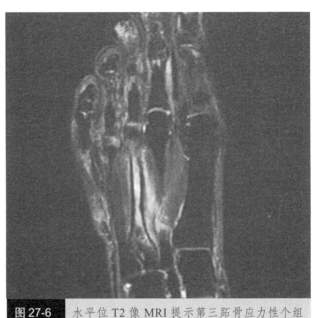

图 27-6 水平位 T2 像 MRI 提示第三跖骨应力性个组合，周围骨膜水肿

非手术治疗

非手术治疗的基石就是停止刺激性活动。可以使用 CAM 行走靴来制动，但对于高风险的应力骨折，如第五跖骨近端应力性骨折，还是短腿石膏更适合。患者应当根据症状严重程度免负重 6～8 周。需要评估营养状况，对钙剂和维生素 D 的补充也应当考虑。如果延迟愈合，可以考虑体外冲击波治疗和使用特立帕肽[23, 24]。如果合适，为病情的诊断和治疗，可以推荐患者看骨代谢专家。

手术治疗

对高水平运动员、假关节形成或再骨折的患者，手术治疗是首选。如之前有易于引起跖骨应力性骨折的危足部畸形，如高弓内翻足或跖内收，如果需要，应同时纠正以上畸形[25, 26]。通常，第一到第四跖骨使用加压钢板，第五跖骨使用髓内螺钉固定。自体骨移植在此类手术中可以使用，但没有证据支持骨移植加内固定比单纯内固定对急性应力性骨折更优越。

术后的制动需要使用衬垫良好的短腿支具并露出足趾。在2周后，可以移除支具，患者可以开始使用CAM行走靴部分负重。可以开始进行低和无影响的康复锻炼以恢复活动、力量和健身（如骑车、游泳）。在术后6周，患者可以开始完全负重和活动，只要有影像学和临床上骨折愈合的迹象。

脚趾骨折

小脚趾骨折是前足最常见的骨折，占成人全身骨折的3.6%[27, 28]。几乎所有此病的患者可以非手术治疗且没有长期疼痛或功能缺陷[28, 29]。尽管如此，还是需要详尽的评估和影像学检查来评估伴随骨折、开放骨折、甲床损伤或其他软组织损伤。

小脚趾骨折最常见的受伤机制是踢碰伤和挤压伤，这占到伤因的75%，但贯穿伤也能引起此损伤[28, 30]。第五趾占小脚趾骨折的一半。第五趾骨折有时也称为夜行者骨折，常因裸足在黑暗中行走时遭受直接外展暴力致伤而得名。几乎所有的趾骨骨折都为无移位或轻度移位。关节外损伤又远比关节内损伤常见。

小脚趾骨折几乎都采用非手术治疗。轻度或无移位，没有成角的骨折可以通过邻趾包扎治疗，此方法中，将受伤趾与邻近趾间放置纱布海绵，然后将两趾用粘连性胶带/绷带捆绑[31]。患者应穿前足开窗的硬衬垫鞋，如果疼痛可忍受可以步行。如果脚趾有畸形，可在局麻下通过轴向牵引（手法或指套）和角度纠正完成闭合复位，可在趾蹼间放置铅笔作为复位支点。

对于开放骨折，闭合复位失败的骨折，移位巨大，不稳定的骨折等，可以选用手术治疗。手术的利弊需要仔细权衡，因为趾骨畸形愈合对功能影响很小。相比于手术固定，患者也可以等畸形愈合有症状时行骨突切除[32]。

第一跖趾关节（MTP）复合体损伤

第一跖趾关节（蹈趾）比其余跖趾关节更大。数条强大的肌肉（蹈展肌、蹈短伸肌、蹈内收肌及两蹈短屈肌腱）附着于近节蹈趾基底，还有强健的跖板提供关节跖侧稳定性。跖板附着于近节趾骨基底及跖骨颈，通过外侧跖横韧带加强。蹈短屈肌的肌腱内

有籽骨，后者能在步态活动中在第一跖骨头下帮助支撑体重[33]。

第一跖趾关节复合体的损伤通常是极度背伸是轴向暴力造成，可以是轻度扭伤，也可以是草皮趾损伤（一种严重的扭伤）或明显的脱位[34]。正常的第一跖趾关节活动范围是背伸90°，跖屈45°。第一跖趾关节可受到压伤、骨折、扭伤和过伸损伤（草皮趾损伤）。软骨损伤在第一跖趾关节处常见，可能导致蹈外翻或蹈僵直，最终形成关节炎。即使看起来轻度的损伤也可以导致很大的残疾[34]。患者通常主诉明显的疼痛、肿胀和脚趾僵硬。常规行站立足正位、侧位和斜位片在诊断骨、关节损伤和籽骨位置非常重要（图27-7）。

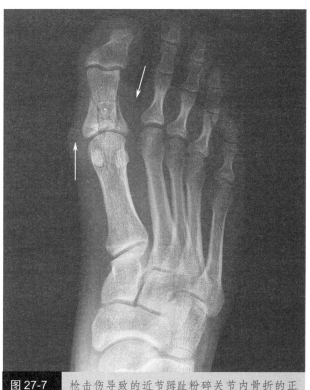

图 27-7　枪击伤导致的近节蹈趾粉碎关节内骨折的正位片。箭头所指处为进弹和出弹位置

草皮趾损伤

草皮趾损伤在球场运动员，如足球、美式足球和长曲棍球运动员中相对常见。尽管大部分患者经过恰当的对症治疗都能缓解，但一些损伤足够使运动员停赛一个赛季，还需要手术干预。目前还没有证实是否积极的切开手术比非手术治疗具有更好的疗效，因前者术后康复锻炼可能需要很长时间[34]。对关节囊韧带复合体的拉伤，伴轻度肿胀和跖侧压痛为Ⅰ度损伤；部分软组织撕裂，中度肿胀和弥散性疼

痛为Ⅱ度；严重的韧带损伤，伴第一跖趾关节背侧关节面压缩，严重肿胀、压痛和第一跖趾关节僵硬的，定义为Ⅲ度损伤[35]。软骨损伤和骨压缩提示较差的预后。

与健侧对比及应力背伸位 X 线平片对损伤分度和判断籽骨损伤或回缩有帮助，尽管大部分损伤时籽骨保持完好。MRI 对于判断关节囊韧带复合体撕裂程度很有帮助[36]。扭伤和小的关节撕脱可以使用硬衬垫鞋或碳纤维矫形器来限制背伸来治疗，一直到症状缓解。恢复期通常需要 2～4 周。Ⅰ度或Ⅱ度使用短的 CAM 行走靴或术后鞋治疗，并行 3～4 周康复锻炼来改善活动范围、减轻肿胀，然后只要症状许可，配合钢制的或碳纤维的保护性鞋垫（草皮趾板）来重返运动。将蹬趾包扎于跖屈位有所帮助。定制的全接触型鞋垫也可以避免进一步损伤。Ⅲ度损伤比Ⅰ度和Ⅱ度可能需要明显更长的恢复期。如果有较大或嵌顿的骨块，关节面不协调，跖侧结构完全撕裂，极度不稳定或籽骨回缩，则需要手术治疗。这些损伤后期常有关节病和僵硬[37]。

对于本病的手术治疗强调切开修复跖板以恢复第一跖趾关节复合体的完整性。对于胫侧籽骨，常用内侧入路；而对于腓侧籽骨，常用跖侧入路。注意辨认并保护好切口周围的感觉神经。损伤如果经过籽骨（移位骨折），则应当同时给予手术。蹬短屈肌从近节趾骨的撕脱可以通过缝合锚修复于近节趾骨。如果跖板有显著性的胶原变性，可以用蹬展肌腱来加强跖板。

第一跖趾关节脱位

第一跖趾关节很少见，大部分常在高能量背伸机制下背侧移位造成。平片对于诊断本病或相关损失通常足够。跖侧通常从其跖骨下方，近端止点处撕脱；然后移位于跖骨头远端，与趾骨和籽骨一块。移位常因完整的副韧带、外展肌和内收肌腱而限制。尽管应当尝试早期的闭合复位，但此损伤常需要切开复位。闭合复位可以在趾神经阻滞下尝试。趾间关节伸直，轴向牵引下，跖向移位来完成复位。

切开复位通常成功率高且稳定，术后使用限制背伸的硬衬垫鞋或短 CAM 行走靴 3～4 周，配合早期活动锻炼。如果关节不稳定或在尝试复位后由于骨性或软组织嵌顿不匹配，仍需要手术。需要使用克氏针固定。针可以在 3～4 周时拔出，并开始全范围的活动。需要拍摄复位后的影像和检查活动范围来明确稳定性，匹配性和软组织嵌顿的清理情况。

籽骨损伤

籽骨是蹬趾屈肌装置重要的组成部分，有类似髌骨于伸膝四头装置类似的功能。籽骨在负重时支撑第一跖骨头和第一跖趾关节，也提供力臂给蹬短屈肌腱来跖屈近节趾骨。每个籽骨差不多 7～10mm 长，轻度椭圆形。籽骨的背侧与第一跖骨头跖侧相关节。强大的籽骨间韧带连接到两籽骨间，且延伸到跖横韧带深部。蹬长屈肌腱在两籽骨间走形，最终止于远节趾骨。一般来说，内侧（胫侧）籽骨位置相比外侧（腓侧）籽骨在跖骨头下方更居中，可能承担更多的负重，因此也更易于受伤，如籽骨炎或应力性骨折。

籽骨损伤可以引起严重疼痛和功能障碍。舞蹈员和竞速者可以易于因反复的冲击和张力，遭受创伤性应力性骨折。舞蹈员和竞速者如果使用最近成为趋势的薄垫鞋，因落地时足趾背伸且界面较硬，更易受到此类损伤。籽骨损伤需要足常规正位，侧位和籽骨轴位片来判断，籽骨轴位片能帮助判断每个籽骨 - 跖骨关节的匹配性，软骨面状态和任何移位骨折。患者一般有轻度肿胀，跖趾关节的僵硬和受累籽骨的压痛。被动或主动过伸时因牵拉整个籽骨装置而疼痛加重。抗阻跖屈也有疼痛。

籽骨炎

典型的籽骨炎有疼痛、压痛、炎症反应和跖骨头 - 籽骨关节可能的软骨损伤。这种症候群通常因反复作用于籽骨和第一跖趾关节的应力引起，常见于舞蹈、竞速和跳跃运动中。籽骨炎因籽骨于跖骨头下方轨迹不恰当或进展的跖内翻而加重。跖屈活动第一跖骨和腓骨长肌腱过度活动称为腓骨肌腱过载，可使籽骨负荷增大，产生类似籽骨炎的症状。这些潜在的疾病都需要诊断和治疗。

籽骨骨折

籽骨骨折常因籽骨装置的牵拉暴力，急性或反复作用于籽骨的直接暴力引起。大部分籽骨骨折为简单的横行骨折，轻度移位，骨折缘锐利。急性骨折需要与症状性双籽骨相鉴别。双籽骨可通过对比平片中的许多特点鉴别：85% 双侧出现，10% 位于内侧（有双籽骨者），平滑的边缘，更大的外观，平片中透光线呈斜行（而不是骨折典型的横行），缺乏骨痂。

籽骨损伤的治疗

急性骨折和怀疑应力性骨折的病例，通常用人字形石膏制动 3～6 周，足趾最好位于跖屈位。应当至少在前 3 周免负重。然后可以使用短 CAM 行走靴保护，并开始活动范围锻炼。如果超过 6 个月使用石膏不愈合和（或）疼痛持续，可以行籽骨切除或骨折端骨移植。籽骨炎用类似方式治疗通常都能缓解。接着使用一些有跖骨垫或籽骨处凹陷的矫形鞋垫，能帮助减轻受累籽骨的压力，进而防止再损伤。

对于切开复位内固定，以及籽骨骨折不愈合植骨，很少有已发表的信息。对于籽骨骨折行植骨固定的愈合情况和单独使用支具类似。采用标准的入路，在骨折中央使用磨钻钻一小孔，填入自体松质骨。如果骨块足够大，可以使用 1.5mm 螺钉完成骨折块间加压固定。这手术比较有挑战，从中获取经验的条件也有限。术后大踇趾及短屈肌装置使用支具固定在跖屈位。在 6 周后，可以开始保护下负重。

需要尽量尝试保留籽骨，特别是患者是运动员的话。籽骨切除仅在患者有严重的、疼痛的骨坏死，骨折不愈合或粉碎骨折时才考虑。籽骨切除也是需要精准手术技术的手术，需要将籽骨从关节囊上切除又不影响肌腱。如果骨折块很小且位于一极，可对较小的骨块行切除。如行外侧（腓侧）籽骨切除，应选用第一、第二跖骨头间的入路，以减小疼痛性瘢痕形成的可能性。需要仔细保护趾神经，其在跖趾关节水平直接紧邻籽骨，而其损伤会非常麻烦。对于内侧（胫侧）的籽骨切除，可选用直接内侧入路，也应当避免损伤背侧和跖侧的趾神经感觉支。当切除籽骨后，修补或重叠缝合肌腱，然后缝合伤口。足趾使用支具在保护位固定 4～6 周，然后开始负重和包括背伸在内的康复锻炼。

籽骨切除后可能导致功能障碍，无痛的功能不是都能达到。切除外侧籽骨可能导致内侧偏移和错误的畸形（踇内翻）。切除内侧籽骨可能导致踇外翻。仔细修补踇短屈肌腱可以帮助预防此类并发症。籽骨切除后，如果残留的籽骨因承担额外的压力而逐渐疼痛，可能形成转移性损伤，尽管此时屈肌腱装置完好。

总结

前足的骨折和其他损伤很常见，可以很明显的影响正常功能。详细的病史和体格检查，配合恰当的影像学资料可以准确地完成诊断。了解了这些损伤的机制和自然病程，才能对其成功地治疗，也能恢复良好的功能。如果需要手术，对于解剖、入路和术后康复深刻的了解能明显改善预后。也应当注意可能影响愈合的力学和营养学因素。

致谢

作者感谢 Garet Comer 博士对本章节内容的协助。

（赖良鹏　译）

参考文献

1. Turchin DC, Schemitsch EH, McKee MD, Waddell JP: Do foot injuries significantly affect the functional outcome of multiply injured patients? *J Orthop Trauma* 1999;13(1):1-4.

2. Wilson LS Jr, Mizel MS, Michelson JD: Foot and ankle injuries in motor vehicle accidents. *Foot Ankle Int* 2001;22(8):649-652.

3. Digiovanni CW, Benirschke SK, Hansen ST: Foot injuries, in Browner BD, Jupiter JB, Levine AM, Trafton PG, eds: *Skeletal Trauma: Basic Science, Management, and Reconstruction, ed 3.* Philadelphia, PA, WB Saunders, 2003, pp 2375-2492.

4. Armagan OE, Shereff MJ: Injuries to the toes and metatarsals. *Orthop Clin North Am* 2001;32(1):1-10.

5. Schenck RC Jr, Heckman JD: Fractures and dislocations of the forefoot: Operative and nonoperative treatment. *J Am Acad Orthop Surg* 1995;3(2):70-78.

6. Donahue MP, Manoli A II: Technical tip: Transverse percutaneous pinning of metatarsal neck fractures. *Foot Ankle Int* 2004;25(6):438-439.

7. Sisk TD: Fractures, in Edmonson AS, Crenshaw AH, eds: *Campbell's Operative Orthopaedics, ed 6.* St Louis, MO, Mosby, 1980.

8. Heckman JD: Fractures and dislocations of the foot, in Rockwood CA, Green DP, Bucholtz RW, Heckman JD, eds: *Rockwood and Green's Fractures in Adults, 4th ed.* Philadelphia, PA, Lippincott-Raven, 1996, pp. 2267-2405.

9. Smith JW, Arnoczky SP, Hersh A: *The intraosseous blood supply of the fifth metatarsal: Implications for proximal fracture healing.* Foot Ankle 1992;13(3):143-152.

10. Zwitser EW, Breederveld RS: Fractures of the fifth metatarsal: Diagnosis and treatment. *Injury* 2010;41(6):555-562.

　　Fifth metatarsal fractures were reviewed, including diagnostic workup and current treatments.

11. Dameron TB Jr: Fractures and anatomical variations of the proximal portion of the fifth metatarsal. *J Bone Joint Surg Am* 1975;57(6):788-792.

12. Richli WR, Rosenthal DI: Avulsion fracture of the fifth metatarsal: Experimental study of pathomechanics. *AJR Am J Roentgenol* 1984;143(4):889-891.

第六部分　创伤

13. Jones RI: I: Fracture of the base of the fifth metatarsal bone by indirect violence. *Ann Surg* 1902;35(6): 697-700, 2.

14. Hunt KJ, Anderson RB: Treatment of Jones fracture nonunions and refractures in the elite athlete: Outcomes of intramedullary screw fixation with bone grafting. *Am J Sports Med* 2011;39(9):1948-1954.

    A retrospective study described outcomes of Jones fracture nonunions and refractures in elite athletes. Bone-grafting technique was described.

15. Porter DA, Duncan M, Meyer SJ: Fifth metatarsal Jones fracture fixation with a 4.5-mm cannulated stainless steel screw in the competitive and recreational athlete: A clinical and radiographic evaluation. *Am J Sports Med* 2005;33(5):726-733.

16. Polzer H, Polzer S, Mutschler W, Prall WC: Acute fractures to the proximal fifth metatarsal bone: Development of classification and treatment recommendations based on the current evidence. *Injury* 2012;43(10):1626-1632.

    A review of acute fractures of the base of the fifth metatarsal included the current evidence for treatment.

17. Cosman F, Ruffing J, Zion M, et al: Determinants of stress fracture risk in United States Military Academy cadets. *Bone* 2013;55(2):359-366.

    Data on risk factors for stress fractures among military cadets were discussed.

18. Jones BH, Thacker SB, Gilchrist J, Kimsey CD Jr, Sosin DM: Prevention of lower extremity stress fractures in athletes and soldiers: A systematic review. *Epidemiol Rev* 2002;24(2):228-247.

19. Shindle MK, Endo Y, Warren RF, et al: Stress fractures about the tibia, foot, and ankle. *J Am Acad Orthop Surg* 2012;20(3):167-176.

    The incidence, risk factors, and management of stress fractures in competitive athletes are reviewed. The management challenges associated with high-risk fractures, including those of the proximal fifth metatarsal, also are reviewed.

20. Lesho EP: Can tuning forks replace bone scans for identification of tibial stress fractures? *Mil Med* 1997;162(12):802-803.

21. Gaeta M, Minutoli F, Scribano E, et al: CT and MR imaging findings in athletes with early tibial stress injuries: Comparison with bone scintigraphy findings and emphasis on cortical abnormalities. *Radiology* 2005;235(2):553-561.

22. Boden BP, Osbahr DC: High-risk stress fractures: Evaluation and treatment. *J Am Acad Orthop Surg* 2000;8(6):344-353.

23. Alvarez RG, Cincere B, Channappa C, et al: Extracorporeal shock wave treatment of non- or delayed union of proximal metatarsal fractures. *Foot Ankle Int* 2011;32(8):746-754.

    A prospective study suggested that high-energy extracorporeal shock wave treatment is effective and safe for treating nonunion or delayed healing of a proximal metatarsal fractures.

24. Raghavan P, Christofides E: Role of teriparatide in accelerating metatarsal stress fracture healing: A case series and review of literature. *Clin Med Insights Endocrinol Diabetes* 2012;5:39-45.

    A retrospective study and literature review suggested that teriparatide may accelerate fracture healing, especially in patients who are at risk for impaired fracture healing.

25. Carreira DS, Sandilands SM: Radiographic factors and effect of fifth metatarsal Jones and diaphyseal stress fractures on participation in the NFL. *Foot Ankle Int* 2013;34(4):518-522.

    A web-based review suggested that Jones fracture is not associated with a patient's number of years playing in the National Football League. Players were more likely to have radiographic abnormalities in the coronal plane with varus alignment than in the sagittal plane.

26. Rongstad KM, Tueting J, Rongstad M, Garrels K, Meis R: Fourth metatarsal base stress fractures in athletes: A case series. *Foot Ankle Int* 2013;34(7):962-968.

    This is a case study of fourth metatarsal base fractures in 11 athletic patients.

27. Court-Brown CM, Caesar B: Epidemiology of adult fractures: A review. *Injury* 2006;37(8):691-697.

28. Van Vliet-Koppert ST, Cakir H, Van Lieshout EM, De Vries MR, Van Der Elst M, Schepers T: Demographics and functional outcome of toe fractures. *J Foot Ankle Surg* 2011;50(3):307-310.

    A study of 339 patients with toe fractures revealed no statistically significant associations between outcome and a particular toe, number of fractured toes, fracture type and location, articular involvement, or patient sex, age, body mass index, smoking habits, or diabetes. Satisfaction depended on age and sex.

29. Schnaue-Constantouris EM, Birrer RB, Grisafi PJ, Dellacorte MP: Digital foot trauma: Emergency diagnosis and treatment. *J Emerg Med* 2002;22(2):163-170.

30. Mittlmeier T, Haar P: Sesamoid and toe fractures. *Injury* 2004;35(2, Suppl 2):SB87-SB97.

31. Hatch RL, Hacking S: Evaluation and management of toe fractures. *Am Fam Physician* 2003;68(12):2413-2418.

32. Coughlin MJ: Common causes of pain in the forefoot in adults. *J Bone Joint Surg Br* 2000;82(6):781-790.

33. McCormick JJ, Anderson RB: Turf toe: Anatomy, diagnosis, and treatment. *Sports Health* 2010;2(6):487-494.

    The clinical diagnosis and treatment of turf toe injuries were reviewed.

34. Frimenko RE, Lievers W, Coughlin MJ, Anderson RB, Crandall JR, Kent RW: Etiology and biomechanics of first metatarsophalangeal joint sprains (turf toe) in athletes. *Crit Rev Biomed Eng* 2012;40(1):43-61.

    The biomechanics of turf toe injury were reviewed.

35. McCormick JJ, Anderson RB: The great toe: Failed turf toe, chronic turf toe, and complicated sesamoid injuries. *Foot Ankle Clin* 2009;14(2):135-150.

This review article examines the current evidence pertinent to the incidence, epidemiology, and management of turf toe injuries and sesamoid injuries. Particular attention is paid to surgical indications and techniques.

36. Crain JM, Phancao JP, Stidham K: MR imaging of turf toe. *Magn Reson Imaging Clin N Am* 2008;16(1): 93-103, vi.

Imaging modalities for turf toe injuries was reviewed.

37. Rodeo SA, O'Brien S, Warren RF, Barnes R, Wickiewicz TL, Dillingham MF: Turf-toe: An analysis of metatarsophalangeal joint sprains in professional football players. *Am J Sports Med* 1990;18(3):280-285.

第六部分　创　伤

第七部分

肌腱异常和运动损伤

Susan N. Ishikawa, MD

胫骨前肌腱疾病

胫骨前肌腱起于胫骨前外侧面，止于第 1 跖骨和内侧楔骨内侧面。其在步态的摆动期起到向心性作用，能够背屈踝关节并允许足与地面呈一定角度。在足跟着地期胫骨前肌腱起离心作用，控制足放平。胫骨前肌腱也能协助足内翻。

胫骨前肌腱断裂相对少见，大多数相关研究的样本量均很少[1, 2]。正常情况下胫骨前肌腱鲜少断裂，除非在受到挫裂伤或突然暴力。在 50～70 岁的男性中，胫骨前肌腱可发生自发性退行性断裂[1]。退行性改变的原因包括撞击、炎症性关节炎、糖尿病、感染、慢性轻微创伤、缺血、甲状旁腺功能亢进、系统性红斑狼疮、痛风、肥胖、口服或局部应用类固醇[3]。胫骨前肌腱断裂的好发部位位于其附着点近端 0.5～3cm 处，在此区域，肌腱走行于伸肌下支持带深面。以前认为，此部位为肌腱内部的血运分水岭区域，然而微血管研究并未证实此理论[4]。

胫骨前肌腱断裂有两种形式。在相对年轻的患者多为贯穿伤或严重创伤导致的急性症状；而在 50 岁以上的患者，多为中等强度的跖屈应力引起的症状。第二种形式常见于 50 岁以上的相对久坐患者，表现为数月病程的非创伤性垂足。肌腱断裂可有肿胀的前驱症状，或继发于失足踩空或踝关节扭伤。第二种形式的胫骨前肌腱损伤的症状和体征多种多样[1]。这种类型的损伤可被初始疼痛的迅速缓解以及其他伸肌的代偿所掩盖。因此，胫骨前肌腱断裂常常被漏诊或延迟诊断[3]。首次发作后，仅表现为轻微疼痛，对于多数患者来说并非是致其寻求治疗的主要因素。患者通常主诉行走时足撞击地面或步态不稳、跛行或行走时劳累感进行性增加。

体格检查发现步态异常，例如足与地面撞击或足下垂。有时会触及到胫骨前肌腱近侧残端——触及到沿踝关节前内侧面的肿块。背屈踝关节时，与健侧相比，表现为肌腱轮廓消失。多数患者可通过剩余功能肌腱完成踝关节背屈，但仔细检查会发现，

同健侧相比背屈力量减弱。患侧踝关节背屈时可见跖趾关节过伸，则是伸肌腱力图代偿背屈力量减弱的结果。

对于胫骨前肌腱断裂，既可手术治疗，也可非手术治疗。究竟哪种治疗方法更好，目前尚不明确。一项研究表明，手术治疗与非手术治疗的预后并无明显差异[5]。接受非手术治疗的患者平均年龄为 74 岁，身体活动需求相对较小；手术患者的平均年龄为 55 岁，有更高的活动需求。目前尚无相关前瞻性随机研究发表。目前的研究多为个案报道和小样本量研究，这些研究多数推荐早期直接修复胫骨前肌腱以恢复功能[5-7]。这种术式主要适用于相对年轻、活动要求高的胫骨前肌腱创伤性损伤的患者。可于肌腱损伤后的几个月内进行直接肌腱修复[3]。回缩的肌腱断端通常位于伸肌上支持带的远侧[2, 6]。可采用 Krackow、Kessler 或 Bunnell 技术进行直接端对端缝合修复。如果肌腱从附着点处撕脱，采用缝合锚或软组织界面螺钉进行重建。

非创伤性肌腱撕裂的延迟治疗需根据患者的活动水平采取个性化治疗方案。对于低运动需求或合并严重内科疾患的患者来说，宜采取非手术治疗。应用踝 - 足矫形器协助纠正步态摆动期足的位置，降低因长时间步行而导致的疲劳。一些患者认为支具治疗过程中，过于受到限制，因此不选择这种治疗方式[3]。在延迟手术治疗中，由于粘连以及肌腱和活动范围有限，不宜采用端 - 端修复，这时候，移植术可能是必需的。据文献报道，可采用多种方式治疗慢性肌腱撕裂，包括跟腱移植术或姆长伸肌腱、趾长伸肌腱、跖肌或第三腓骨肌腱转移术。

2009 年的一项回顾性研究评价了 18 位患者 19 例胫骨前肌腱撕裂的手术治疗预后[6]。8 例行早期修复，11 例行延迟修复；7 例采用直接修复，12 例采用移植修复术。最常使用第 3 跖骨肌腱移植修复胫骨前肌腱，其次应用趾长伸肌腱。早期修复组和延迟修复组患者采用美国足踝外科学会（AOFAS）评分进行预后评估，功能均获得明显提升。19 例踝中，

手法测试表明，其中 15 例背屈踝关节力量恢复正常。对于所有步态不稳、无力或易疲劳患者，由于背屈力减弱，推荐采用肌腱修复治疗方法。2010 年的一项回顾性研究评价了 15 例胫骨前肌腱患者的手术治疗预后，其中 14 例患者术后 AOFAS 评分以及 SF-36 评分均获得明显提升[7]。5 例采用一期肌腱修复术，10 例采用肌腱转移术；其中 9 例使用踇长伸肌腱转移。结果表明，一期修复与肌腱转移修复术两组患者预后无明显统计学差异。采用测力计进行力量测定，并与对侧未受伤肢体进行对比，发现所有患者的背屈力量均有减弱。

目前，相关研究多为病例报告以及相对小样本量回顾性研究，尚无前瞻性随机研究指导胫骨前肌腱断裂的治疗。对于非创伤性、低功能需求、延误就诊的患者，可采用非手术治疗，但多数学者倾向于对具有相对较高功能需求的患者采用手术治疗[2, 3, 5-7]。对于延迟治疗患者，可采用移植物修复法。

腓骨肌腱疾病

腓骨肌在小腿外侧筋膜室内为肌腹，在通过外踝后方纤维 - 骨通道时移行为腱性组织。腓骨长短肌腱共用一个腱鞘，腱鞘在跟骨外侧的腓骨结节水平分为两条。腓骨长肌走行于腓骨短肌的后外侧，在腓骨尖处急剧转向，经过跟骨的腓骨肌滑车下方，沿骰骨跖侧面的腓骨长肌腱沟走行，附着于第 1 跖骨跖侧基底部。腓骨短肌肌腹位置稍低，位于腓骨后方与腓骨长肌腱之间的纤维 - 骨通道内，经过腓骨尖下方附着于第 5 跖骨基底。腓骨肌腱是踝关节的主要外翻肌和旋前肌。腓骨长肌可跖屈第 1 跖骨。

典型的腓骨肌腱疾病可分为腓骨肌腱炎不伴肌腱半脱位，腓骨肌腱炎伴腓骨肌腱在上支持带水平半脱位或腓骨长肌在腓侧结节、腓骨肌籽骨或骰骨管部位狭窄性腱鞘炎。由于常常合并外踝扭伤，仅表现为沿外踝的模糊的症状，因此腓骨肌腱损伤常被漏诊[8]。急性损伤患者多有踝关节扭伤史。肌腱半脱位症状可被外踝扭伤的疼痛、肿胀症状所掩盖。外踝后方肿胀伴腓骨肌腱不稳、撕裂和滑膜炎。活动水平的改变可导致腱鞘炎症状的发生。脱位患者常诉后踝外侧区域疼痛和弹响感。

仔细查体是做出正确诊断最重要的一步。急性半脱位可表现为外踝后方淤斑，伴上支持带附着部压痛。主动外翻、背屈踝关节可再次引起后踝外侧疼痛和不稳感[9]。在此过程中可触及弹响或捻发感。

滑膜炎性增厚是腓骨肌腱撕裂最可靠的体征[10]。被动背屈和内翻疼痛可见于滑膜炎。疼痛并非腓骨肌腱撕裂必要体征，但对抗外翻可诱发疼痛。肌腱撕裂可引起肌腱走行区压痛。纵向撕裂可引起早期疲惫，但不会引起肌肉无力[11]。腓骨长肌撕裂者在对抗第 1 跖骨跖屈时可引起疼痛。对怀疑患有腓骨肌腱疾病的患者需评估踝关节不稳伴后足内翻畸形。

平片显示腓骨远端外侧撕脱骨折提示腓骨肌腱半脱位。腓骨结节增生提示腓骨肌腱撞击。腓骨肌籽骨骨折或向跟骰关节近端移位提示腓骨长肌撕裂。MRI 在评估腓骨肌腱病变方面的作用尚不明确。由于 T1 加权图像上信号增强，正常的腓骨短肌腱可表现为部分撕裂信号（所谓的魔角效应）。MRI 难以发现肌腱半脱位，尤其间歇性肌腱半脱位。一项关于 MRI 的研究发现，放射科医师仅能发现 56% 术中证实的腓骨短肌腱断裂[12]。82 例因外踝不稳定行手术治疗的患者，MRI 对于腓骨肌腱断裂的阳性预测值仅为 66.7%[13]。对于 MRI 的过分依赖导致了不必要的手术。

腓骨肌腱半脱位

急性腓骨肌腱脱位通常与运动过程中创伤性事件相关，包括突然变向。关于损伤机制，目前仍存在很多争议；受伤时，踝关节被认为发生了内翻和极度背屈。腓骨肌腱离心性收缩引起腓侧上支持带从腓骨上撕脱，导致腓骨外侧面骨膜或皮质骨块撕脱。翘起的骨膜形成了脱位的肌腱所在的小囊袋。

慢性腓骨肌腱半脱位通常隐匿起病，常发生于未接受治疗的急性脱位者[9]。位于外踝后方的反复性半脱位可使上支持带变细，常合并腓骨短肌腱在纤维软骨缘和腓骨长肌腱之间的剖层撕裂。常常合并腱鞘炎。

急性腓骨肌腱脱位自发复位可采用制动治疗。据文献报道，非手术治疗的成功率约为 50%[14]。相对年轻的活动功能要求较高的患者可行手术治疗。腓骨肌腱反复脱位可伴腓骨短肌的纵向撕裂，需在术中进行处理。腓骨肌腱半脱位的手术治疗方式包括腓骨肌上支持带重建，跟腓韧带下方肌腱改道，采用部分跟腱重建支持带以及腓骨肌腱沟加深术。对于急性脱位患者，由于组织尚未受累，宜采用单纯修复或重建支持带[14]。对于慢性脱位者，由于支持带组织受累，需采用其他组织扩建支持带或在跟腓韧带下方进行肌腱改道。

肌腱走行的踝后沟通常呈凹形，但在 10%～20%

患者中成平面形或凸形[15]。平面形或凸形可导致腓骨肌腱不稳定，可采用腓骨肌腱沟加深手术进行治疗。腓骨肌腱沟加深的程度取决于其能够有效防止肌腱在踝关节活动过程中再次脱位。多种手术方法被描述。一种近期的技术是应用肌腱镜进行肌腱沟加深术[9]。7例腓骨肌脱位患者在肌腱镜下采用磨钻进行后踝肌腱沟加深。4例患者上支持带在腓骨附着点处分离，但未做手术修复。平均随访15.4个月，没有患者复发半脱位，5例患者获得非常好的手术预后。虽然，此项术式声称与开放手术相比，并发症更少，恢复更迅速，但此项研究并未设置对照组。

近期有研究质疑踝后肌腱沟形态与腓骨肌腱半脱位的关系[15-17]。一项回顾性研究评估了39例手术治疗腓骨肌腱脱位患者的 MRI 影像，根据踝后沟形态分为凹形、凸形、平面形[17]。结果表明，与39例无腓骨肌腱脱位的踝关节相比，MRI 影像并无明显差异。腓骨肌上支持带附着于腓骨后外侧的纤维软骨缘，能起到加深后踝沟的作用，此研究的作者认为纤维软骨缘对稳定肌腱起到显著作用。一项尸体实验发现腓骨肌腱腱管由两部分组成；踝后沟构成其骨性部分，内侧软组织部分由小腿后肌间隔构成[16]（图28-1）。这项研究认为踝后沟较浅，难以容纳腓骨肌腱，认为劈开软组织部分能够有效加深肌腱沟。

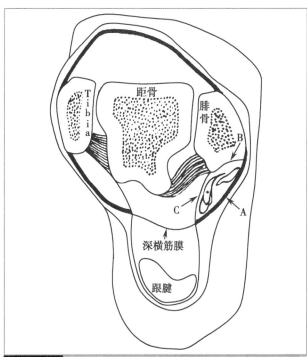

图 28-1　经腓骨肌腱腱管水平切面示意图。腱管的边界为腓骨肌上支持带（A）、踝后沟（B）、后肌间隔（C）。（已向作者获得转载许可，Athavale SA, Vangara SV: Anatomy of the superior peroneal tunnel. J Bone Joint Surg Am 2011; 93: 564-571.）

腓骨肌腱腱鞘炎

腓骨肌腱腱鞘炎，也被称为腱周围炎，常导致反复或长期发生，或继发于腓骨肌腱创伤。腓骨肌腱腱鞘炎可由滑膜鞘狭窄引起，滑膜鞘狭窄可继发于腓骨结节肥大或其他解剖因素，如高弓内翻足，骨性跟骨管，存在腓骨方肌，以及腓骨肌上支持带松弛。腱鞘炎通常发生在肌腱走行变向的部位，例如外踝后方，跟骨滑车突或骰骨下方。占位性结构如低位腓骨短肌肌腹或第四腓骨肌腱的存在，能够加重腱鞘炎。

初始治疗通常为非手术治疗，包括运动调整、非甾体类抗炎药、理疗、外侧楔形矫正器或踝关节支具。如果没有明显缓解，可用靴或短腿管型石膏短期制动。非手术治疗对绝大多数患者均有效，而对于非手术治疗效果欠佳的患者，可采取手术治疗。手术治疗包括清理炎症性肌腱滑膜，松解狭窄或肌腱受压部位，移除占位性结构如低位腓骨短肌肌腹或第四腓骨肌腱，修复或清理病变肌腱。此外，需纠正相关踝关节、肌腱不稳或后足对线不良。

腓骨肌腱撕裂

腓骨肌腱撕裂与慢性踝关节不稳、腓骨肌腱半脱位或脱位、高弓内翻足、腓侧骨突肥大或副肌腱有关。腓骨肌腱撕裂被认为是由急性或反复性机械创伤导致。据报道，腓骨短肌撕裂较腓骨长肌撕裂发生率高[8]。腓骨短肌撕裂最常发生于外踝远端腓骨长肌腱将腓骨短肌腱压向外踝的部位[14]。

肌腱非急性撕裂通常采取 2～6 个月的非手术治疗[11]。决定采取手术治疗时，需要注意，腓骨肌腱损伤常合并其他损伤。30例患者在腓骨肌腱修复术中行关节镜评估，发现均存在关节内病损[8]。最常见诊断是瘢痕增生，其次是滑膜炎和软组织撞击。由于该研究没有设置对照组，因此难以确定关节镜检查的实际效用。

腓骨肌腱撕裂通常为纵行撕裂，少数也会发生横行撕裂[10]。低位腓骨短肌肌腹被认为能够引起腓骨肌腱撕裂。一项样本量为115例的尸体研究发现腓骨短肌撕裂更常见于肌-腱结合部位相对偏向近端的情况[18]。传统观点建议对撕裂肌腱小于50%肌腱直径者采用肌腱清理和修复术，对更大范围的肌腱撕裂采用肌腱清理和肌腱固定术[10]。另一种观

第七部分　肌腱异常和运动损伤

点建议,对于两条肌腱大致完整者采用肌腱清理和修复成形术,对于一条肌腱失效者采用肌腱固定术,对于两条肌腱均失效且腓骨肌近端偏移者采用肌腱移植术而非肌腱转位术[19](图 28-2)。两条肌腱均撕裂很少见(图 28-3)。对于慢性双腓骨肌腱撕裂,可采用分期手术治疗,一期行 Hunter 肌腱牵伸柱置入,3 个月后行姆长屈肌(FHL)肌腱转位术[20]。在近期的一项研究中,8 例双肌腱撕裂的患者行一期趾长屈肌(FDH)腱或姆长屈肌(FHL)转位术,术后功能预后及疼痛评分均得到明显改善;7 例患者认为手术效果极好[21]。该研究的作者认为,虽然两种转位术效果均不错,但 FHL 转位术能提供更大的强度和更好的预后。该研究与近期的另一项关于小腿肌肉相对力量对比的研究结果一致;FHL 转位术较腓骨长肌或腓骨短肌转位术更强有力,且远胜于 FDL 转位术[22]。

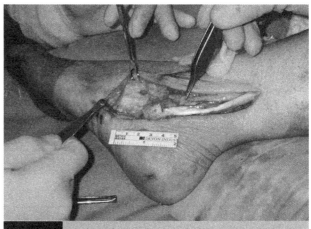

图 28-3　术中照片显示断裂的腓骨长肌腱和腓骨短肌腱,挛缩的断端之间存在空隙(彩图见文末)

跟腱疾病

　　跟腱的功能重要性在于其是人体内最强有力和最厚的肌腱。跟腱由比目鱼肌和腓肠肌两个头构成,附着于跟骨后侧面。跟腱附着点在中线轻度偏内侧,使得跟腱的作用除跖屈踝关节外,还可以在一定程度上内翻踝关节。跟腱没有真正的滑膜鞘,而是被腱周组织包绕,腱周组织是一薄层可滑动的膜,向近端延伸为肌筋膜。腱周组织中丰富的血管和周围肌群为肌腱提供血运。跟骨附着部近端 2～6cm 处为相对缺乏血运区,易发生退行性改变和撕裂。在奔跑等运动中,肌腱可承受 6～10 倍于体重的力。上述因素加之腓肠肌 - 比目鱼肌复合体 - 经膝、踝、距下关节的功能被认为与跟腱的退变和损伤发生率高相关。

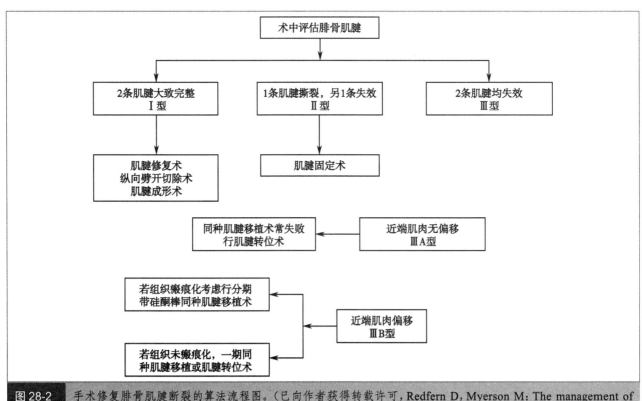

图 28-2　手术修复腓骨肌腱断裂的算法流程图。(已向作者获得转载许可,Redfern D, Myerson M: The management of concomitant tears of the peroneus longus and brevis tendons. Foot Ankle Int 2004; 25: 697-707)

急性跟腱断裂

跟腱断裂最常见于 30～50 岁男性。一项近期的回顾性研究发现，331 例跟腱断裂患者中 83% 为男性，平均年龄 46.4 岁，受伤机制中 68% 为运动损伤[23]。大多数跟腱断裂发生于距跟腱附着点 2～6cm 处；仅 10%～15% 为近端撕裂[24]。附着部跟腱断裂很少见，且被认为与 Haglund 畸形相关，既往附着点部位跟腱炎或附着点部位应用类固醇治疗。跟腱断裂的常见机制是足跖屈时跟腱受到强烈的牵张应力。跟腱断裂的具体原因目前尚不清楚，可能的原因包括炎症或自身免疫性疾病，全身性或注射应用类固醇、胶原病、氟喹诺酮用药史，反复性微创伤，代谢性疾病以及足过度旋前。

急性跟腱断裂可通过患者病史以及体格检查进行诊断。多数患者有创伤史，且诉足跟处有棒击感。走路、上下台阶受限。查体提示足跖屈力弱，跟腱周围肿胀、跟腱轮廓消失，跟腱局部可触及空虚感，挤压小腿后方肌肉时踝关节无明显运动（Thompson 试验），当患者俯卧、屈膝 90° 时踝关节背屈程度增加（图 28-4）。

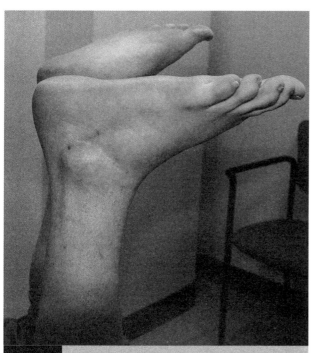

图 28-4　Matles 试验：与健侧相比，急性跟腱断裂的患足背屈程度更大

对于急性跟腱断裂的治疗目前存在争议。非手术治疗包括跖屈位制动、免负重。其支持者强调非手术治疗避免了手术治疗带来的并发症，包括伤口愈合问题等。手术治疗通常被认为较非手术治疗有

更低的再断裂率，因此适用于对活动能力要求高的患者。近期的很多研究在试图解答手术治疗和非手术治疗究竟哪种治疗方法更加有效。

2011 年的一项回顾性试验中，945 例急性跟腱断裂患者行非手术治疗，非手术治疗的指征是触诊可及肌腱两侧断端位置相近[25]。患者应用马蹄位管型石膏（equinus cast）固定 4 周，其后采用行走靴固定 4 周，最后进行物理治疗。所有患者均能回归工作，且能恢复伤前的体育活动水平。再断裂率为 2.8%。绝大多数患者（99.4%）认为获得了良好或极好的预后。该研究采用以前的手术治疗患者作为对照组。

在 2011 年的另一项回顾性研究中，363 例患者在手术或非手术治疗后进行功能康复治疗，手术治疗组的再断裂率为 1.4%，非手术治疗组的再断裂率为 8.6%[24]。该研究的局限性在于缺乏治疗组分配的规范化标准。手术治疗组的患者较非手术治疗组更年轻、运动需求更高，或者伤后 24 小时以后就诊。研究结果未包括功能预后评估。另一项研究评估了 80 例随机分配手术治疗组或非手术治疗组患者的功能预后[26]。研究结果表明，两组患者在术后 1 年随访时的最大扭矩或所做总功并没有明显统计学差异。与健侧相比，两组患者的最大扭矩均降低。手术患者术后管型制动 6 周，非手术患者制动 10 周。两组患者的再断裂率也无明显统计学差异（手术组为 5.4%，非手术组为 10.3%）。

早期活动是跟腱断裂治疗的重点。一项随机研究评估了 97 例手术治疗或非手术治疗后早期活动的功能预后[27]。所有患者在伤后 72 小时内接受治疗，两组患者在短腿马蹄位管型石膏制动 2 周后应用可行走靴。手术组再断裂率为 4%，非手术组再断裂率为 12%。6 月随访时，手术组的功能预后更好，但在 12 个月随访时，两组之间的明显差异仅在于手术组患者在提踵试验中表现更好。在一项随机性研究中，144 例患者随机分为手术组和非手术治疗组，伤后 2 周即开始加速功能康复治疗方案，研究评价了两组患者的功能预后[28]。研究发现，两组患者的踝关节活动范围、力量以及再断裂率并无明显差异。一项包含 10 例随机研究的 Meta 分析结果显示，若非手术治疗过程中允许早期活动，则在行手术治疗或非手术治疗后的再断裂率大致相同[29]。若非手术治疗不允许进行早期活动，则手术治疗再断裂风险较之非手术治疗降低 8.8%。两组患者的活动度、力量、小腿腿围以及功能预后并无明显差异。

近期关于跟腱断裂手术治疗的研究着眼于微创修复技术以及早期活动。既往认为，微创和经皮修复技术能够引起较高的再断裂率和腓肠神经损伤[30-32]。一项回顾性研究评价了 52 例术后即刻负重患者的预后[30]。应用改良经皮入路进行修复手术，术后石膏管型制动，且允许即刻负重。2 周后更换为提踵靴，而后进行功能锻炼。平均随访 28 个月，47 例患者（90%）可以恢复到满意的活动水平，平均 AOFAS 评分为 90 分。4 例患者发生腓肠神经炎，6 个月内缓解。随访过程中未发现再断裂。一项关于 15 位精英运动员的研究发现，微创修复术后，运动员们均能回归运动场[32]。13 位患者未诉疼痛，但主观感知小腿力量减弱，2 位患者伤口愈合不良，未发现腓肠神经损伤。该研究认为经皮修复跟腱断裂对于精英运动员来说，是一项安全且有效的治疗方式。一项前瞻性随机研究比较了开放修复术和经皮微创修复治疗跟腱断裂，40 例患者全部恢复跟腱功能[31]。最大小腿腿围、踝关节背屈、提踵功能无组间差异。经皮修复组并发症发生率为 5%，开放修复组为 35%。两组患者均无治疗后跟腱再断裂或腓肠神经损伤。经皮微创修复组患者局部压痛、皮肤粘连或跟腱增厚发生率更低。

一项回顾性研究评价了行开放修复术治疗的 107 例患者的早期活动情况，其中 96 例（90%）未行制动，且术后 3～5 天开始功能锻炼[33]。在平均术后 13 周，患者可恢复重体力活动和体育运动。随访中未发现再断裂、跟腱区空隙形成或跟腱延长。该研究认为，早期活动可加速腱细胞增生、迁移和重新排列，因此可促进跟腱的整个重建修复进程。

慢性跟腱断裂

约 10%～25% 的跟腱断裂被漏诊或未能及时发现[34]。延误诊断的患者因素包括年龄大于 55 岁、高 BMI 指数以及非运动相关性损伤[23]。虽然急、慢性跟腱断裂并无明显界限，通常认为病程在 4～6 周左右的跟腱断裂具有慢性断裂的特点。慢性跟腱断裂的肌腱断端之间存在明显的空隙，小腿肌肉挛缩、瘢痕化，肌肉收缩力丧失，因此慢性跟腱断裂的治疗较急性跟腱断裂更加复杂。

患者的临床表现模糊，且常并非位于典型的跟腱区域。患者步态无力或不稳，而非疼痛症状，常表现为爬楼梯或上坡行走困难。查体见跟腱轮廓消失。一些患者因跟腱区域组织修复难以扪及空虚感。Thompson 试验通常阳性，但与急性断裂相比可

靠性差。Matles 试验通常也呈阳性。多数患者不能完成单腿提踵动作。

肌腱断端回缩和瘢痕化导致非手术治疗恢复腓肠肌 - 比目鱼肌复合体的生理张力非常困难。对于有严重内科合并症不宜手术患者可采用踝 - 足矫形器。对于功能损伤很小的患者可采用非手术治疗。物理治疗可调动其他肌群以代偿丧失的跟腱功能。

慢性跟腱断裂的手术治疗主要是恢复断端已经挛缩并产生不可直接拢合间隙跟腱的连续性。手术方式包括肌腱移动术、翻转肌腱、肌腱前置术、肌腱转移术、游离组织转移术、合成材料植入术[34]。采用移动肌腱和牵拉近端肌肉组织后端 - 端修复术可有效治疗 2～3cm 跟腱空隙。应用翻转肌腱包括从近端肌腱残端游离条状肌腱组织，然后将其与近端和远端肌腱断端编织在一起。一项近期研究发现，跟腱断裂部以及跟腱断裂的近端和远端三个部位的组织病理学存在明显改变[35]。这个发现可能会影响翻转肌腱技术的使用。V-Y 肌腱成形术适用于间隙小于 5cm 者，肌腱转移术可用于间隙小于 6cm 者。32 例患者行腓骨短肌腱转移术，术后 2 年随访，所有患者均能回归工作和正常休闲活动[36]。6 例患者认为预后极好，24 例患者预后良好。查体可及外翻力量减弱，但患者并无主观主诉。一些研究认为 FHL 肌腱转移术具有对供区影响小、较腓骨短肌腱更强有力，且肌腱推移轴线与跟腱相似，肌腹位置低能够有效改善重建血运等优势[22]（图 28-5）。对于肌腱间隙大于 6cm 者，可应用游离组织转移术，例如应用半腱肌移植术可以获得良好疗效[37]。近期一项研究报道，对 72 例跟腱附着部位慢性撕裂患者采用腓肠肌腱膜重建跟腱附着部，其中 62 例患者获得极好疗效[38]。多数关于人工合成材料植入的报道的样本量均较小，因此难以进行比较评估。虽然手术治疗慢性跟腱断裂能够改善预后，但与健侧肢体相比，患者的力量仍有减弱。文献中对很多治疗技术进行了报道，然而由于样本量小、患者选择偏倚、间隙测量、术后治疗方案以及预后测量评估等因素，难以进行数据比较评估得到明确治疗建议。

跟腱病变

跟腱病变可发生在附着点部位或非附着点部位。非附着点部位的肌腱病变可进一步分为肌腱周围炎、肌腱周围炎合并肌腱变性、肌腱变性。肌腱变性是肌腱的一种慢性、非炎症性、退变性过程，与血运减少、反复微创伤以及老化有关。相关发病因素

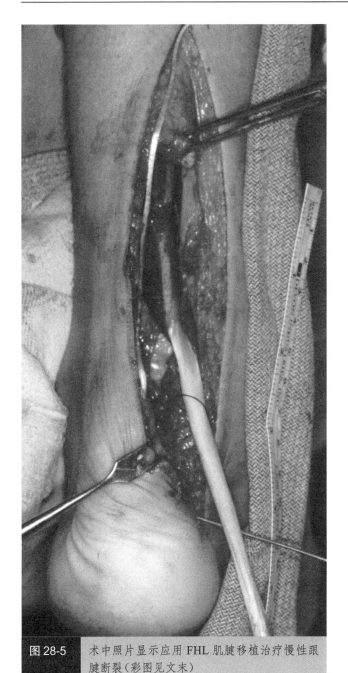

对于难治性病变可能有效。注射治疗跟腱变性正逐渐得到普及，注射药物包括富血小板血浆、自体血、硬化剂、蛋白酶抑制剂、透析液、皮质类固醇以及增生疗法。近期一篇针对 9 项关于注射治疗的随机对照研究的系统综述发现，仅一项研究符合质量标准[40]。接受注射治疗的多数患者获得轻度至中度的临床受益，而安慰剂组和对照组患者也获得了相似的临床症状的改善。一篇关于 4 项随机对照研究和 2 项治疗前后研究的系统性 meta 分析评估了体外冲击波疗法（ESWT）的有效性[41]。这些研究的患者特点、每次的剂量和频率不相一致。4 项研究发现功能预后能够得到明显改善，且具有统计学意义，meta 分析结果表明 ESWT 能够有效治疗慢性跟腱病变。

手术治疗适用于非手术治疗 6 个月后疗效欠佳的难治性跟腱变性。传统的手术方法是去除跟腱的病变部分。如果去除的腱性组织超过 50% 可采用 FHL 转移术进行加强。在一项前瞻性研究中，56 例患者应用 FHL 转移术治疗附着部或非附着部跟腱病变，24 个月随访时，功能预后评分均得到明显提升，32 例患者（57%）未见𝑦趾力量减弱[42]。此项研究中多数患者为久坐患者。该研究的患者担心对于相对年轻、活力高的患者可能会感受到因𝑦趾力量减弱引起的功能受损。

微创腱周组织松解术可用于治疗跟腱病变。在一项回顾性研究中，对 26 例患者行经皮松解腱周组织和肌腱之间的粘连，然后在腱周组织中滴注甲强龙和丁哌卡因[43]。平均随访 13 个月，末次随访时 73% 患者疼痛完全缓解或明显缓解。该研究的作者认为，术中粘连松解扰乱了新生血管形成，促进了肌腱愈合。一项回顾性研究评估了 39 例跑步运动员行超声引导下多点经皮腱切断术治疗跟腱变性，平均随访 17 年，末次随访时 30 例患者（77%）获得极好或优良预后[44]。2 项关于单纯腓肠肌延长术治疗跟腱病变的研究发现所有患者均获得临床改善，且𝑦屈力量未见减弱[45, 46]。由于肌腱受累的范围不同，因此难以与其他研究进行比较。

附着点部位的跟腱疾病包括肌腱周围炎和肌腱变性。单纯肌腱周围炎多发生在相对年轻和活力高的患者，多由过度使用、山地奔跑、间隙训练项目或训练失误相关。附着点部位肌腱变性多发生在年龄大于 50 岁不同运动水平的患者。患者多有跟后滑囊炎、Haglund 畸形等伴随症状。炎症性关节病可能导致肌腱变性，尤其是对于年轻、表现为双侧症状的患者。初始症状通常表现为晨僵、足跟痛、活动后肿

图 28-5　术中照片显示应用 FHL 肌腱移植治疗慢性跟腱断裂（彩图见文末）

包括糖尿病、高血压、应用类固醇、肥胖以及雌激素暴露因素有关。相对年轻和活力高的患者因过度使用患肌腱周围炎，年龄超过 50 岁的患者易患肌腱变性合并不同程度的肌腱周围炎。肌腱周围炎患者表现为肌腱走行区的弥漫性肿胀和压痛。肌腱变性患者表现为疼痛和肌腱内部结节性肿胀。沿肌腱增厚区常可及压痛。患者难以完成单腿提踵。MRI 和超声检查可用于明确病变的部位和范围。

非手术治疗对于 70%～75% 患者有效[39, 40]治疗方法包括休息、应用非甾体类抗炎药、改变活动方式以及离心力量强化治疗。短腿管、型石膏或靴制动

胀,可发展为持续性疼痛。患者通常表现为沿后足跟部的肿胀,足主动及被动活动受限。压痛的位置可鉴别跟后滑囊炎、Haglund 畸形以及附着部肌腱变性,3 种病变有时可同时出现。X 线表现为肌腱附着点部位钙化。之前,Haglund 畸形被认为是附着点部肌腱病变患者最常见表现,然而近期的回顾性影像研究改变了这一认知[47]。研究发现 Haglund 畸形的影像学参数在有或无附着点部跟腱变性的患者中并无明显差异。73% 患者表现为肌腱附着点部位钙化。

初始治疗对于大多数患者均有效,主要治疗方法包括休息、应用非甾体类抗炎药以及调整活动方式[39]。离心运动训练对于治疗附着点部肌腱病变的疗效不及对于治疗非附着点部肌腱病变[41]。一项随机对照研究发现,离心运动训练组患者能够获得 28% 临床改善,而 ESWT 治疗组能够获得 64% 临床改善[48]。一项前瞻性研究中,103 例患者行踝 - 足矫形器治疗和家庭拉伸训练,91 例患者(88%)获得临床改善。平均期为 163 天[49]。

对于非手术治疗 6~12 个月临床症状仍未缓解的患者可采用手术治疗。手术治疗直接针对基本病理改变。手术方法包括:清理跟腱附着部位,清理跟骨后滑囊,跟骨后上截骨术。手术入路包括内侧入路、外侧入路、内外联合入路、内镜入路、J 形入路、横行入路、肌腱中央劈开入路等,目前尚无研究证实某一入路较其他入路的优越性。50% 跟腱附着点分离不会导致跟腱断裂风险明显增加。如果增加显露范围,需应用缝合锚固定肌腱。跟腱明显退行性变患者需行扩大清理术和 FHL 转移修复术(图 28-6)。扩大清理术后,康复期通常需 6~12 个月。由于缺乏评估病情严重程度的标准化方法,因此难以对各项研究进行对比而得出明确的治疗建议。

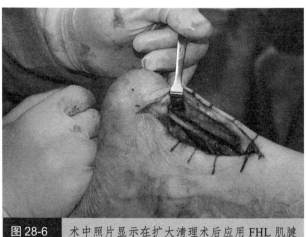

图 28-6　术中照片显示在扩大清理术后应用 FHL 肌腱移植加强跟腱(彩图见文末)

总结

胫骨前肌腱、腓骨肌腱和跟腱的急、慢性损伤可引起明显疼痛和功能受损。通过体格检查常可确诊,当不能明确诊断时可应用 MRI 检查协助确诊。有些肌腱损伤尤其对低活动需求的患者可采用非手术治疗获得满意预后。手术治疗可选择开放手术、微创手术或内镜手术,手术方式的选择取决于损伤类型及损伤的严重程度。多数患者在术后 3~6 个月可恢复正常工作和休闲活动。

(孙宁 译)

参考文献

1. Khoury NJ, el-Khoury GY, Saltzman CL, Brandser EA: Rupture of the anterior tibial tendon: Diagnosis by MR imaging. *AJR Am J Roentgenol* 1996;167(2):351-354.

2. Tucker S, Sammarco GJ, Sammarco VJ: Surgical repair of tibialis anterior tendon rupture. *Tech Foot & Ankle* 2012;11:39-44.

   A technique for repairing anterior tibial tendon ruptures was described, in which end-to-end repair and repair with interpositional graft were used.

3. Ouzounian TJ, Anderson R: Anterior tibial tendon rupture. *Foot Ankle Int* 1995;16(7):406-410.

4. Geppert MJ, Sobel M, Hannafin JA: Microvasculature of the tibialis anterior tendon. *Foot Ankle* 1993;14(5):261-264.

5. Markarian GG, Kelikian AS, Brage M, Trainor T, Dias L: Anterior tibialis tendon ruptures: An outcome analysis of operative versus nonoperative treatment. *Foot Ankle Int* 1998;19(12):792-802.

6. Sammarco VJ, Sammarco GJ, Henning C, Chaim S: Surgical repair of acute and chronic tibialis anterior tendon ruptures. *J Bone Joint Surg Am* 2009;91(2):325-332.

   In a retrospective study of 18 patients treated surgically for rupture of the anterior tibial tendon, patients who underwent early or late repair both had significant improvement. Fifteen patients had normal dorsiflexion strength with manual testing. Level of evidence: IV.

7. Ellington JK, McCormick J, Marion C, et al: Surgical outcome following tibialis anterior tendon repair. *Foot Ankle Int* 2010;31(5):412-417.

   In a retrospective case study of 14 patients who were treated surgically, 5 tendons were repaired primarily and 10 received a tendon transfer. Using a dynamometer, dorsiflexion strength was found to be weaker than in the contralateral limb. Level of evidence: IV.

8. Bare A, Ferkel RD: Peroneal tendon tears: Associated arthroscopic findings and results after repair. *Arthroscopy* 2009;25(11):1288-1297.

   All 30 patients who underwent arthroscopic evaluation of the ankle at the time of peroneal tendon repair had at least one intra-articular lesion, and 80% had extensive scar tissue. Level of evidence: IV.

9. Vega J, Batista JP, Golanó P, Dalmau A, Viladot R: Tendoscopic groove deepening for chronic subluxation of the peroneal tendons. *Foot Ankle Int* 2013;34(6):832-840.

   Seven patients with recurrent subluxation of the peroneal tendon underwent a tendoscopic groove deepening. At an average 15.4-month follow-up, none of the patients had recurrent subluxation, and five reported an excellent outcome. Level of evidence: IV.

10. Krause JO, Brodsky JW: Peroneus brevis tendon tears: Pathophysiology, surgical reconstruction, and clinical results. *Foot Ankle Int* 1998;19(5):271-279.

11. Crates J, Barber FA: Treatment of longitudinal mid-substance tears of peroneal tendons. *Curr Orthop Pract* 2012;23(2):86-90.

   The diagnosis and treatment of longitudinal tears of the peroneal tendons were reviewed.

12. O'Neill PJ, Van Aman SE, Guyton GP: Is MRI adequate to detect lesions in patients with ankle instability? *Clin Orthop Relat Res* 2010;468(4):1115-1119.

   All 133 patients had MRI before 135 surgeries for ankle instability. The radiologist detected only 56% of peroneus brevis tears seen intraoperatively. Level of evidence: IV.

13. Park HJ, Cha SD, Kim HS, et al: Reliability of MRI findings of peroneal tendinopathy in patients with lateral chronic ankle instability. *Clin Orthop Surg* 2010;2(4):237-243.

   The positive predictive value of MRI for peroneal tendinopathy was 66.7%, and the negative predictive value was 88.4%. Overreliance on MRI should be avoided because it may lead to unnecessary surgery.

14. Philbin TM, Landis GS, Smith B: Peroneal tendon injuries. *J Am Acad Orthop Surg* 2009;17(5):306-317.

   A review article outlined the diagnosis and treatment of peroneal tendon injuries.

15. Grear B, Richardson D: Morphology of the malleolar fibular groove: Implications in peroneal tendon pathology. *Curr Orthop Pract* 2012;23(2):91-93.

   Lateral malleolar anatomy was reviewed in relation to peroneal tendon pathology. Only limited evidence supported the assumption that the morphology of the fibular groove plays a role in peroneal tendon pathology.

16. Athavale SA, Swathi, Vangara SV: Anatomy of the superior peroneal tunnel. *J Bone Joint Surg Am* 2011;93(6):564-571.

   A study of 58 cadaver specimens found the floor of the peroneal tunnel to have a lateral retromalleolar groove and a medial portion formed by distal part of the posterior intermuscular septum of the leg. Both components were believed to stabilize the peroneal tendons.

17. Adachi N, Fukuhara K, Kobayashi T, Nakasa T, Ochi M: Morphologic variations of the fibular malleolar groove with recurrent dislocation of the peroneal tendons. *Foot Ankle Int* 2009;30(6):540-544.

   An MRI review of 39 ankles was performed after surgical treatment of peroneal tendon dislocation. MRI of 39 ankles without peroneal tendon dislocation was used as a control group. No significant between-group difference in retromalleolar groove morphology was noted. Level of evidence: III.

18. Unlu MC, Bilgili M, Akgun I, Kaynak G, Ogut T, Uzun I: Abnormal proximal musculotendinous junction of the peroneus brevis muscle as a cause of peroneus brevis tendon tears: A cadaveric study. *J Foot Ankle Surg* 2010;49(6):537-540.

   A study of 115 cadaver ankles found that the peroneus brevis musculotendinous junction was more proximal than the tip of the lateral malleolus in specimens with peroneus brevis tears. The retromalleolar groove was shallower in this group.

19. Redfern D, Myerson M: The management of concomitant tears of the peroneus longus and brevis tendons. *Foot Ankle Int* 2004;25(10):695-707.

20. Wapner KL, Taras JS, Lin SS, Chao W: Staged reconstruction for chronic rupture of both peroneal tendons using Hunter rod and flexor hallucis longus tendon transfer: A long-term followup study. *Foot Ankle Int* 2006;27(8):591-597.

21. Jockel JR, Brodsky JW: Single-stage flexor tendon transfer for the treatment of severe concomitant peroneus longus and brevis tendon tears. *Foot Ankle Int* 2013;34(5):666-672.

   Seven of eight patients treated with a single-stage FHL or FDL tendon transfer for tears of both peroneal tendons had an excellent outcome. The FHL transfer provided greater strength and better outcomes. Level of evidence: IV.

22. Jeng CL, Thawait GK, Kwon JY, et al: Relative strengths of the calf muscles based on MRI volume measurements. *Foot Ankle Int* 2012;33(5):394-399.

   MRI was used to perform volume measurements of all calf muscles in 10 normal men. The peroneus longus and peroneus brevis were equal in strength, and the FHL was stronger than either.

23. Raikin SM, Garras DN, Krapchev PV: Achilles tendon injuries in a United States population. *Foot Ankle Int* 2013;34(4):475-480.

   A retrospective study of 331 patients treated for Achilles tendon rupture over a 10-year period found that a delayed diagnosis was most likely in patients older than 55 years, patients with a non–sports-related injury, and patients with a high body mass index. Sixty-eight percent of patients had a sports-related injury.

24. Gwynne-Jones DP, Sims M, Handcock D: Epidemiology and outcomes of acute Achilles tendon rupture with operative or nonoperative treatment using an identical functional bracing protocol. *Foot Ankle Int* 2011;32(4):337-343.

   In a study of 363 consecutive patients treated for acute Achilles rupture from 1999 to 2008, patients with high physical demands and those who sought treatment more than 24 hours after injury were treated surgically. The rerupture rate was 1.4% in patients who were surgically treated and 8.6% in those who were nonsurgically treated. Level of evidence: III.

25. Wallace RG, Heyes GJ, Michael AL: The non-operative functional management of patients with a rupture of the tendo Achillis leads to low rates of re-rupture. *J Bone Joint Surg Br* 2011;93(10):1362-1366.

Of 945 patients treated with 4 weeks of equinus casting followed by 4 weeks in a walker boot, 2.8% had a rerupture, and 939 had a subjective good to excellent result. All patients returned to their preinjury level of sports activity.

26. Keating JF, Will EM: Operative versus non-operative treatment of acute rupture of tendo Achillis: A prospective randomised evaluation of functional outcome. *J Bone Joint Surg Br* 2011;93(8):1071-1078.

A study of 80 patients found no significant difference in peak torque or total work after surgical or nonsurgical treatment. Cast immobilization was used for 6 weeks after surgery and for 10 weeks in nonsurgical treatment. The difference in rerupture rates (5.4% in patients who were surgically treated and 10.3% in those who were nonsurgically treated) was not statistically significant.

27. Nilsson-Helander K, Silbernagel KG, Thomeé R, et al: Acute Achilles tendon rupture: A randomized, controlled study comparing surgical and nonsurgical treatments using validated outcome measures. *Am J Sports Med* 2010;38(11):2186-2193.

In 97 patients randomly assigned to surgical or nonsurgical treatment, treatment was initiated within 72 hours of injury. No functional difference was noted after treatment. Early mobilization of Achilles tendon rupture was found to be beneficial. The optimal treatment (surgical or nonsurgical) remains under debate. Level of evidence: I.

28. Willits K, Amendola A, Bryant D, et al: Operative versus nonoperative treatment of acute Achilles tendon ruptures: A multicenter randomized trial using accelerated functional rehabilitation. *J Bone Joint Surg Am* 2010;92(17):2767-2775.

A randomized prospective study of 144 patients treated surgically or nonsurgically for acute Achilles rupture, with accelerated functional rehabilitation, found no significant between-group difference in range of motion, strength, or rerupture rate. Level of evidence: I.

29. Soroceanu A, Sidhwa F, Aarabi S, Kaufman A, Glazebrook M: Surgical versus nonsurgical treatment of acute Achilles tendon rupture: A meta-analysis of randomized trials. *J Bone Joint Surg Am* 2012;94(23):2136-2143.

The risk of rerupture was equivalent after surgical or nonsurgical treatment of acute Achilles tendon rupture if early motion was used during nonsurgical treatment. If early motion was not used, the risk reduction with surgery was 8.8%. No significant difference in functional outcome was noted. Level of evidence: I.

30. Patel VC, Lozano-Calderon S, McWilliam J: Immediate weight bearing after modified percutaneous Achilles tendon repair. *Foot Ankle Int* 2012;33(12):1093-1097.

In a study of 52 patients with an Achilles tendon rupture treated less than 14 days after injury, repair was followed by casting and weight bearing to tolerance. No reruptures occurred, and 90% were able to return to the desired level of activity. Level of evidence: IV.

31. Aktas S, Kocaoglu B: Open versus minimal invasive repair with Achillon device. *Foot Ankle Int* 2009;30(5):391-397.

A prospective study of 40 patients randomly assigned to open repair or mini-open repair with the Achillon device (Integra Life Sciences) found no between-group functional difference. Those treated with the Achillon device had fewer complications (5%) than those treated with an open repair (35%). Level of evidence: I.

32. Maffulli N, Longo UG, Maffulli GD, Khanna A, Denaro V: Achilles tendon ruptures in elite athletes. *Foot Ankle Int* 2011;32(1):9-15.

A retrospective review of percutaneous repair of acute Achilles tendon rupture in 17 elite athletes found that all patients were able to return to their preinjury sport, and that 13 of 15 patients had no pain around the Achilles tendon at final follow-up. Level of evidence: IV.

33. Jielile J, Sabirhazi G, Chen J, et al: Novel surgical technique and early kinesiotherapy for acute Achilles tendon rupture. *Foot Ankle Int* 2012;33(12):1119-1127.

A retrospective study of Achilles tendon rupture in 107 patients treated with an open repair technique found no reruptures, gap formation, or tendon elongation at 60-day follow-up. Most patients did not have postoperative splinting. Level of evidence: IV.

34. Padanilam TG: Chronic Achilles tendon ruptures. *Foot Ankle Clin* 2009;14(4):711-728.

A review article outlined the diagnosis and treatment of chronic Achilles tendon ruptures.

35. Maffulli N, Longo UG, Maffulli GD, Rabitti C, Khanna A, Denaro V: Marked pathological changes proximal and distal to the site of rupture in acute Achilles tendon ruptures. *Knee Surg Sports Traumatol Arthrosc* 2011;19(4):680-687.

During repair of an acute Achilles tendon rupture, biopsy samples were taken from the rupture site as well as sites proximal and distal to the rupture in 29 consecutive patients. Significant histopathologic changes were found at all three sites.

36. Maffulli N, Spiezia F, Longo UG, Denaro V: Less-invasive reconstruction of chronic Achilles tendon ruptures using a peroneus brevis tendon transfer. *Am J Sports Med* 2010;38(11):2304-2312.

After peroneus brevis transfer was used to treat chronic Achilles tendon rupture with a gap smaller than 6 cm, all 38 patients returned to preinjury work and leisure activities. There was objective loss of eversion strength but no subjective loss. Level of evidence: IV.

37. Sarzaeem MM, Lemraski MM, Safdari F: Chronic Achilles tendon rupture reconstruction using a free semitendinosus tendon graft transfer. *Knee Surg Sports Traumatol Arthrosc* 2012;20(7):1386-1391.

Free semitendinosus graft was used to treat chronic Achilles tendon rupture with a gap larger than 6 cm. The 11 patients had a good result. Level of evidence: IV.

38. Pavan Kumar A, Shashikiran R, Raghuram C: A novel modification of Bosworth's technique to repair zone I Achilles tendon ruptures. *J Orthop Traumatol* 2013;14(1):59-65.

After chronic Achilles tendon rupture was treated using the gastrocnemius aponeurosis to reconstruct the insertion, 62 of 78 patients had an excellent result. The rupture was at the insertion in 72 patients, and 44 patients had a steroid injection before rupture.

39. Paavola M, Kannus P, Paakkala T, Pasanen M, Järvinen M: Long-term prognosis of patients with Achilles tendinopathy: An observational 8-year follow-up study. *Am J Sports Med* 2000;28(5):634-642.

40. Gross CE, Hsu AR, Chahal J, Holmes GB Jr: Injectable treatments for noninsertional Achilles tendinosis: A systematic review. *Foot Ankle Int* 2013;34(5):619-628.

Most patients treated with injectable therapies for Achilles tendinosis had a mild to moderate clinical benefit, but similar improvements also occurred in patients in the placebo and control groups. Level of evidence: II.

41. Al-Abbad H, Simon JV: The effectiveness of extracorporeal shock therapy on chronic Achilles tendinopathy: A systematic review. *Foot Ankle Int* 2013;34(1):33-41.

A meta-analysis found overall satisfactory evidence for the effectiveness of ESWT for improving pain and function in chronic Achilles tendinopathies. Level of evidence: I.

42. Schon LC, Shores JL, Faro FD, Vora AM, Camire LM, Guyton GP: Flexor hallucis longus tendon transfer in treatment of Achilles tendinosis. *J Bone Joint Surg Am* 2013;95(1):54-60.

A prospective study of 56 patients with insertional or midsubstance Achilles tendinosis found significant improvement in functional scores after treatment with FHL tendon transfer. At 24-month follow-up, 57% did not have hallux weakness and 76% did not have lack of balance caused by hallux weakness.

43. Naidu V, Abbassian A, Nielsen D, Uppalapati R, Shetty A: Minimally invasive paratenon release for non-insertional Achilles tendinopathy. *Foot Ankle Int* 2009;30(7):680-685.

Twenty-six patients underwent treatment of noninsertional Achilles tendinopathy with surgical instillation of methylprednisolone and bupivacaine in the paratenon. At average 13-month follow-up, 73% of tendons were pain free or had significant improvement. Level of evidence: IV.

44. Maffulli N, Oliva F, Testa V, Capasso G, Del Buono A: Multiple percutaneous longitudinal tenotomies for chronic Achilles tendinopathy in runners: A long-term study. *Am J Sports Med* 2013;41(9):2151-2157.

Thirty-nine runners were reviewed at an average 17-year follow-up after percutaneous ultrasound-guided multiple tenotomies for Achilles tendinopathy, and 77% reported a good to excellent result. Twenty were active runners with an average level of sport and function at 60% of baseline status.

45. Kiewiet NJ, Holthusen SM, Bohay DR, Anderson JG: Gastrocnemius recession for chronic noninsertional Achilles tendinopathy. *Foot Ankle Int* 2013;34(4):481-485.

Twelve patients underwent isolated gastrocnemius recession for noninsertional Achilles tendinopathy. The seven patients seen at follow-up had no significant difference in calf strength or circumference compared with the nonsurgical side. All seven expressed satisfaction.

46. Duthon VB, Lübbeke A, Duc SR, Stern R, Assal M: Noninsertional Achilles tendinopathy treated with gastrocnemius lengthening. *Foot Ankle Int* 2011;32(4):375-379.

In a prospective case study, localized Achilles tendinopathy of at least 1 year's duration was treated with gastrocnemius lengthening in 14 patients. All clinical scores were improved after surgery. Plantar flexion strength was equal to that of the contralateral limb. Level of evidence: IV.

47. Kang S, Thordarson DB, Charlton TP: Insertional Achilles tendinitis and Haglund's deformity. *Foot Ankle Int* 2012;33(6):487-491.

A retrospective study of insertional Achilles tendinitis in 44 patients compared their radiographic measurements with those of patients in a control group. There was no between-group difference in measurement parameters for Haglund deformity. Level of evidence: III.

48. Rompe JD, Furia J, Maffulli N: Eccentric loading compared with shock wave treatment for chronic insertional Achilles tendinopathy: A randomized, controlled trial. *J Bone Joint Surg Am* 2008;90(1):52-61.

Fifty patients with Achilles tendinopathy were randomly allocated to receive either eccenteric loading exercises or repetitive low-energy shock wave therapy. All patients had received some treatment for 3 months prior to the study. Patients who underwent shock wave therapy showed significantly greater favorable results.

49. Johnson MD, Alvarez RG: Nonoperative management of retrocalcaneal pain with AFO and stretching regimen. *Foot Ankle Int* 2012;33(7):571-581.

The authors present a retrospective review of 103 patients treated for posterior heel pain with an AFO brace and a stretching program. Ninety-one patients (88%) had sufficient pain relief to avoid surgical treatment.

第29章
运动相关性足踝损伤

Mark J. Berkowitz, MD

简介

累及足踝的急性创伤性损伤以及慢性积累性应力损伤不仅影响竞技运动员赛场发挥，也会影响常人的娱乐或健身活动。对足踝常见损伤的全面了解有利于合理规范的治疗这些疾患，以帮助患者恢复正常生活。

踝关节解剖

踝关节的稳定性是包括骨、韧带、肌肉腱性组织等解剖因素共同作用的结果。胫骨下关节面和内、外、后踝构成穹顶形踝穴，距骨容纳其中。距骨前宽后窄，因此踝关节背屈位时，距骨较宽的部分进入踝穴，踝关节在此体位时最稳定。反之，踝关节距屈时，距骨后部较窄的部分进入踝穴，踝关节较不稳定。距屈位时，踝关节的稳定性主要依赖于外侧韧带复合体。大多数急性内翻扭伤发生在踝关节距屈位时，也就不足为奇了。

踝关节外侧韧带复合体主要由距腓前韧带（ATFL）和跟腓韧带（CFL）组成。ATFL 是稳定踝关节的主要韧带；避免距屈位时踝关节向前移位。ATFL 是急性踝关节扭伤时最常损伤的结构。CFL 是稳定踝关节和距下关节的副韧带。在较严重的踝关节内翻扭伤时，CFL 与 ATFL 均损伤。

腓侧肌肉腱性单位对维持踝关节的稳定性起到重要作用。腓侧肌腱迅速收缩以拮抗和避免过度内翻应力。腓侧复合体还可以提供重要的本体感受反馈，帮助运动员本能的感知和控制足踝的位置。

急性外踝韧带损伤

急性外踝扭伤时体育活动中最常见的损伤之一。踝关节扭伤的流行病学研究表明，在 4 年研究过程中，有 300 万例踝关节扭伤发生，其中超过半数发生在体育运动过程中。[1] 急性踝关节扭伤最常发生于 10～19 岁人群。在 15～24 岁人群中，男性踝关节扭伤的发生率高于女性；但在 30 岁以上的人群中，女性发生率高于男性。

急性踝关节扭伤可致踝关节外侧韧带复合体发生不同程度的机械损伤，导致例如踝关节不稳、疼痛等长期症状，妨碍恢复体育活动。恰当的初始治疗能够降低产生长期疾患的风险，加速恢复体育活动。

病史和查体

急性踝关节扭伤的成功治疗首先有赖于详细的病史采集和细致的体格检查。病史采集的重要因素包括：受伤时间，患者能否耐受负重，是否认为损伤正在好转，或同侧踝关节既往扭伤病史。体格检查需记录肿胀和淤斑的部位以及严重程度。体格检查最重要的部分可能在于评估压痛的具体位置。急性外侧踝关节韧带损伤后，在腓骨尖前方和远端的 ATFL 和 CFL 部位可及肿胀、淤斑、压痛。然而，查体时需要注意检查多个不同部位结构的压痛，因为这些体征可能会指向其他诊断或相关诊断。在外侧，除了外侧韧带复合体，还需注意触诊下胫腓联合、外踝、腓骨肌腱、第五跖骨、跟骨前突、距骨外侧突。在内侧，需注意触诊内踝、三角韧带、载距突、舟骨有无压痛。常规触诊跟腱、胫前肌腱以及中足各关节；在考虑诊断踝关节扭伤时，有时会忽略这些结构的损伤。急性踝关节内翻扭伤后 10～14 天内，由于踝关节弥漫性肿胀以及压痛点不明确，有时可能对体格检查起到掩盖作用。通常需在伤后 10～14 天后再次进行体格检查，这时查体体征往往更加明确、指向性更强。

踝关节稳定性试验，例如前抽屉试验、距骨倾斜试验，在评估急性踝关节扭伤时并非起到关键作用。急性损伤后，踝关节肿胀明显，不适于对踝关节稳定性进行精确评估。并且试验结果对急性踝关节扭伤的初始治疗并无影响，它们适用于评估慢性踝关节不稳。

影像学评估

恰当的影像学检查有利于避免误诊，并对合并损伤做出正确的诊断。在急诊,Ottawa 踝关节准则用于指导是否有必要行 X 线检查。当查体提示沿腓骨后缘远端 6cm 或外踝尖压痛,沿胫骨后缘远端 6cm 或内踝尖压痛,或不能耐受 4 步以内负重,需行踝关节 X 线摄片检查。若上述体征不存在,往往诊断为急性踝关节扭伤,无需行 X 线检查。依据上述指南,可降低患者费用,缩短患者急诊就诊时间,以及减少射线暴露。

Ottawa 踝关节准则主要是为急诊诊疗应用设计的。然而有些急性外踝韧带损伤的患者在伤后数天或数周才至骨科门诊就诊。在此情况下,由于明确诊断和治疗计划的制定均有赖于 X 线检查,因此 X 线摄片评估的门槛相对较低。骨科医生会对大多数急性外踝扭伤的患者开具一系列负重位足踝 X 线摄片检查。与非负重位相比,负重位检查能够在本质上更好的显示相关骨性结构,从而减低误诊风险。若完全负重时,患者感到特别疼痛,初始评估可采用模拟负重位摄片检查。待患者症状缓解后再行完全负重位摄片检查。踝关节正位和踝穴位相用于评估内踝间隙和下胫腓联合间隙有无增宽、踝关节骨折、距骨外侧突骨折、距骨骨软骨骨折(**图 29-1**)。足踝侧位相可显示距骨背侧撕脱骨折或距后三角骨。足正位相可显示足舟骨骨折或 Lisfranc 损伤,足斜位相可显示跟骨前突骨折或第 5 跖骨骨折。需将影像学检查和体格检查相结合以获得正确且全面的诊断。

对于急性踝关节扭伤的评估,CT 和 MRI 检查的指征不强。CT 用于明确平片检查显示可疑的相关骨折;包括距骨外侧突和跟骨前突骨折、距骨后突骨折和骨软骨骨折。CT 可精确评估骨折块大小、移位程度、粉碎情况,可用于指导治疗。MRI 很少用于评估急性踝关节扭伤,只有在高度怀疑距骨骨软骨损伤或相关软组织损伤(例如跟腱断裂或腓骨肌腱脱位)时才行 MRI 检查。MRI 可用于鉴别先前存在的慢性骨软骨损伤和急性骨软骨骨折。在发现下胫腓联合损伤方面,MRI 优于体格检查[2]。

分类和治疗

急性外踝扭伤根据受累韧带以及外侧韧带复合体结构性损伤的严重程度进行分度。Ⅰ度急性扭伤,是指 ATFL 轻微损伤,显微镜下可见韧带纤维撕裂,而无韧带整体结构性损伤。Ⅱ度扭伤,是指肉眼可见的局部韧带结构性损伤,而并未完全丧失结构完整性;Ⅱ度扭伤主要累及 ATFL,而 CFL 在较小程度上受累。Ⅲ度扭伤,是指外侧韧带复合体完全断裂,ATFL 和 CFL 结构完整性丧失。

外踝扭伤的严重程度影响其治疗和预后。Ⅰ度或Ⅱ度扭伤患者通常不需扶拐,日常活动时感到轻度不适。对Ⅰ度或Ⅱ度扭伤者行早期康复治疗,可获得最佳预后。事实上,近期的随机对照研究表明,对于Ⅰ度和Ⅱ度扭伤患者,与早期制动相比,即刻施行功能活动康复方案,患者康复速度更快[3]。患者恢复体育活动的时间主要取决于患者不适的程度以及进行必要的专项运动的能力。通常Ⅰ度或Ⅱ度踝关节扭伤患者,通过应用保护性支具以及腓侧力量加强和本体感受训练避免再次损伤,在伤后 2~6 周可恢复体育活动。

Ⅲ度损伤患者刚开始行走和日常活动时感到不适。适于行一段时间的制动和保护下负重。一项前瞻性随机研究对比了 4 种不同制动方式(管状加压绷带、行走靴、马镫形支具、石膏管型)作为Ⅲ度急性踝关节扭伤初始治疗的有效性[4]。奇怪的是,结果表明对于严重踝关节扭伤患者采用管型石膏制动作为初始治疗能够获得较好的治疗效果。采用石膏管型制动的患者康复速度最快,疼痛更少,恢复活动更早。而采用行走靴和管状加压绷带的疗效基本相同。然而医生在治疗过程中需权衡石膏管型制动的早期优势与患者对于石膏管型制动的低耐受度。

伤后 2~4 周后,初始的疼痛、肿胀和不适症状逐渐缓解,Ⅲ度扭伤患者可使用功能性支具辅以正规理疗以减轻肿胀,改善关节活动度,恢复踝关节肌力。随着症状的逐渐缓解,治疗性训练逐步过渡到

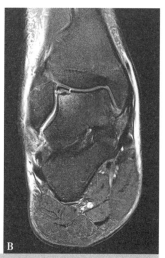

图 29-1　图 A,急性踝关节扭伤患者的踝穴位 X 线平片,距骨穹顶外侧透亮线提示距骨骨折;图 B,MRI 证实该患者存在急性不稳定性距骨外侧骨软骨骨折

本体感受训练和专项运动功能训练。与常规腓侧力量强化训练相比，增强式训练对恢复踝关节的稳定性以及帮助运动员重返赛场具有更好的效果，因此康复方案需包含增强式训练内容[5]。Ⅲ度扭伤患者需康复治疗6～12周才能恢复运动。

虽然，在北美非手术功能康复治疗是Ⅲ度踝关节扭伤的标准治疗方案，欧洲大量研究证据表明，手术治疗Ⅲ度扭伤的效果可能更好[6,7]。一项关于27项研究的meta分析表明，与非手术治疗相比，采用手术治疗作为初始治疗方案治疗Ⅲ度踝关节扭伤，患者无力的症状更少，总体功能预后更好[6]。一项前瞻性随机对照研究，对比手术治疗和功能康复治疗Ⅲ度踝关节扭伤，研究发现两组患者的功能预后相似，手术治疗组患者扭伤的复发率更低[7]。目前，尚需高质量研究证据表明手术可取代功能康复治疗Ⅲ度踝关节扭伤。

慢性外踝韧带损伤

大多数急性外踝扭伤患者接受恰当治疗后可恢复满意的体育运动状态和伤前活动水平。然而外踝扭伤，尤其是Ⅲ度损伤，的预后也并非全部令人满意。一项多数据库研究表明，33%急性踝关节扭伤患者伤后1年仍有疼痛，34%患者在初次损伤后3年内再次发生踝关节扭伤[8]。对于踝关节韧带损伤后存在慢性症状的患者，须评估明确产生持续性症状的原因，并采取恰当的非手术治疗方案。必要时，采取手术治疗促进患者恢复良好体育运动功能。

病史

对于慢性外踝关节韧带损伤患者的病史采集和体格查体需较常规急性扭伤患者更加全面和细致。病史采集需包括初次损伤的具体情况、再次损伤的情况以及目前症状。需着重评估患者症状主要是不稳定、疼痛还是两者兼有。需详细描述患者不稳定和疼痛症状的具体细节。需记录不稳定症状的持续时间、发生频率以及严重程度，还需包括每月或每年扭伤的发生次数。须评估再次扭伤是仅仅发生在体育运动过程中，还是也发生在日常活动中。存在严重慢性不稳定的患者可能诉在一般不造成损伤的机制下（例如踩在卵石路、路边或人行道上的裂缝上）发生频繁扭伤。检查者需记录早期治疗的内容，包括理疗以及应用支具能将不稳定症状控制在何种程度。

须评估疼痛的时间、严重程度以及部位。须问患者是持续性疼痛还是仅在扭伤后出现疼痛。由于韧带整体较松弛，患者可能诉再次踝关节扭伤后疼痛非常轻微。有些患者诉疼痛为主要症状，并且有时因疼痛导致踝关节突然无力。对于此种类型的疼痛，检查者需注意伴随病变导致踝关节功能性不稳定症状的可能性。尤其重要的是，需尽可能具体的明确患者的疼痛部位。明确疼痛主要位于内侧、前外侧还是腓骨后方，以指向最可能的原因，指导影像学检查的选择。

体格检查

对于存在慢性踝关节不稳定症状的患者，需进行非常细致的体格检查。目的在于检查韧带松弛的严重程度，明确疼痛症状来源，评估导致患者不稳定症状或影响患者治疗效果的解剖因素。通过前抽屉试验或距骨倾斜检查评估踝关节韧带松弛度。在足马蹄休息位行前抽屉试验用于评估ATFL的完整性。在相对跖屈位时，ATFL纤维走行与检查者推拉方向一致。检查者一手稳定踝关节上方胫骨，另一手握足跟，将足踝相对于固定的胫骨向前推拉。检查者可感觉到向前移动的幅度，若存在明显韧带松弛，可看到ATFL所在部位的皮肤出现凹陷。距骨倾斜操作用以评估CFL的松弛度。检查时，踝关节须位于相对中立位，在此位置时CFL纤维垂直走行以确保检查时其作为真正的踝关节副韧带。在做距骨倾斜试验时，若踝关节背屈不够，则难以区分正常距下关节移动与真正距骨倾斜。检查者，一手握住胫骨，另一手将踝关节置于中立位，对踝关节和后足施加内翻应力。将拇指置于腓骨下方，以感觉距骨在踝穴内的倾斜程度。重要的是，还需检查对侧肢体的前抽屉试验和距骨倾斜试验，以及其他关节的一般松弛度。膝关节、肘关节、手指关节过伸表明存在广泛韧带松弛，使患者容易复发关节不稳定症状。可采用评估关节活动过度的Beighton标准以明确患者是否存在能够明显影响治疗效果的广泛性韧带松弛征象。

足踝部体格检查除了韧带松弛度外，还包括肌力、活动度、压痛、肿胀以及步态。爪形趾或踝关节背屈和外翻无力表明存在神经系统疾患，例如Charcot-Marie-Tooth病。单纯腓侧无力合并疼痛性外翻受限常常提示腓骨肌腱撕裂。压痛、肿胀、弹响或腓骨肌腱半脱位进一步表明腓骨肌腱损伤。踝关节被动背屈受限可能是由胫骨远端存在骨赘或腓肠肌-比目鱼肌复合体挛缩所致。距下关节被动内翻受限可能存在跗骨融合。

当患者站立和行走时注意评估高弓内翻足畸形。对于高弓内翻足畸形的诊断越早越好，因为这类患者踝关节内翻损伤的风险高，较其他患者更易发展为慢性症状，且常规非手术或手术治疗后较难获得满意预后。当从前面检查患者发现足呈高弓内翻畸形时，可看到所谓的足跟"peek-a-boo"征，即可看到足跟垫的内侧部分（图 29-2）。当从后面检查时，看上去足跟内翻，负重时应力集中于足外侧缘。若患者坐位时可看到第 1 跖列跖屈，检查者需行 Coleman block 试验检查。患者站在 1 英寸（2.54cm）高的木块上，第 1 跖列位于木块边缘以外，检查者从后方进行观察。如果在试验过程中后足内翻得以纠正，则提示第 1 跖列跖屈导致后足畸形，因此纠正第 1 跖列形态可一并纠正后足畸形。若试验过程中后足内翻不能得以纠正，或仅部分纠正，则需进一步纠正后足畸形。

影像学评估

采用足踝标准负重位 X 线摄片用以评估慢性外侧韧带损伤患者。需仔细查看踝关节正位和踝穴位 X 线平片，注意距骨穹顶透亮影可能提示距骨骨软骨损伤。腓骨远端大块的撕脱骨折可能合并慢性 ATFL 损伤。侧位片用以发现胫骨远端前方骨赘，其可能导致踝关节前方撞击症状。X 线摄片可明确潜在的高弓内翻足畸形。在足侧位片上，正的 Meary 角（距骨轴线与第 1 跖骨轴线所成的角度）提示高弓足。对于高弓内翻足畸形，侧位片不能显示距骨的真正外形，腓骨位于偏后方，能够像 Broden 摄片角度一样非常清楚的显示后关节面。足正位 X 线可显示所谓的距骨堆叠或距骨内收征象。上述每个影像学征象均提示合并力线异常的可能。

踝关节应力评估包括前抽屉试验和距骨倾斜检查，可在透视下进行或拍摄应力位平片。若应力位相能够很好地量化踝关节不稳定的严重程度，那其对一项研究性学习而言还是很有裨益的。透视下应力评估可用于区分真性距骨倾斜和距下关节活动（图 29-3）。

与急性损伤相比，MRI 对于慢性外踝韧带损伤具有更加重要的作用。如果患者的病史、体格检查或平片提示存在距骨骨软骨损伤或腓骨肌腱损伤的可能性，则建议做 MRI 检查。若患者存在难以明确的踝关节疼痛，也建议行 MRI 检查，用以明确是否存在例如前外侧软组织撞击损伤等情况[9]。如果条件允许，建议行 1.5- 或 3.0- 特斯拉 MRI 检查，开放式 MRI 的图像分辨率不足以提供有效信息。

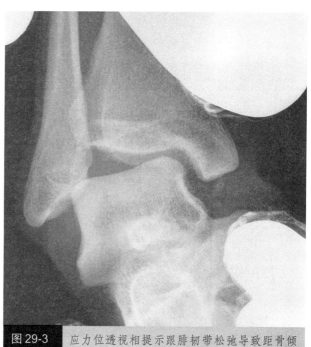

图 29-3　应力位透视相提示跟腓韧带松弛导致距骨倾斜加剧

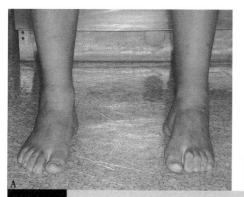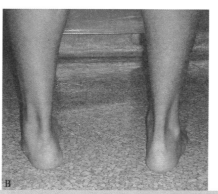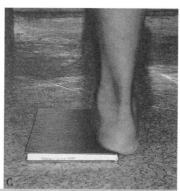

图 29-2　慢性左踝关节不稳高弓内翻畸形患者的临床照片。图 A，所谓的足跟 peek-a-boo 征；图 B，从后面观察后足内翻，负重时足跟外缘受力；图 C，Coleman block 试验纠正后足内翻畸形

治疗

对于慢性外踝韧带损伤患者,首先采用针对改善踝关节稳定性、减轻疼痛症状的非手术治疗。对于高风险体育运动者(例如篮球、排球、网球,或任何在非平地上进行的运动,如远足或修剪草坪),辅以支具治疗。采用神经肌肉理疗方法用以改善腓骨肌力量、平衡度以及本体感受。然而,神经肌肉理疗方法对于改善不稳定症状的长期预后仍不明确[10]。非手术治疗往往不能有效控制症状,尤其对于那些想要重返体育竞技生涯的患者。

如果非手术治疗不能提供足够的稳定性且不能有效的缓解疼痛,可具有手术治疗指征。外侧韧带重建技术有 4 种类型,分别是解剖重建、解剖 - 强化重建、非解剖肌腱固定以及解剖游离肌腱移植重建。手术策略和手术技术的目标在于改善踝关节的机械稳定性,缓解疼痛,促进患者恢复体育活动。

外踝韧带重建首选式是解剖 Broström 技术。这项术式是治疗慢性踝关节不稳最常用的术式,且对绝大多数患者均能获得成功疗效[11, 12]。这项术式包括单独切除短缩 ATFL,或切除短缩 ATFL 和 CFL 以去除因慢性内翻损伤造成的韧带松弛和拉伸[13](图 29-4)。采用重叠缝合(vest-over-pants)方法进行韧带短缩,或通过钻孔或缝合锚直接固定在腓骨上[14]。将伸肌下支持带移向腓骨(Gould 改良术式)以稳定 CFL 和距下关节[15](图 29-5)。

改良 Broström-Evans 解剖 - 强化术式也获得了极好的临床效果,尤其适用于高水平运动员[16]。标准改良 Broström 术式将腓骨端肌腱的一半转位至腓骨上能够达到稳定踝关节的效果。肌腱转位的方向大致介于 ATFL 和 CFL 之间。肌腱通过骨隧道转位至腓骨上,应用界面螺钉固定肌腱,从而避免踝关节和后足过度内翻(图 29-6)。

改良 Broström-Evans 技术较先前的非解剖肌腱固定技术(如传统 Evans 肌腱固定术将全部腓骨短肌腱转位至腓骨上,肌腱转位方向与距下关节轴线呈直角,图 29-7)获得了更加成功的效果。这类非解剖肌腱固定术式因其可导致腓侧过度无力以及距下关节僵硬,基本已被弃用了。目前只将非解剖肌腱固定术式应用于合并神经疾患以及功能需求低的患者。

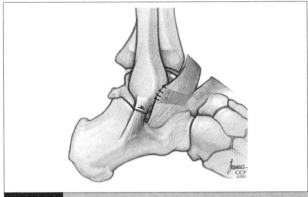

图 29-5　Broström 重建中 Gould 改良术式(包含伸肌支持带的韧带修复技术)示意图(美国俄亥俄州克利夫兰市克利夫兰诊所版权所有)(彩图见文末)

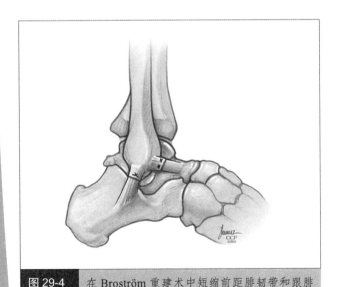

图 29-4　在 Broström 重建术中短缩前距腓韧带和跟腓韧带示意图(美国俄亥俄州克利夫兰市克利夫兰诊所版权所有)(彩图见文末)

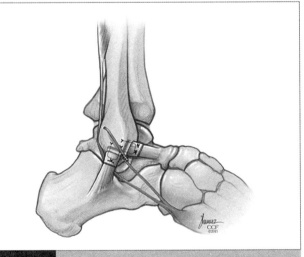

图 29-6　改良 Broström-Evans 术式(腓骨短肌的前半部分起到马缰的作用,以对抗过度内翻)示意图(美国俄亥俄州克利夫兰市克利夫兰诊所版权所有)(彩图见文末)

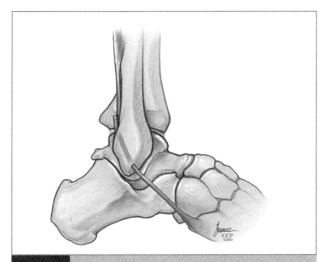

图29-7　传统 Evans 术式（将全部腓骨短肌移位至腓骨，可导致关节过度僵硬）示意图（美国俄亥俄州克利夫兰市克利夫兰诊所版权所有）（彩图见文末）

解剖型游离肌腱移植术通常采用自体移植物或同种异体腘绳肌腱作为移植材料穿过距骨、腓骨和跟骨的骨隧道[17-19]。移植肌腱采用这种走行方式从而重建 ATFL 和 CFL 的解剖方向（图29-8）。这种术式维持了正常的韧带解剖方向，因而可获得踝关节的最大稳定性，也避免了距下关节过度僵硬。与改良 Broström-Evans 术式相同，通常应用界面螺钉将韧带固定在骨隧道上。游离肌腱强化术式适用于行翻修手术或存在广泛韧带松弛或严重韧带组织薄弱的高水平运动员。

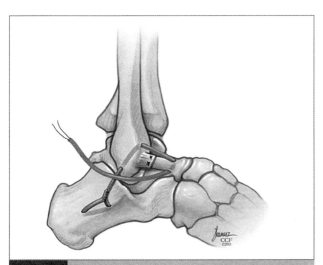

图29-8　游离肌腱移植重建术（将自体或同种异体腘绳肌固定在骨隧道以重建距腓前韧带和跟腓韧带原本的走行方向）示意图（美国俄亥俄州克利夫兰市克利夫兰诊所版权所有）（彩图见文末）

若术前发现存在高弓内翻足畸形，在行外侧韧带重建术中还需考虑行矫形术。高弓内翻畸形矫正的指征尚不明确，最终有赖于临床判断，但若不行高弓内翻畸形矫正，即便患者已行坚固的外侧韧带重建，韧带逐渐拉伸的风险仍较高[20]。因此在制订手术策略时需考虑高弓内翻足畸形，评估其是否是引起患者不稳定或疼痛症状的因素之一。其他常用的高弓内翻矫形术式包括距腓膜松解术、第1跖骨基底背屈闭合楔形截骨术、跟骨结节向外侧截骨术和腓骨长肌至腓骨短肌转位术。

慢性外踝韧带损伤鲜少单独出现，多合并关节内和关节外病变[21-24]。这些合并病变常常引起疼痛和慢性踝关节不稳定，因此在重建术中需考虑这些病变因素。关节内病变，如软组织撞击病变、胫骨远端骨赘形成、游离体、滑膜炎和距骨骨软骨损伤，最好的治疗方法是行关节镜治疗。因此，许多术者在行外踝韧带重建术时常规行踝关节镜检查[21, 22]。

慢性踝关节不稳患者常常存在腓骨肌腱异常[23]。在行外侧韧带重建的患者中，发现28%的患者存在腓骨肌腱异常（如腓骨肌腱撕裂、腱鞘炎、腓骨肌腱半脱位或脱位）以及症状性解剖变异（如低位腓骨短肌肌腹或第四腓骨肌）[23]。若不治疗腓骨肌腱异常，常常会导致手术治疗失败。因此，对韧带重建术中探查腓骨肌腱的指征建议从宽。

胫腓联合扭伤

多数踝关节扭伤是由内翻损伤导致，主要累及外踝韧带。如果是外翻外旋损伤为主导的损伤机制，则损伤的解剖、特点和严重程度均发生改变。高位踝关节扭伤需与外踝扭伤相鉴别，且二者的治疗方式也不相同。

病史和体格检查

准确的病史采集对于高位踝关节扭伤的诊断至关重要。若有可能，需让患者描述损伤的具体机制，让患者用对侧健肢演示损伤时的具体机制。若患者描述受伤时踝关节向外翻转而非向内翻转，这时检查者应怀疑高位踝关节扭伤。需让患者明确最不适的具体部位。内翻损伤后，疼痛通常位于外踝；而高位踝关节扭伤后，患者多描述疼痛在内踝和（或）踝关节前外侧更偏近端的位置更明显。

体格检查时，检查者沿三角韧带、下胫腓联合处以及更偏近端的骨间膜和腓骨近端进行触诊以试图引发疼痛。下胫腓联合扭伤可表现为挤压试验（检查者在踝关节近端约5～6cm处沿内-外方向挤压下胫腓关节）阳性。操作时引发患者疼痛强烈提示下胫腓联合损伤。与之相似，踝关节外旋应力试验可用于评估三角韧带和下胫腓联合损伤，若外旋应力试验诱发疼痛提示高位踝关节扭伤。上述试验对于诊断下胫腓联合损伤具有高特异性和低敏感性[2]。因此，检查者不能单纯根据体格检查排除下胫腓联合损伤。

影像学评估

对于可疑高位踝关节扭伤的影像学检查包括标准踝关节3种摄片角度X线，最好在患者负重位时摄片。若疼痛非常剧烈，也可采用模拟负重位X线替代。侧位相用于明确是否存在后踝撕脱骨折，后踝撕脱骨折可伴有高位踝关节扭伤。正位和踝穴位相则用于评估是否存在下胫腓联合增宽征象。在正位相上，胫腓重叠至少1cm。在踝穴位相上，胫腓间隙小于1mm。否则，需怀疑存在下胫腓联合不稳定。需摄胫腓骨全长X线用于评估腓骨近端骨折，如Maisonneuve型损伤。

其他影像学检查方式适用于高度怀疑胫腓联合损伤而X线检查又不能确定的情况。双侧踝关节轴位CT图像对比可显示下胫腓联合轻度增宽或不匹配。轴位MRI可显示胫腓前韧带、下胫腓后韧带、和后踝的结构性损伤[2]。液体敏感轴向序列可显示发生高位踝关节扭伤后骨间膜内的实质水肿。

尽管CT和MRI较平片可提供更多的信息，然而它们均为静态检查，可能会漏诊动态性下胫腓联合不稳。对于高度怀疑不稳定者，建议行外旋应力位X线或应力位透视。为保证试验的准确性，应力评估时需在充分放松和疼痛控制的情况下进行，但这在诊所中可能较难实施。因此，若高度怀疑下胫腓联合不稳定，可考虑于手术室在麻醉下行应力位评估（图29-9）。

分类

高位踝关节扭伤按照三角韧带和胫腓复合体损伤的严重程度进行分类。Ⅰ度扭伤指仅在显微镜下明确的结构性损伤。Ⅱ度扭伤包括无稳定性丢失或半脱位的宏观结构损伤。Ⅲ度扭伤，指完全性韧带损伤伴下胫腓联合明显增宽，可能伴有内踝间隙增宽。

治疗

Ⅰ度和Ⅱ度胫腓联合扭伤的治疗与急性外踝扭伤类似，但有几点重要的不同之处。与急性外踝扭伤相比，高位踝关节扭伤的疼痛和肿胀往往更严重，需经过更长时间康复才能恢复负重，因此建议制动4～6周。初始石膏管型制动与预制式可拆卸靴相比具有更好的疼痛缓解效果，促进早期康复[4]。当初期疼痛和肿胀缓解后，开始进行负重康复，标准功能康复治疗方案旨在恢复关节的活动度、力量、平衡、步态以及本体感受。恢复体育运动所需时间是外踝扭伤后的两倍，因此在治疗初期需向患者告知康复时间较长。

Ⅲ度胫腓联合扭伤不稳定，需手术治疗。传统的稳定术式是采用金属下胫腓贯穿螺钉将下胫腓联合和踝穴固定在正常解剖位置，以便促进三角韧带和胫腓联合韧带愈合。虽然进行了广泛的研究，目前对于所用螺钉的大小和数目、螺钉穿透骨皮质层

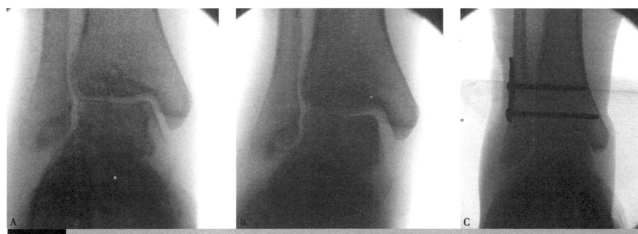

图29-9　下胫腓联合扭伤患者的透视影像。图A，静力位影像显示下胫腓联合无移位；图B，麻醉下外旋应力位影像显示踝穴和胫腓联合不稳定；图C，下胫腓螺钉固定后影像

数以及是否去除或何时取出螺钉尚无定论[25]。

一种不可吸收缝合纽扣装置用于稳定胫腓关节[26]。缝合稳定技术理论上避免了螺钉固定的一些问题。支持者认为这种缝合装置提供了更柔韧的固定方式，可促进恢复正常的胫腓生物力学，且无需取出内植物，避免了内植物断裂可能[27]。近期的一项研究发现，与传统金属螺钉相比较，应用缝合纽扣装置的胫腓联合复位欠佳的发生率低[28]。然而据报道应用缝合纽扣装置可产生一些并发症，包括缝线脓肿、复位丢失以及缝线周围骨质溶解[29]。在高质量对比研究发表前，螺钉固定术式仍是下胫腓联合稳定的金标准术式。

需6～12周时间保护性避免负重以促进Ⅲ度高位踝关节扭伤手术后韧带愈合。术后胫腓联合螺钉通常至少固定3～4个月。那时，术者需决定是否取出螺钉。取出螺钉需接受二次手术，且若韧带愈合不完全则取出螺钉后有复位效果丢失风险。保留螺钉可能引起踝关节活动受限、螺钉断裂或螺钉周围骨质溶解。一项研究发现保留下胫腓联合螺钉，即便后来螺钉断裂，也不会产生负面影响[30]。虽然在非运动员患者，保留下胫腓联合螺钉不会产生不良后果，但在运动员患者需考虑再术后约4个月取出螺钉[30]。这样的时间设置避免了内植物断裂或踝关节活动受限风险，同时也为韧带愈合提供了充足的时间。然后启动功能性康复治疗，预计术后约6～8个月可恢复体育活动。

足踝部应力骨折

运动员在训练过程中易发生足踝部包括应力骨折在内的过度使用性损伤。应力骨折与创伤性骨折不同，是由反复、累积性应力导致而非单一创伤性事件引起。足踝部应力骨折最好发的部位是胫骨远端、踝、舟骨、距骨和籽骨[31]。

病史和体格检查

医生需在患者病史中寻找提示应力骨折的证据。运动员的训练属性、持续时间或强度的发生变化是造成应力骨折的主要危险因素。对于慢跑者来说，增加跑步时的斜坡或加速跑；或者，一个长跑运动员快速增加英里数。与之类似，穿的鞋子发生了重要改变，例如迅速更换为极简型跑鞋，检查者应高度怀疑应力骨折[32]。医生需询问患者是否有骨质疏松或骨量减少病史，若高度怀疑应力骨折，需获得患

者的25羟维生素D的基线值[33]。

应力骨折所致疼痛特点是多变的。有些患者主要在训练期间感到疼痛，在日常活动中基本不疼。症状可持续数周至数月。这类疼痛往往提示慢性进展性应力骨折。在早期，局部压痛不明显，患者须在跑步或跳跃过程中才能引出症状。

有些患者诉有轻度前驱症状，在训练过程中症状可急性加重。这些患者在日常生活中都会感到疼痛，或不能耐受负重。触诊受累骨个可明确诱发疼痛。这种水平的疼痛提示完全应力骨折。

除了压痛部位，检查者还需注意观察对线不良畸形，因其可致使患者容易发生应力骨折。例如，腓骨应力骨折可伴有后足外翻。高弓内翻畸形合并内踝或第5跖骨应力骨折更常见。第1跖列跖屈，常见于高弓内翻足，可引起籽骨应力骨折。在治疗早期明确上述易感因素可增加治疗成功的可能性。

影像学评估

需注意的是，在应力骨折早期阶段影像学检查常无阳性发现。初始治疗后随访2～4周的X线摄片检查随访能提供更多有效信息。若存在应力骨折，随访X线检查显示早期骨痂形成以及与初期骨愈合相一致的骨膜反应（图29-10）。然而，如果随访X线摄片仍无骨折阳性发现，需考虑其他诊断，或采用更高级的影像学检查手段。MRI尤其适用于X线摄片不可察觉的应力骨折，其可显示骨骼内应力反应所致的骨内水肿。

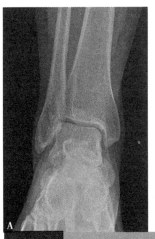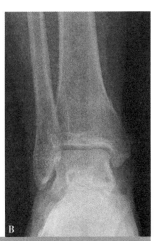

图29-10　一位跑步后急性小腿远端疼痛患者的X线平片。图A，初始踝关节AP位X线未发现异常。此患者有维生素D缺乏，应用限制性负重和补充维生素D进行治疗；图B，限制性负重3周后随访复查踝关节AP位X线提示骨反应证据，与干骺端应力骨折愈合相一致

治疗

大多数足踝部应力骨折可通过相对休息、运动调整、制动、限制负重的综合治疗方式获得满意疗效。采用预制骨折靴制动以及拄拐通常可有效缓解初期疼痛症状，同时保留了可接受的功能水平和舒适水平。若患者维生素 D 水平低，需每周补充 50 000IU[33]。通常，初始治疗 3～4 周后，症状会获得明显缓解。此时，可逐渐停用骨折靴，开始低强度有氧功能锻炼。对于多数骨折而言，6～8 周可获得临床愈合，然后启动恢复体育运动的康复方案。随着活动的逐渐恢复，关键需纠正可能导致应力骨折的错误的训练方法。若认为足畸形是发生应力损伤的因素之一，需应用适当的鞋垫。发生籽骨应力骨折的患者适于穿着可使第 1 跖骨头下方不受力的鞋垫。完全恢复体育活动需康复 3～6 个月，所需时间取决于骨折的严重程度以及患者对于体育运动的实际需求。

虽然非手术治疗适用于绝大多数足踝部应力骨折，在特定情况下，也应考虑行手术治疗。足踝部最难治疗的应力骨折是发生在内踝、舟骨、第 5 跖骨和籽骨的应力骨折[31]。上述骨折延迟愈合或不愈合的风险较高。此外，对于运动员患者来说，通常难以耐受非手术治疗所需的长时间制动和限制负重。

内踝或舟骨应力骨折累及踝关节或距舟关节，因此有强手术治疗指征。采用 CT 准确评估骨折的完全度和移位情况。完全骨折和（或）骨折移位需行手术治疗。由于多数内踝骨折的骨折线垂直走行，因此最好采用加压螺钉和支撑钢板进行治疗。对于慢性损伤，需清理骨折端和（或）植骨，尤其对于术前 CT 发现硬化或囊性变者。

舟骨应力骨折采用拉力螺钉进行固定。由于骨折线通常位于外侧，需从外向内置入螺钉，以获得充分的固定和稳定性（图 29-11）。近期关于足舟骨骨内血供的研究推翻了既往认为舟骨骨折线位于相对乏血管区的传统观念[34]。若术前 CT 提示骨折端分离、移位、囊性变或硬化，需经足背侧入路行切开复位内固定术，术中大量植骨。一篇文献系统综述对舟骨应力骨折需积极手术治疗提出了质疑[35]。尚无证据显示手术治疗优于无负重下非手术治疗，两种治疗方法均优于负重下非手术治疗。

第 5 跖骨应力骨折的手术治疗指征包括骨折不愈合或延迟愈合以及想要避免应用管型石膏同时达到促进愈合的效果。与急性 Jones 骨折相同，第 5 跖骨应力骨折采用髓内螺钉技术进行手术治疗。对于

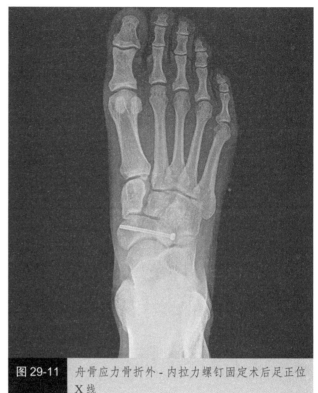

图 29-11　舟骨应力骨折外 - 内拉力螺钉固定术后足正位 X 线

慢性骨折伴实质硬化患者，可考虑应用髓内或髓外植骨。然而，研究发现，对于大多数骨折（甚至骨折不愈合）而言，植骨并非必须治疗手段[36]。可采用切开复位内固定术、部分切除术或全部切除术治疗籽骨应力骨折，手术方式的选择取决于骨折块大小、骨折慢性程度以及是否存在缺血性改变。

中足扭伤

跖跗关节复合体损伤的严重程度从轻微扭伤到严重挤压伤差异性很大。虽然中足扭伤在足踝损伤中的严重程度不高，但此类损伤可引起中足不稳，导致运动员持续性病痛。

足球和橄榄球运动员因运动过程中需高强度全速跑、跳跃以及突然变向动作尤其易于发生中足扭伤。损伤机制通常是足在跖屈位时受到背侧方向的外展应力，导致足扭伤。尤其在橄榄球运动中，一运动员摔倒后压在另一运动员的足踝后方，进而对足施加背屈 - 外展应力。在任何受伤场景中，作用在足部的间接应力造成了中足骨韧带性结构的不同程度损伤。跖跗关节复合体韧带稳定性主要由坚实的足底韧带提供，其中包括连接内侧楔骨和第 2 跖骨基底的骨间 Lisfranc 韧带。中足轻度扭伤可损伤相对

薄弱的背侧韧带，产生疼痛症状，但不合并半脱位或稳定性丧失征象。在较为严重的扭伤中，背侧韧带和跖侧韧带都损伤导致跖跗关节半脱位和不稳定。

病史和体格检查

中足扭伤运动员主要表现为中足背侧疼痛。若患者诉中足外侧疼痛明显，需考虑合并骰骨骨折可能。肿胀、压痛、淤斑多见于中足背侧。中足跖侧淤斑强烈提示跖跗关节复合体韧带损伤。对跖骨施加背 - 跖方向应力可诱发疼痛。患者常难以负重或无法负重。

影像学评估

韧带稳定性中足扭伤影像学检查常无异常发现。在足正位 X 线上，内侧楔骨和第二跖骨基底间无增宽，第二跖骨基底内侧骨皮质与内侧楔骨内侧骨皮质共线。在足斜位 X 线上，第四跖骨内侧骨皮质与骰骨内侧缘共线。足侧位 X 线显示第一、第二跖骨背侧骨皮质与各自相对应的楔骨背侧骨皮质共线。Lisfranc 关节增宽、第二跖骨基底部位斑点征，和（或）跖跗关节外侧或背侧半脱位，均可诊断中足不稳定性扭伤。

高质量的负重位 X 线是必需的。有时急性损伤后，由于负重可引起剧烈疼痛，难以拍摄负重位 X 线，但非负重位 X 线对于显示中足扭伤后隐性半脱位敏感性不足。若平片证据不明确，可考虑行 MRI 检查。研究发现可疑中足扭伤后，MRI 检查结果与术中所见相关性高[37]。CT 较 MRI 能够更好的显示骨性结构。CT 可很好的显示中足小的撕脱骨折和细微半脱位。若静态影像学检查难以明确诊断，可在局麻或全麻下行应力位透视用以评估跖跗关节复合体的稳定性。

治疗

中足扭伤的治疗方法取决于韧带损伤的严重程度。不合并不稳定或半脱位的背侧扭伤可行非手术治疗，管型石膏或预制靴制动 4～6 周，限制负重。若症状缓解，在骨折靴保护支持下开始开始负重。对于运动员，应用半刚性定制矫形器有助于逐渐过渡到穿着常规鞋子以及恢复正常运动。伤后需 3～6 个月方能恢复体育运动。

发现任何半脱位征象均提示不稳定中足扭伤，需行手术治疗。手术治疗方式包括切开复位内固定术以及一期跖跗关节融合术。前瞻性随机研究发现

对于韧带损伤为主的中足损伤，一期融合术效果更佳[38, 39]。一期融合术的优点包括可获得可靠的骨性愈合、降低内固定取出率、减少创伤后关节炎发生率。对于想要回归竞技运动的运动员，可行切开复位内固定术。虽然普遍认为手术治疗时可牺牲跖跗关节弹性，但目前推测切开复位内固定术的优点在于保留了关节活动，从而改善平衡、提升本体感受以及优化运动员赛场竞技表现。传统内固定物是经关节金属螺钉。解剖复位螺钉固定后，需制动、免负重 6～8 周，然后过渡到采用预制靴保护下负重。术后 3～6 个月，在开始康复计划之前，取出内固定物。不稳定性中足扭伤患者通常在术后 6～12 月以内恢复体育运动。

为避免经关节螺钉造成的医源性关节损伤，术者开始应用跨关节钢板和骑缝钉用以稳定跖跗关节复合体（图 29-12）。这些器械可用于骨质疏松或骨质疏松相关骨折难以行传统螺钉固定的患者。通常需取出内固定物，然而，与单纯取螺钉相比，取钢板和骑缝钉时手术创伤更大。

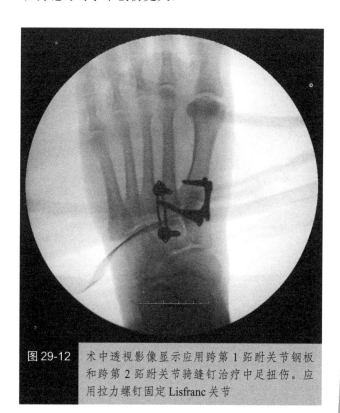

图 29-12　术中透视影像显示应用跨第 1 跖跗关节钢板和跨第 2 跖跗关节骑缝钉治疗中足扭伤。应用拉力螺钉固定 Lisfranc 关节

不可吸收缝合纽扣装置可用于固定不稳定性 Lisfranc 关节损伤[40]。缝合稳定的可能优点包括弹性固定可允许早期负重以及降低了内固定失败风险，无需常规行内固定取出术。需更多的临床研究以评估这些内固定物治疗不稳定中足损伤的有效性。

第七部分　肌腱异常和运动损伤

总结

在体育运动中常常发生足踝损伤，急慢性踝关节韧带损伤可严重影响运动员竞技表现。这些损伤治疗起来有时比较棘手，尤其对于高水平运动员来说，快速恢复巅峰竞技状态至关重要。急性损伤初期常采用非手术治疗。石膏管型或靴制动，然后行专项理疗，然而有些早期证据表明对于严重（Ⅲ度）急性扭伤患者最好采用手术治疗。慢性扭伤先行非手术治疗，但有时非手术治疗无效，需行外侧韧带重建术。胫腓联合（高位）踝关节扭伤损伤较重，往往需更长时间治疗才能恢复体育运动。Ⅰ度或Ⅱ度胫腓联合扭伤初始治疗方法与急性外侧韧带扭伤相似，而Ⅲ度扭伤属不稳定损伤需行手术治疗。中足扭伤可致运动员明显功能障碍，损伤程度从轻微扭伤至严重挤压伤不等。中足扭伤的治疗取决于损伤的严重程度，对于稳定性扭伤可行制动、免负重非手术治疗，而不稳定性损伤则需手术治疗。应力骨折好发于胫骨远端、踝、舟骨、距骨和籽骨。多数足踝部应力骨折可采用适度休息、运动调整、制动、限制负重等综合治疗获得满意疗效。内踝、舟骨、第五跖骨或籽骨的应力骨折不愈合风险相对较高，因此需行较长时间制动。对于高水平运动员首选手术治疗。

（孙宁 译）

参考文献

1. Waterman BR, Owens BD, Davey S, Zacchilli MA, Belmont PJ Jr: The epidemiology of ankle sprains in the United States. *J Bone Joint Surg Am* 2010;92(13):2279-2284.

   An extensive database review of ankle sprains found that sprains are most common in patients age 10 to 19 years. Sprains were more common in male than female patients age 15 to 24 years but were more common in women than men older than 30 years. More than 50% of ankle sprains occurred during athletic activity.

2. de César PC, Avila EM, de Abreu MR: Comparison of magnetic resonance imaging to physical examination for syndesmotic injury after lateral ankle sprain. *Foot Ankle Int* 2011;32(12):1110-1114.

   MRI revealed concomitant syndesmotic ligament injury in 17.8% of lateral ankle sprains. The squeeze test and external rotation stress test had low sensitivity but high specificity for syndesmotic injury in association with lateral ankle sprain.

3. Bleakley CM, O'Connor SR, Tully MA, et al: Effect of accelerated rehabilitation on function after ankle sprain: Randomised controlled trial. *BMJ* 2010;340:c1964.

   Immediate initiation of functional range-of-motion exercises after a grade I or II lateral ankle sprain was found to facilitate early resolution of symptoms and return to activity.

4. Lamb SE, Marsh JL, Hutton JL, Nakash R, Cooke MW; Collaborative Ankle Support Trial (CAST Group): Mechanical supports for acute, severe ankle sprain: A pragmatic, multicentre, randomised controlled trial. *Lancet* 2009;373(9663):575-581.

   Initial immobilization in a below-the-knee cast was found to have the greatest effect on early recovery after a grade III ankle sprain. Immobilization using a stirrup ankle brace also was beneficial. Use of a prefabricated walking boot had limited benefit over a simple compression sleeve.

5. Ismail MM, Ibrahim MM, Youssef EF, El Shorbagy KM: Plyometric training versus resistive exercises after acute lateral ankle sprain. *Foot Ankle Int* 2010;31(6):523-530.

   In comparison with traditional resistance exercises, incorporation of plyometric exercises into the rehabilitation protocol for lateral ankle sprains led to improved functional performance in athletes.

6. Pijnenburg AC, Van Dijk CN, Bossuyt PM, Marti RK: Treatment of ruptures of the lateral ankle ligaments: A meta-analysis. *J Bone Joint Surg Am* 2000;82(6):761-773.

7. Pihlajamäki H, Hietaniemi K, Paavola M, Visuri T, Mattila VM: Surgical versus functional treatment for acute ruptures of the lateral ligament complex of the ankle in young men: A randomized controlled trial. *J Bone Joint Surg Am* 2010;92(14):2367-2374.

   A prospective randomized comparison study of initial surgical repair and nonsurgical treatment of severe lateral ankle sprains revealed comparable long-term results. Surgical treatment appeared to decrease the likelihood of reinjury but was associated with an increased risk of arthritis.

8. van Rijn RM, van Os AG, Bernsen RM, Luijsterburg PA, Koes BW, Bierma-Zeinstra SM: What is the clinical course of acute ankle sprains? A systematic literature review. *Am J Med* 2008;121(4):324-331, e6.

   A meta-analysis of acute ankle sprains revealed that one-third of patients have residual symptoms at 1 year and one-third sustain additional sprains during the 3 years after a sprain.

9. Ferkel RD, Tyorkin M, Applegate GR, Heinen GT: MRI evaluation of anterolateral soft tissue impingement of the ankle. *Foot Ankle Int* 2010;31(8):655-661.

   MRI was found to provide 78.9% accuracy in diagnosis, sensitivity of 83.3%, and specificity of 78.6% when used for the evaluation of anterolateral soft-tissue impingement of the ankle. A 33% incidence of associated diagnoses was noted.

10. de Vries JS, Krips R, Sierevelt IN, Blankevoort L, van Dijk CN: Interventions for treating chronic ankle instability. *Cochrane Database Syst Rev* 2011;8:CD004124.

    Randomized controlled studies of nonsurgical and surgical treatments of chronic ankle instability were systematically reviewed.

11. Tourné Y, Mabit C, Moroney PJ, Chaussard C, Saragaglia D: Long-term follow-up of lateral reconstruction with extensor retinaculum flap for chronic ankle instability. *Foot Ankle Int* 2012;33(12):1079-1086.

    A retrospective review of 150 patients an average 11 years after modified Broström-Gould lateral ligament reconstruction found that 93% were satisfied with the procedure. Only 4.8% had residual instability, and none had radiographic progression of arthritis.

12. Bell SJ, Mologne TS, Sitler DF, Cox JS: Twenty-six-year results after Broström procedure for chronic lateral ankle instability. *Am J Sports Med* 2006;34(6):975-978.

13. Lee KT, Park YU, Kim JS, Kim JB, Kim KC, Kang SK: Long-term results after modified Brostrom procedure without calcaneofibular ligament reconstruction. *Foot Ankle Int* 2011;32(2):153-157.

   A retrospective review of 30 patients an average 10.6 years after modified Broström-Gould reconstruction without CFL reconstruction found that all patients achieved an excellent or good result.

14. Cho BK, Kim YM, Kim DS, Choi ES, Shon HC, Park KJ: Comparison between suture anchor and transosseous suture for the modified-Broström procedure. *Foot Ankle Int* 2012;33(6):462-468.

   No significant clinical or functional differences were found when lateral ligament reconstruction was performed using suture anchors or transosseous sutures.

15. Behrens SB, Drakos M, Lee BJ, et al: Biomechanical analysis of Brostrom versus Brostrom-Gould lateral ankle instability repairs. *Foot Ankle Int* 2013;34(4):587-592.

   A biomechanical study revealed no significant difference in initial stability between the traditional Broström repair and the modified Broström repair with incorporation of the extensor retinaculum.

16. Girard P, Anderson RB, Davis WH, Isear JA, Kiebzak GM: Clinical evaluation of the modified Brostrom-Evans procedure to restore ankle stability. *Foot Ankle Int* 1999;20(4):246-252.

17. Wang B, Xu XY: Minimally invasive reconstruction of lateral ligaments of the ankle using semitendinosus autograft. *Foot Ankle Int* 2013;34(5):711-715.

   An excellent or good result was reported in 25 patients treated with hamstring autograft reconstruction of the lateral ankle ligaments using a minimally invasive technique. The average American Orthopaedic Foot and Ankle Society score had improved from 71.1 to 95.1 at an average 32.3-month follow-up.

18. Coughlin MJ, Schenck RC Jr, Grebing BR, Treme G: Comprehensive reconstruction of the lateral ankle for chronic instability using a free gracilis graft. *Foot Ankle Int* 2004;25(4):231-241.

19. Jeys LM, Harris NJ: Ankle stabilization with hamstring autograft: A new technique using interference screws. *Foot Ankle Int* 2003;24(9):677-679.

20. Fortin PT, Guettler J, Manoli A II: Idiopathic cavovarus and lateral ankle instability: Recognition and treatment implications relating to ankle arthritis. *Foot Ankle Int* 2002;23(11):1031-1037.

21. Sugimoto K, Takakura Y, Okahashi K, Samoto N, Kawate K, Iwai M: Chondral injuries of the ankle with recurrent lateral instability: An arthroscopic study. *J Bone Joint Surg Am* 2009;91(1):99-106.

   Ankle arthroscopy in 93 patients with chronic instability was examined to determine risk factors for cartilage abnormalities. Patient age, talar tilt angle, and varus malalignment of the ankle were associated with an increased risk of severe chondral damage.

22. Ferkel RD, Chams RN: Chronic lateral instability: Arthroscopic findings and long-term results. *Foot Ankle Int* 2007;28(1):24-31.

23. Strauss JE, Forsberg JA, Lippert FG III: Chronic lateral ankle instability and associated conditions: A rationale for treatment. *Foot Ankle Int* 2007;28(10):1041-1044.

24. Crim JR, Beals TC, Nickisch F, Schannen A, Saltzman CL: Deltoid ligament abnormalities in chronic lateral ankle instability. *Foot Ankle Int* 2011;32(9):873-878.

   Concomitant deltoid ligament injuries were found in 33 of 46 patients (72%) who underwent lateral ligament reconstruction. None of the patients had medial ankle pain.

25. Fractures and dislocations of the ankle, in Bucholz RW, Court-Brown CM, Heckman JD, Tornetta P III, eds: *Rockwood and Green's Fractures in Adults*, ed 7. Philadelphia, PA, Lippincott, Williams & Wilkins, 2009.

   This authoritative and comprehensive text presents thorough discussion of all aspects of ankle fracture evaluation and management.

26. DeGroot H, Al-Omari AA, El Ghazaly SA: Outcomes of suture button repair of the distal tibiofibular syndesmosis. *Foot Ankle Int* 2011;32(3):250-256.

   The use of suture button stabilization of the syndesmosis was reviewed in 24 patients a mean 20 months after injury. Successful stabilization and healing were achieved in all patients, but six (25%) required subsequent removal of the implant.

27. Klitzman R, Zhao H, Zhang LQ, Strohmeyer G, Vora A: Suture-button versus screw fixation of the syndesmosis: A biomechanical analysis. *Foot Ankle Int* 2010;31(1):69-75.

   A cadaver study found that the suture button device maintained reduction of the syndesmosis under cyclic loading. Suture button fixation also allowed more normal sagittal plane motion of the tibiofibular articulation than tricortical screw fixation.

28. Naqvi GA, Cunningham P, Lynch B, Galvin R, Awan N: Fixation of ankle syndesmotic injuries: Comparison of tightrope fixation and syndesmotic screw fixation for accuracy of syndesmotic reduction. *Am J Sports Med* 2012;40(12):2828-2835.

   Accuracy of syndesmotic reduction, as determined by postoperative CT, was compared in 46 patients treated with screw or suture button fixation. Five patients treated with screw fixation were found to have malreduction. No patient treated with suture button fixation had malreduction. Syndesmotic reduction was the major determinant of outcome.

29. Storey P, Gadd RJ, Blundell C, Davies MB: Complications of suture button ankle syndesmosis stabilization with modifications of surgical technique. *Foot Ankle Int* 2012;33(9):717-721.

Eight of 102 patients treated with suture button stabilization of the syndesmosis required implant removal. Modifications of the technique were recommended to minimize complications.

30. Moore JA Jr, Shank JR, Morgan SJ, Smith WR: Syndesmosis fixation: A comparison of three and four cortices of screw fixation without hardware removal. *Foot Ankle Int* 2006;27(8):567-572.

31. Shindle MK, Endo Y, Warren RF, et al: Stress fractures about the tibia, foot, and ankle. *J Am Acad Orthop Surg* 2012;20(3):167-176.

High-risk lower extremity stress fractures, including those of the tibial diaphysis, medial malleolus, navicular, and fifth metatarsal base, were thoroughly reviewed.

32. Salzler MJ, Bluman EM, Noonan S, Chiodo CP, de Asla RJ: Injuries observed in minimalist runners. *Foot Ankle Int* 2012;33(4):262-266.

Ten patients sustained a stress-related foot injury (nine stress fractures, one plantar fascia rupture) after switching from traditional to minimalist running shoes.

33. McCabe MP, Smyth MP, Richardson DR: Vitamin D and stress fractures. *Foot Ankle Int* 2012;33(6):526-533.

The role of vitamin D in normal bone metabolism and the association of vitamin D deficiency with stress fracture were reviewed. Supplementation guidelines were presented.

34. McKeon KE, McCormick JJ, Johnson JE, Klein SE: Intraosseous and extraosseous arterial anatomy of the adult navicular. *Foot Ankle Int* 2012;33(10):857-861.

Vascular injection studies using 55 cadaver specimens determined avascular areas in the navicular. Only six specimens (11%) had a central-third avascular region. Other factors may play an important role in the development of navicular stress fractures.

35. Torg JS, Moyer J, Gaughan JP, Boden BP: Management of tarsal navicular stress fractures: Conservative versus surgical treatment. A meta-analysis. *Am J Sports Med* 2010;38(5):1048-1053.

A meta-analysis of the available literature revealed no significant advantage to surgical treatment of navicular stress fractures compared with nonsurgical treatment without weight bearing. Weight-bearing nonsurgical treatment was inferior to both surgical treatment and non–weight-bearing nonsurgical treatment.

36. Habbu RA, Marsh RS, Anderson JG, Bohay DR: Closed intramedullary screw fixation for nonunion of fifth metatarsal Jones fracture. *Foot Ankle Int* 2011;32(6):603-608.

Fourteen patients with a nonunion of a fifth metatarsal zone 2 fracture (a Jones fracture) had successful healing after intramedullary screw fixation without opening the nonunion site or using supplementary bone graft.

37. Raikin SM, Elias I, Dheer S, Besser MP, Morrison WB, Zoga AC: Prediction of midfoot instability in the subtle Lisfranc injury: Comparison of magnetic resonance imaging with intraoperative findings. *J Bone Joint Surg Am* 2009;91(4):892-899.

MRI had high sensitivity, specificity, and positive predictive value for evaluation of the integrity of a Lisfranc ligament. A finding of a ruptured or grade II sprain of the Lisfranc ligament was strongly correlated with an intraoperative finding of instability.

38. Ly TV, Coetzee JC: Treatment of primarily ligamentous Lisfranc joint injuries: Primary arthrodesis compared with open reduction and internal fixation. A prospective, randomized study. *J Bone Joint Surg Am* 2006;88(3):514-520.

39. Henning JA, Jones CB, Sietsema DL, Bohay DR, Anderson JG: Open reduction internal fixation versus primary arthrodesis for Lisfranc injuries: A prospective randomized study. *Foot Ankle Int* 2009;30(10):913-922.

A study of primary arthrodesis with open reduction and internal fixation found comparable satisfaction and clinical outcomes in patients with Lisfranc injuries. Primary arthrodesis led to significantly fewer subsequent surgeries, mostly because hardware removal was avoided.

40. Panchbhavi VK, Vallurupalli S, Yang J, Andersen CR: Screw fixation compared with suture-button fixation of isolated Lisfranc ligament injuries. *J Bone Joint Surg Am* 2009;91(5):1143-1148.

A cadaver biomechanical study found that suture button stabilization of the Lisfranc joint was comparable to cannulated screw fixation.

第30章
距骨骨软骨损伤

Wen Chao, MD   Erik Freeland, DO   Russell Dedini, MD

简介

1888 年，剥脱性骨软骨炎首次被描述为髋、膝关节软骨和软骨下骨骨折所致游离体形成过程[1]。1922 年，首次描述了踝关节的此类病变[2]。1959 年一项尸体下肢的解剖研究对发病机制进行了剖析，推进了创伤是剥脱性骨软骨炎始发因素的这一概念[3]。此外，目前仍在使用的依据与影像学和外科参数的分级系统逐渐形成。1994 年开始应用术语距骨骨软骨损伤（osteochondral lesions of the talus，OLTs）[4]，目前这一术语得到了广泛应用，而在此之前，用很多术语（包括剥脱性骨软骨炎、经软骨距骨骨折、距骨软骨骨折）来描述此类损伤。

发病率

OLTs 约占所有骨软骨损伤的 4%。1955 年，研究者报道在 133 例踝关节扭伤患者中，OLTs 发病率为 6.5%[5]。一项 2011 年流行病学研究对美国在役军人进行检查，发现在 10 年时间内 OLTs 的总体发病率为 27/100 000 人年[6]。研究结果提示 OLTs 发病率可能比既往认为的更加普遍。有些患者报道双侧病变的发生率接近 10%[3, 7]。

内侧骨软骨损伤较外侧更常见。内侧病变深达软骨下骨，且经常发展成为囊性病变。外侧病变，多与创伤性损伤相关，病变较浅且有形成游离体的倾向。

2007 年发表了一篇关于 428 例距骨骨软骨损伤踝关节的 MRI 研究[8]。采用网格系统精确定位距骨穹隆病变的位置。与既往描述的前外侧、后内侧病变位置不同，80% 病变累及距骨中部穹顶。中内侧区域为病变最常好发部位（53%）。此区域的病变最大、最深。中外侧区域是第二好发区域（26%）[8]。

在另一项研究中，作者回顾性研究了 77 例 MRI 影响，基于九区格对 OLTs 的位置、发生率、面积进行了分析。此研究结果支持上述观点，即骨软骨损伤最好发部位并非既往描述的位于前外侧和后内侧，而是中央偏内侧和中央偏外侧。研究结果还发现，病变的位置与患者年龄、病变慢性度和不稳定性、创伤史无关。但是，内侧病变往往更大，而外侧病变据观察通常与韧带性损伤相关[9]。与 2007 年的研究采用相同九区格方法，2012 年开始的一项回顾性研究回顾分析了 4 年中因症状性 OLTs 行一期手术治疗患者的术前 MRI[10]。其研究结果支持 2007 年和 2012 年发表的研究结果；但作者发现在手术治疗的症状性手术治疗的距骨骨软骨缺损更多发生于距骨穿顶外侧 1/3 区域，发生率是内侧 1/3 区域的 2 倍（65% vs 35%）[10]。

临床表现

急性踝关节损伤后往往很少立即做出 OLT 诊断。在多数病例中，病变与慢性踝关节疼痛，尤其常出现在内翻损伤导致外侧韧带复合体损伤后。OLT 患者就诊时常诉长期疼痛，反复踝关节肿胀，无力以及持续主观性不稳定症状。有时，患者诉有机械性症状，包括卡顿、弹响和绞锁症状。查体可发现踝穴水平前方或后方肿胀。相关鉴别诊断较广泛，然而当评估患者有慢性踝关节疼痛时应高度怀疑 OLT[11, 12]。

病因 / 病理解剖 / 自然史

OLT 的病因可为非创伤性或创伤性。多数作者认为创伤在大多数 OLTs 发病机理中起到不可或缺的作用，OLTs 最可能代表了压缩性距骨穿隆骨折的慢性期。单一宏观创伤事件或反复微观创伤事件可造成易患距骨穿隆缺血患者发生骨软骨损伤。内分泌或代谢性疾病、血管病变以及骨坏死是非创伤性 OLTs 的潜在发病因素[13, 14]。

软骨下囊肿以及其上的软骨软化、软骨碎片和游离体代表了 OLTs 进展的几个时期。症状性 OLT 的发展与多种因素有关。初始机制是软骨下骨板的损伤和不完全修复。2010 年的一项研究中，作者提出负重时压缩软骨中的水被挤入发生微骨折的软骨下骨，导致软骨下骨中局部液体压力升高。局部骨质溶解易发展为软骨下囊肿。疼痛被认为是刺激软骨缺损下方受高度神经支配的软骨下骨的结果[11]。

OLTs 的精确自然史目前尚不明确。在研究 29 例非手术治疗 OLTs 患者的系列 MRI 影像中发现，45% 病变进展，24% 缓解，31% 无变化[15]。作者发现骨髓肿胀以及软骨下囊肿并非病变进展的可靠预测因素[15]。踝关节骨关节炎并非常见最终预后[16]。

影像学及分型

1959 年，Berndt 和 Harty 首次提出基于 X 线的分期系统[3]。此分型系统后来被进行了改良，在原系统的基础上补充第 V 期（囊性病变）[17]（图 30-1）。然而研究发现 X 线评估与关节镜下发现的整体一致性很差[18]。

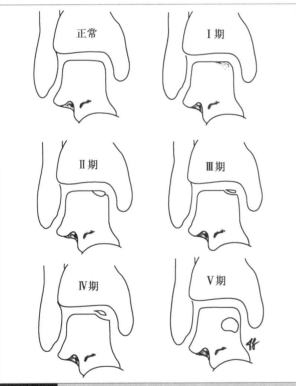

图 30-1　Loomer 等对距骨骨软骨损伤 Berndt 和 Harty X 线分期系统进行了改良。I 期：软骨下骨压缩；II 期：软骨下骨块部分分离；III 期：软骨下骨块完全分离，但无移位；IV 期：软骨下骨块移位；V 期：存在囊性变（已向作者获得转载许可，Loomer R, Fischer C, Lloyd-Schmidt R, et al: Osteochondral lesions of the talus. *Am J Sports Med* 1993; 21: 13-19.）

影像学设备的进步明显提高了准确诊断 OLTs 的能力。CT 扫描主要用于更加详细评估病变以及对已知病变进行术前计划的辅助检查手段[19]（图 30-2）。1990 年，提出了基于 CT 影像的病变 4 期分型系统[20]（图 30-3）此分型系统与 Berndt 和 Harty 提出的原始分型系统所述的分期相一致，但考虑到了软骨下骨囊肿形成、骨碎片分离以及骨坏死的整体范围。

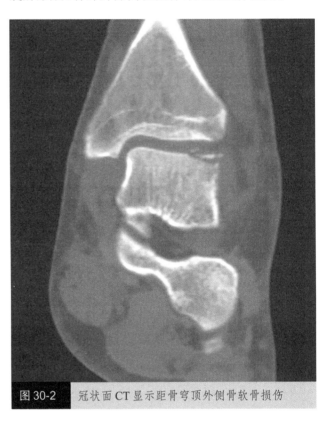

图 30-2　冠状面 CT 显示距骨穹顶外侧骨软骨损伤

MRI 是平片不可见的可疑 OLTs 的首选影像学检查[21]（图 30-4）。且对已知 OLTs 的远期评估也非常有帮助。MRI 可准确评估病变的三维定位和范围。且有助于评估稳定性和对于囊性病变的辨识。MRI 也可用于 OLTs 分期。1989 年，提出了基于 Berndt 和 Harty 分型系统的 MRI 分型系统[22]。稍后对次分型系统进行了修订，基于是否存在周围水肿分为 2 个亚分期[23]。此外，研究者将合并软骨下囊肿病变再分型为 5 期[23]。2003 年，提出了基于一个早期关节镜分级系统（Mintz 分型）的 MRI 分级系统[24]（表 30-1）。50 例患者（52 例 OLTs）行 MRI 和踝关节镜检查，研究 MRI 和关节镜分期（Mintz 分型）的一致性[25]。作者认为 MRI 在 OLTs 分期中的准确率为 81%，2003 年原创研究所述 Mintz 分型的准确率为 83%，两者准确率相似[25]。Pritsch 和其同事以及国际软骨修复学会[18, 26]提出了另一关节镜分级系统。

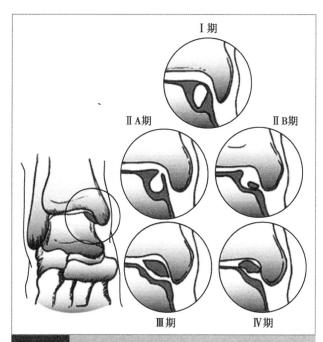

I 期

II A 期　　II B 期

III 期　　IV 期

图 30-3　距骨骨软骨损伤的 Ferkel-Sgaglione 分期系统。I 期：距骨穹顶内囊性变，囊壁光滑；II A 期：囊性变与距骨穹顶表面相通；II B 期：开放性关节面病变，其下方存在无移位骨块；III 期：无移位病变，有透明带；IV 期：骨块移位（转载自 Feinblatt J, Graves SC: Osteochondral lesions of the talus: Acute and chronic, in Pinzur MS, ed: *Orthopaedic Knowledge Update Foot and Ankle 4*. Rosemont, IL, Academy of Orthopaedic Surgeons, 2008, pp 147-158.)

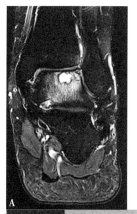
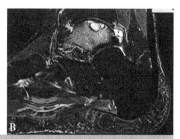

图 30-4　冠状面（A）和矢状面（B）左踝关节 T2 加权相显示距骨穹顶外侧骨软骨损伤

非手术治疗

非手术治疗主要适用于无移位的 OLTs。有些作者建议非手术治疗至少 3 个月[27]；然而关于理想治疗方案，目前尚未达成统一。非手术治疗从石膏

表 30-1

对比距骨骨软骨损伤的 Mintz 等 MRI 分型系统与 Cheng 的关节镜分期系统

MRI	关节镜
0 级：正常	A 期：关节面光滑、完整但存在软化
I 级：高信号但软骨表面完整	B 期：关节面粗糙
II 级：裂隙的纤维样信号但未延伸至骨	C 期：皲裂
III 级：片状信号或骨裸露	D 期：片状撕裂或骨裸露
IV 级：松动、无移位骨块	E 期：松动、无移位骨块
V 级：移位的骨块	F 期：移位的骨块

管型制动非负重至佩戴靴支具保护下负重[12]。一项 2010 年的系统综述显示制动 3～4 周可达到 53% 的成功率[28]。3 项研究表明，休息或仅运动调整的成功率为 45%[28]。已发表的研究报告表明非手术治疗不会对后期手术治疗产生不良影响[14, 29]。

手术治疗

手术治疗适用于急性移位性 OLTs 和非手术治疗无效患者。手术入路和目的多样，且与病变类型相关。手术目标包括从取出游离碎片到恢复较大碎片的解剖位置。再或者，初始目的是营造适于纤维软骨增生的环境或对透明软骨表面进行重塑[12]。

原始传统入路包括开放踝关节切开入路。既往报道了多种显露方法，包括内踝截骨入路和胫骨远端截骨入路联合前后关节切开入路的多种变形[3, 29-32]。开放入路可造成明显组织创伤，进而可导致术后关节僵硬、康复时间延长以及外观欠佳。此外，涉及踝关节截骨术入路会有踝关节不愈合或畸形愈合风险。对距骨穹顶病变视野不完全，尤其是后方病变，是任何开放入路的主要局限性[3, 29]。

踝关节镜是 OLT 诊断和治疗的有效工具（图 30-5）。与开放入路相比较，关节镜对于距骨穹顶的视野更佳，可更好的评估病变情况。目前，关节镜治疗已经成为 OLTs 的首选治疗技术[12, 33, 34]。

OLTs 治疗的手术依据复杂程度不同而多种多样。治疗策略可大致分为一期修复、修复技术或再生技术。骨髓诱导的修复治疗包括磨削关节成形术、微骨折以及钻孔技术。再生技术主要包括自体软骨细胞移植术（autologous chondrocyte implantation，ACI），骨软骨自体转移系统（osteochondral autologous transfer

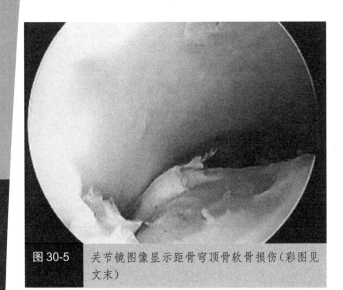

图30-5　关节镜图像显示距骨穹顶骨软骨损伤（彩图见文末）

system，OATS）以及镶嵌成形术，和同种异体骨软骨移植术。OLTs修复技术的未来发展方向包括基质/膜ACI（MACI）、软骨覆盖ACI、关节镜同种异体/自体富血小板血浆（platelet-rich plasma，PRP）移植术、干细胞介导软骨移植以及支架植入术[12, 27, 33]。

一项关于52项发表研究的系统综述描述了65组治疗患者，研究表明，最近关于OLTs的研究包括关节镜切除术、刮除术和骨髓刺激（bone marrow stimulation，BMS）、ACI或OATS，成功率分别为85%、76%、87%[28]。因此，作者建议关节镜切除术、刮除术以及BMS作为初始治疗，因为这些治疗手段价格不算很高，且死亡率低，成功率高。然而由于文献报道和治疗结果的多样性，作者并未给出明确结论[28]。

当选择恰当治疗方案时，需考虑几项重要因素。主要从影像检查、病变类型、稳定性以及移位程度方面进行必要描述。其他需要考虑的重要因素包括病变的慢性程度、大小、位置以及局限情况。

当在修复技术和再生技术中进行选择时，需考虑的主要因素是病变的范围大小。有研究评估了大样本量接受关节镜骨髓刺激技术治疗的患者MRI显示的缺损大小对预后的影响程度[35]。作者发现，缺损体积的临界值为150mm²，是预后不良的显著危险因素[35]。在一个更大规模的研究中，回顾性分析了130位OLTs患者接受骨髓刺激治疗后的主观临床预后[36]。该研究评估了包括患者年龄、体质指数、创伤史、部位、囊性变以及病变的局限情况等大量参数[36]。作者发现病变大小超过1.5cm²是不良预后的最重要预测参数[36]。非包裹性OLTs和年龄也可影响总体预后[36]。稍后的研究证明了非包裹性肩型骨软骨损伤（内侧或外侧）患者接受关节镜骨髓刺激技

术治疗后临床预后较包裹性非肩型病变差[37]。同样适用于大尺寸肩型病变。采用新型三维几何MRI序列扫描骨软骨损伤，着重评估术前病变的深度和体积，发现病变深度超过7.8mm、患者年龄超过80岁时关节镜BMS预后不佳的预测因素[38]。与病变范围相比，病变深度与临床预后的相关性更大[38]。

手术建议

一期修复

内固定一期修复OLT适用于急性距骨骨软骨骨折后以及关节软骨完整的较大病变。2003年的一项关于骨软骨缺损治疗的系统综述发现此方法的成功率为73%[27]。目前尚无更多近期发表的关于一期修复OLTs的研究。

关节镜BMS

对于小于150mm²的症状性OLTs，目前建议行关节镜BMS以及清理、钻孔、微骨折或刮除病变。手术的主要目的在于切除游离体或分层的关节软骨，促进缺损部位纤维软骨形成。纤维软骨主要包含1型胶原而非透明软骨。一篇文献分析了影响关节镜BMS临床效果的预后因素，发现临床效果不佳与病变体积超过150mm²和非包裹性病变相关[39]。作者还发现年龄增长和囊性变形成不会影响手术预后。一项2013年的研究[40]分析了接受关节镜BMS治疗的OLTs小于150mm²患者的临床预后。研究的作者认为，与外侧病变相比，内侧病变，尤其是非覆盖性内侧病变预后更差。年龄超过40岁的患者预后更差。病变体积或体质指数与临床预后无相关性。在2012年，研究者评估了采用多种关节镜BMS技术治疗198位OLTs患者（病变体积0.9~4.5cm²）[41]。所有手术包括切除不稳定软骨，行2~4mm深、3~4mm间隙微骨折。81%患者获得极好或优良临床预后。另一项研究分析了关节镜微骨折技术治疗22例OLTs患者的手术效果，18例患者在术后2年无疼痛或偶发轻度疼痛。MRI显示大多数缺损不完全（7例）或部分（11例）填充[42, 43]。在2013年的一项研究中，作者介绍了一种手术治疗的四步法，包括滑膜切除、清理和微骨折、囊紧缩和费负重支具治疗38例创伤后OLTs患者；82%获得优良/极好效果，71%术后18个月MRI显示缺损部获得填充[43]。一项近期研究评估了关节镜治疗距骨骨软骨缺损的

长期预后，平均随访 12 年 [44]。作者报道，研究组中 74% 预后良好，20% 预后可，6% 预后差。总而言之，关节镜 BMS 治疗 OLTs 成功率约为 80%。术后 MRI 可显示缺损病变的填充情况。

骨软骨移植

对于较大 OLTs，可采用自体或同种异体骨软骨移植填充缺损。自体骨软骨移植往往取自股骨内髁内上缘，将骨瓣移植到已处理的好 OLT 缺损灶中。对于太大的病损（>1.5cm²），尤其是累及距骨肩部的大的囊性病变，可采用同种异体骨软骨移植。当使用多个骨瓣时，此技术也被称为马赛克成形术。文献报道了一项新的技术，该技术从髂嵴获取骨膜覆盖骨瓣移植治疗 OLTs[45]。13 例患者术前 AOFAS 评分平均为 47 分，术后平均为 81 分。随访期间，平片显示 11 例踝中有 9 例骨瓣融合；然而关节镜检查发现仅 4 例踝有纤维软骨形成，5 例踝骨膜增生。在 2012 年的一项研究中 [46] 报道 52 例行自体骨软骨移植患者中，95% 获得优良或极好预后。骨软骨瓣取自股骨髁外侧滑车的外侧缘。在术后平均 13 个月行关节镜检查发现，内踝截骨处不平，存在软组织撞击，植骨周围裸露区域与不良预后相关。作者并未报道同侧膝关节供区部位并发症。

自体软骨细胞移植

ACI 治疗 OLTs 包括向缺损部位移植多种软骨细胞。1994 年，研究者 [26] 采用 ACI 治疗膝关节骨软骨损伤。手术分两期，从供区获取软骨细胞，然后将其移植至骨软骨缺损部位。根据一项 2012 年的研究结果，病变小于 137.6mm²，年龄小于 26 岁是 ACI 术后 1 年关节镜再次检查时预后良好的预测因素 [47]。对于此项研究的 38 位患者，性别、伴随手术、病变深度和部位、术前 AOFAS 评分对软骨愈合无影响。有学者采用 MRI T2 映射值分析 10 例接受 ACI 治疗患者的 10 年随访结果，研究显示新生软骨与健康透明软骨的 T2 映射值相似 [48]。

基质/膜自体软骨细胞移植

作为第二代 ACI，MACI 包括将获取的和扩增的自体软骨细胞在移植前嵌入一 I 型 /Ⅲ 型胶原双层结构或透明质酸支架中。与 ACI 相同，MACI 技术显示可生成透明样软骨 [49]；然而与 ACI 的不同之处在于，MACI 无需骨膜片，因此不伴获取骨膜相关并发症以及骨膜增生可能。此外，由于软骨细胞均匀嵌

在稳定的基质中，并用纤维蛋白胶黏附于缺损部位，因此不存在软骨细胞漏出或细胞在距骨缺损灶内分布不均的风险 [50]。踝关节修复手术不会受到清理和刮除术或微骨折术失败后关节炎、"对吻病变"、不稳定或轴向缺损的影响，因此目前来说还是很有发展前景的。一项 2010 年的研究 [50] 报道了 10 例采用 MACI 治疗全层距骨穹顶骨软骨损伤患者，研究发现所有患者术后 1 年和 2 年 SF-36（评估功能和活动）和 AOFAS 后足评分均得到提升。作者注意到，与 ACI 不同，MACI 技术的优点在于无需进行踝关节结果 [50]。在一项 2012 年的研究中 [51]，作者治疗了 30 例平均病变体积为 2.36cm² 的 OLTs 患者。研究中，行 25 例关节镜下 MACI 手术，仅 5 例由于病变位于后方而需行踝关节截骨术。术后平均随访 45 个月，93.4% 的患者获得极好或优良预后，50% 术后 2 个月恢复体育运动；研究者发现 MRI 显示移植物整合良好。在另一项研究中 [52]，46 例患者接受关节镜手术治疗；80% 获得稳定的优良或极好预后，86% 恢复体育运动。在 2011 年的一项研究中 [53]，作者采用一期手术应用猪源性胶原基质移植入已处理的（清理和顺行钻孔）缺损病灶治疗一例大的（3cm²）OLT 患者。术后 1 年患者未诉疼痛，AOFAS 评分为 100，移植物完全骨性整合，距骨内缘基本恢复了解剖曲度。由于这项技术（被称为自体基质有道软骨形成）为单期手术（包括间充质细胞进入基质）而非双期手术（获取移植物、扩增、将软骨细胞嵌入基质），因此作者建议可将此技术作为比 MACI 风险性更低的治疗选择用于治疗大的病变。2013 年的一项研究 [54] 报道了应用纤维蛋白基质 - 混合凝胶 - 型 ACI 治疗 38 例 OLTs，34 例患者获得极好、优良或一般主观预后。术后 12 个月采用关节镜，术后 24 个月应用 MRI 分析软骨再生情况，结果显示 75% OLTs 正常或基本正常。

同种异体移植

与 ACI 类似，同种自体移植可用于治疗太年轻或活动力较高而不适于行关节成形术或关节融合术的病变较大的患者；与 ACI 不同的是，此项术式避免了两期手术的需要以及供区并发症的风险，可用于治疗包括大尺寸的软骨下骨缺损等病变 [55]。据文献报道，术中可采用冰冻和新鲜同种异体距骨移植物进行移植 [56, 57]。虽然冰冻同种异体移植物可很好地与宿主骨整合，但冷冻保存的过程可能与各类软骨细胞数目减少有关，与新鲜同种异体移植物相比较，效果可能较差 [57]。一项平均随访时间为 11 年的长

期研究报道，采用同种异体移植术治疗 9 例患者，6
例患者获得移植物功能良好，另 3 例患者需行关节融
合术 [58]。后续的一项研究报道了 13 例平均年龄 30
岁行新鲜同种异体移植术患者的 4 年中期预后 [59]。
虽然 5 例患者因明显内固定物与软组织撞击需行二
次手术，所有患者的最终预后良好，移植物整合率
100%，疼痛明显缓解，功能明显提升，至少恢复低强
度日常活动，11 例患者术后 1 年恢复高强度活动 [59]。
虽然研究结果可喜，但这两项研究的局限性在于样
本量太小。与此相反，一项 2011 年的研究中，作者
介绍了他们采用新鲜同种异体移植治疗的 42 例患
者的经验，42 例患者中 38 例平均随访时仅 3 年 [60]。
虽然 4 例移植失败，但患者平均疼痛和功能评分显
著提升，74% 患者认为手术效果极好或优良 [60]。然
而与上述积极的临床结果相反，15 例患者移植术后
MRI 显示，虽然无明显移植物沉降、不稳或关节面
连续性丢失，80% 移植物并未与周围宿骨相整合 [60]。
同种异体移植术的其他缺点包括费用高、从组织库
获取移植物不便、存在疾病传播的潜在风险以及免
疫排斥反应，虽然采用脉冲冲洗去除供体免疫原行
细胞可降低此类风险 [57, 59]。

幼稚软骨微粒移植术

　　ACI/MACI 和同种异体移植术可再生出透明软
骨或透明软骨样关节面，因此尤其适用于损伤超过
100mm² 的损伤。然而，这些技术的技术难度较高，
对于 ACI，需行双期手术。近期报道的一种治疗方
法是幼稚软骨微粒移植术，将预装好的取自幼稚供
体的同种异体软骨一期手术直接植入到距骨病变部
位。在一项 2013 年的研究中，作者报道采用此技术
治疗 24 例单纯 BMS 治疗疗效欠佳的 OLTs 患者 [61]。
平均病变大小和深度分别为 125mm² 和 7mm，24 例
病变中 16 例非包裹性。根据术者手术习惯显露病变
部位，可采用关节镜入路也可采用有限关节切开入
路。手术技术包括，将以薄层纤维蛋白凝胶涂抹于
已处理的病损表面，上覆幼稚软骨微粒，再覆第二层
纤维蛋白凝胶，然后活动踝关节进行塑型。虽然此
研究为回顾性研究，影响了与术前功能评分的对比，
但术后平均随访 16.2 个月显示治疗效果令人鼓舞，
92% 的最大直径 10～15mm 病变获得优良或极好预
后。相比之下，研究者还发现仅 56% 最大直径至少
为 15mm 病变获得优良或极好预后，结果提示幼稚
软骨微粒移植术对体积大于 100mm² 但小于 150mm²
的病变来说是一项不错的间隙治疗策略。

未来方向

干细胞治疗

　　干细胞治疗对于 OLT 治疗来说具有广阔的发展
前景，但目前应用非常有限；但其可用于骨髓刺激治
疗的辅助治疗。微骨折有赖于穿过软骨下骨板向骨
髓内渗透，然后将间充质干细胞（mesenchymal stem
cells, MSCs）释放进入软骨缺损部位，在局部 MSCs
可分化成软骨细胞。由于患者骨髓中 MSCs 的密度
随年龄增长呈下降趋势，对于老年患者来说将取自
其他部位的 MSCs 移植入微骨折病变部位可能获得
良好效果 [62]。一项近期的研究对比了老年 OLTs 患
者单独采用微骨折治疗和微骨折治疗联合 MSCs（取
自臀部脂肪垫）治疗的治疗效果 [63]。研究者发现，
在年龄超过 50 岁的老年患者，与单独微骨折治疗相
比，微骨折联合 MSCs 治疗组的疼痛缓解、活动水平
提升以及对治疗的满意度更佳 [63]。

骨髓源性细胞

　　人 MSCs 向软骨细胞系的转化需要 MSCs 与所
在生理环境（包括细胞外基质、局部黏附分子、细
胞因子、生长因子、趋化因子）的相互作用 [64]。由
于 MSCs 上述一些必要因子存在于自体骨髓中，因
此穿刺出的浓缩骨髓可能为关节软骨再生提供了
新的治疗策略。在一项前瞻性研究中，对体积超过
150mm²、深度小于 5mm 的 48 例患者采用一期关节
镜手术，将取自髂嵴的骨髓用胶原或透明质酸支架
包被后移植到预先用富血小板纤维蛋白凝胶处理的
距骨缺损中，结果显示 AOFAS 评分改善情况与其他
广泛应用的治疗技术大致相仿 [64]。此外，对 3 例无
症状患者进行二次关节镜检查，发现移植物完全整
合，肉眼见新生软骨与周围宿主软骨外观相似。2 例
患者行关节镜下软骨成形术治疗 MRI 所示的软骨增
生肥大；组织学分析显示向透明软骨系不同程度的
组织重塑。MRI 检查 T2 相证实此项技术可成功再
生关节软骨；78% 再生组织显示的弛豫时间与透明
软骨相当，而与纤维软骨不同 [65]。

富血小板血浆

　　体外研究发现 PRP 可促进软骨细胞增殖和胶
原生成，刺激 MSC 迁移，增殖和成软骨分化 [66]。此
外，PRP 可抑制多种炎症性关节内环境下表达的分
解代谢介质，而这些分解代谢介质可进一步加剧软

骨损伤并抑制软骨再生。虽然 RPR 的应用具有理论接触，我们仍需研究 RPR 在 OLTs 的治疗中究竟起何种作用。

总结

非手术和手术治疗 OLT 仍然存在诸多挑战。手术治疗的成功率取决于多种因素，如病变大小、部位、包裹性以及患者年龄。随着关于关节软骨重建研究的逐步推进，未来 OLT 治疗会逐步改善和提升。

（孙宁　译）

参考文献

1. Konig F: Über freie Korper in den Gelenken. *Dtsch Z Chir* 1888;27:90.

2. Kappis M: Weitere Beitrange zur traumatisch-mechanischen Entstehung der "spontanen" Knorpelablosungen (sogen. Osteochondritis dissecans). *Dtsch Z Chir* 1922;171:c13.

3. Berndt AL, Harty M: Transchondral fracture fractures (osteochondritis dissecans) of the talus. *J Bone Joint Surg Am* 1959;41:988-1020.

4. Ferkel RD, Fasulo GJ: Arthroscopic treatment of ankle injuries. *Orthop Clin North Am* 1994;25(1):17-32.

5. Bosien WR, Staples OS, Russell SW: Residual disability following acute ankle sprains. *J Bone Joint Surg Am* 1955;37-A(6):1237-1243.

6. Orr JD, Dawson LK, Garcia EJ, Kirk KL: Incidence of osteochondral lesions of the talus in the US military. *Foot Ankle Int* 2011;32(10):948-954.

   An epidemiologic study examining the active-duty United States military population found an overall incidence of OLT of 27 per 100,000 patient years over a 10-year period. This suggests that OLTs may be more common than previously considered. Level of evidence: IV.

7. Hermanson E, Ferkel RD: Bilateral osteochondral lesions of the talus. *Foot Ankle Int* 2009;30(8):723-727.

   A database search of 526 patients treated between 1984 and 2007 found that the overall incidence of bilateral involvement was 10%. Most patients with bilateral involvement had the OLT located on the medial side. Level of evidence: IV.

8. Raikin SM, Elias I, Zoga AC, Morrison WB, Besser MP, Schweitzer ME: Osteochondral lesions of the talus: Localization and morphologic data from 424 patients using a novel anatomical grid scheme. *Foot Ankle Int* 2007;28(2):154-161.

9. Hembree WC, Wittstein JR, Vinson EN, et al: Magnetic resonance imaging features of osteochondral lesions of the talus. *Foot Ankle Int* 2012;33(7):591-597.

   These authors retrospectively reviewed the location, frequency, and size of OLTs of the talus on 77 MRI examinations based on a nine-zone grid. These findings support the notion that the most common osteochondral lesions are not the traditionally described anterolateral and posteromedial lesions, but rather central medial and central lateral lesions. Investigators also found that lesion location does not appear to predict subject age, lesion chronicity, history of trauma, or lesion instability. However, medial lesions were larger and the lateral lesions were seen more commonly in association with ligamentous injury.

10. Orr JD, Dutton JR, Fowler JT: Anatomic location and morphology of symptomatic, operatively treated osteochondral lesions of the talus. *Foot Ankle Int* 2012;33(12):1051-1057.

    Using the same nine-zone grid described by Elias et al, these investigators performed a retrospective examination of all preoperative MRIs performed over a 4-year period in patients who underwent primary surgical management of symptomatic OLTs. Their results supported those of Elias and Hembree; however, they noted that symptomatic surgically treated osteochondral defects of the talus were located in the lateral third of the talar dome almost twice as commonly as in the medial third (65% versus 35%). Level of evidence: IV.

11. van Dijk CN, Reilingh ML, Zengerink M, van Bergen CJ: Osteochondral defects in the ankle: Why painful? *Knee Surg Sports Traumatol Arthrosc* 2010;18(5):570-580.

    The development of symptomatic osteochondral defects is dependent on various factors. The primary mechanism is damage and insufficient repair of the subchondral bone plate. These authors theorize that water from compressed cartilage is forced into the microfractured subchondral bone during loading, which subsequently leads to localized increased fluid pressure within the subchondral bone. Local osteolysis can then predispose to the development of a subchondral cyst. The pain is believed to be a result of stimulation of the highly innervated subchondral bone under the cartilage defect.

12. Ferkel RD, Dierckman BD, Phisitkul P: Arthroscopy of the foot and ankle, in Coughlin MJ, Saltzman CL, Anderson RB, eds: *Surgery of the Foot and Ankle,* ed 9. Philadelphia, PA, Elsevier, 2014, pp 1748-1758.

13. Saxena A, Eakin C: Articular talar injuries in athletes: Results of microfracture and autogenous bone graft. *Am J Sports Med* 2007;35(10):1680-1687.

14. Flick AB, Gould N: Osteochondritis dissecans of the talus (transchondral fractures of the talus): Review of the literature and new surgical approach for medial dome lesions. *Foot Ankle* 1985;5(4):165-185.

15. Elias I, Jung JW, Raikin SM, Schweitzer MW, Carrino JA, Morrison WB: Osteochondral lesions of the talus: Change in MRI findings over time in talar lesions without operative intervention and implications for staging systems. *Foot Ankle Int* 2006;27(3):157-166.

16. Bauer M, Jonsson K, Lindén B: Osteochondritis dissecans of the ankle. A 20-year follow-up study. *J Bone Joint Surg Br* 1987;69(1):93-96.

17. Loomer R, Fisher C, Lloyd-Smith R, Sisler J, Cooney T: Osteochondral lesions of the talus. *Am J Sports Med* 1993;21(1):13-19.

18. Pritsch M, Horoshovski H, Farine I: Arthroscopic treatment of osteochondral lesions of the talus. *J Bone Joint Surg Am* 1986;68(6):862-865.

19. Zinman C, Wolfson N, Reis ND: Osteochondritis dissecans of the dome of the talus. Computed tomography scanning in diagnosis and follow-up. *J Bone Joint Surg Am* 1988;70(7):1017-1019.

20. Ferkel RD, Sgaglione NA, DelPizzo W, et al: Arthroscopic treatment of osteochondral lesions of the talus: Long-term results. *Orthop Trans* 1990;14:172-173.

21. Loredo R, Sanders TG: Imaging of osteochondral injuries. *Clin Sports Med* 2001;20(2):249-278.

22. Anderson IF, Crichton KJ, Grattan-Smith T, Cooper RA, Brazier D: Osteochondral fractures of the dome of the talus. *J Bone Joint Surg Am* 1989;71(8):1143-1152.

23. Hepple S, Winson IG, Glew D: Osteochondral lesions of the talus: A revised classification. *Foot Ankle Int* 1999;20(12):789-793.

24. Mintz DN, Tashjian GS, Connell DA, Deland JT, O'Malley M, Potter HG: Osteochondral lesions of the talus: A new magnetic resonance grading system with arthroscopic correlation. *Arthroscopy* 2003;19(4):353-359.

25. Lee KB, Bai LB, Park JG, Yoon TR: A comparison of arthroscopic and MRI findings in staging of osteochondral lesions of the talus. *Knee Surg Sports Traumatol Arthrosc* 2008;16(11):1047-1051.

    These authors prospectively investigated 50 patients (52 cases) who had undergone both MRI and ankle arthroscopy for OLTs to investigate the correlations between MRI and arthroscopic staging using the Mintz classification. They concluded that MRI has accuracy of 81% in staging of OLTs, similar to the 83% accuracy depicted in Mintz's 2003 original article.

26. Brittberg M, Winalski CS: Evaluation of cartilage injuries and repair. *J Bone Joint Surg Am* 2003;85-A(suppl 2):58-69.

27. Verhagen RA, Struijs PA, Bossuyt PM, van Dijk CN: Systematic review of treatment strategies for osteochondral defects of the talar dome. *Foot Ankle Clin* 2003;8(2):233-242, viii-ix.

28. Zengerink M, Struijs PA, Tol JL, van Dijk CN: Treatment of osteochondral lesions of the talus: A systematic review. *Knee Surg Sports Traumatol Arthrosc* 2010;18(2):238-246.

    In a systematic review, the authors concluded that BMS is the treatment of choice for primary OLTs. However, in light of the diversity in the literature and high variability in treatment results, they state that no definitive conclusions can be drawn. A recent systematic review of 52 published reports describing the results of 65 treatment groups was published in 2010. These authors indicate that most of the recent publications on treatment of OLTs involve arthroscopic excision, curettage and BMS, ACI, and OATS. They scored success percentages of 85, 76, and 87, respectively. As a result, they recommend arthroscopic excision, curettage, and BMS as the first treatment of choice because it is relatively inexpensive and is associated with low morbidity and a high success rate.

29. Alexander AH, Lichtman DM: Surgical treatment of transchondral talar-dome fractures (osteochondritis dissecans). Long-term follow-up. *J Bone Joint Surg Am* 1980;62(4):646-652.

30. Alexander AH, Lichtman DM: Surgical treatment of transchondral talar-dome fractures (osteochondritis dissecans). Long-term follow-up. *J Bone Joint Surg Am* 1980;62(4):646-652.

31. Lee KB, Yang HK, Moon ES, Song EK: Modified step-cut medial malleolar osteotomy for osteochondral grafting of the talus. *Foot Ankle Int* 2008;29(11):1107-1110.

    The modified step-cut medial malleolar osteotomy provided better results than traditional osteotomy in 10 patients studied.

32. Young KW, Deland JT, Lee KT, Lee YK: Medial approaches to osteochondral lesion of the talus without medial malleolar osteotomy. *Knee Surg Sports Traumatol Arthrosc* 2010;18(5):634-637.

    The authors determined the area of the talus that can be accessed via anterior and posterior arthrotomy without medial malleolar osteotomy.

33. Giannini S, Vannini F: Operative treatment of osteochondral lesions of the talar dome: Current concepts review. *Foot Ankle Int* 2004;25(3):168-175.

34. Kim HN, Kim GL, Park JY, Woo KJ, Park YW: Fixation of a posteromedial osteochondral lesion of the talus using a three-portal posterior arthroscopic technique. *J Foot Ankle Surg* 2013;52(3):402-405.

    The authors discuss a three-portal posterior arthroscopic technique to access a posteromedial osteochondral talar lesion and osteochondral fragment fixation in the absence of transmalleolar drilling or malleolar osteotomy.

35. Choi WJ, Park KK, Kim BS, Lee JW: Osteochondral lesion of the talus: Is there a critical defect size for poor outcome? *Am J Sports Med* 2009;37(10):1974-1980.

    The authors examined the prognostic significance of defect size using MRI in a large series of patients treated by arthroscopic marrow stimulation techniques. They identified a cutoff point of 150 mm^2 for a defect size at which risk factors for poor outcomes became evident. Level of evidence: III.

36. Cuttica DJ, Smith WB, Hyer CF, Philbin TM, Berlet GC: Osteochondral lesions of the talus: Predictors of clinical outcome. *Foot Ankle Int* 2011;32(11):1045-1051.

    In this large study, the authors retrospectively reviewed the subjective clinical outcomes of 130 patients after marrow stimulation for OLTs. Numerous variables were examined, including patient age, body mass index, history of trauma, location, cystic nature, and containment of the lesion. They found that lesion size larger than 1.5 cm^2 was the most important predictor of a poor outcome. Uncontained OLTs and age were also shown to contribute to overall outcome. Level of evidence: IV.

37. Choi WJ, Choi GW, Kim JS, Lee JW: Prognostic significance of the containment and location of osteochondral lesions of the talus: Independent adverse outcomes associated with uncontained lesions of the talar shoulder. *Am J Sports Med* 2013;41(1):126-133.

The authors demonstrated that patients with an uncontained shoulder-type osteochondral lesion, whether medial or lateral, have worse clinical outcomes following arthroscopic marrow stimulation techniques than those with a contained, nonshoulder-type lesion. This was true even when the increased size of the shoulder-type lesion was taken into account. Level of evidence: III.

38. Angthong C, Yoshimura I, Kanazawa K, et al: Critical three-dimensional factors affecting outcome in osteochondral lesion of the talus. *Knee Surg Sports Traumatol Arthrosc* 2013;21(6):1418-1426.

Using a novel 3D-geometric MRI profile of the osteochondral lesion, with specific emphasis on preoperative lesion depth and volume, investigators found that lesion depth exceeding 7.8 mm and patient age older than 80 years predicted an unsatisfactory outcome following arthroscopic BMS. They argued that lesion depth has a more significant association with clinical outcome than lesion area. Level of evidence: III.

39. Choi WJ, Jo J, Lee JW: Osteochondral lesion of the talus: Prognostic factors affecting the clinical outcome after arthroscopic marrow stimulation technique. *Foot Ankle Clin* 2013;18(1):67-78.

The authors report the prognostic factors affecting the clinical outcome after arthroscopic BMS after reviewing the literature. They conclude that an inferior clinical outcome is associated with lesions larger than 150 mm^2 and uncontained lesions. They also found that increasing age and cystic formation may not influence the outcome after surgery.

40. Yoshimura I, Kanazawa K, Takeyama A, et al: Arthroscopic bone marrow stimulation techniques for osteochondral lesions of the talus: Prognostic factors for small lesions. *Am J Sports Med* 2013;41(3):528-534.

Fifty patients underwent arthroscopic BMS for OLTs smaller than 150 mm^2. The authors concluded that medial lesions, especially uncovered medial lesions, had worse outcomes than lateral lesions. Patients who were older than 40 years had inferior outcomes. No correlation was found between lesion size or body mass index and clinical outcomes. Level of evidence: IV.

41. Kok AC, Dunnen Sd, Tuijthof GJ, van Dijk CN, Kerkhoffs GM: Is technique performance a prognostic factor in bone marrow stimulation of the talus? *J Foot Ankle Surg* 2012;51(6):777-782.

The authors evaluated various techniques of arthroscopic BMS for the treatment of OLTs sized between 0.9 cm^2 and 4.5 cm^2 in 198 patients. All procedures involved excision of unstable cartilage. With each procedure, microfracture to a depth of 2 to 4 mm and 3 to 4 mm apart was performed. The excellent/good result was 81%. Level of evidence: II.

42. Kuni B, Schmitt H, Chloridis D, Ludwig K: Clinical and MRI results after microfracture of osteochondral lesions of the talus. *Arch Orthop Trauma Surg* 2012;132(12):1765-1771.

Twenty-two patients underwent arthroscopic microfracture. This study showed that 18 of 22 patients had no or mild occasional pain 2 years after surgery. MRI showed that the majority of the defect was completely (7) or partially (11) filled in. Level of evidence: IV.

43. Ventura A, Terzaghi C, Legnani C, Borgo E: Treatment of post-traumatic osteochondral lesions of the talus: A four-step approach. *Knee Surg Sports Traumatol Arthrosc* 2013;21(6):1245-1250.

The authors reported a four-step approach with synovectomy, débridement and microfracture, capsular shrinkage, and non-weight–bearing bracing for posttraumatic OLTs in 38 patients. Eighty-two percent of the patients had good/excellent result. Seventy-one percent of the cases had filling of the defect based on MRI performed 18 months after surgeryLevel of evidence: IV.

44. van Bergen CJ, Kox LS, Maas M, Sierevelt IN, Kerkhoffs GM, van Dijk CN: Arthroscopic treatment of osteochondral defects of the talus: Outcomes at eight to twenty years of follow-up. *J Bone Joint Surg Am* 2013;95(6):519-525.

This study suggested that initial success of arthroscopic débridement and bone marrow stimulation for osteochondral defects of the talus are maintained over time. At a mean follow-up of 12 years, 74% of patients rated results as good, 20% as fair, and 6% as poor. Compared with the preoperative osteoarthritis classification, 67% of radiographs showed no progression and 33% showed progression by one grade. Level of evidence: IV.

45. Leumann A, Valderrabano V, Wiewiorski M, Barg A, Hintermann B, Pagenstert G: Bony periosteum-covered iliac crest plug transplantation for severe osteochondral lesions of the talus: A modified mosaicplasty procedure. *Knee Surg Sports Traumatol Arthrosc* 2014;22(6):1304-1310.

A new method of harvesting periosteum-covered plugs from the iliac crest and transplantation into the OLT was described. AOFAS scores of 13 patients improved from a mean score of 47 preoperatively to 81 postoperatively. At the time of follow-up, consolidation of the plug was present in 9 of 11 ankles based on plain radiographic evaluation. However, arthroscopic evaluation revealed fibrocartilage formation only in four ankles and periosteal hypertrophy in five ankles. Level of evidence: IV.

46. Kim YS, Park EH, Kim YC, Koh YG, Lee JW: Factors associated with the clinical outcomes of the osteochondral autograft transfer system in osteochondral lesions of the talus: Second-look arthroscopic evaluation. *Am J Sports Med* 2012;40(12):2709-2719.

The authors reported a 95% good to excellent result in 52 patients who underwent osteochondral autograft transplantation. The osteochondral plugs were harvested from the lateral edge of the lateral trochlea of the femoral condyle. At the second-look arthroscopy at a mean of 13 months after surgery, the incongruity at the medial malleolar osteotomy, presence of soft-tissue impingement, and uncovered areas around the graft were associated with poor result. The authors did not report any donor site morbidity at the ipsilateral knee. Level of evidence: IV.

47. Lee KT, Lee YK, Young KW, Park SY, Kim JS: Factors influencing result of autologous chondrocyte implantation in osteochondral lesion of the talus using second look arthroscopy. *Scand J Med Sci Sports* 2012;22(4):510-515.

A lesion smaller than 137.6 mm^2 and age younger than 26 years were associated with better outcomes at the time of second-look arthroscopy at 1 year after ACI. Authors of this 38-patient study found that sex, accompanied procedure, depth and location of the lesion, and preoperative AOFAS score did not influence healing of the cartilage.

48. Giannini S, Battaglia M, Buda R, Cavallo M, Ruffilli A, Vannini F: Surgical treatment of osteochondral lesions of the talus by open-field autologous chondrocyte implantation: A 10-year follow-up clinical and magnetic resonance imaging T2-mapping evaluation. *Am J Sports Med* 2009;37(suppl 1):112S-118S.

The authors reviewed 10-year follow-up results of ACI using MRI T2 mapping evaluation on 10 patients. This study showed that the regenerated cartilage had a similar T2 mapping value as healthy hyaline cartilage. Level of evidence: IV.

49. Ronga M, Grassi FA, Montoli C, et al: Treatment of deep cartilage defects of the ankle with matrix-induced autologous chondrocyte implantation (MACI). *Foot Ankle Surg* 2005;11:29-33.

50. Giza E, Sullivan M, Ocel D, et al: Matrix-induced autologous chondrocyte implantation of talus articular defects. *Foot Ankle Int* 2010;31(9):747-753.

As a salvage procedure following failed débridement and curettage or microfracture, the authors reported on 10 patients with full-thickness talar dome osteochondral lesions treated with MACI and observed improvement in both physical function and pain out to 2 years. Level of evidence: IV.

51. Magnan B, Samaila E, Bondi M, Vecchini E, Micheloni GM, Bartolozzi P: Three-dimensional matrix-induced autologous chondrocytes implantation for osteochondral lesions of the talus: Midterm results. *Adv Orthop* 2012;2012:942174.

The authors treated 30 talar osteochondral lesions with an average size of 2.36 cm². Twenty-five cases were performed arthroscopically and only five required a malleolar osteotomy because of the posterior location of the lesion. At an average of 45 months excellent or good results were obtained in 93.4% of patients, return to sport in 50% of patients at 2 months after surgery, and good integration of grafts as demonstrated by MRI was noted.

52. Giannini S, Buda R, Vannini F, Di Caprio F, Grigolo B: Arthroscopic autologous chondrocyte implantation in osteochondral lesions of the talus: Surgical technique and results. *Am J Sports Med* 2008;36(5):873-880.

The authors treated 46 patients arthroscopically and realized 80% good or excellent results that sustained over time and an 86% rate of return to sport. Level of evidence: IV.

53. Wiewiorski M, Leumann A, Buettner O, Pagenstert G, Horisberger M, Valderrabano V: Autologous matrix-induced chondrogenesis aided reconstruction of a large focal osteochondral lesion of the talus. *Arch Orthop Trauma Surg* 2011;131(3):293-296.

The authors present a case report on the use of a porcine-origin collagen matrix implanted in a single stage in one patient with a large (3 cm²) OLT. The technique, autologous matrix-induced chondrogenesis, may offer numerous advantages over MACI with similarly good results. Level of evidence: V.

54. Lee KT, Kim JS, Young KW, et al: The use of fibrin matrix-mixed gel-type autologous chondrocyte implantation in the treatment for osteochondral lesions of the talus. *Knee Surg Sports Traumatol Arthrosc* 2013;21(6):1251-1260.

The authors reported on the use of fibrin matrix-mixed gel-type ACI the treatment of OLT. Thirty-eight patients were involved in the study. Thirty-four patients reported excellent, good, or fair outcomes. The authors analyzed chondrocyte regeneration by second-look arthroscopy at 12 months and MRI at 24 months after surgery. Level of evidence: V.

55. Winters BS, Raikin SM: The use of allograft in joint-preserving surgery for ankle osteochondral lesions and osteoarthritis. *Foot Ankle Clin* 2013;18(3):529-542.

This is an overview of the use of allograft transplantation for patients with large OLTs who are too young to undergo arthrodesis.

56. Raikin SM: Stage VI: Massive osteochondral defects of the talus. *Foot Ankle Clin* 2004;9:737-744.

57. Tasto JP, Ostrander R, Bugbee W, Brage M: The diagnosis and management of osteochondral lesions of the talus: Osteochondral allograft update. *Arthroscopy* 2003;19(suppl 1):138-141.

58. Gross AE, Agnidis Z, Hutchison CR: Osteochondral defects of the talus treated with fresh osteochondral allograft transplantation. *Foot Ankle Int* 2001;22(5):385-391.

59. Hahn DB, Aanstoos ME, Wilkins RM: Osteochondral lesions of the talus treated with fresh talar allografts. *Foot Ankle Int* 2010;31(4):277-282.

The authors provide midterm results in 13 younger patients who underwent fresh talar allograft transplantation. Although 5 of 13 required additional surgery to address prominent hardware and soft-tissue impingement, all patients eventually had good results with 100% graft incorporation and improved pain and function. They returned to at least low-demand activities of daily living, and, in 11 cases, returned to high-impact activities by 1 year. Level of evidence: IV.

60. El-Rashidy H, Villacis D, Omar I, Kelikian AS: Fresh osteochondral allograft for the treatment of cartilage defects of the talus: A retrospective review. *J Bone Joint Surg Am* 2011;93(17):1634-1640.

This study evaluated 38 patients with a mean follow-up duration of 37.7 months. The mean AOFAS score increased significantly from 52 points preoperatively to 79 points postoperatively. Graft failure occurred in four patients. A postoperative MRI was completed on 15 patients showing graft subsidence in one patient, who also had graft failure. Graft incorporation was rated as fair or poor in 12 patients (80%). One-third of the grafts were also graded as unstable according to the De Smet criteria.

61. Coetzee JC, Giza E, Schon LC, et al: Treatment of osteochondral lesions of the talus with particulated juvenile cartilage. *Foot Ankle Int* 2013;34(9):1205-1211.

The authors provide a retrospective report on a series of 24 ankles judged unlikely to respond well to BMS alone treated with particulated juvenile cartilage secured with fibrin glue. Their postoperative results at an average of 16.2 months were encouraging, with 92% good or excellent results in lesions greater than 10 mm but less than 15 mm in the largest dimension. In contrast, they found only 56% good or excellent results in lesions at least 15 mm in size in the largest dimension, suggesting that particulated juvenile cartilage may offer a good gap strategy for lesions larger than 1 cm² but smaller than 1.5 cm². Level of evidence: IV.

62. Nishida S, Endo N, Yamagiwa H, Tanizawa T, Takahashi HE: Number of osteoprogenitor cells in human bone marrow markedly decreases after skeletal maturation. *J Bone Miner Metab* 1999;17(3):171-177.

63. Kim YS, Park EH, Kim YC, Koh YG: Clinical outcomes of mesenchymal stem cell injection with arthroscopic treatment in older patients with osteochondral lesions of the talus. *Am J Sports Med* 2013;41(5):1090-1099.

This study compared the outcomes of older patients with OLTs treated with either microfracture alone or with microfracture plus the addition of MSCs harvested from the gluteal fat pad. They found that among patients older than 50 years, there was greater improvement in pain, level of activity, and satisfaction when MSCs were used as an adjunct to microfracture versus microfracture alone. Level of evidence: III.

64. Giannini S, Buda R, Vannini F, Cavallo M, Grigolo B: One-step bone marrow-derived cell transplantation in talar osteochondral lesions. *Clin Orthop Relat Res* 2009;467(12):3307-3320.

A prospective study of 48 patients with lesions larger than 1.5 cm² and less than 5 mm deep showed that a single-step arthroscopic procedure in which iliac crest harvested bone marrow aspirate was imbedded within a collagen or hyaluronic acid scaffold and implanted into prepared talar defects using a platelet-rich fibrin gel resulted in improved AOFAS scores comparable to those achieved using other widely used treatment techniques, complete integration of the graft, and a macroscopic appearance of new cartilage that was similar to surrounding native cartilage. Level of evidence: IV.

65. Battaglia M, Rimondi E, Monti C, et al: Validity of T2 mapping in characterization of the regeneration tissue by bone marrow derived cell transplantation in osteochondral lesions of the ankle. *Eur J Radiol* 2011;80(2):e132-e139.

MRI T2 mapping corroborated the success of the implanted bone marrow aspirate technique described by authors of a 2009 study on regenerating articular cartilage. Level of evidence: IV.

66. Smyth NA, Murawski CD, Haleem AM, Hannon CP, Savage-Elliott I, Kennedy JG: Establishing proof of concept: Platelet-rich plasma and bone marrow aspirate concentrate may improve cartilage repair following surgical treatment for OLTs. *World J Orthop* 2012;3(7):101-108.

This is a discussion of the theoretic rationale for the use of PRP in treating OLTs.

第31章
足踝关节镜

David Hakbum Kim, MD

第七部分　肌腱异常和运动损伤

简介

在过去的 25 年里，踝关节镜已成为足踝外科诊疗的重要组成部分。最初，踝关节镜主要作为诊断工具，而现在其被广泛用于最终治疗方式。虽然踝关节前入路关节镜仍为最常用术式，踝关节后入路关节镜也将成为足踝外科常规术式。

踝关节前入路关节镜

踝关节前入路关节镜手术被认为并发症的发生率低。通常，有劳工赔偿要求的患者并发症的发生率高于平均值，术前诊断不明确的患者预后相对较差[1,2]。

适应证

踝关节前入路关节镜适用于治疗前外侧撞击、前内侧撞击、距骨和胫骨的骨软骨病变以及症状性游离体（图 31-1）。踝关节前入路关节镜也被用于行关节镜辅助下关节融合术、踝关节稳定以及骨折复

图 31-1　踝关节前入路关节镜术中图片显示踝关节后方游离体（垂直箭头）。可见滑膜炎。水平箭头示踇长屈肌腱（彩图见文末）

位。可在关节镜下对化脓踝关节行冲洗和清理。近期报道采用关节镜治疗全踝关节成形术后撞击性病变，随着全踝关节成形术的日益普及，该术式的应用可能更加普遍[3,4]。

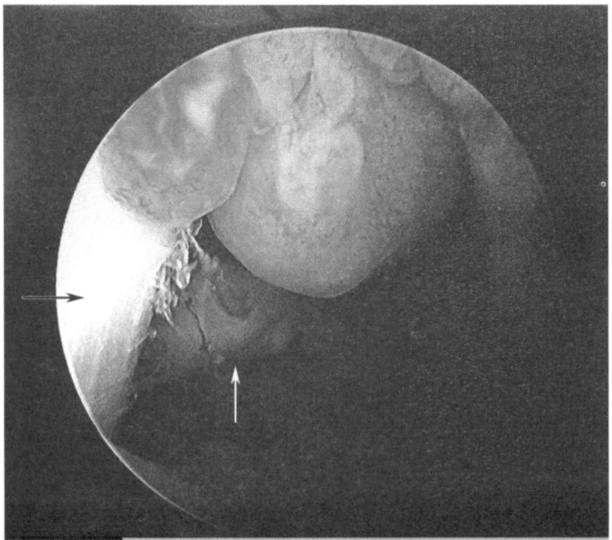

技术

大多数踝关节关节镜手术可作为门诊手术。踝关节镜的典型现代配置包括无创牵引装置和通常直径为 2.4 或 2.7mm 的小关节内窥镜。为应付可能的设备故障，需另备一无菌关节镜。可应用重力或低设置关节镜泵进行灌注。通常应用大腿止血带。加垫的大腿支架提供对抗牵引。多数并发症是神经源性并发症，因此避免长时间牵引以预防神经失用症。无牵引下背屈踝关节可增大前关节囊容积有助于术者评估前关节囊，优于固定性牵引[2,5]。

在关节水平，胫前肌腱内侧建立前内侧入路。首先刺穿或切开皮肤，用小血管钳分离下方的软组织，进入关节囊。在建立前内侧入路过程中可能会伤及隐神经和隐静脉。在建立前外侧入路时可能会伤及腓浅神经（常常经皮可见）。在踝关节从跖屈位到中立位的过程中，腓浅神经向外侧移动 4mm，因此前外侧切口需在神经内侧，以避免医源性损伤[6]。虽然可根据术者喜好关闭皮肤切口，但缝线位置不佳可刺激腓浅神经中间支[1]。

前外侧软组织撞击

下胫腓前（Bassett）韧带引起的前外侧软组织撞击已有相关报道[7]。此类病变被认为是由踝关节扭伤后血肿形成和吸收引起。患者常诉踝关节扭伤和肿胀史。MRI 可用于除外其他疾患，但 MRI 通常无助于前外侧软组织撞击的正确诊断[8]。

前内侧撞击

前内侧撞击性病变可继发于关节囊反复牵拉损伤。典型患者是足球运动员或武术家。若存在前内侧骨性异常病变往往在足斜位 X 线可见。研究发

现，关节镜下切除前内侧撞击病变，93% 患者可获得满意预后[9]。

踝关节融合

关节镜下行踝关节融合术的融合率可达 90%[10]。虽然关节镜下关节融合术通常用于无明显踝关节畸形的患者，一项对比研究发现踝关节存在明显畸形与否的融合率并无明显差异[10]。

踝关节稳定术

关节镜辅助关节稳定手术被越来越多的报道。据文献报道，对 38 例患者采用三入路技术重建前距腓韧带并强化伸肌支持带，术中不处理跟腓韧带，95% 患者获得极好和优良预后[11]。一篇研究分析了 1 位术者采用关节镜修复外踝不稳定技术治疗的 28 例患者资料，研究发现，术后平均 AOFAS 评分为 85 分，并发症发生率为 29%。但该研究未报道术前 AOFAS 评分[12]。

踝关节后入路关节镜

踝关节后入路关节镜的应用不及前入路关节镜广泛，大多数骨科医生对这项术式相对不太熟悉[13]。近年来，关于踝关节后入路关节镜的报道越来越多，反映出足踝外科医生对于此术式的兴趣渐浓[2, 13-19]。

解剖

三角骨是指未骨化的距骨后突外侧结节，起初出现于 8～11 岁时的次级骨化中心。如果三角骨与距骨融合，则拉长的凸起部被称为 Stieda 突。如果没有发生融合，则软骨结合将三角骨与距骨后外侧部相连。距骨后突包括胫距后韧带附着的内侧结节（也被称为 Cedell 突）和距腓后韧带附着的外侧结节（Stieda 突）。姆长屈肌（FHL）腱在踝关节水平走行于距骨后突的内、外侧结节之间，因此在踝关节关节镜术中可作为主要解剖标志（图 31-2）。若在 FHL 外侧行手术，则神经血管结构不会有损伤风险。然而，偶尔会出现被称为跟腓内侧肌的副肌或假 FHL，可能会对经验不足的关节镜术者产生误导，导致神经血管结构受损[14]。

适应证

踝关节后入路关节镜的适应证包括：清理踝关节后方软组织撞击、骨软骨病变微骨折术、切除产生

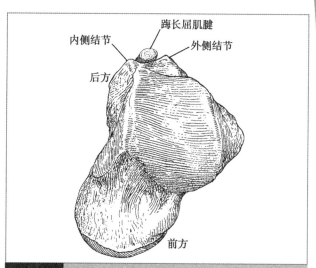

图 31-2　图示距骨后突的内侧结节（Cedell 突）和外侧结节（Stieda 突）。姆长屈肌腱在踝关节水平位于这两个结节之间

症状的三角骨 -Stieda 突、取出游离体、显示踝关节前入路关节镜术视野欠佳的结构以及辅助骨折复位或关节融合[2]。禁忌证包括：恰当非手术治疗疗程不足、感染、早期行开放性手术导致重要结构周围瘢痕粘连。相对禁忌证包括：存在血管病变以及严重肿胀者[15]。

技术

单独踝关节后入路关节镜术中，患者通常俯卧位。患者全麻诱导或椎管内麻醉后进行摆体位，应用体位垫或棉垫以避免医源性损伤，患者踝部位于手术床边缘的远侧。在胫骨远端下方可应用隆起型体位装置。术中应用大腿止血带（图 31-3）。关节囊外可应用粗的（4.0mm）关节镜和刨削器清理软组

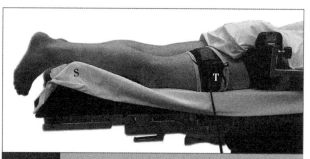

图 31-3　图示患者俯卧位行踝关节后入路关节镜的术中设置。S = 腿下方轻度支撑以便于术者控制踝关节运动；T = 大腿止血带（转载自 Niek van Dijk C, van Bergen C: Advancements in ankle arthroscopy. *J Am Acad Orthop Surg* 2008; 16[11]: 635-646.）

织皱襞并创建工作空间。必要时可应用小关节内窥镜。若应用关节镜泵，应设置为 30～40mmHg。虽然已有文献报道微创牵引技术，但大多数常规手术计划不包括牵引 [16, 17]。

在腓骨尖水平沿跟腱外侧边缘建立后外侧入路。在同一水平跟腱内侧边缘建立内侧入路。开始的皮肤切口应较浅，然后垂直分离下方的软组织，以避免对邻近结构造成医源性损伤。必要时，采用透视辅助入路建立。起初关节镜由外侧入路进入。将钝头探针插入内侧入路，然后用探针寻找到外侧入路进入的关节镜。然后用探针引导关节镜进入踝关节后方 [17]。或将插入的装置朝向腓骨，以避免不慎损伤内侧神经血管结构 [20]。一项解剖学研究建议保持踝关节中立位，在腓骨尖水平建立入路以避免医源性神经血管损伤 [21]。

有些患者适用于前后联合入路关节镜术。患者在俯卧位后入路关节镜术后改为仰卧位行前入路关节镜术，但术中重新更换体位会延长手术时间。为了避免术中更换体位，有经验的关节镜术者会考虑采用其他体位，包括侧卧位、仰卧位和俯卧位。若采用侧卧位，下肢外旋置于腿架上以行前入路关节镜术；然后移除腿架后髋内旋以便于行后入路关节镜术 [22]。仰卧位行前入路关节镜术后，移除腿架后外旋髋部以便显露内踝。采用双内侧入路行踝关节后入路关节镜术 [23]。当采用俯卧位时，踝关节悬于抱肩牵引架上，可行前后方联合入路关节镜而无需更换体位 [24]。

踝关节后方撞击

在极度跖屈位当胫骨后唇紧靠跟骨上缘时出现距骨后方压缩。这种情况最常发生在舞蹈演员和足球运动员，是上述结构的反复损伤导致的。患者常诉下坡跑、穿高跟鞋或足尖或半足尖芭蕾舞姿势跳舞时出现踝关节后方疼痛。在舞蹈演员中，后方撞击可由后横韧带的假性半月板转化导致 [25]。

疼痛的部位可与腓骨肌腱疾病的疼痛部位相混淆。影像检查可见三角骨 -Stieda 突，但其存在并不足以诊断该疾病。MRI 典型表现为 Stieda 突水肿和渗出性改变（图 31-4）。若非手术治疗效果欠佳，在手术之前应行局部穿刺以明确诊断。可在透视引导下进行穿刺。踝关节后方撞击手术的解剖目标在于去除引起症状的软组织或骨性结构。若后方撞击由三角骨引起，可用大的磨钻一点点磨除或经单独操作入路整体去除三角骨。

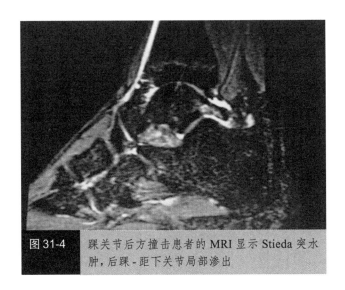

图 31-4　踝关节后方撞击患者的 MRI 显示 Stieda 突水肿，后踝 - 距下关节局部渗出

骨肿瘤可出现于距骨后侧面，因此需仔细检查以避免对此类患者不恰当应用踝关节后入路关节镜 [26]。

须注意除外存在 FHL 相关病变。FHL 穿过踝关节后方后沿跟骨内侧壁走行，除非是经验非常丰富的术者，在踝关节以远并不容易在关节镜下探及。

与开放手术相比，关节镜治疗踝关节后方撞击可使患者更快的恢复活动。在一项研究中，对体育运动员施行 12 例手术，研究发现术后 5.9 周可回归体育活动，术后 13 周可完全恢复体育活动 [18]。16 例踝关节后入路关节镜手术后，平均随访 32 个月，所有患者均获得优良或极好的治疗效果，术后 5.8 个月随访时，93% 可回归伤前的体育运动 [27]。55 例患者行踝关节后入路关节镜治疗骨性或软组织撞击，术后 36 个月随访时，平均 AOFAS 评分从 75 分提高至 90 分，回归体育活动的平均时间为 8 周。与累积性劳损所致后方撞击相比，创伤后撞击的预后更差 [19]。一项近期的研究分析了 189 例俯卧位行踝关节后入路关节镜手术，平均随访 17 个月，研究发现并发症（包括感觉迟钝、麻木、跟腱挛缩、局部疼痛综合征、感染以及囊肿形成）的发生率为 8.5%[28]。

后内侧撞击

损伤后胫距韧带增生肥大可导致关节内撞击，对此可采用踝关节后方关节镜手术进行治疗。导致踝关节后内侧疼痛的其他原因包括 FHL 肌腱病变以及漏诊的 Cedell 突骨折 [29]。由于邻近神经血管结构，建议采用开放手术治疗上述关节外病变 [30]。目前，尚无确凿证据支持全关节镜治疗上述疾患，在明确确立关节镜入路的安全性之前，应避免采用全关节镜治疗。

距下关节镜

适应证

适用于距下关节镜的手术指征包括：滑膜炎、跗骨窦综合征、游离体以及关节纤维化。若非手术治疗后仍存在疼痛、肿胀、卡住、绞锁症状，可考虑行距下关节镜手术[31]。行距下关节穿刺以明确诊断是术前检查中不可或缺的部分。文献报道中也应用距下关节镜切除粘连，行距下关节融合以及骨折复位[31-35]。

技术

距下关节镜的设备及手术设置与胫距关节前入路关节镜手术相似。70°的关节镜可在有限区域内获得满意视野。对于连接紧密的关节应使用相对较小的关节镜（如 1.9mm）。在腓骨尖前方 2cm、远端 1cm 处建立距下关节镜前入路，在腓骨尖后方 2cm、近端 1cm 处建立后入路。有时还需建立一个辅助入路。或者，与踝关节后入路关节镜手术设置相同，患者俯卧位，采用后方入路技术行双入路距下关节镜手术。

距下关节融合

距下关节融合术可用于治疗距下关节炎。传统的开放关节融合术的融合率为 85%～95%，而经验丰富的关节镜术者行关节镜下距下关节融合术的成功率与开放手术相似[32-34]。关节镜在手术成功率方面可能具有重要优势，尤其对于高危患者，关节镜保护了距骨血供以及避免术中损伤软组织。关节镜不适用于治疗合并严重畸形的患者。然而，对于畸形的界限目前尚无明确定论。

关节纤维化

可考虑采用关节镜下关节清理术替代距下关节融合术治疗跟骨骨折后距下关节纤维化[35]。在一项回顾性研究中，17 例 Sanders 分型为Ⅱ型或Ⅲ型的跟骨骨折后疼痛性关节僵硬的患者行关节镜下距下关节清理术。术后 17 个月随访时，平均 AOFAS 评分从 50 分提升至 80 分。虽然未发现即刻并发症，但后来 2 例患者行关节融合术[36]。

第一跖趾关节关节镜

第一跖趾关节关节镜并不常见。从理论上来说，

与开放术式相比，此项术式的优势包括：出血少、感染风险低、瘢痕少、外观佳、恢复快。但目前尚无研究对比开放手术和关节镜手术治疗第一跖趾关节疾患[37]。

适应证

文献报道的第一跖趾关节关节镜的适应证包括：非手术治疗跗僵症疗效欠佳、局部软骨病变、游离体、关节纤维化、滑膜炎。禁忌证包括：局部感染、严重关节病、严重肿胀、严重关节间隙狭窄。适应证和禁忌证的界定仍在不断更新[31]。

技术

在腕关节镜术中常常使用无菌套指装置或悬吊架进行牵引。由于关节较小，术中使用短的 1.9～2.4mm 关节镜。建议使用相对小直径刨削器（2.0～2.3mm）。在关节部位建立背内侧和背外侧入路，避免损伤跗长伸肌腱和腓浅神经的背内侧皮支。与其他关节的关节镜手术相同，应用小切口扩张技术从关节部位切口处进入跖趾关节关节囊。可采用直的内侧入路以改善术中对籽骨 - 跖骨头关节的观察术野。

跗僵症

第一跖趾关节镜下凿骨术可用于去除小的骨赘。从北内侧入路应用关节镜刨削器可改善术中视野。关节镜下应用磨钻磨除背侧骨刺[31]。目前，已有报道分析跗趾关节镜的手术效果。基于小样本量队列的研究表明优良或极好的预后率为 66%～74%[38, 39]。

第一跖趾关节融合

对于伤口愈合不良高风险患者，为了保护软组织覆盖，可考虑行关节镜下第一跖趾关节融合术。目前关于此类术式仅有报道及小样本量研究发表。固定一般使用交叉空心钉。

应常规备术中透视和小的高角型关节镜。尸体研究发现应用包含辅助内侧入路的三入路技术较双入路技术对于软骨的清理效果更好[40]。

肌腱内镜

虽然在踝关节前入路和后入路关节镜术中，常规可见 FHL 的关节内部分，但是，踝关节和后足的真正的诊断性肌腱内镜手术并不常见。目前的研究多出于少数几家机构。随着手术技术和适应证的不

断进展，肌腱内镜手术的应用越来越广泛。应用肌腱内镜技术可促进术中肌腱的可视化以及有限的滑膜切除，然而，多数手术采用开放技术或有限切开技术。

胫后肌腱

内踝疼痛患者，查体示胫后肌腱腱鞘表面压痛，提示病变可能累及胫后肌腱。若患者单足提踵不能或疼痛应高度怀疑胫后肌腱病变。胫后肌腱内镜和滑膜切除术适用于非手术治疗效果欠佳的早期胫后肌腱功能障碍且不伴后足畸形的患者。在内踝尖以近 2cm 和以远 2cm 做两个入路，直达胫后肌腱。应用小的关节内镜和刨削器清理腱鞘炎、增生组织以及部分撕裂的肌腱[41]。

腓骨肌腱

腓骨肌腱是踝关节外侧主要的动态稳定装置。对于诉有踝关节不稳定症状且疼痛位于腓骨肌腱部位的患者应怀疑患有腓骨肌腱病变。典型表现是肌腱部位的疼痛、肿胀。真性腓骨肌腱无力少见。在采用传统开放手术时，常通过外侧切口显露腓骨肌腱。在一篇报道中，在 30 例腓骨肌腱疾病患者中均发现踝关节关节内病变，建议行踝关节镜手术[42]。

肌腱内镜的适应证包括腓骨肌腱滑膜炎和小的肌腱撕裂。腓骨肌腱内镜手术设置与踝关节前入路关节镜术相似，患者下肢置于大腿架上。远端入路位于腓骨尖远侧 2cm，近端入路位于腓骨尖近侧 3cm。术中使用小的刨削器和低灌注装置。

腓骨肌腱腱鞘内半脱位临床诊断非常困难，MRI 影像常示阴性。动态超声对于明确诊断发挥重要作用。腓骨肌腱腱鞘内半脱位的常见原因包括：存在第四腓骨肌或其他副肌、腓骨短肌低位肌腹、腓骨后表面非凹形态。在一项基于 6 例患者的研究中，建议行内镜下评估和腓骨肌腱沟加深术，且研究报道疗效满意[43]。

姆长屈肌腱

在踝关节前方入路和后方入路关节镜术中，常规可见 FHL 关节内部分。虽然据文献报道 FHL 腱鞘可至载距突水平，然而在内镜术中难以看见 FHL 的纤维骨性通道[28]。在 FHL 肌腱内镜术中，有损伤邻近神经血管结构的风险[30,44]。由于该技术的精确性越来越高，将来可能采用常规内镜下松解纤维骨性通道治疗狭窄性腱鞘炎。

跟腱

患者俯卧位时，可行内镜下黏液囊切除术和跟骨成形术。相对大的关节镜设备（4.0mm）可为术野提供良好的灌注。必要时，术中可应用微透视以明确是否已充分去除骨性结构[45]。据文献报道，开放术式的伤口开裂风险较高，因此内镜技术有可能成为治疗伤口开裂高危患者的首选术式[46]。

总结

足踝关节镜技术的应用范围正持续扩大。可以预计，未来踝关节后入路关节镜术式以及其在治疗肌腱和相对较小的关节的应用将更加细化。

（孙宁　译）

参考文献

1. Young BH, Flanigan RM, DiGiovanni BF: Complications of ankle arthroscopy utilizing a contemporary noninvasive distraction technique. *J Bone Joint Surg Am* 2011;93(10):963-968.

   A single surgeon's experience of ankle arthroscopy with noninvasive distraction in 294 patients was retrospectively reviewed. The overall complication rate was 6.8%, although the complication rate in patients with a workers' compensation claim was 21%. Level of evidence: IV.

2. van Dijk CN, van Bergen CJ: Advancements in ankle arthroscopy. *J Am Acad Orthop Surg* 2008;16(11):635-646.

   Arthroscopic approach to addressing talar OCD, and anterior and posterior impingement syndrome are reviewed. The authors also review published reports on arthroscopic treatment of various ankle conditions.

3. Kim BS, Choi WJ, Kim J, Lee JW: Residual pain due to soft-tissue impingement after uncomplicated total ankle replacement. *Bone Joint J* 2013;95(3):378-383.

   Seven patients underwent ankle joint arthroscopy after uncomplicated total ankle arthroplasty was required because of persistent pain. Soft-tissue impingement and fibrosis were confirmed. Arthroscopic débridement led to a satisfactory outcome in six patients.

4. Shirzad K, Viens NA, DeOrio JK: Arthroscopic treatment of impingement after total ankle arthroplasty: Technique tip. *Foot Ankle Int* 2011;32(7):727-729.

   Soft-tissue impingement after total ankle arthroplasty was treated with anterior ankle arthroscopy. Technical aspects of the surgery were described. Level of evidence: V.

5. Lozano-Calderón SA, Samocha Y, McWilliam J: Comparative performance of ankle arthroscopy with and without traction. *Foot Ankle Int* 2012;33(9):740-745.

   In 103 patients who underwent anterior ankle arthroscopy with or without traction, dorsiflexion of the ankle improved visualization of the anterior compartment. The complication rate was 4%. Level of evidence: II.

6. de Leeuw PA, Golanó P, Sierevelt IN, van Dijk CN: The course of the superficial peroneal nerve in relation to the ankle position: Anatomical study with ankle arthroscopic implications. *Knee Surg Sports Traumatol Arthrosc* 2010;18(5):612-617.

A cadaver study revealed that the superficial peroneal nerve moves laterally as the ankle is brought from plantar flexion-inversion to neutral dorsiflexion. Making the anterolateral portal medial to the nerve was recommended.

7. Bassett FH III, Gates HS III, Billys JB, Morris HB, Nikolaou PK: Talar impingement by the anteroinferior tibiofibular ligament: A cause of chronic pain in the ankle after inversion sprain. *J Bone Joint Surg Am* 1990;72(1):55-59.

8. Brennan SA, Rahim F, Dowling J, Kearns SR: Arthroscopic debridement for soft tissue ankle impingement. *Ir J Med Sci* 2012;181(2):253-256.

A single surgeon's experience of 41 anterior ankle arthroscopic procedures for soft-tissue impingement was reported. Thirty-four patients had a favorable result. Soft-tissue impingement was underreported on preoperative MRI.

9. Murawski CD, Kennedy JG: Anteromedial impingement in the ankle joint: Outcomes following arthroscopy. *Am J Sports Med* 2010;38(10):2017-2024.

In 43 patients including 16 soccer players who underwent arthroscopic treatment of anteromedial impingement, the average AOFAS score improved from 63 to 91. The complication rate was 7%. Level of evidence: IV.

10. Gougoulias NE, Agathangelidis FG, Parsons SW: Arthroscopic ankle arthrodesis. *Foot Ankle Int* 2007;28(6):695-706.

11. Nery C, Raduan F, Del Buono A, Asaumi ID, Cohen M, Maffulli N: Arthroscopic-assisted Broström-Gould for chronic ankle instability: A long-term follow-up. *Am J Sports Med* 2011;39(11):2381-2388.

Arthroscopic ankle reconstruction was performed by a single surgeon in 40 patients. At an average 9.8-year follow-up of 38 patients, 36 (95%) had a good to excellent result. Concomitant procedures such as microfracture of the talus did not influence the results. Level of evidence: IV.

12. Corte-Real NM, Moreira RM: Arthroscopic repair of chronic lateral ankle instability. *Foot Ankle Int* 2009;30(3):213-217.

At 24.5-month follow-up, 28 patients who underwent arthroscopic ankle reconstruction had a 29% rate of complications, most of which were believed to be minor. Patients with a workers' compensation claim had lower AOFAS scores. Level of evidence: IV.

13. Ferkel RD: In which position do we perform arthroscopy of the hindfoot: Supine or prone? [Commentary]. *J Bone Joint Surg Am* 2012;94(5):e33.

A perspective on the development of and current trends in posterior ankle arthroscopy was provided, with a recommendation for careful, deliberate, and gradual inclusion of the technique by experienced ankle arthroscopic surgeons.

14. Phisitkul P, Amendola A: False FHL: A normal variant posing risks in posterior hindfoot endoscopy. *Arthroscopy* 2010;26(5):714-718.

The peroneocalcaneus internus muscle can be mistaken for the FHL during posterior ankle arthroscopy, thus endangering the medial neurovascular structures.

15. Gasparetto F, Collo G, Pisanu G, et al: Posterior ankle and subtalar arthroscopy: Indications, technique, and results. *Curr Rev Musculoskelet Med* 2012;5(2):164-170.

A review of posterior ankle arthroscopy emphasizes the steep learning curve associated with the procedure.

16. Beals TC, Junko JT, Amendola A, Nickisch F, Saltzman CL: Minimally invasive distraction technique for prone posterior ankle and subtalar arthroscopy. *Foot Ankle Int* 2010;31(4):316-319.

A 1.8-mm calcaneal traction pin with a frame was used to facilitate posterior ankle arthroscopy in 14 patients, with no complications. Level of evidence: IV.

17. van Dijk CN, de Leeuw PA, Scholten PE: Hindfoot endoscopy for posterior ankle impingement: Surgical technique. *J Bone Joint Surg Am* 2009;91(Suppl 2):287-298.

The authors describe the setup and technique to avoid iatrogenic complications during posterior ankle arthroscopy. Schematic diagrams are used to illustrate the important technical concepts.

18. Noguchi H, Ishii Y, Takeda M, Hasegawa A, Monden S, Takagishi K: Arthroscopic excision of posterior ankle bony impingement for early return to the field: Short-term results. *Foot Ankle Int* 2010;31(5):398-403.

Twelve patients with posterior ankle impingement were treated with posterior ankle arthroscopy using posterolateral and accessory posterior lateral portals. Lateral decubitus positioning was used. Distraction or posteromedial portals were not used. The average AOFAS score improved from 68 to 98 points. One complication (transient neuritis) was noted. The average return to sports was 5.9 weeks, and full activity was reached within 13 weeks. Level of evidence: IV.

19. Scholten PE, Sierevelt IN, van Dijk CN: Hindfoot endoscopy for posterior ankle impingement. *J Bone Joint Surg Am* 2008;90(12):2665-2672.

Fifty-five patients with posterior ankle impingement were treated with two-portal ankle arthroscopic débridement. At 36-month follow-up, the AOFAS score had improved from 75 to 90. The average time to return to sports was 8 weeks. Patients whose symptoms were the result of overuse had a better response than those whose symptoms were posttraumatic. There was only one complication (transient neuritis). Level of evidence: IV.

20. Yoshimura I, Naito M, Kanazawa K, Ida T, Muraoka K, Hagio T: Assessing the safe direction of instruments during posterior ankle arthroscopy using an MRI model. *Foot Ankle Int* 2013;34(3):434-438.

MRI findings were reviewed to determine the safety of posterior portals for the major neurovascular structures of the hindfoot. Although the average distance to the neurovascular structures was 15 to 18 mm, the instruments should be directed toward the fibula to avoid iatrogenic damage to the medial neurovascular structures.

21. Urgüden M, Cevikol C, Dabak TK, Karaali K, Aydin AT, Apaydin A: Effect of joint motion on safety of portals in posterior ankle arthroscopy. *Arthroscopy* 2009;25(12):1442-1446.

MRI was used at different ankle positions in 20 individuals. Portals made at the level of the tip of the fibula with the ankle in neutral position provided the greatest margin of safety for the posterior medial and lateral neural structures.

22. Hampton CB, Shawen SB, Keeling JJ: Positioning technique for combined anterior, lateral, and posterior ankle and hindfoot procedures: Technique tip. *Foot Ankle Int* 2010;31(4):348-350.

Anterior ankle arthroscopy was completed by positioning the patient in the lateral decubitus position with the hip externally rotated. The leg holder was removed to facilitate lateral and posterior ankle procedures without totally repositioning the patient. Level of evidence: V.

23. Allegra F, Maffulli N: Double posteromedial portals for posterior ankle arthroscopy in supine position. *Clin Orthop Relat Res* 2010;468(4):996-1001.

Anterior and posterior ankle arthroscopies were completed during the same procedure in 32 patients who were in the supine position. With the leg in a figure-of-4 position and with the use of two posteromedial portals, the posterior ankle arthroscopy was successfully completed without repositioning the patient. Level of evidence: IV.

24. Kim HN, Park YJ, Lee SY, Park YW: Three-portal ankle arthroscopy in prone position with ankle suspended: Technique tip. *Foot Ankle Int* 2012;33(11):1027-1030.

The use of a shoulder-holding traction device was recommended for combined anterior and posterior ankle arthroscopy with the patient in the prone position.

25. Hamilton WG: Posterior ankle pain in dancers. *Clin Sports Med* 2008;27(2):263-277.

Differential diagnosis, anatomy, as well as surgical and nonsurgical treatments of posterior ankle pain in elite dancers are extensively detailed.

26. Winters KN, Jowett AJ, Taylor H: Osteoid osteoma of the talus presenting as posterior ankle impingement: Case reports. *Foot Ankle Int* 2011;32(11):1095-1097.

Osteoid osteoma mimicking posterior impingement was described in two patients. Level of evidence: V.

27. Willits K, Sonneveld H, Amendola A, Giffin JR, Griffin S, Fowler PJ: Outcome of posterior ankle arthroscopy for hindfoot impingement. *Arthroscopy* 2008;24(2):196-202.

In a 23-patient study of posterior ankle arthroscopy, 16 procedure results were evaluated at 32-month follow-up. Patients had returned to work at 1 month and to sports at 5.8 months. There were no major complications. Level of evidence: IV.

28. Nickisch F, Barg A, Saltzman CL, et al: Postoperative complications of posterior ankle and hindfoot arthroscopy. *J Bone Joint Surg Am* 2012;94(5):439-446.

A review of 189 prone posterior ankle arthroscopic procedures revealed an 8.5% complication rate at an average 17-month follow-up. Level of evidence: IV.

29. Kim DH, Berkowitz MJ, Pressman DN: Avulsion fractures of the medial tubercle of the posterior process of the talus. *Foot Ankle Int* 2003;24(2):172-175.

30. Keeling JJ, Guyton GP: Endoscopic flexor hallucis longus decompression: A cadaver study. *Foot Ankle Int* 2007;28(7):810-814.

31. Ferkel RD, Hammen JP: Arthroscopy of the ankle and foot, in Coughlin MJ, Mann RA, Saltzman CL, eds: *Surgery of the Foot and Ankle,* ed 8. Philadelphia, PA, Mosby Elsevier, 2007, pp 1641-1726.

32. Muraro GM, Carvajal PF: Arthroscopic arthrodesis of subtalar joint. *Foot Ankle Clin* 2011;16(1):83-90.

Arthroscopic subtalar arthrodesis should be considered in patients with minimal to no deformities. Surgical technique and previously published results are reviewed.

33. El Shazly O, Nassar W, El Badrawy A: Arthroscopic subtalar fusion for post-traumatic subtalar arthritis. *Arthroscopy* 2009;25(7):783-787.

A retrospective review of nine patients who were treated with arthroscopic subtalar fusion for posttraumatic arthritis found that all subtalar joints had achieved fusion at an average 28.4-month follow-up. The mean time to fusion was 11.4 weeks. There was only one complication (a neuroma). Level of evidence: IV.

34. Lee KB, Park CH, Seon JK, Kim MS: Arthroscopic subtalar arthrodesis using a posterior 2-portal approach in the prone position. *Arthroscopy* 2010;26(2):230-238.

The results of arthroscopic arthrodesis using the prone position in 16 patients were reviewed at a mean 30-month follow-up. The union rate was 94% at 11 weeks. There was one nonunion. The average AOFAS score improved from 35 to 84. Level of evidence: IV.

35. Elgafy H, Ebraheim NA: Subtalar arthroscopy for persistent subfibular pain after calcaneal fractures. *Foot Ankle Int* 1999;20(7):422-427.

36. Lee KB, Chung JY, Song EK, Seon JK, Bai LB: Arthroscopic release for painful subtalar stiffness after intra-articular fractures of the calcaneum. *J Bone Joint Surg Br* 2008;90(11):1457-1461.

Seventeen patients with posttraumatic arthrofibrosis of the subtalar joint after intra-articular calcaneus fracture were treated with subtalar arthroscopy and débridement of fibrosis. The mean AOFAS score had improved from 49.4 to 79.6 at 16.8-month follow-up.

37. Carreira DS: Arthroscopy of the hallux. *Foot Ankle Clin* 2009;14(1):105-114.

Anatomy, indication, set up, and technique of hallux arthroscopy is described in this review paper. Results from previously published studies are reported.

38. Ferkel RD: Great toe arthroscopy, in Whipple TL, ed: *Arthroscopy: The Foot and Ankle.* Philadelphia, PA, Lippincott-Raven, 1996, pp 255-272.

39. van Dijk CN, Veenstra KM, Nuesch BC: Arthroscopic surgery of the metatarsophalangeal first joint. *Arthroscopy* 1998;14(8):851-855.

40. Vaseenon T, Phisitkul P: Arthroscopic debridement for first metatarsophalangeal joint arthrodesis with a 2- versus 3-portal technique: A cadaveric study. *Arthroscopy* 2010;26(10):1363-1367.

A cadaver study found that the use of three portals was superior to the use of two portals for arthroscopic cartilage débridement in first MTP joint preparation.

41. Khazen G, Khazen C: Tendoscopy in stage I posterior tibial tendon dysfunction. *Foot Ankle Clin* 2012;17(3):399-406.

Tendoscopy can be considered in patients with stage I posterior tibialis tendon dysfunction. The authors report good results in eight of nine patients. If tears are seen during the tendoscopy, limited open repair is recommended.

42. Bare A, Ferkel RD: Peroneal tendon tears: Associated arthroscopic findings and results after repair. *Arthroscopy* 2009;25(11):1288-1297.

All 30 patients with peroneal tendon pathology had intra-articular ankle joint pathology, and 80% had extensive intra-articular scarring on arthroscopy. Anterior ankle arthroscopy was recommended. Level of evidence: IV.

43. Vega J, Golanó P, Dalmau A, Viladot R: Tendoscopic treatment of intrasheath subluxation of the peroneal tendons. *Foot Ankle Int* 2011;32(12):1147-1151.

At 18.3-month follow-up, six patients who were treated with tendoscopy for intrasheath peroneal subluxation had mean AOFAS score improvement from 79 to 99. Level of evidence: IV.

44. Lui TH: Lateral plantar nerve neurapraxia after FHL tendoscopy: Case report and anatomic evaluation. *Foot Ankle Int* 2010;31(9):828-831.

Dorsiflexion of the ankle should be avoided in FHL tendoscopy, as dorsiflexion of the ankle brings the posterior tibial nerve closer to the arthroscope in this cadaver study.

45. van Dijk CN: Hindfoot endoscopy for posterior ankle pain. *Instr Course Lect* 2006;55:545-554.

46. Steenstra F, van Dijk CN: Achilles tendoscopy. *Foot Ankle Clin* 2006;11(2):429-438, viii.

第七部分 肌腱异常和运动损伤

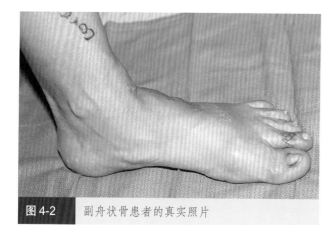

图 4-2　副舟状骨患者的真实照片

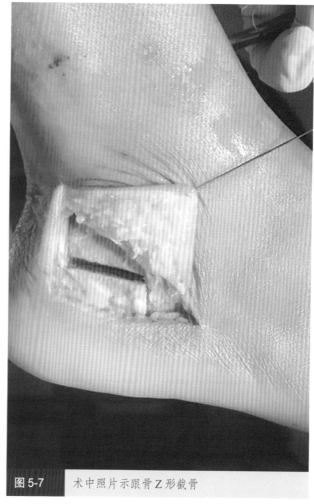

图 5-7　术中照片示跟骨 Z 形截骨

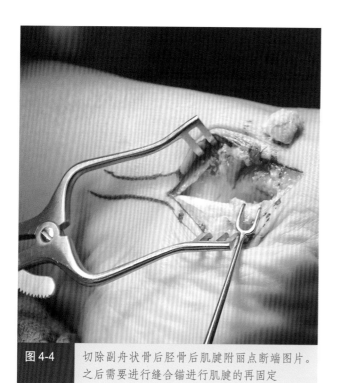

图 4-4　切除副舟状骨后胫骨后肌腱附丽点断端图片。
之后需要进行缝合锚进行肌腱的再固定

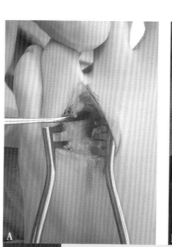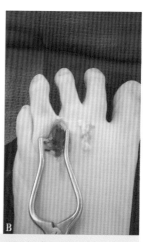

图 7-1　图 A，背侧入路显示跖间韧带；图 B，切下来的
神经瘤

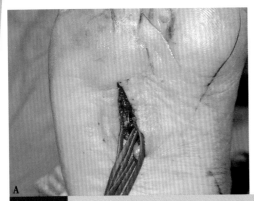
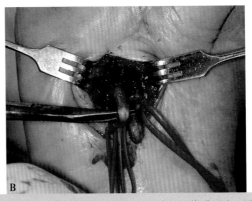
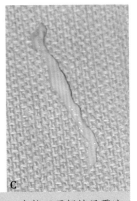

图7-2　图A，血管牵拉条放在三个神经下方，神经在趾长屈肌腱间脂肪组织中，跖筋膜深方；图B，牵拉可更好地显露这些结构；图C，对该例怀疑复发及伴邻近的神经瘤，切除距神经

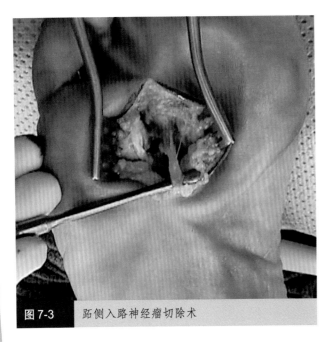

图7-3　跖侧入路神经瘤切除术

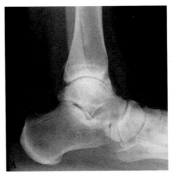
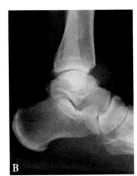
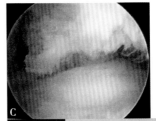
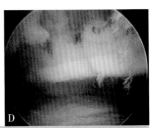

图8-5　前踝撞击骨赘切除术术前（A）和术后（B）X线侧位片。骨赘切除术术前（C）和术后（D）关节镜视图

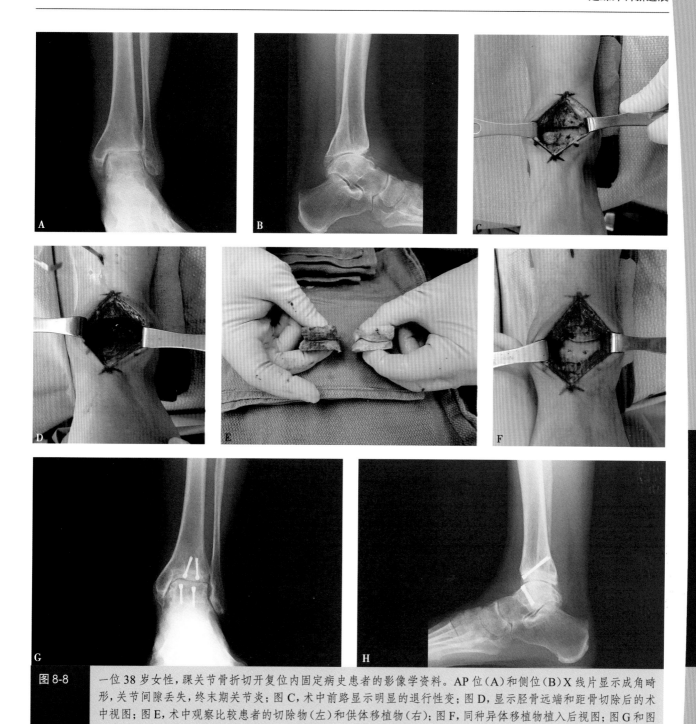

图8-8　一位38岁女性，踝关节骨折切开复位内固定病史患者的影像学资料。AP位（A）和侧位（B）X线片显示成角畸形，关节间隙丢失，终末期关节炎；图C，术中前路显示明显的退行性变；图D，显示胫骨远端和距骨切除后的术中视图；图E，术中观察比较患者的切除物（左）和供体移植物（右）；图F，同种异体移植物植入后视图；图G和图H，术后3年AP位和侧位X线片，显示骨性结构愈合良好，关节间隙略有变窄

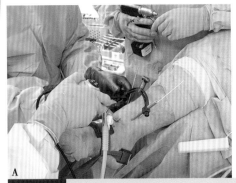
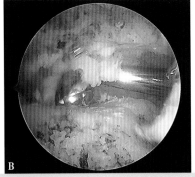
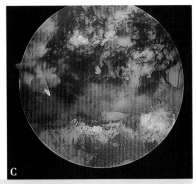

图 8-9　图 A，术中视图显示无创踝牵引，注意在固定前导丝和关节内定位系统都要准备就绪；图 B，关节镜视图显示清理关节间隙；图 C，完成准备后的关节镜视图；注意左上角的导针

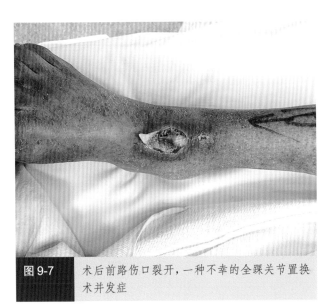

图 9-7　术后前路伤口裂开，一种不幸的全踝关节置换术并发症

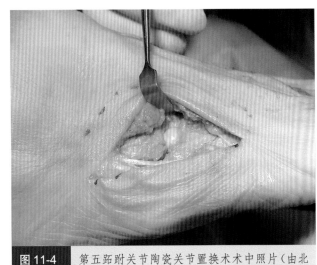

图 11-4　第五跖趾关节陶瓷关节置换术术中照片（由北卡罗来纳州夏洛特市的 Bruce E. Cohen 提供）

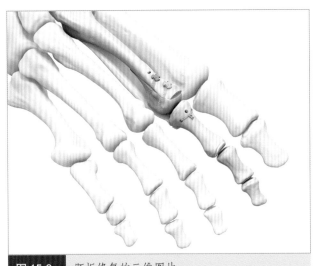

图 15-9　跖板修复的三维图片

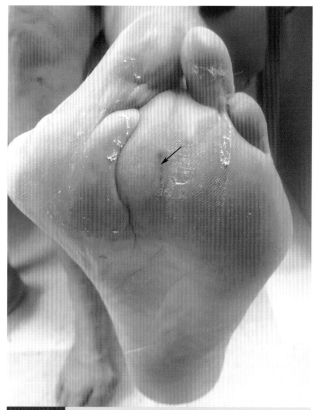

图 16-1 照片显示了单发的难治性跖底皮肤角化病（图中箭头所示），患者合并与严重的踇外翻畸形

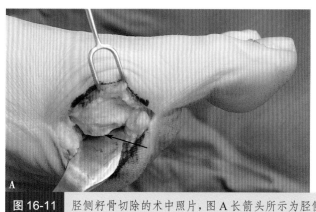

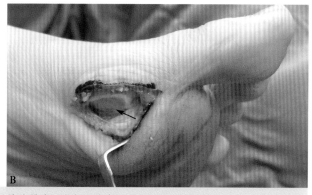

图 16-11 胫侧籽骨切除的术中照片，图 A 长箭头所示为胫侧籽骨的骨突，造成了单发的 IPK，图 B 为切除后的照片，可见切除了 50% 的跖侧骨突，短箭头为切除后光滑平整的跖侧面。这样就减轻了跖侧的压力，还保留了踇短屈肌的完整

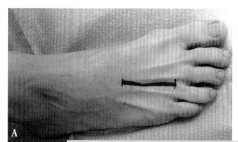

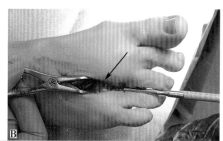

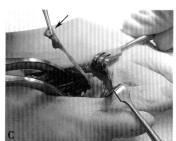

图 16-12 照片所示为趾间神经瘤的切除过程。图 A，标记背侧入路，切口向近侧延伸，暴露充分；图 B，充分显露跖骨间韧带（长箭头），有利于刀片放到跖骨间；图 C，神经瘤被从近侧（箭头）到远侧切断，确认远端神经的两个分支都被切除

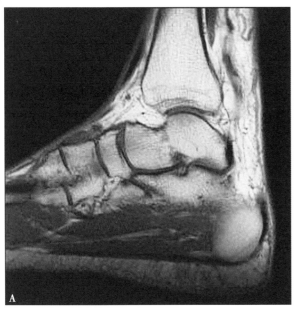
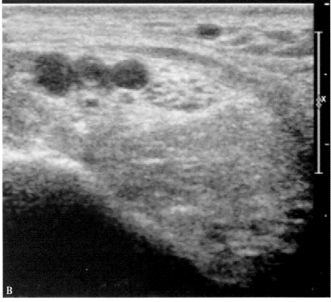
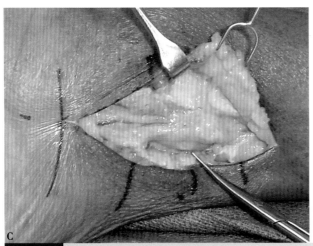
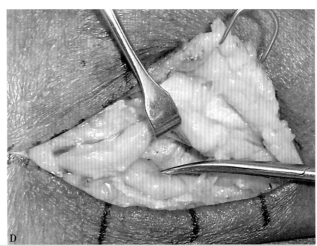

图 18-2 踝管内脂肪瘤。图 A，MRI 显示位于踝管内的胫神经下脂肪瘤；图 B，超显示神经下脂肪瘤；图 C 和图 D，术中照片，其中脂肪瘤可以在剪刀尖处看到；图 C，屈肌支持带已被松解，脂肪瘤是从神经下解剖；图 D，脂肪瘤从神经中分离出来

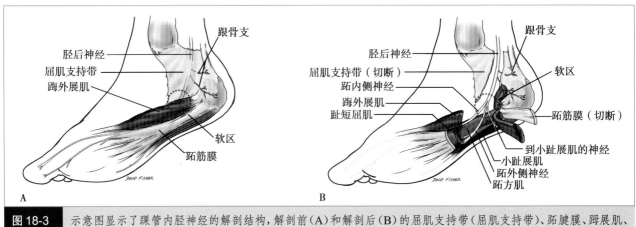

图 18-3 示意图显示了踝管内胫神经的解剖结构，解剖前（A）和解剖后（B）的屈肌支持带（屈肌支持带）、跖腱膜、蹋展肌、趾短屈肌

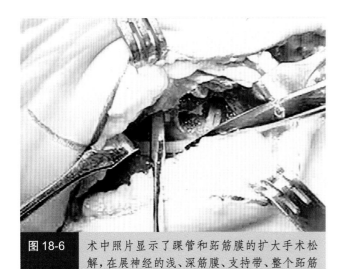

图 18-6　术中照片显示了踝管和跖筋膜的扩大手术松解，在展神经的浅、深筋膜、支持带、整个跖筋膜和跖方肌筋膜松解后，将外侧跖神经暴露在跗展肌和趾短屈肌之间的间隙中

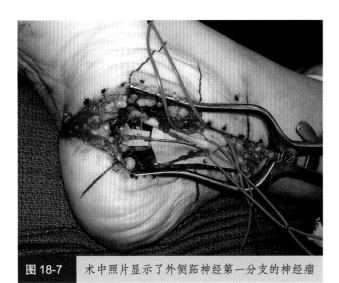

图 18-7　术中照片显示了外侧跖神经第一分支的神经瘤

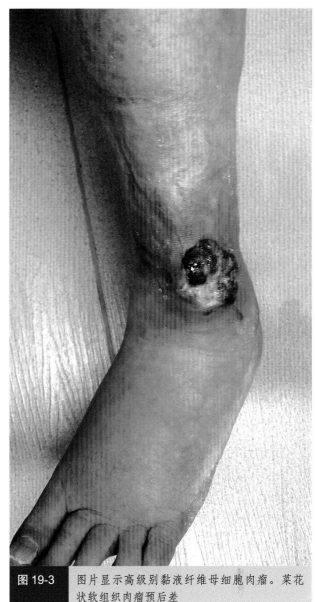

图 19-3　图片显示高级别黏液纤维母细胞肉瘤。菜花状软组织肉瘤预后差

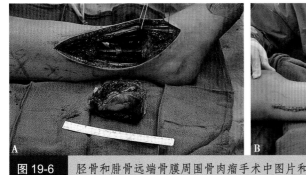
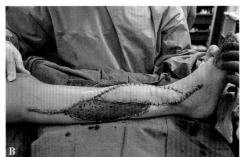
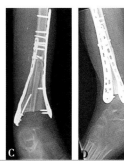

图 19-6　胫骨和腓骨远端骨膜周围骨肉瘤手术中图片和术后 X 线照片。重建手术选用的移植物为患者同侧的带血管的腓骨瓣。图 A，骨膜周围骨肉瘤切除手术中图片；图 B，胫骨远端进行游离腓骨 - 皮瓣移植重建后的手术中图片，患者使用自体皮肤进行移植。术后 6 个月前后位（C）和侧位（D）片显示骨质愈合

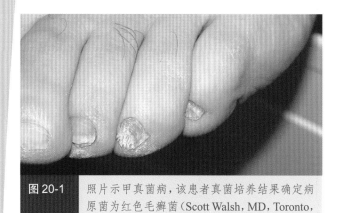

图 20-1　照片示甲真菌病，该患者真菌培养结果确定病原菌为红色毛癣菌（Scott Walsh, MD, Toronto, Ontario, Canada）

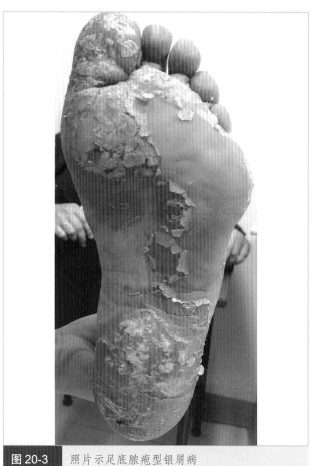

图 20-3　照片示足底脓疱型银屑病

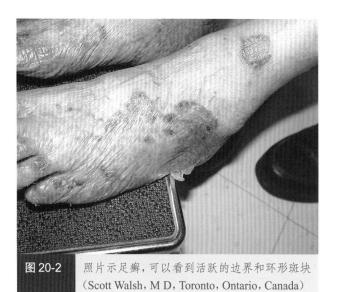

图 20-2　照片示足癣，可以看到活跃的边界和环形斑块（Scott Walsh, M D, Toronto, Ontario, Canada）

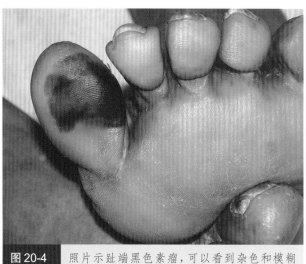

图 20-4　照片示趾端黑色素瘤，可以看到杂色和模糊的边界（Scott Walsh, M D, Toronto, Ontario, Canada）

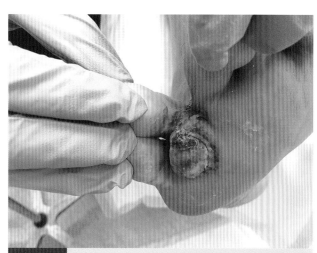

图 20-5　照片示黑色素瘤，虽然肿瘤似乎是无色素的，但在其基部周围可见不规则色素（Scott Walsh, M D, Toronto, Ontario, Canada）

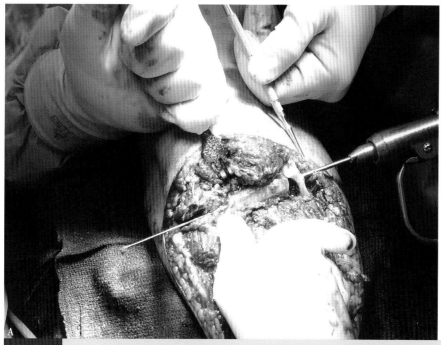

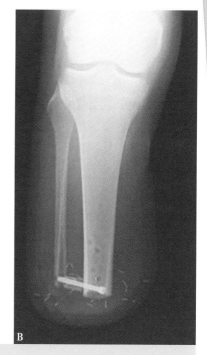

图 21-4　　图 A，术中照片示 Ertl 技术；图 B，AP 平片示一例 Ertl 截肢术

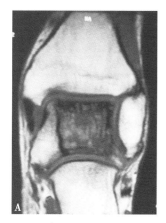

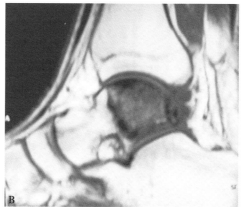

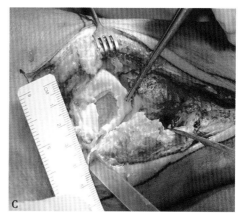

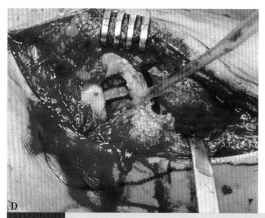

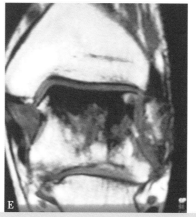

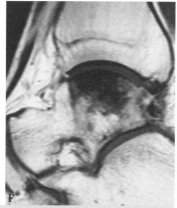

图 22-5　　图 A 和图 B，术前核磁大面积的低信号强度提示广泛的距骨坏死；图 C 为术中照片，可见去除、刮除坏死的区域；
图 D 为植入自体髂骨骨块和松质骨；图 E 和图 F 为 2 年后 MRI，可见再血管化良好的距骨

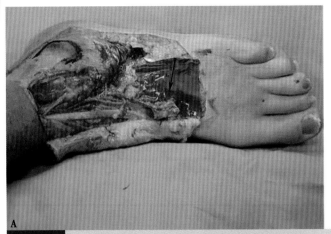

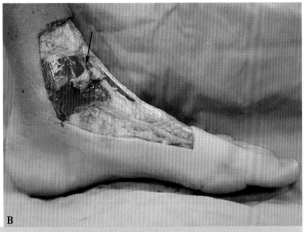

图 22-7　照片所示图 A 为游离从距骨外侧动脉近端的带血管蒂的骨瓣（箭头所示；图 B 可见这个游离的血管蒂足够旋转到内踝

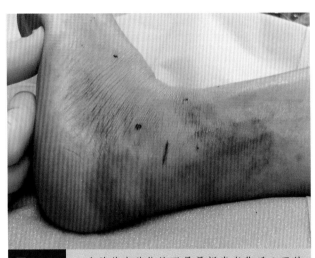

图 25-6　一名关节内移位的跟骨骨折患者伤后 3 天的外侧皮肤照片，可见皮肤有皱褶出现。这名患者从受伤时开始住院接受了积极的软组织管理策略

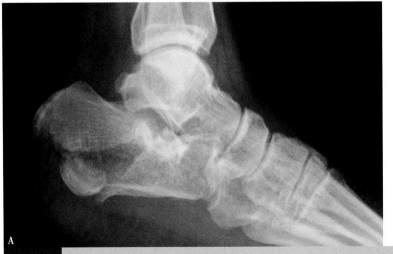

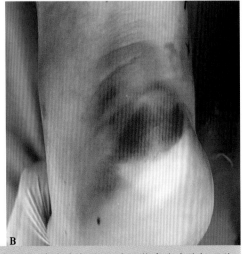

图 25-7　图 A，移位的舌型跟骨骨折的侧位片；图 B，同一患者体位相，由于移位的结节骨块顶压，有即将发生皮肤坏死的可能

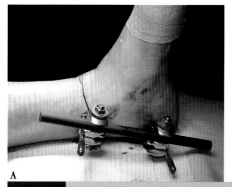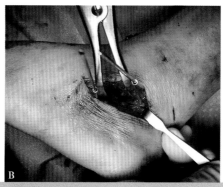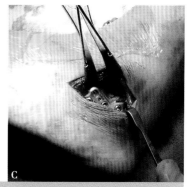

A　　　　　　　B　　　　　　　C

图 25-9　使用跗骨窦入路治疗移位跟骨骨折的术中体位相。图 A，在内侧使用外固定架，针道位于胫骨远端和跟骨结节；图 B，行跗骨窦入路切开，暴露距下关节，使用克氏针撑开器方便直视关节面；图 C，复位关节骨块后，于外侧通过切口放置围关节钢板

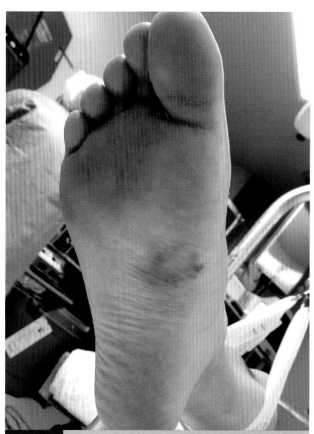

图 26-4　展示患者跖侧淤青的照片，在严重的中足损伤或中足复合体单独的低能量损伤中常见

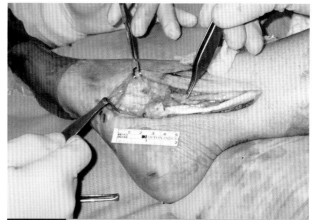

图 28-3　术中照片显示断裂的腓骨长肌腱和腓骨短肌腱，挛缩的断端之间存在空隙

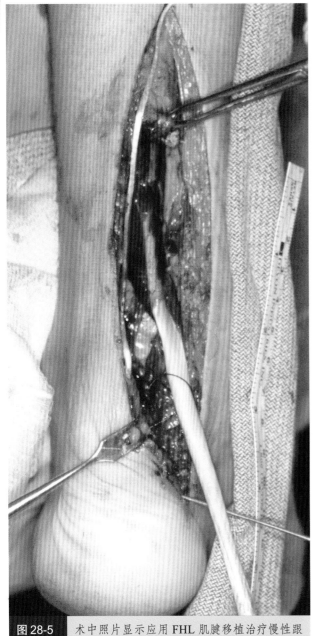

图 28-5　术中照片显示应用 FHL 肌腱移植治疗慢性跟腱断裂

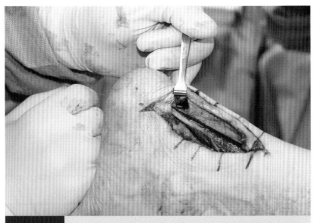

图 28-6　术中照片显示在扩大清理术后应用 FHL 肌腱移植加强跟腱

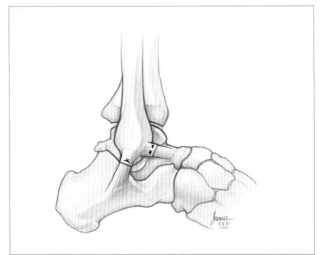

图 29-4　在 Broström 重建术中短缩前距腓韧带和跟腓韧带示意图（美国俄亥俄州克利夫兰市克利夫兰诊所版权所有）

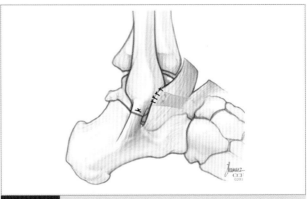

图 29-5　Broström 重建中 Gould 改良术式（包含伸肌支持带的韧带修复技术）示意图（美国俄亥俄州克利夫兰市克利夫兰诊所版权所有）

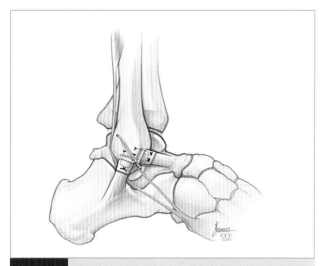

图 29-6　改良 Broström-Evans 术式（腓骨短肌的前半部分起到马缰的作用，以对抗过度内翻）示意图（美国俄亥俄州克利夫兰市克利夫兰诊所版权所有）

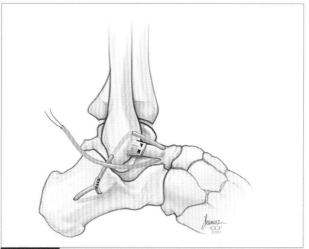

图 29-8　游离肌腱移植重建术（将自体或同种异体腘绳肌固定在骨隧道以重建距腓前韧带和跟腓韧带原本的走行方向）示意图（美国俄亥俄州克利夫兰市克利夫兰诊所版权所有）

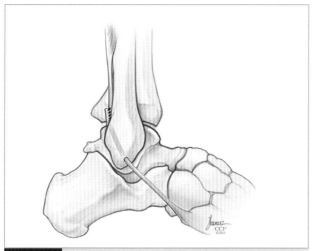

图 29-7　传统 Evans 术式（将全部腓骨短肌移位至腓骨，可导致关节过度僵硬）示意图（美国俄亥俄州克利夫兰市克利夫兰诊所版权所有）

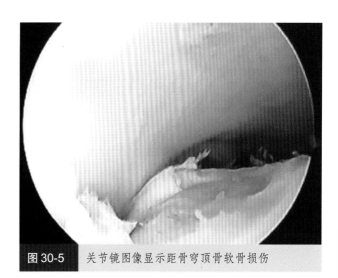

图 30-5　关节镜图像显示距骨穹顶骨软骨损伤

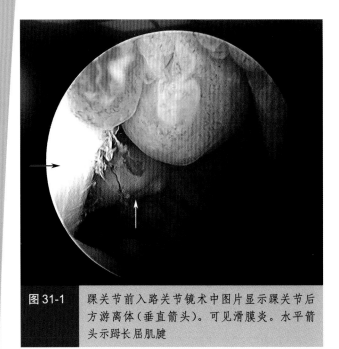

图 31-1 踝关节前入路关节镜术中图片显示踝关节后方游离体（垂直箭头）。可见滑膜炎。水平箭头示踇长屈肌腱